Survival-Guide Chirurgie

Wolfgang Schröder

Carsten Krones (Hrsg.)

Survival-Guide Chirurgie

Die ersten 100 Tage

Mit 69 Abbildungen und 8 Tabellen

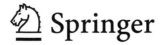 Springer

Herausgeber
Prof. Dr. med. Wolfgang Schröder
Klinik und Poliklinik für Allgemein-, Viszeral- und
Tumorchirurgie
Uniklinik Köln

PD Dr. med. Carsten J. Krones
Klinik für Allgemein- und Viszeralchirurgie
Marienhospital Aachen

ISBN-13 978-3-642-25177-1   ISBN 978-3-642-25178-8 (eBook)
DOI 10.1007/978-3-642-25178-8

Die Deutsche Nationalbibliothek verzeichnet diese Publikation in der Deutschen Nationalbibliografie;
detaillierte bibliografische Daten sind im Internet über http://dnb.d-nb.de abrufbar.

Springer Medizin
© Springer-Verlag Berlin Heidelberg 2013

Produkthaftung: Für Angaben über Dosierungsanweisungen und Applikationsformen kann vom Verlag keine
Gewähr übernommen werden. Derartige Angaben müssen vom jeweiligen Anwender im Einzelfall anhand
anderer Literaturstellen auf ihre Richtigkeit überprüft werden.

Die Wiedergabe von Gebrauchsnamen, Warenbezeichnungen usw. in diesem Werk berechtigt auch ohne
besondere Kennzeichnung nicht zu der Annahme, dass solche Namen im Sinne der Warenzeichen- und Marken-
schutzgesetzgebung als frei zu betrachten wären und daher von jedermann benutzt werden dürfen.

Planung: Dr. Fritz Kraemer, Heidelberg
Projektmanagement: Willi Bischoff, Heidelberg
Lektorat: Heidrun Schoeler, Bad Nauheim
Projektkoordination: Michael Barton, Heidelberg
Umschlaggestaltung: deblik Berlin
Fotonachweis Umschlag: deblik Berlin
Satz: medionet Publishing Services Ltd., Berlin

Gedruckt auf säurefreiem und chlorfrei gebleichtem Papier

Springer Medizin ist Teil der Fachverlagsgruppe Springer Science+Business Media
www.springer.com

Aus tiefer Liebe widmen wir dieses Buch unseren Kindern Constantin, Tillman, Charlotte, Caspar, Matilda und Perdita, die uns eigentlich viel zu selten sehen und doch so treu zu uns halten. Sie stehen stellvertretend für die Jahrgänge unserer Nachwuchskollegen, denn ihnen gehört die Zukunft.

Und wir sind mit Christian Albert Theodor Billroth davon überzeugt, dass es unsere Aufgabe ist »… die Gegenwart und, soweit unser Blick reicht, die Zukunft unserer nächsten Generation nach unseren Kräften, nach unserem besten Wissen und Gewissen glücklich zu gestalten.«

Carsten Joh. Krones und Wolfgang Schröder
Aachen und Köln, im Oktober 2012

Geleitwort

Wenn man auch noch so lange im Berufsleben steht, sich vielleicht sogar den letzten Tagen der aktiven chirurgischen Tätigkeit nähert – die ersten Tage und Wochen im klinischen Betrieb haben sich dem Gedächtnis fast unauslöschlich eingeprägt.

Warum aber ist ausgerechnet diese Zeitspanne so einzigartig?

Ein ganzes, nicht immer einfaches Studium lang hat man auf den Zeitpunkt der ersten klinischen Tätigkeit hingearbeitet. Man hat alle Anforderungen erfüllt und einen Arbeitsplatz gefunden, der den Weg in ein chancenreiches, zufriedenes Berufsleben eröffnet. Sehr unmittelbar aber entsteht mit dem ersten Arbeitstag die Erkenntnis, dass man vom vornehmlich passiv konsumierenden und lernenden Mediziner zum aktiven Arzt geworden ist, dass man Fähigkeiten entwickeln soll, die während des Studiums nicht herangebildet wurden. Dazu zählen sowohl die Kommunikation im Team und mit den »Kunden« des Krankenhauses, den Patienten, den Anverwandten und den niedergelassenen Kolleginnen und Kollegen, als auch die Soft Skills des Fehler- und Konfliktmanagements und vieles mehr – Aufgaben, die hochinteressant und herausfordernd sind, den jungen Arzt jedoch gleichzeitig verunsichern, wenn er sich den Anforderungen nicht gewachsen fühlt.

Und eine zweite Erkenntnis erwächst unmittelbar. Das Studium verschafft dem werdenden Arzt ein hervorragendes theoretisches und praktisches Wissen auf dem Gebiet der Medizin. Das Wissen von der Fülle organisatorischer Aufgaben in einem Krankenhaus und von der notwendigen Strukturierung eines Arbeitstages ist dagegen immer noch begrenzt. Und selbst der relativ Kundige erlebt den deutlichen Unterschied zwischen dem Wissen um bestimmte Aufgaben, das man sich während des Studiums aneignen kann, und deren Erfüllung, wenn man das Ergebnis selbst verantworten muss. Dazu zählt insbesondere auch das Wissen um die Struktur unseres Gesundheitssystems und der bürokratischen Pflichten, die es dem Klinikarzt auferlegt – Pflichten, die der Transparenz des Systems und der Sicherheit der Patienten dienen und heute einen beachtlichen Teil der Arbeitszeit erfordern.

Und nicht zuletzt gilt es, die Patienten – oftmals mit Hilfe von »Standard Operation Procedures« – zu begleiten von Poliklinik oder Notaufnahme über die präoperativen diagnostischen und therapeutischen Maßnahmen, den Operationssaal mit seinen besonderen Herausforderungen und die postoperative Phase bis hin zur Entlassung nach Hause oder in eine entsprechende Rehabilitationseinrichtung.

Das vorliegende Werk ist das erste und einzige seiner Art, das auf all jene Fragen eine Antwort gibt, die junge Chirurgen und Chirurginnen am Anfang ihrer beruflichen Karriere beschäftigen. Es vermittelt eine Handlungsanleitung für den chirurgischen Alltag und erspart den Kollegen und Kolleginnen die psychische Belastung, der all jene ausgesetzt sind, die Verantwortung tragen, jedoch mit den essenziellen Details des klinischen Betriebes bisher noch nicht ausreichend vertraut sind.

Lübeck, im Oktober 2012
Hans-Peter Bruch

Geleitwort

Trotz der an nahezu allen Universitäten in Deutschland realisierten Reformierung des Medizinstudiums hin zu einer mehr praxisorientierten studentischen Ausbildung werden essenzielle Bestandteile heutiger ärztlich-chirurgischer Tätigkeit nach wie vor nicht vermittelt. Ausgestattet mit einem immensen theoretischen Wissen und sicherlich auch verbesserten praktischen Fähig- und Fertigkeiten sieht sich der chirurgische Berufseinsteiger in den ersten Wochen und Monaten seiner ärztlichen Tätigkeit mit einer Fülle von für Ihnen völlig ungewohnten Aspekten der klinischen Arbeit konfrontiert. Dazu gehören zum einen so vergleichsweise einfache, dennoch immens wichtige Dinge wie das Diktieren von Operationsberichten und Arztbriefen, daneben aber auch die Konfrontation mit den nahezu unüberschaubaren Strukturen des deutschen Gesundheitssystems sowie der Organisation einer chirurgischen Station und nicht zuletzt auch die immer wichtiger werdende Kommunikation mit dem Patienten und seinen Angehörigen. Wenn in den Kliniken ein Mentoring-Programm für Berufsanfänger etabliert ist, kann der Berufsanfang strukturiert und unterstützend für die meist hoch motivierten jungen chirurgischen Assistenzärztinnen und -ärzte gestaltet werden. Leider ist dies jedoch in den meisten chirurgischen Kliniken noch nicht umgesetzt, sodass sich der Berufseinstieg – und damit die Freude an der Arbeit – entsprechend schwierig gestaltet.

Der »Survival Guide Chirurgie – die ersten 100 Tage« soll hier eine Hilfestellung geben. Das vorliegende Buch füllt zweifelsohne eine Lücke in der chirurgischen Literatur! Ausgewiesene Kliniker mit langjähriger chirurgischer, anästhesiologischer und medizinischer Erfahrung geben wichtige Hilfestellung bei der Einarbeitung. Dies beginnt bereits beim Selbstmanagement. Gerade als Berufsanfänger sind Überstunden die Regel, da sie für viele Tätigkeiten sehr viel mehr Zeit benötigen, als dies bei einem erfahrenden Arzt der Fall ist. Hier ist in erster Linie das Zeitmanagement und eine eigene Priorisierung der anfallenden Arbeiten zu nennen. Darüber hinaus muss sich der Berufsanfänger aber auch mit seiner eigenen Weiterbildung beschäftigen, denn Weiterbildung ist nicht nur eine Bringschuld der Kliniken und Weiterbildungsermächtigten, sondern auch eine Holschuld der chirurgischen Weiterbildungsassistentinnen und -assistenten. Die weiteren Kapitel im »Survival Guide Chirurgie« behandeln die Themen Kommunikation, Struktur des Gesundheitssystems, die Organisation einer chirurgischen Station und das Patientenmanagement. In allen Beiträgen wird dem Berufsanfänger vermittelt, wie wichtig z. B. das Hausarzt- und Zuweisermanagement ist, wie das DRG-System strukturiert ist und welche Abläufe bei der Stationsarbeit und dem Patientenmanagement essenziell sind. Neben diesen Aspekten chirurgischer Arbeit werden auch das perioperative Management sowie die Grundfertigkeiten behandelt, die für jeden Berufsanfänger notwendig sind.

Den Herausgebern Wolfgang Schröder und Carsten Krones ist es zu verdanken, dass sie mit diesem Buch allen Berufseinsteigern eine praxisnahe und vor allem auch für die klinische Tätigkeit relevante Information an die Hand geben. Das Werk ist ein weiterer Mosaikstein in dem Anliegen, das faszinierende Fachgebiet der Chirurgie darzustellen und seine Attraktivität aufzuzeigen. Es ist deshalb sehr zu hoffen, dass das Buch eine weite Verbreitung findet. Gleichzeitig kann es auch allen Weiterbildungsermächtigten und Leitern von chirurgischen Kliniken empfohlen werden: Als Geschenk an die Berufsanfänger in der eigenen Abteilung signalisiert das Buch das notwendige Interesse an einen gelungenen Berufseinstieg und unterstützt gleichzeitig die rasche Integration der neuen Mitarbeiterinnen und Mitarbeiter in das bestehende ärztliche und pflegerische Behandlungsteam!

Hannover, im Oktober 2012
Joachim Jähne

Vorwort

Das Lehrangebot für den chirurgischen Nachwuchs ist heutzutage breiter denn je. Fachbücher, Zeitschriften, internetbasierte Lernportale, Fortbildungskurse und Kongressveranstaltungen beleuchten jeden Winkel des Fachgebiets. Auf dieser Angebotswelle lässt es sich sicher und komfortabel durch die Jahre der Weiterbildung surfen. Und auch der Start wird vermeintlich immer leichter, denn mittlerweile werden die jungen Kollegen schon im Studium auf ihr späteres operatives Handwerk vorbereitet.

Die Zeiten für die junge Generation scheinen also rosig, und doch offenbart die genauere Sicht auf die Neuanfänger in der Chirurgie unverändert große Lücken. Der ungewohnte Umgang mit den vielen neuen Kollegen, die verwirrenden Strukturen des deutschen Gesundheitssystems, die anspruchsvolle Kommunikation innerhalb der Krankenhaushierarchie, die komplexen Anforderungen an eine pragmatische Patientenführung oder das geschickte Verhalten im Notfall werfen viele Fragen auf, die herkömmliche Lehrmittel nicht beantworten. Völlig unvorbereitet auf die vielen Herausforderungen neben dem chirurgischen Kerngeschäft werden die ersten 100 Tage für den Berufsstarter so schnell zum echten Dschungelkampf.

Damit Sie in Ihrer schwierigen Anfangszeit nicht jeder Finte oder Falle erliegen, haben wir dieses Buch geschrieben. In 9 spannenden Kapiteln blicken wir mit Ihnen hinter die Kulissen, lesen zwischen den Zeilen und klären die Geschichte hinter der Geschichte auf. Wir durchleuchten Strukturen, erläutern komplexe Netzwerke und entlarven verborgene Zusammenhänge.

Natürlich bilden nicht alle Beispiele die Geschehnisse in jedem Krankenhaus ab – aber mit unserem kleinen „Realitätsführer" bereiten wir Sie auf alles vor. Folgen Sie uns in den Berufsalltag. Folgen Sie uns in den schönsten Beruf der Welt.

Aachen und Köln, im Oktober 2012
Carsten Joh. Krones und Wolfgang Schröder

Autorenverzeichnis

Bauer, Meike S., Dr. med.
Klinik für Allgemein-, Viszeral- und
Kinderchirurgie
Klinikum Pforzheim Kanzlerstr. 2–6
75175 Pforzheim

Böhler, Christian, PhD, MSc
Health Economics Research Group (HERG)
und Multidisciplinary Assessment of
Technology Centre for Healthcare (MATCH)
Brunel University Uxbridge,
Middlesex UB8 3PH
United Kingdom

Fetzner, Ulrich
Klinik und Poliklinik für Allgemein-, Visze-
ral- und Tumorchirurgie Uniklinik Köln
Kerpener Str. 62
50937 Köln (Lindenthal)

Fuchs, Hans F., Dr. med.
Klinik und Poliklinik für Allgemein-, Visze-
ral- und Tumorchirurgie Uniklinik
Köln Kerpener Str. 62
50937 Köln (Lindenthal)

Gassel, Heinz-Jochen, Prof. Dr. med.
Chirurgische Klinik
Evangelisches Krankenhaus Mühlheim
Wertgasse 30
45468 Mühlheim an der Ruhr

Gerber-Grote, Andreas, PD Dr. med.
Institut für Qualität und Wirtschaft-
lichkeit im Gesundheitswesen Ressort
Gesundheitsökonomie
Im Mediapark 8
50670 Köln

Gombert, Alexander, Dr. med.
Klinik für Allgemein- und Viszeralchirurgie
Marienhospital Aachen
Zeise 4
52066 Aachen

Granderath, Frank Alexander, Prof. Dr. med.
Klinik für Allgemein- und Viszeralchirugie
Krankenhaus Neuwerk,
Maria von den Aposteln
Dünner Str. 214–216
41066 Mönchengladbach

Guckelberger, Olaf, PD Dr. med.
Klinik für Allgemein-, Viszeral- und Trans-
plantationschirurgie
Charité – Universitätsmedizin Berlin,
Campus Virchow-Klinikum
Augustenburger Platz 1
13355 Berlin

Hennes, Norbert, Dr. med.
Klinik für Allgemein-, Viszeral und Minimal-
Invasive Chirurgie
HELIOS Klinikum Krefeld
Lutherplatz 40
47805 Krefeld

Kersting, Stephan, PD Dr. med.
Klinik und Poliklinik für Viszeral-, Thorax-
und Gefäßchirurgie
Universitätsklinikum Carl Gustav Carus
Fetscherstraße 74
1307 Dresden

Kirschniak, Andreas, Dr. med.
Klinik für Allgemein-, Viszeral- und
Transplantationschirurgie
Experimentelle MIC
Universitätsklinikum Tübingen
Waldhörnlestraße 22
72072 Tübingen

Kress, Hans-Joachim, Dr. med.
Klinik für Anästhesie, Intensivmedizin und
Schmerztherapie
Marienhospital Aachen
Zeise 4
52066 Aachen

Krones, Carsten J., PD Dr. med.
Klinik für Allgemein- und Viszeralchirurgie
Marienhospital Aachen
Zeise 4
52066 Aachen

Meindl, Tobias, cand. med.
Eggernstraße 10
81677 München

Möllhoff, Thomas, Prof. Dr. med.
Klinik für Anästhesie, Intensivmedizin und
Schmerztherapie
Marienhospital Aachen
Zeise 4
52066 Aachen

Nüssler, Natascha C., Prof. Dr. med.
Klinik für Allgemein- und Viszeralchirurgie
Klinikum Neuperlach
Oskar-Maria-Graf-Ring 51
81737 München

Peters, Denise, Dr. med.
Klinik für Allgemein- und Viszeralchirurgie
Marienhospital Aachen
Zeise 4
52066 Aachen

Piechotta, Paula Louise, cand. med.
Lutherstraße 59
7743 Jena

Schiffer, Gereon, Dr. med.
Klinik für Unfallchirurgie, Handchirurgie
und Orthopädie
Vinzenz Pallotti Hospital
Vinzenz-Pallotti-Straße 20–24
51429 Bergisch Gladbach

Schröder, Wolfgang, Prof. Dr. med.
Klinik und Poliklinik für Allgemein-, Visze-
ral- und Tumorchirurgie
Uniklinik Köln
Kerpener Str. 62
50937 Köln (Lindenthal)

Stumpf, Michael, Prof. Dr. med.
Klinik für Allgemein-, Viszeral- und
Kinderchirurgie
Klinikum Pforzheim
Kanzlerstr. 2–6
75175 Pforzheim

Theisen, Jörg, Prof. Dr. med.
Chirurgische Klinik und Poliklinik
Klinikum rechts der Isar der TU München
Ismaninger Str. 22
81675 München

Vallböhmer, Daniel, PD Dr. med.
Klinik für Allgemein-, Viszeral- und
Kinderchirurgie
Uniklinik Düsseldorf
Moorenstraße 5
40225 Düsseldorf

Die Herausgeber

Wolfgang Schröder wurde 1963 in Düsseldorf geboren und stammt aus einer Medizinerfamilie. Nach der Schulzeit in der westfälischen Metropole Bielefeld studierte er Medizin in Düsseldorf und Bonn. Hier wuchs seine Neigung zur Chirurgie. Sein beruflicher Werdegang begann in der Pathologie der Universität Melbourne Down Under in Australien. Zurück in Deutschland startete er die ‚klassische' chirurgische Karriere bei Professor Dr. mult. Siewert an der TU München, bevor er später mit Professor Dr. Hölscher an die Universität zu Köln wechselte. Schröder steht seit zwei Dekaden im Fach –besonders liebt er den oberen Gastrointestinaltrakt – und fungiert seit 2010 als APL-Professor in der Position des Leitenden Oberarztes an der Klinik für Allgemein-, Viszeral- und Tumorchirurgie der Universität zu Köln. Der überzeugte Rheinländer ist glücklich mit seiner Frau Silvia verheiratet und stolzer Vater von zwei Kindern.

Carsten Joh. Krones ist Jahrgang 1966 und ein typisches Kind des Ruhrgebiets. Geboren in Essen, beide Großväter noch Bergleute, der Vater selbständiger Handwerker. Nachdem ihn die Schulzeit nur knapp über die Stadtgrenzen nach Bochum führte, konnte das Studium in Essen, Düsseldorf, Wien und Zürich seinen Horizont spreizen. Danach kehrte Krones der akademischen Laufbahn aber erst einmal den Rücken, um nach einer Karrieretour durch Versorgungskrankenhäuser in Essen, Köln und Mönchengladbach mit 33 Jahren wieder an die Universität in Aachen zurückzukommen. Nach Habilitation und leitender Oberarztfunktion unter Professor Dr. mult. Schumpelick führt er seit 2010 die Klinik für Allgemein- und Viszeralchirurgie des Marienhospitals Aachen. Auch Krones hält das Rheinland für die beste Gegend Deutschlands. Mit seiner Frau Kerstin hat er vier wunderbare Kinder.

Schröder und Krones arbeiten seit 2004 im Nachwuchsbereich der deutschen und europäischen Chirurgie eng zusammen. Beide haben seit dieser Zeit auch einen Sitz im Präsidium des Berufsverband der Deutschen Chirurgen (BDC). Neben einer echten Freundschaft vereint die beiden überzeugten Familienmenschen noch die Liebe zum Fußball, zur modernen Kunst und zur antiken römischen Geschichte. Mehr Zeit bleibt aber auch kaum. Dieses Buch soll trotzdem nicht das letzte sein.

Abkürzungsverzeichnis

AGnES	Arzt-entlastende, Gemeinde-nahe, E-health gestützte, systematische Intervention	ESPEN	European Society for Clinical Nutrition and Metabolism
AMNOG	Arzneimittelmarktneuordnungsgesetz	G-AEP	German Appropriateness Evaluation Protocol
aPTT	aktivierte partielle Thromboplastinzeit	G-BA	Gemeinsamer Bundesausschuss
		GKV	Gesetzliche Krankenversicherung
AQUA	Institut für angewandte Qualitätsförderung und Forschung im Gesundheitswesen	gtt	Tropfen
		HF-Geräte	Hochfrequenzgeräte
		HIT	heparininduzierte Thrombozytopenie
ArbZG	Arbeitszeitgesetz		
AWMF	Arbeitsgemeinschaft der wissenschaftlichen medizinischen Fachgesellschaften	HITS	Herzbeuteltamponade, Intoxikation, Thrombose, Spannungspneumothorax
		HLW	Herz-Lungen-Wiederbelebung
BAT	Bundesangestelltentarif	ICD-10	International Statistical Classification of Diseases and Related Health Problems
BDC	Berufsverband der Deutschen Chirurgen e. V.		
BDSG	Bundesdatenschutzgesetz	ICR	Interkostalraum
BfA	Bundesversicherungsanstalt für Angestellte	ICU	Intensive Care Unit
		InEK	Institut für das Entgeltsystem im Krankenhaus
BGSW	Berufsgenossenschaftliche stationäre Weiterbehandlung		
		INR	International Normalized Ratio
BIP	Bruttoinlandsprodukt	IQWiG	Institut für Qualität und Wirtschaftlichkeit im Gesundheitswesen
BMG	Bundesministerium für Gesundheit		
BQS	Bundesgeschäftsstelle Qualitätssicherung	IV	integrierte Versorgung
		IW	Institut der deutschen Wirtschaft
BTM	Betäubungsmittel	KBV	Kassenärztliche Bundesvereinigung
BVA	Bundesversicherungsamt	Kps.	Kapseln
CC	Complications and Comorbidities	KV	Kassenärztliche Vereinigung
CIRS	Critical Incident Reporting System	M&M	Morbidity and Mortality Conference
CME	Continuous Medical Education		
CMI	Case Mix Index	MB	Marburger Bund
CPR	kardiopulmonale Reanimation	MBO	Musterberufsordnung
CRP	C-reaktives Protein	MDK	Medizinischer Dienst der Krankenversicherung
DGCH	Deutsche Gesellschaft für Chirurgie		
DGEM	Deutsche Gesellschaft für Ernährungsmedizin	Morbi-RSA	Morbiditätsbezogener Risikostrukturausgleich
		MRT	Magnetresonanztomographie
DKG	Deutsche Krankenhausgesellschaft	NHS	National Health Service
DMP	Disease Management Program	NMH	niedermolekulares, fraktioniertes Heparin
DMS	Durchblutung – Motorik – Sensibilität		
		NRS	numerische Ratingskala
DRG	Diagnosis Related Group	NUB	neue Untersuchungs- und Behandlungsmethoden
EK	Erythrozytenkonzentrat		

NYHA	New York Heart Association
OECD	Organisation for Economic Co-operation and Development
OPS	Operationen- und Prozedurenschlüssel
PCEA	patientenkontrollierte epidurale Analgesie
PCT	Procalcitonin
PDK	Periduralkatheter
PEA	pulslose elektrische Aktivität
PEG	perkutane endoskopische Gastrostomie
PJ	Praktisches Jahr im Medizinstudium
PKV	Private Krankenversicherung
Ro	vollständige Resektion oder kein Resiudaltumor
RAK	Regionalanästhesiekatheter
RS	Rücksprache
RSA	Risikostrukturausgleich
SGB	Sozialgesetzbuch
SIRS	Systemic Inflammatory Response Syndrome
SMD	Sozialmedizinischer Dienst
TAPP	transabdominelle präperitoneale Patchplastik
Tbl.	Tabletten
TdL	Tarifgemeinschaft deutscher Länder
TVÄ	Tarifvertrag Ärzte
UFH	unfraktioniertes Heparin
USP	United States Pharmacopeia
VAC	Vacuum Assisted Closure (Vakuumverband)
VAS	visuelle Analogskala
VRS	verbale Ratingskala
VW	Verbandswechsel
WBO	Weiterbildungsordnung
ZVK	zentralvenöser Katheter

Inhaltsverzeichnis

Selbstmanagement

W. Schröder, C. J. Krones, H. Fuchs

1

1.1   Der erste Arbeitstag

W. Schröder, C. J. Krones

Jetzt geht's los! Sie steigen endlich in das Berufsleben ein – 6 Jahre zwischen Hörsaal, Seminar und Praktikum sind aber auch wirklich genug. Die Approbation als Arzt zu erhalten erzeugt danach ein echt gutes Gefühl. Und so starten die meisten in einer selbstbewussten Mischung aus Tatendrang und Entdeckungslust in ihren ersten Arbeitstag.

Aber Vorsicht: Jetzt beginnt ein völlig neuer Lebensabschnitt. Sie haben das Biotop des Studiums verlassen und sind im Krankenhausdschungel angekommen. Mit der Bedeutung wachsen sprunghaft auch Anspruch und Verantwortung. Die praktische Umsetzung des erworbenen Wissens im klinischen Alltag wird vielfach schwieriger sein als gedacht. Dazu geht schlagartig so manche Bequemlichkeit für immer verloren. Ab sofort muss man morgens nämlich pünktlich sein – am besten auch noch geduscht und rasiert. Mittags kann man sich auch nicht mehr zwei Stunden in der Kantine herumdrücken oder in der Physiotherapie flirten, und der Stapel von Arztbriefen liegt tatsächlich am nächsten Morgen immer noch da. Alles zusammengenommen kann das sehr hart sein.

Die ersten Arbeitstage werden Sie in einem Maße fordern, wie Sie es bisher sicher nicht gewohnt waren. Um sich ganz auf den Berufsanfang konzentrieren zu können, verzichten Sie deshalb mal fürs Erste auf andere Verpflichtungen und Termine! Widmen Sie sich stattdessen ganz Ihrem Start in der Klinik. Es lohnt sich.

Wir lassen Sie dabei auch nicht allein, denn wir haben das ja auch alle hinter uns. Und weil man im Leben nicht alles jeden Tag wieder neu erfinden muss, bieten wir Ihnen jetzt einige Anleitungen für den »großen ersten Tag«.

Welcome to the club!

1.1.1   Vorbereitung des ersten Arbeitstages

Für einen wirklich guten Start sollte man vorbereitet sein. Das beginnt mit den Kenntnissen über den neuen Arbeitgeber. Je mehr Sie über Klinik, Träger und Ausrichtung wissen, desto vertrauter wird ihnen die Struktur sein, in die Sie jetzt eintauchen. Das detaillierte Studium des Internetauftritts Ihrer neuen Klinik bietet den perfekten Startpunkt. Wer ist der Träger des Hauses (kommunal, konfessionell oder privat)? Wie ist die Leitungsebene organisiert? Gibt es einen Aufsichtsrat oder ein Kuratorium? Viele Kliniken werden von einem Direktorium aus Geschäftsführung, ärztlichem Direktor und Pflegedienstleitung geführt (▶ Kap. 3.3)? Forschen Sie auch nach den Namen. Es schadet keinesfalls, die wichtigsten Entscheidungsträger zu erkennen, wenn man ihnen ganz zufällig auf dem Klinikflur begegnet. Wie viele Fachabteilungen gibt es in Ihrer neuen Klinik, und wer sind die Chefärzte oder Abteilungsleiter? Wer sind die wichtigsten Partner? Wie sind die Kliniken ausgerichtet? Wo sind die Stärken des Hauses, wo vielleicht auch die Schwächen?

Den eigenen Laden sollte man natürlich am besten kennen. Erforschen Sie Ihre Fachabteilung bereits, bevor Sie dort anfangen. Gibt es eine feste interne Struktur? Sind Schwerpunkte definiert? Wie viele Stationen werden versorgt? Wie viele Mitarbeiter hat Ihre Abteilung, und wie ist der Personalstamm strukturiert? Besonders wichtig sind auch die Oberärzte, denn Sie werden zukünftig den größten Teil Ihrer Weiterbildung tragen. Natürlich interessiert in der neuen Klinik auch die operative Leistung, an der Sie ja möglichst bald auch teilhaben wollen. Manchmal sind die hier angebotenen Informationen leider sehr plakativ und zum Teil auch irreführend. Chirurgie ist ein kompetitiver Beruf. Auf dem Papier können die meisten chirurgischen Kliniken deshalb immer alles und das in der Regel auch noch besser als die Konkurrenz. Selbst dem Begriff ›Zentrum‹ kann man leider nicht immer die größte Bedeutung beimessen. Papier ist zu geduldig. Wichtiger sind die Qualitätsberichte der einzelnen Abteilungen, die mit der Auflistung der häufigsten Diagnosen und auch durchgeführten Operationen einen guten ersten Überblick über das Behandlungsspektrum geben. Der Krankenhausträger ist gesetzlich verpflichtet, diese Berichte jährlich zusammenzustellen und als Anhang auf seiner Website zu veröffentlichen (▶ Kap. 3.6).

Nach einem knappen Wochenende im Internet sollte man ausreichend informiert sein. Und mit diesem Grundwissen wird Ihnen ihre Klinik schon am ersten Tag vertrauter vorkommen.

1.1.2　Die erste Frühbesprechung

In den meisten chirurgischen Kliniken beginnt der Arbeitstag nach der Frühvisite mit einer gemeinsamen Morgenbesprechung; andere Abteilungen halten nur eine tägliche Indikationsrunde am Nachmittag ab. Besser man weiß vorher, wo man hin muss. Die richtigen Informationen gibt es im Sekretariat oder von den neuen Kollegen.

Und seien Sie pünktlich! Teambesprechungen in größeren Organisationen leben auch von Disziplin. Das fängt bei der Einhaltung von Zeitvorgaben an. Dazu sind am ersten Tag noch alle Augen auf Sie gerichtet. Jeder kleine Lapsus kann da schon einen nachhaltig schlechten Eindruck hinterlassen.

In einer guten Klinik werden Sie an Ihrem ersten Tag vom Chefarzt oder seinem Stellvertreter begrüßt und den Kollegen präsentiert. In diesem Rahmen ist es üblich, dass man sich dem neuen Kollegenkreis kurz vorstellt. Im Bewerbungsverfahren wird das ›Vorstellung zur Person‹ genannt, und man sollte darauf vorbereitet sein. Weniger ist dann aber mehr. Die Präsentation erfolgt in wenigen Sätzen und enthält z.B. Namen, Alter, Wohnort und einen kurzen Abriss des bisherigen Werdegangs. Nerven Sie ihre neuen Kollegen nicht mit Erfolgsgeschichten ihres Lebens. Understatement ist das Gebot der Stunde. So zum Beispiel:

»Mein Name ist Stefanie Wagner. Ich bin 27 Jahre alt und stamme aus Heidelberg. Ich habe zunächst 2 Jahre in Düsseldorf studiert und bin dann für das klinische Studium an die Universität Bonn gewechselt. Vor 3 Monaten habe ich das Hammerexamen absolviert, und das ist meine erste Stelle.«

Souverän wirkt es, wenn man sich für eine solche ›Vorstellung zur Person‹ kurz erhebt. Dann wird man auch von allen gesehen. Genau dazu noch ein Hinweis. Es ist der erste Kontakt mit Ihren neuen Kollegen, und seien Sie sicher: Sie werden inspiziert! Der erste Eindruck zählt. Da Sie zum diesem Zeitpunkt aber noch keine Klinikkleidung tragen, wird ihr erster Auftritt in Zivil sein. Sie müssen deshalb nicht zwingend im Kostüm oder mit Krawatte erscheinen, aber ein ungebügeltes kurzärmeliges T-Shirt und ausgefranste Jeans sind der Situation sicher auch nicht angemessen.

Und noch ein Tipp für den ersten Kontakt mit ihren neuen Kollegen. Auch wenn Sie Berufsanfänger sind, dürfen Sie selbstsicher auftreten. Immerhin haben Sie ein langes Studium und auch das Bewerbungsverfahren für die erste Stelle erfolgreich hinter sich gebracht. Aber meiden Sie Überheblichkeit und Besserwisserei. In den ersten Wochen ist kein Platz für unbotmäßige Kritik, Nörgelei oder oberschlaue Tipps. Respekt und Rücksichtnahme sind die aufmerksamen Tugenden. Ansonsten vermitteln Sie einfach den Eindruck, dass Sie froh sind, hier zu arbeiten und zum Team zu gehören. Eine positive Ausstrahlung ist die richtige Einstellung für den Berufsstart.

1.1.3　Der erste Tag auf Station

Auch wenn es für Sie persönlich ein wichtiger Tag ist: Seien Sie nicht enttäuscht, wenn sich nicht alles um ›die Neue‹ oder ›den Neuen‹ dreht. Den Alltag in der Chirurgie prägen so viele Zwänge und unvorhersehbare Ereignisse, dass für die notwendige Einweisung und Einarbeitung eines neuen Kollegen oft nur wenig Zeit bleibt. Erwarten Sie nicht, dass bereits in der ersten Woche ein Weiterbildungsgespräch geführt wird, welches Ihre Karriereplanung detailliert unter die Lupe nimmt. Das hat sicher zwei, drei Monate Zeit. Warten Sie nicht nur ab, sondern entwickeln Sie ihr eigenes Konzept, die ersten 100 Tage erfolgreich zu meistern. Kleiner Tipp: Für den Anfang ist es übrigens völlig unerheblich, auf welcher Station Sie eingeteilt werden und welche erste Aufgabe ihnen zugedacht wird. Es ist sowieso alles neu für Sie, Sie lernen überall.

In den meisten Kliniken werden Sie am ersten Arbeitstag mit Arbeitskleidung ausgestattet, aber es gibt auch Kliniken, in denen Sie selbst Sorge für ihre erste Ausstattung tragen müssen. Die Personalabteilung gibt über technische Details dieser Art die richtigen Auskünfte. Aus hygienischen Gründen ist das Tragen der vielleicht etwas komfortableren und praktischen grünen oder blauen Bereichskleidung übrigens in allen Krankenhäusern außerhalb des

1

OP-Bereiches nicht gestattet. Geben Sie sich hier keine Blöße, auch wenn Ihre weitere Umgebung vielleicht nicht so stringent handelt. Man sieht in dem schlecht geschnittenen Pyjama-Ersatz ja auch nicht wirklich gut aus und wird außerdem vielleicht sogar noch für einen Anästhesisten gehalten. Erwartet wird strahlendes Weiß, die Oberbekleidung sollte passen, der Kittel wird in der Regel geschlossen. Denken Sie auch daran, die Kleidung nicht erst dann zu wechseln, wenn Patienten Sie auf Flecken hinweisen. Dann wird es peinlich. Und stilsichere Bekleidung hört auch nicht bei den Schuhen auf. Ein Krankenhaus ist kein Sportplatz, keine Fabrik, kein Wohnzimmer und auch kein Gartencenter.

Zur üblichen Grundausstattung gehören weiterhin ein Funkgerät oder ein Telefon, ein Klinikausweis mit Namensschild, ein Spind und diverse Schlüssel. In der Regel hilft Ihnen bei der Zusammenstellung Ihrer Erstausstattung ein Assistent der Klinik oder auch das Sekretariat.

Ihr erster Bündnispartner ist der Kollege, welcher Sie durch den ersten Tag leitet. Meist wird es ein junger Assistenzarzt oder eine Assistenzärztin sein, der/die auf der gleichen Station oder im gleichen Bereich arbeitet. Bedenken Sie: Ihre Einführung neben dem Klinikalltag stellt eine zusätzliche Belastung dar. Auch wenn Sie nicht jeden Vorgang sofort verstehen – versuchen Sie, nicht mit unnötigen Fragen zu quälen. Vermeiden Sie frühe Kritik, solange Sie Ihre Hausaufgaben auf Station noch nicht selbst erledigen können. Wenn genügend Zeit ist, wird Ihr Kollege Sie an den entscheidenden Schnittstellen vorstellen. Das klappt aber natürlich nicht alles gleich am ersten Tag.

Möglichst früh sollten Sie sich mit dem internen Meldesystem bei Notfällen auf Ihrer Station und der sich dann anschließenden Erstversorgung vertraut machen. Dieser Fall kommt sicher, und bald droht auch der erste Nachtdienst. Keiner erwartet von Ihnen ein eigenständiges Management von Notfallsituationen, aber Sie sollten zumindest wissen, wer auf welchem Wege zu informieren ist. Notieren Sie die wichtigsten Telefonnummern, und spielen Sie das Szenario gedanklich durch. Beim ersten wirklichen Notfall werden Sie möglicherweise so gestresst sein, dass Sie unter Umständen diese Nummern nicht sofort abrufen können (▶ Kap. 9).

Überhaupt ist es sinnvoll, in der Kitteltasche ein kleines Notizbuch oder einen elektronischen Organizer mitzuführen. Eine solche Gedankenstütze macht manche Wege kürzer. Eine Startauswahl der wichtigsten Telefonnummern ist: Notfallnummern, OP-Bereich, Intensivstation, periphere Stationen, Zentrallabor, Oberärzte ihrer Klinik. Alle weiteren Telefonnummern können Sie dann im Laufe der nächsten Wochen ergänzen. Sie meinen, dafür braucht man doch kein Buch? Abwarten, das Werk schwillt schneller als man denkt. Auch Wissenslücken oder Verständnisprobleme sind manchmal eine kurze Notiz wert. Häufig ist übrigens ein Organizer in das persönliche Kliniktelefon integriert, man muss ihn nur nutzen.

Wenn Sie jeden Tag nach Dienstschluss nur ein oder zwei Fakten aus diesem Kittelbuch nacharbeiten, werden Sie sich wundern, wie schnell sich Ihr Grundwissen steigert. Das ist der beste Weg, um Kontinuität in die eigene Weiterbildung zu bringen. Ohne wird es nicht gehen (▶ Abschn. 1.4).

Für eine erfolgreiche Stationsarbeit brauchen Sie auch eine Einweisung in das klinikeigene Dokumentationssystem. Eine fallbezogene Dokumentation ist nicht nur Pflicht, sondern entscheidet auch über die fallbezogenen Erlöse. Viele Träger und Klinikleitungen bieten deshalb verpflichtende Einführungsveranstaltungen an. Manchmal leisten auch Ihre Kollegen diese Einarbeitung. Auf jeden Fall gilt: Je früher, umso besser, denn Sie müssen die Arbeit ohnehin leisten. Es fällt dabei leichter, wenn Sie die Grundbegriffe des Gesundheitssystems bereits vorab verstanden haben (▶ Kap. 3).

1.1.4 Der erste Patientenkontakt

Wie immer auch ihr erster Tag aussieht – setzen Sie sich zum Ziel, möglichst bald alle Patienten Ihrer Station zu kennen. Das heißt nicht, dass Sie jedem sofort nach Dienstantritt die Hand schütteln, aber die Eckdaten zu Person und Krankengeschichte muss man zügig wissen. Hierzu gehören: Name des Patienten, Diagnose, Datum und Art der Operation und postoperativer Verlauf. Das reicht zwar nur für den Anfang, ist für den Start aber schon anspruchsvoll genug. Denn Sie sind es nicht gewohnt, so viele Patienten gleichzeitig im Blick zu haben.

Noch viel schwerer fällt die Gewichtung der Information. Aber nur mit diesem Wissen können Sie den Visiten folgen, die Diskussionen in Früh- oder Indikationsbesprechung verstehen und Fragen des nichtärztlichen Personals oder auch der Angehörigen beantworten. Viele Stationen haben eine Patientenliste, die – einmal täglich aktualisiert – als Grundlage dient. In dieser Liste ergänzt man die wichtigsten klinischen Daten selbst. Je eher Sie hier Sicherheit gewinnen, desto einfacher erschließt sich Ihnen die Arbeit auf Station. Beginnen Sie übrigens an Tag 1 und warten Sie nicht auf die erste ›große‹ Visite, die Ihnen alle Patienten vorstellt. Nutzen Sie in den nächsten Tagen dann die weiteren Patientenkontakte, um Ihre Informationslücken zu füllen. Erst sehr viel später sind Sie in der Lage, selbst eine Visite zu führen. Wie das geht, erfahren Sie in einem anderen Kapitel (► Kap. 4).

1.1.5 Der erste Kontakt mit nichtärztlichem Personal

Die ersten Tage sind ein Schaulaufen. Zu den aufmerksamsten Beobachtern gehört auch das Pflegepersonal. Schon kleine Fehler machen hier einen großen und schnell auch schlechten Eindruck, der sich dann nur mühsam wieder ausgleichen lässt. Das lässt sich mit freundlicher Achtsamkeit vermeiden. Warten Sie nicht, bis Sie angesprochen werden, sondern stellen Sie sich aktiv vor. Das verhindert manches Missverständnis. Handeln Sie respektvoll, offen und freundlich, aber auch mit angemessener Distanz. Erfolgreiche Kommunikation ist in kontaktstarken Berufen ein wichtiger Schlüssel zum Erfolg. Sie werden sich in Ihrem ganzen Berufsleben intensiv damit auseinandersetzen müssen (► Kap. 2).

1.1.6 Das Ende des ersten Tages

Wahrscheinlich sind Sie froh, wenn der erste Tag vorüber ist. Richtig so – das waren wir auch. Man ist erschöpft von den vielen neuen Eindrücken und der Anspannung des Neustarts. Gönnen Sie sich einige Stunden Entspannung, Sie haben es verdient. Vielleicht findet sich ja sogar eine Vertrauensperson, die es ertragen kann, mit Ihnen in den Heldentaten Ihres ersten Tages zu schwelgen. Und falls nicht alle Erwartungen in Erfüllung gingen: Üben Sie sich in Geduld. Es kommen sicher noch viel bessere Tage.

Checkliste »Erster Arbeitstag«
- Strahlen Sie eine positive Grundhaltung aus.
- Studieren Sie die Website der Klinik.
- Bereiten Sie Ihre ›Vorstellung zur Person‹ vor.
- Machen Sie sich vertraut mit dem Meldesystem bei Notfällen.
- Erarbeiten Sie die Krankengeschichten.
- Begrüßen Sie den Stationsoberarzt und die Stationspflegeleitung.

1.2 Rechte und Pflichten des Arbeitnehmers

H. Fuchs, W. Schröder

Warum sind Rechte und Pflichten des Arbeitnehmers so wichtig, dass sie gleich hier an den Anfang des Buches gestellt werden müssen? Dafür gibt es zwei einfache Gründe. Erstens: So emotional der Berufseinstieg für Sie wirkt, so emotionslos beurteilt Ihr Arbeitgeber das neu eingegangene Arbeitsverhältnis. Und deswegen müssen auch Sie eine rationale Einstellung zu Ihrem Arbeitgeber gewinnen. Das ist überall so und hat mit dem konkreten Beruf des Chirurgen erst einmal nichts zu tun. Zweitens: Wir wollen Sie vor arbeitsrechtlichen Problemen schützen, die drohen, weil Sie es einfach nicht besser gewusst haben. Grundlage Ihrer Rechte und Pflichten ist Ihr Arbeitsvertrag. Falls Sie es noch nicht getan haben: Nehmen Sie sich Zeit, diesen Arbeitsvertrag sorgfältig zu lesen. Sie werden nicht alles sofort verstehen, was hier im »Beamtendeutsch« niedergeschrieben ist. Auch wir sind keine Juristen oder Arbeitsrechtler, aber wir helfen gern. Deshalb behandelt dieses Kapitel die wichtigsten Aspekte des Vertrags.

1

1.2.1 Vertragsdauer

Ihr Arbeitsverhältnis beginnt mit einer Probezeit von üblicherweise 3 oder 6 Monaten, in der besondere Kündigungsfristen gelten. Was folgt, ist in der Regel ein sogenanntes *befristetes Beschäftigungsverhältnis*. Das klingt seltsam, zumal es Sie jetzt vermutlich noch überhaupt nicht interessiert, was nach dieser Zeitspanne der Befristung kommt. An vielen Kliniken werden Sie als Berufseinsteiger üblicherweise einen Zweijahresvertrag zur Erfüllung des sogenannten Common Trunk erhalten. Denn das ist Ihre erste Landmarke auf dem Weg zum Facharzt. Danach wird neu verhandelt. Das schützt Arbeitgeber und -nehmer gleichermaßen, sich zu früh schon langfristig zu binden, hat aber auch Kehrseiten, z. B. finanzielle Unsicherheit oder eine hohe Fluktuation. Kliniken in privater, kommunaler oder kirchlicher Hand vergeben deshalb auch Mehrjahres- oder Weiterbildungsverträge an Berufsanfänger, um frühzeitig eine langfristige Bindung zu sichern. Wenn Sie sich im Common Trunk bewährt haben – und davon gehen wir ja aus –, wird Ihnen in den meisten Kliniken danach ein Facharztvertrag angeboten. Das gibt Ihnen Planungssicherheit bis zum Berufsabschluss.

Um im Streben nach dem Facharztvertrag keine bösen Überraschungen zu erleben, ist ein frühzeitiges Gespräch mit Ihrem Chef, z. B. nach Abschluss des ersten Jahres im Common Trunk, zu empfehlen. Er wird Ihnen dann schnell den weiteren Fahrplan signalisieren. 3 Monate vor Ablauf des ersten Zweijahresvertrages sind definitiv zu spät. Auch hier zahlt sich eine frühzeitige Planung aus.

1.2.2 Tätigkeitsbereich

Der Arbeitsvertrag führt alle Ihre Dienstaufgaben auf. Die Liste ist aber so allgemein gefasst, dass Ihr Arbeitgeber Sie im Grunde an jedem Ort und Arbeitsplatz einsetzen kann. Schnell wird klar: Das primäre Interesse des Arbeitgebers ist nicht Ihre berufliche Karriere, sondern der ökonomische Ertrag Ihrer Arbeitskraft. Erfolgreiche Unternehmen können diese Ziele kombinieren. Gelingt dies nicht, muss man vielleicht die Stelle wechseln. Lehrkrankenhäuser und Universitätskliniken regeln im Vertrag auch die Lehraufgaben, die üblicherweise als Semesterwochenstunden niedergeschrieben sind. Freuen Sie sich auf diese besondere Aufgabe und füllen Sie sie mit angemessenem Ernst. Der Kontakt mit den Studenten bringt Abwechslung in Ihren Alltag. Denken Sie einfach an Ihren schlechtesten Universitätslehrer und nehmen Sie sich dann vor, Ihre Studenten mit mehr Engagement und besser zu unterrichten. Klappt immer – und die junge Generation wird es Ihnen danken.

1.2.3 Arbeitszeit

Der Marburger Bund (MB) hat sich als Ständevertretung und Fachgewerkschaft der Ärzte in Deutschland fest etabliert. Durch einen vom Marburger Bund im Jahre 2006 bundesweit ausgerufenen Ärztestreik, zunächst an Universitätskliniken und psychiatrischen Landeskrankenhäusern, gelang es, sich aus dem bisher dahin geltenden Tarifgefüge für den öffentlichen Dienst auszugliedern und mit der Tarifgemeinschaft deutscher Länder (TdL) einen eigenständigen Ärztetarifvertrag auszuhandeln. Dieser Tarifvertrag berücksichtigt die geltenden europäischen und nationalen Rechtsnormen des Arbeitsschutzes und ist die Grundlage für Ihren unterschriebenen Arbeitsvertrag.

Der Arbeitsvertrag regelt insbesondere die Arbeitszeiten und auch Ihr Gehalt. Die besonderen Arbeitsumstände im Krankenhaus machen das Thema ›Arbeitszeit‹ im Krankenhaus sehr kompliziert; Sie werden in den nächsten Jahren noch oftmals damit konfrontiert werden. Die bürokratischen Vorgaben werden den Anforderungen des Krankenhausalltags häufig nicht ausreichend gerecht. Ärzte sind keine Pförtner. Eine einheitliche Lösung wurde auch deshalb bisher nicht erreicht. Der Marburger Bund hat mit verschiedenen Krankenhausträgern Modifikationen ausgehandelt. Das war ein langer Prozess, und noch immer sind nicht alle Krankenhausträger in das Tarifgefüge eingegliedert. Das erklärt auch die zum Teil abweichenden Gehaltsabrechnungen.

Für den Anfang sollten Sie folgende Punkte zum Arbeitszeitgesetz (ArbZG) kennen:

— Die wöchentliche Arbeitszeit von 42 Stunden darf nicht überschritten werden.

- Die werktägliche Arbeitszeit liegt bei 8 Stunden
- Der Bereitschaftsdienst wird voll auf die Arbeitszeit angerechnet.

Dazu kommen eine Reihe schwer zu verstehender Ausnahmen, denn alle Tarifpartner waren sich einig, dass mit diesen Arbeitszeiten ein geregelter Krankenhausbetrieb nicht aufrechtzuerhalten ist. Fällt die Arbeitszeit regelmäßig in einen Bereitschaftsdienst, so sind auch vom Gesetz Abweichungen erlaubt.

Laut § 7 Absatz 7 ist nach Abgabe einer Erklärung eine wöchentliche Arbeitszeit von bis zu maximal 58 Stunden im Jahresdurchschnitt möglich. Diese sogenannte »Opt-out«-Regelung bedeutet im Klartext: Sie können mit Ihrem Arbeitgeber eine individuelle vertragliche Absprache treffen, die Ihnen eine Arbeitszeit bis zu dieser Obergrenze erlaubt. Ihr Arbeitgeber ist gesetzlich verpflichtet, dafür Sorge zu tragen, dass diese Obergrenze dann eingehalten wird. In den meisten Fällen hat er diese Verpflichtung an Ihren Chefarzt delegiert. Und das ist für Ihren Chef eine wirklich ernste Angelegenheit, denn er haftet für Verstöße. In vielen Kliniken existieren deshalb EDV-unterstützte Arbeitszeitkonten, die zu jeder Zeit darüber Auskunft geben, wie viele Stunden bereits gearbeitet wurde und für wie viele Dienste Sie im folgenden Monat eingetragen werden können. Dieses Arbeitszeitkonto dokumentiert alle im Krankenhaus verbrachten Stunden unabhängig vom Arbeitsmodell (Regelarbeitszeit, Bereitschaftsdienst, Schichtdienst, Rufdienst). Bemerkenswert ist, dass Bereitschaftsdienststunden (der ›klassische‹ Nachtdienst) voll auf Ihrem Arbeitszeitkonto verbucht, meist aber nur mit 60–95 % des vertraglich festgesetzten Stundensatzes vergütet werden.

Mit dem Problem »Arbeitszeit« werden Sie spätestens am Ende Ihres ersten Monats konfrontiert, wenn Sie die gearbeiteten Stunden dokumentieren müssen. Lassen Sie sich das hauseigene System ausführlich erklären. Ihr Personaloberarzt und die Verwaltung finden es gar nicht witzig, wenn hier Ungereimtheiten auftauchen. Das gilt insbesondere für die Überstunden, die de facto natürlich immer noch anfallen, nach Arbeitszeitgesetz aber gar nicht existieren dürfen. Auch hier ist der Rat eines erfahrenen Kollegen, der mit den Tücken des Systems vertraut ist, sehr hilfreich.

Abschließend noch ein kleiner Tipp: Beharren Sie nicht auf der offiziellen Dokumentation jeder geleisteten Stunde. Der Tagesablauf einer chirurgischen Klinik ist nicht immer durchzuziehen wie von Arbeitsrechtlern entworfen, und es wird auch einmal später werden als ein Dokumentationssystem erlaubt. Akzeptieren Sie vielleicht auch, dass manche Mehrarbeit gerade am Anfang Folge der eigenen Unkenntnis und nicht einer realen Arbeitsüberlastung ist. Es gibt die individuelle Lernkurve, und die gehört einem wirklich selbst.

Nach genug getaner Arbeit gibt es natürlich Urlaub, und auch der ist vertraglich geregelt. Berufsanfänger erhalten in der Regel 26–30 Arbeitstage, also 5–6 Wochen. Das ist im internationalen Vergleich eher viel. Planen Sie den Urlaub für Ihr ganzes Jahr und tragen Sie diesen frühzeitig ein, aber bitte nicht in der ersten Woche. Auch wenn es unter den Altvorderen oft abschätzig kommentiert wird, Sie brauchen sich für Ihren Urlaub wirklich nicht zu schämen. Sie müssen aber wohl akzeptieren, dass die älteren Kollegen für die begehrten Ferienzeiten manchmal die erste Wahl beanspruchen.

1.2.4 Gehalt

Haben Sie eine Vorstellung, wie viel Euros Sie am Ende des Monats mit nach Hause nehmen? Wahrscheinlich nicht. Auch hier existieren bindende Tarifverträge. Im Gegensatz zum früheren Bundesangestelltentarif (BAT) wird jetzt versucht, eher nach Leistung als nach Alter zu bezahlen. Dazu gibt es aktuell 4 Tarifgruppen Ä1–Ä4 (Assistenzarzt, Facharzt, Oberarzt, Stellvertreter des Klinikleiters), die in mehrere Tarifstufen unterteilt werden (◘ Tab. 1.1). Für die verschiedenen Krankenhausträger fallen diese Gehaltstabellen geringfügig unterschiedlich aus, aber die Tabelle bietet auf jeden Fall eine Orientierung über Ihr Grundgehalt und die zu erwartenden Steigerungen. Der erste große Sprung ist nach dem Erwerb des Facharztes zu erwarten.

Zum Grundgehalt kommen Zulagen durch die Bereitschafts- und Rufdienste, die in Abhängigkeit von den geleisteten Stunden und der Verrechnung mit dem Freizeitausgleich sehr variabel ausfallen

1

◼ Tab. 1.1 Entgelttabelle für Ärztinnen und Ärzte im Geltungsbereich des TV-Ärzte (Tarifgebiet West) [1]					
Entgelt-gruppe	Stufe 1	Stufe 2	Stufe 3	Stufe 4	Stufe 5
Ä 1	3705 im 1. Jahr	3915 im 2. Jahr	4065 im 3. Jahr	4325 im 4. Jahr	4635 ab dem 5. Jahr
Ä 2	4890 ab dem 1. Jahr	5300 ab dem 4. Jahr	5660 ab dem 7. Jahr		
Ä 3	6125 ab dem 1. Jahr	6485 ab dem 4. Jahr	7000 ab dem 7. Jahr		
Ä 4	7205 ab dem 1. Jahr	7720 ab dem 4. Jahr	8130 ab dem 7. Jahr		

[1] Monatsbeträge in Euro bei 42 Wochenstunden; gültig ab 1. Januar 2008.

können. Ein großer Teil wird zumeist in Freizeit abgegolten, was übrigens das Endgehalt im Vergleich zu früheren Generationen eher schmälert. Auch ein Erfolg der Tarifverhandlungen. Addieren Sie 15–20 % des Grundgehaltes dazu, dann errechnen Sie ungefähr die monatliche Vergütung. Gar nicht so schlecht – aber leider ist das nur die Bruttosumme. Sie verringert sich um eine Menge von Abzügen, die Ihr Arbeitgeber in Abhängigkeit von Ihrer Steuerklasse automatisch einbehält und weiterleitet. Den größten Posten stellt die Lohnsteuer, danach folgen die Beiträge zur Sozialversicherung, die in den Sozialgesetzbüchern (SGB) I–XII geregelt sind. Hierzu gehören die Arbeitslosen-, Renten-, Kranken- und Pflegeversicherung. Als Mitglied einer privaten Krankenkasse erhalten Sie von Ihrem Arbeitgeber die Hälfte des monatlichen Beitrags für Kranken- und Pflegeversicherung als Zuschuss und müssen diesen zusammen mit Ihrem Anteil dann an die Krankenkasse weiterleiten. Weitere Abzüge sind Kirchensteuer und der Solidaritätszuschlag.

Sind Sie verwundert, wie viele Abzüge von Ihrem Bruttogehalt Sie so klaglos hinnehmen müssen? Vergessen Sie nicht, dass Sie mit dem Gehalt eines Facharztes zu den Spitzenverdienern in unserem Land zählen und wohl das Ende der zu erwartenden Steuererhöhungen noch nicht erreicht ist.

1.2.5 Altervorsorge

Ein weiterer wichtiger Aspekt ist Ihre Altersversorgung (Rentenversicherung). Als angestellter Arzt sind Sie in der Bundesversicherungsanstalt für Angestellte (BfA) oder in den Landesversicherungsanstalten pflichtversichert, können sich aber nach entsprechenden Anträgen hier befreien lassen und Mitglied in einem berufsständischen Versorgungswerk (Ärzteversorgung) werden. Die meisten Ärzte gehören einem solchen regionalen Versorgungswerk an, da hier ihre Rentenbeiträge langfristig angelegt werden und als ›sicher‹ gelten. Auch wenn es lästig ist, müssen Sie sich mit dem Thema Altersvorsorge befassen und überlegen, ob Sie sich neben dem Versorgungswerk mit den gesetzlichen Mindestanforderungen ein zweites Standbein aufbauen. Das hat aber Zeit, bis die ersten 100 Tage vorbei sind.

1.2.6 Berufshaftpflicht

Ein absolutes Muss ist die Berufshaftpflichtversicherung. Es gehört zu den wichtigsten Aufgaben der ersten Arbeitswoche, in Ihrem Arbeitsvertrag nach einer abgeschlossen Berufs- bzw. Betriebshaftpflichtversicherung zu suchen und sicher zu sein, dass eine solche auch wirklich mit Arbeitsantritt in Ihrer Klinik abgeschlossen wurde. Wir wollen den Teufel nicht an die Wand malen, aber stellen Sie sich vor, dass Ihnen in den ersten 100 Tagen ein Behandlungsfehler unterläuft und ein Patient geschädigt wird.

Das Krankenhaus sichert seine Mitarbeiter in der Regel über Gruppenverträge ab, so dass Sie selbst gegen Schäden, die Sie im Dienst fahrlässig oder grob fahrlässig Dritten zufügen, abgesichert sind. Klären Sie zusätzlich, ob diese Versicherung auch außerklinische Tätigkeiten abdeckt, zum Beispiel Notarzteinsätze oder Erste-Hilfe-Maßnahmen im In- oder Ausland. Auch die Deckungssumme ist relevant.

Die Berufshaftpflichtversicherung ersetzt übrigens keine Rechtsschutzversicherung. Im Streitfall müssen Sie vor dem Zivil- oder Arbeitsgericht die Verfahrenskosten selbst tragen. Deshalb bietet der Berufsverband der Chirurgen (BDC) seinen Mitgliedern neben vielen anderen Vorteilen eine Rechtsschutz-Grundsicherung an, deren Prämie bereits im Jahresbeitrag enthalten ist.

1.2.7 Datenschutz

» Was ich bei der Behandlung oder auch außerhalb meiner Praxis im Umgange mit Menschen sehe und höre, das man nicht weiterreden darf, werde ich verschwiegen als Geheimnis bewahren. «

Eines vorweg: Keiner von Ihnen wird diesen Eid des Hippokrates mehr schwören müssen. Die Verpflichtung zur Verschwiegenheit bleibt aber immer aktuell. Im Rahmen des Vertragsabschlusses verpflichten Sie sich auch der Schweigepflicht. Die ärztliche Schweigepflicht umfasst gemäß § 203 Strafgesetzbuch in Verbindung mit § 9 (Muster-)Berufsordnung (MBO) das ganze Behandlungsverhältnis.

Darüber hinaus sind die Vorschriften des Bundesdatenschutzgesetzes (BDSG) zu beachten, da patientenbezogene Daten als schützenswert beurteilt werden. Sie brauchen nicht jeden Paragrafen zu kennen, sollten aber wissen, dass Patientendaten nur zum Zweck der jeweiligen Aufgabenerfüllung – das heißt zur Behandlung des Patienten – genutzt werden dürfen. Jede Ausnahme setzt voraus, dass der Patient zustimmt.

Im Alltag ist dieser Grundsatz schwieriger umzusetzen als erwartet. Gerade am Anfang beeindrucken Patientenschicksale, die Sie auch nach Dienst nicht loslassen. Und auch Ihr Umfeld ist interessiert, was es an der neuen chirurgischen Front für spektakuläre Ereignisse gibt. Besonders im privaten Bereich gilt deshalb ein vorsichtiger Umgang mit dem Datenschutz. Auch wenn Sie den Patientennamen nicht erwähnen, lassen die medizinischen Fakten, die Sie preisgeben, manchmal zu leicht und zu eindeutig Rückschlüsse auf die Identität des Patienten zu. Da können selbst Großstädte ein Dorf sein. Schwere Verstöße regelt § 203 des Strafgesetzbuches mit empfindlichen Geld- oder sogar Freiheitsstrafen.

1.2.8 Korruptionsschutz

Korruptionsvorwürfe gegen Ärzte sind nicht nur in der Presse sehr beliebt. Es mag oft wirken wie eine Formalie, doch ein Verstoß kann Sie Kopf und Kragen kosten.

In § 1 des Verpflichtungsgesetzes in Verbindung mit dem Korruptionsbekämpfungsgesetz, welches 2005 zur Verhütung und Bekämpfung von Korruption erlassen wurde, ist der Korruptionsschutz gesetzlich geregelt. Auch dazu ratifizieren Sie mit Vertragsabschluss eine Erklärung.

In den ersten 100 Tagen Ihres Berufslebens werden Sie wahrscheinlich nicht ernsthaft mit dem Thema Korruption konfrontiert sein. Rechtlich kann aber nicht nur die von der Industrie gesponserte Fortbildungsreise den Tatbestand der Korruption erfüllen. Dafür reicht schon jedes Präsent mit einem Wert von über 5,– Euro. Sichern Sie sich ab, indem Sie für jede durch eine dritte Person bezahlte Fortbildung oder sonstige Zuwendung eine sogenannte Dienstherrengenehmigung von Ihrem Chef oder Ihrer Personalverwaltung einholen. Die meisten Repräsentanten der Pharma- und Medizinprodukteindustrie sind in diesem Bereich auch gut geschult.

1

1.2.9 Einstellungsuntersuchung

Vor Abschluss eines Arbeitsvertrags und Beginn im neuen Job wird von Ihrem Arbeitgeber eine Einstellungsuntersuchung gefordert. Da Sie eine Tätigkeit mit Infektionsgefährdung ausüben, sind arbeitsschutzrechtliche Bestimmungen verpflichtend. Der aufzusuchende Arzt kann Ihnen von der Verwaltung nicht vorgeschrieben werden. Allerdings muss er die Anforderungen an Ihrem zukünftigen Arbeitsplatz kennen, um die körperliche Eignung beurteilen zu können. Daher wird in der Regel der ansässige Betriebsarzt empfohlen.

Neben der körperlichen Belastbarkeit ist auch der Impfstatus relevant. Deshalb bringen Sie den Impfausweis zur Erstuntersuchung mit. Der Betriebsarzt unterliegt selbstverständlich auch der Schweigepflicht. Gegenüber dem Arbeitgeber darf er nur die Gesamtbeurteilung »tauglich«, »bedingt tauglich« oder »nicht tauglich« aussprechen. Die Ergebnisse und Befunde der Untersuchungen bleiben beim Betriebsarzt und gehören nicht in Ihre Personalakte.

> **Checkliste »Rechte und Pflichten des Arbeitnehmers«**
> — Studieren Sie den Arbeitsvertrag.
> — Machen Sie sich mit den wichtigsten Punkten des Arbeitszeitgesetzes vertraut.
> — Verstehen Sie Ihre erste Gehaltsabrechnung.
> — Überprüfen Sie, ob eine Berufshaftpflichtversicherung für Sie abgeschlossen wurde.
> — Lernen Sie die Grundsätze des Datenschutzes.
> — Machen Sie einen Termin für die Einstellungsuntersuchung aus.

1.3 Zeitmanagement

W. Schröder, H. Fuchs

Ein ganz normaler Arbeitstag der ersten 100 Tage beginnt.

Ihre Station ist übervoll. Sie schaffen es gerade noch, zusammen mit Ihrem Stationsarzt die erste Visite vor der Frühbesprechung durchzuhecheln – ohne wirklich sicher zu sein, dass alle kritisch Kranken ausreichend gewürdigt sind. Deshalb läuft die Frühbesprechung zum größten Teil an Ihnen vorbei, da Sie mit Ihren Gedanken schon wieder auf Station sind. Sie bekommen gerade noch mit, dass sich das OP-Programm geändert hat und deshalb Ihr zuständiger Stationsarzt, Ihre moralische Stütze, abgezogen wird. Zu allem Überfluss drückt Ihnen ein Oberarzt freundlich, aber bestimmt noch zwei Zettel in die Hand und bittet Sie, den erwähnten Patienten für morgen im Tumorboard anzumelden, natürlich auch vorzustellen und bei Gelegenheit doch auch bitte heute noch den Hausarzt zu kontaktieren. Zurück auf Station, erfahren Sie vom Case-Manager – angesichts der fünf geplanten Aufnahmen, einer Rückübernahme von der Intensivstation und nur drei möglichen Entlassungen – von der drohenden Überbelegung. Die Stationsschwester fordert ein dringendes BTM-Rezept, und außerdem sind die Röntgenbilder des ersten Patienten nicht im OP angekommen. Auf dem Rückzugsgefecht in Ihr Stationszimmer beschwert sich dann bereits der erste Patient über einen sezernierenden Wundverband. Sie schließen die Tür, und obwohl der Arbeitstag noch keine Stunde alt ist, fühlen Sie sich schon jetzt erschlagen.

Was Ihnen jetzt allein helfen kann, ist Ruhe und ein perfektes Zeitmanagement. Fangen wir dazu ganz vorne an.

1.3.1 Grundlagen des klassischen Zeitmanagements

Ziel dieses Kapitels ist es nicht, Ihnen ein Zeitmanagement für Ihr gesamtes Leben überzustülpen. Doch es geht immerhin darum, dass Sie Ihr neues Berufsleben meistern. Dazu möchten wir Sie mit den wesentlichen Prinzipien des Zeitmanagements vertraut machen. In der gegenwärtigen Literatur finden sich in unterschiedlichsten Formen sinngemäß immer wieder dieselben Elemente eines modernen Zeitmanagements. Diese sind:
— Formulierung von Zielen,
— Festlegen der Prioritäten,

▬ Zeitanalyse und Zeitplanung,
▬ Ausgleich und Erholung.

Zeit ist endlich und für alle gleich lang oder kurz. Vielleicht haben Sie während eines Praktikums, während der Famulatur oder im Praktischen Jahr aber trotzdem beobachtet, dass andere Studenten, die gar nicht intelligenter oder cleverer erschienen, ihre Arbeiten schneller oder leichter erledigten. Und genau darum geht es beim Zeitmanagement: die Zeit besser zu nutzen und die Anstrengungen auf die wichtigen Aufgaben zu konzentrieren.

Vermeiden Sie aber, sich mit anderen jungen Kollegen kompetitiv zu vergleichen, denn so verschieden wie die Menschen sind, so existieren auch unterschiedliche Zeittypen. Dazu gibt es aufwendige neurobiologische Untersuchungen. Einige Menschen bevorzugen das analytische und rationale Denken. Ihr Zeitmanagement ist organisiert und strukturiert, erlaubt aber oft nur die Beschäftigung mit einer Sache. Andere Menschen erscheinen in ihrem Zeitmanagement eher unorganisiert und auch chaotisch, sie arbeiten intuitiv und spontan. Dabei profitieren sie aber von einer hohen Kreativität. Zu welchem Zeittyp Sie gehören, können Sie nur bedingt beeinflussen. Wichtig ist das Wissen darum, dass unterschiedliche Typen existieren, die vielleicht auch anders ticken, ohne dass Sie es immer verstehen.

1.3.2 Formulierung von Zielen

Im klassischen Zeitmanagement ist die Festlegung von beruflichen Zielen ein wesentlicher Grundbaustein, denn nur wer Ziele formuliert, ist in der Lage, die Wege dorthin zu definieren. Generell gilt dabei, dass die Ziele überschaubar, realistisch, konkret, widerspruchsfrei und überprüfbar sein müssen. Die Festlegung des Ziels bietet dann die Leitschiene des intendierten Handelns. Übergeordnete Vorgaben werden im Anschluss in Jahres-, Wochen- und Tagesziele heruntergebrochen.

Auch wenn Ihr erstes übergeordnetes Berufsziel der Erwerb einer chirurgischen Facharztkompetenz ist, geht es zunächst einmal darum, erfolgreich die ersten 100 Tage zu meistern. Wie können und sollen die persönlichen Ziele für die ersten

100 Tage also ausformuliert werden? Hier ein Vorschlag:

Ziel der ersten 100 Tage Chirurgie ist es,
▬ dass ich in meiner Abteilung integriert bin und als junge/r Arzt/Ärztin bei Mitarbeitern und Patienten geschätzt werde,
▬ dass ich entsprechend meinem Ausbildungsstand chirurgische Kompetenzen erwerbe,
▬ dass ich Freude an meinem neuen Beruf habe und selbstbewusst in die nächste Phase der Berufsausbildung gehe.

Das mag vordergründig sehr allgemein und wenig konkret klingen, aber halten Sie hier einen Moment an und überlegen Sie sich, welche Unterpunkte zu diesen drei Zielen wichtig sind. Formulieren Sie diese aus oder ergänzen weitere Aspekte. Kehren Sie zum Eingangsszenario zurück und spielen Sie in Gedanken durch, wie Sie die Anforderungen lösen. Können Sie sich vorstellen, wie schnell die Mitarbeiter der Station und die Patienten durch schlechte Kommunikation vergrault werden, wie leicht Sie in der geschilderten Stresssituation Inkompetenz demonstrieren und wie schlecht gelaunt Sie abends nach Hause kommen und Ihren neuen Beruf schon verfluchen.

Schnell wird klar, dass es nicht ausreicht, ein Ziel zu definieren, sondern dass es ebenso entscheidend ist, einen konkreten Weg oder eine Methode zu beschreiben, dieses Ziel zu erreichen. Deutlich wird auch, dass manche Punkte am engen Zeitfenster der ersten 100 Tage scheitern oder zu stark mit Zielen anderer Mitarbeiter konkurrieren. Zudem fällt einiges leicht, anderes hingegen kostet größte Anstrengungen. Ihre ganz eigene Persönlichkeit mit allen Stärken und Schwächen kommt zum Tragen.

Wahrscheinlich kann man das eigene Profil mit all seinen Facetten zu diesem frühen Zeitpunkt der beruflichen Laufbahn noch nicht komplett erfassen, und das ist auch noch gar nicht notwendig. Dennoch sollte man sein Persönlichkeitsprofil immer wieder ehrlich mit dem Berufsbild des Chirurgen abgleichen. Wir kommen später auf das Problem der Selbsteinschätzung zurück (► Abschn. 1.5).

Halten wir zum jetzigen Zeitpunkt fest, dass Ihre formulierten Ziele Ihr innerer Leitfaden für

1

Ihre Entscheidungen und Ihr Handeln sind. Das ist ein wesentlicher Grundbaustein für ein erfolgreiches Zeitmanagement.

1.3.3 Festlegen der Prioritäten

Wenn Sie die oben beschriebene Stresssituation auf Station rekapitulieren, ist sofort klar, dass Sie nicht alle Aufgaben zeitgleich erledigen können. Das bedeutet, Sie müssen entscheiden, was wichtig und/oder dringend ist. Im Zeitmanagement nennt man das Priorisierung. Und damit sind wir beim zweiten wichtigen Baustein. Hier wollen wir Ihnen kurz beispielhaft zwei etablierte Methoden vorstellen, die Sie auch ganz konkret in Ihrem Stationsalltag einsetzten können – das Eisenhower-Prinzip und die ABC-Analyse.

Der amerikanische Präsident Eisenhower teilte seine zu erledigenden Aufgaben nach den beiden Kriterien ›Wichtigkeit‹ und ›Dringlichkeit‹ ein. Diese Kriterien wurden von ihm in eine 4-Felder-Matrix eingetragen und die Aufgaben einem der vier Felder zugeordnet (◻ Abb. 1.1). Innerhalb jedes Feldes kann natürlich eine weitere Priorisierung mit Erstellung einer Rangfolge vorgenommen werden. Basierend auf diesen vier verschiedenen Feldern klassifiziert die sog. ABC-Analyse die zu erledigenden Aufgaben in A-, B- und C-Typen.

Es ist leicht verständlich, dass die Aufgaben, die **wichtig und dringlich** sind (sog. **A-Aufgaben**), auf der Station höchste Priorität haben und umgehend erledigt werden müssen. Dazu zählen sowohl medizinische als auch logistische Anforderungen. Patienten, bei welchen die Vitalfunktionen nicht normwertig sind, also Patienten mit erhöhten Temperaturen, einer schlechten Ausscheidung, einer gestörten Vigilanz oder einer eingeschränkten respiratorischen Funktion sind sicher aus der A-Klasse. Widmen Sie diesen Patienten Ihre höchste Aufmerksamkeit.

Zu den wichtigen und dringlichen Aufgaben gehört aber auch die Bettenzuteilung. Um zu verhindern, dass Ihre Station spätestens ab 11.00 Uhr im Chaos versinkt, muss die Überbelegung gelöst werden. Können weitere Patienten entlassen werden? Können andere Stationen bei Ihren geplanten Neuaufnahmen einspringen? Kann die Rücküber-

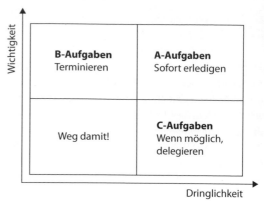

◻ **Abb. 1.1** ABC-Prinzip nach Eisenhower

nahme von ICU verschoben oder zumindest auf den Nachmittag verlegt werden? Als ideal erweist sich jetzt eine vorausschauende Planung. Ein wirklich guter Stationsarzt hat bereits am Vortag die Belegung durchgespielt und vielleicht sogar ein ›Notfallpolster‹ eingeplant.

Alle Aufgaben, denen Sie das Attribut **wichtig, aber nicht dringend** zuordnen (sog. **B-Aufgaben**), schieben Sie zunächst einmal weg. Nein, nicht in den Papierkorb, aber zeitlich nach hinten. In diese Kategorie fallen die Mittel, die notwendig sind, Ihre übergeordneten Ziele zu erreichen. Sie stehen dann auf Ihrem Plan, wenn die A-Aufgaben erledigt sind. B-Aufgaben brauchen Zeit und Ruhe.

C-Aufgaben werden als **dringend, aber nicht wichtig** klassifiziert. Das sind typischerweise Ihre Routinearbeiten. Den täglichen Kleinkram kann man möglichst schnell erledigen, aber noch besser delegieren. Bitten Sie eine Pflegekraft, die Röntgenbilder im Zentral-OP abzugeben, dann können Sie den sezernierenden Wundverband des meckernden Patienten inspizieren. Zu den C-Aufgaben gehört auch der Patient, den Sie im Laufe des Tages in der Tumorkonferenz vorstellen sollen. Delegieren können Sie diese Aufgabe allerdings nicht.

Sie werden schon früh erkennen, dass es zusätzlich eine ganze Menge Aufgaben gibt, die in die Kategorie **nicht dringlich und unwichtig** fallen. Sie können den ganzen Kram delegieren oder unter den Tisch fallen lassen, nur machen Sie nicht den Fehler, hier zu viel Ihrer kostbaren Arbeitszeit zu investieren. Das lohnt sich nicht.

Natürlich lässt sich der der chirurgische Alltag nicht immer in die Zwangsjacke einer ABC-Analyse stecken; diese Methode gibt auch nur ein grobes Raster vor. Zu viele andere Faktoren spielen im tatsächlichen Tagesablauf ebenfalls eine Rolle. Ein kleines Zeitfenster zwischen zwei Operationen erlaubt manchmal nur die Erledigung von kurzen Routineaufgaben, selbst wenn wichtigere Aufgaben warten, die aber deutlich mehr Zeit in Anspruch nehmen. Und auch die Fremdbestimmung durch Vorgesetzte wirbelt manchen Plan durcheinander.

Noch eine kleine Anmerkung. Mit dem Delegieren ist das am Anfang so eine Sache. Alle erwarten, dass Sie zunächst einmal Ihre Aufgaben selbst erledigen, und viel Personal, an das Sie delegieren können, steht auch gar nicht zur Verfügung. Setzen Sie dieses Mittel des Zeitmanagements deshalb anfangs sehr vorsichtig und dosiert ein. Der Grad Ihrer persönlichen Akzeptanz in Ihrem engsten Arbeitsumfeld entscheidet, inwieweit Sie Aufgaben delegieren können. Hier ist Fingerspitzengefühl gefragt.

Finden Sie sich damit ab, dass die Zeitplanung Ihrer ersten 100 Tage überwiegend fremdbestimmt ist. Und damit sind wir schon beim nächsten wichtigen Element Ihres persönlichen Zeitmanagements.

1.3.4 Zeitanalyse und Zeitplanung

Im klassischen Zeitmanagement ist die Zeitanalyse ein wichtiges Mittel zur Effizienzsteigerung. Hier wird die einfache Frage gestellt: Wie verbringe ich die mir zur Verfügung stehende Zeit? Dieser Bereich wird zunehmend wichtiger, wenn Sie sich Zeit freischaufeln müssen, um die Jahresziele und im weitesten Sinne die Berufsziele anzugehen. Das bedeutet, dass Sie frühzeitig lernen müssen, die Tätigkeiten zu identifizieren, die Sie viel Zeit kosten, aber wenig zum Ergebnis beitragen. In der oben dargestellten Matrix sind das überwiegend die Aufgaben, die weder wichtig noch dringlich sind. Aber es gibt noch weitere Bereiche, die in der Literatur auch als ›Zeitdiebe‹, ›Zeitkiller‹ oder ›Zeitfresser‹ beschrieben werden. Die Schwierigkeit besteht meistens darin, diese Störenfriede einer effektiven Zeitplanung als solche zu erkennen, um sie dann zu

modifizieren oder auch ganz zu eliminieren. Deswegen hier einige Tipps, die Sie in Ihrem klinischen Alltag beherzigen sollten.

— Lernen Sie, unmissverständliche Informationen an Ihre Mitarbeiter auf Station zu geben und auch einzufordern. Nichts kostet mehr Zeit als Missverständnisse, die meistens ihre Ursache in einer nicht eindeutigen Kommunikation haben. Das setzt aber voraus, dass Sie sicher sind, was Sie von Ihrem Arbeitsumfeld verlangen, und dass Sie Ihre Anforderungen auch präzise formulieren. Jede Form von Nachbesserung ist immer nur die zweitbeste Lösung. Ihre Mitarbeiter auf Station werden schnell merken, ob Sie einen Plan der zu erledigenden Aufgaben haben oder im Chaos der Station nur den Kopf über Wasser halten.

— Vermeiden Sie wo immer möglich Wartezeiten. Überlegen Sie sich nach den ersten Wochen, wo und auf wen Sie überall gewartet haben und wie Sie möglicherweise diese Wartezeiten reduzieren. Auf den Chef, der die Morgenbesprechung immer zu spät beginnt, oder auf den Oberarzt, der immer später als angekündigt zur Visite erscheint, haben Sie nur wenig Einfluss. Lernen Sie lieber auch diese wenigen Minuten gewinnbringend zu nutzen, statt sich über Ihre unabänderliche Abhängigkeit von der Unpünktlichkeit anderer zu ärgern.

— Einer der unangenehmsten ›Zeitdiebe‹ sind ungewollte Störungen, die Ihre begonnene Aufgabe immer wieder unterbrechen und Sie womöglich daran hindern, diese zum Ende zu bringen. Nichts ist ineffektiver, als Kernarbeitszeit zu investieren, ohne zu einem Ergebnis zu kommen. Reduzieren Sie deshalb Störungen und schließen Sie die begonnene Aufgabe ab. In dem oben beschriebenen Beispiel eines Stationsalltags heißt das: Tasse Kaffee holen, Belegungsplan mitnehmen, die Tür zu machen und gemeinsam mit dem Case-Manager das Problem der Überbelegung lösen. Keine weiteren Telefonate annehmen, keine Patientenanfragen beantworten. Die meisten Mitarbeiter und Patienten auf Station werden Verständnis hierfür haben, wenn Sie diesen Rückzug freundlich, aber bestimmt kommunizieren. Natürlich ist das einfacher gesagt als getan, weil der Stations-

1

alltag oft so hektisch ist, dass Sie das Gefühl haben, an hunderten von verschiedenen Baustellen gleichzeitig tätig zu sein. Mit zunehmender Dauer werden Sie aber lernen, die Probleme genau so zu lösen.

- Sie werden viel Zeit am Telefon verbringen, insbesondere mit den diagnostischen Abteilungen Ihres Krankenhauses, aber auch mit Angehörigen von Patienten oder mit auswärtigen Ärzten. Und hier kann unendlich viel Zeit vertan werden. So weit wie möglich sollten Sie die Gespräche vorbereiten und alle notwendigen Informationen zur Verfügung haben. Konzentrieren Sie sich auf das Telefonat, fragen Sie gezielt nach den Informationen, die Ihnen fehlen, und beenden Sie das Gespräch freundlich, wenn alle notwendigen Informationen ausgetauscht sind. Wenn Sie die Telefonate auf Ihrer Tagesliste vorbereitet haben, sind sie bei Wartezeiten oder einem kurzen Zeitintervall, das Sie haben, als ›Lückenfüller‹ bestens geeignet.
- Und noch ein Tipp. Ein wirklich unangenehmer ›Zeitdieb‹ ist Ihre eigene Müdigkeit, die, wie Sie sicherlich auch schon selbst beobachtet haben, ein effektives Arbeiten verhindert. Was Sie hiergegen tun können und wie Sie das Problem lösen, werden wir weiter unten im Kapitel beschreiben.

Zu jeder effektiven Zeitplanung gehört unausweichlich ein Zeitplaner, der üblicherweise alle Ihre Aktivitäten – beruflich wie privat – zusammenfasst. Machen Sie nur nicht den Fehler, mit mehreren Zeitplanern in verschiedenen Bereichen Ihres Lebens gleichzeitig zu arbeiten. Diese Zeitplaner, ob klassisch als Kalender oder elektronisch, ermöglichen neben der Jahres- und Monatsübersicht die Wochen- und Tagesgestaltung. Und um diesen letzten Aspekt der Tagesplanung geht es in diesem Kapitel. Das sind dann die viel beschriebenen ›To-do-Listen‹, die helfen, Ihren Tag zu strukturieren.

Damit diese Tageslisten wirklich eine Hilfe sind, gelten die folgenden Regeln:

- Starten Sie die Liste am Vortag unter Berücksichtigung des OP-Planes, der Stationseinteilung und aller sonstiger Termine und Aktivitäten. Schätzen Sie den Zeitaufwand für die Erledigung Ihrer anstehenden Routineaufgaben und was dann möglicherweise noch übrig bleibt.
- Schreiben Sie nicht mehr auf als wirklich machbar ist, und lassen Sie einen gewissen Zeitpuffer für alle möglichen Eventualitäten. Nichts ist frustrierender, als jeden Tag seine selbstgeschriebene Liste nicht erledigen zu können.
- Reservieren Sie sich jeden Tag ein gewisses Zeitfenster für die wichtigen Aufgaben. Nur die Erledigung dieser Aufgaben bringt Sie Ihren mittelfristigen Zielen näher. Versuchen Sie diese Aufgaben in Ihr physiologisches Leistungshoch zu legen, da sonst die Gefahr besteht, dass diese Aufgaben immer wieder aufgeschoben werden. Dummerweise liegt dieses Leitungshoch in den Morgenstunden, also genau dann, wenn Sie mit Ihren Routineaufgaben auf der Station beschäftigt sind.
- Fassen Sie gleiche Aktivitäten in Arbeitsblöcke zusammen. Listen Sie alle zu erledigenden Telefonate und E-Mails für den Folgetag auf und stellen Sie sicher, dass Ihnen die notwendigen Kontaktdaten zur Verfügung stehen.
- Machen Sie keine Zusagen für die Übernahme von Aufgaben, die Sie doch nicht erledigen werden oder können. Lernen Sie, Nein zu sagen – höflich, aber bestimmt.
- Schreiben Sie im Laufe eines jeden Tages alle medizinischen Fakten auf diese Liste, die Sie nicht kennen, nicht verstanden oder wieder vergessen haben. Wenn Sie es schaffen, jeden Tag einen Aspekt nachzuarbeiten – ob in der Klinik oder zu Hause –, sind Sie gut im Rennen.
- Organisieren Sie Ihren Tag so, dass Sie eine ›stille Stunde‹ am Tag für sich haben. Das ist meistens außerhalb Ihrer Arbeitszeit, aber deswegen umso wichtiger. Schreiben Sie jeden Tag etwas auf Ihre Liste – und wenn nur gedanklich –, was Ihnen Spaß macht. Belohnen Sie sich für einen guten Tag.

Die Umsetzung aller erwähnten Punkte eines persönlichen Zeitmanagements erscheint Ihnen möglicherweise schwierig und übertrieben. Und Sie haben recht. Nicht alle Aspekte lassen sich auf jeden einzelnen von Ihnen anwenden, das Ganze kann nur als Leitlinie dienen. Aber das ändert nichts am Grundprinzip: Systematisches Arbeit spart Zeit.

Die Anzahl der Arbeitsstunden ist dagegen kein sicherer Indikator für ihre Effizienz, sondern weit eher Ausdruck von Überlastung und Organisationsmangel. Und damit sind wir beim letzten wichtigen Punkt dieses Kapitels.

1.3.5 Ausgleich und Erholung

Kaum zu glauben, aber selbst Chirurgen plädieren heute für einen Ausgleich zum Beruf. Auch wenn man als Operateur eine Menge Lebenszeit in den Arbeitsalltag investieren muss, gehört der Mythos des ewig einsatzbereiten und -willigen Chirurgen doch eher der Vergangenheit an. Die Balance zwischen Ihrem neuen Beruf, Ihrer Gesundheit und Ihrem sozialen Leben beeinflusst auch Ihren Erfolg. Die Gewichtung dieser drei Aspekte berührt Ihre individuelle Lebensplanung und Ihren Karriereweg (▶ Abschn. 1.4).

Das verlangt, die eigenen Stärken und Schwächen zu kennen. Im Stress des Alltags erliegt man schnell dem Trott der Verpflichtungen in Beruf und Freizeit. Viele Kollegen verlieren so längere Perspektiven aus den Augen. Das geht nicht gut, denn die persönliche Lebensplanung kann man nur selbst erstellen.

Zu jeder erfolgreichen Laufbahn gehört eigentlich auch ein körperlicher Ausgleich. Vergessen Sie nicht, dass Ihr neuer Beruf Sie sowohl psychisch als auch physisch beanspruchen wird – und das über die nächsten drei bis vier Dekaden. Halten Sie sich also in Form. Es ist nicht so entscheidend, was Sie machen. Marathonfeiern, Kampfsaufen oder Trinkgelage können einmal notwendig sein, helfen langfristig aber eher weniger. Suchen Sie Ihren Bereich der Entspannung, und planen Sie ihn fest im Wochenkalender ein. Sonst passiert nichts! Und noch ein Hinweis: In jede Woche gehört auch eine Zeitspanne, die gar nicht verplant ist und wo man ganz einfach gar nichts tut.

Das frühe und rechtzeitige Aufstehen gehört ebenfalls zu den Grundlagen eines erfolgreichen Berufslebens. »Der frühe Vogel fängt den Wurm« gilt immer noch für die weitaus überwiegende Anzahl aller erfolgreichen Menschen. Der wichtigste Grund ist, dass Ihre hormonell regulierte Leistungskurve ab 7:00 Uhr morgens steil nach oben geht und gegen Mittag schon wieder den Nullpunkt erreicht hat. Am Nachmittag gibt es dann noch ein kleines Zwischenhoch, und ab 21:00 Uhr bis in die frühen Morgenstunden ist mit Ihnen eher gar nicht mehr los.

Die Konsequenz ist einfach und logisch. Die Arbeiten, für die Sie ein hohes Maß an Konzentration und Kreativität brauchen, gehören, falls möglich, an den Anfang des Tages. Im klinischen Alltag wird dieser Biorhythmus oft unterschätzt; da herrscht zu viel Fremdbestimmung. Wenn Sie aber Spielraum haben – und das gilt auch für Ihre freien Tage – dann legen Sie die schwierigsten Aufgaben in die Morgenstunden. Sie werden staunen, mit welch gutem Gefühl Sie in den weiteren Tag gehen, wenn Sie die ersten echten Hürden schon genommen haben.

Auch wenn Sie in der Chirurgie zum Frühaufstehen ohnehin gezwungen sind, ist es nicht ratsam, mit jeder Minute im Bett zu kämpfen. Aufstehen müssen Sie so oder so, und da spielt die Viertelstunde früher oder später auch keine große Rolle. »Der frühe Vogel kann mich mal« gilt nur am Wochenende. Sie beginnen Ihren Tag deutlich entspannter, wenn Sie schon einmal bei einer Tasse Kaffee in die Zeitung schauen konnten und nicht abgehetzt und gestresst gerade noch vor dem Chef zur Morgenbesprechung erscheinen. Have a try – diese 15 Minuten garantieren Ihnen einen ruhigen Start in einen langen Arbeitstag.

Zum Schluss empfehlen wir, nochmals zum Anfang dieses Kapitels zurückzukehren. Spielen Sie das Szenario eines ›normalen‹ chirurgischen Arbeitsalltags noch einmal durch. Erkennen Sie schon etwas mehr Struktur am Horizont? Gut so.

Nichts gelingt sofort, lassen Sie sich also nicht entmutigen. Notieren Sie das, was Sie umsetzen wollen. Und kontrollieren Sie nach einigen Wochen Ihren Erfolg oder Misserfolg. Dann sind Sie sicher auf dem richtigen Weg.

1

Checkliste »Zeitmanagment«
- Verlieren Sie die Ziele der ersten 100 Tage Chirurgie nicht aus dem Auge.
- Schreiben Sie am Vortag eine To-do-Liste.
- Erstellen Sie eine Liste der zu erledigenden Aufgaben nach dem Eisenhower-Prinzip bzw. der ABC-Analyse.
- Legen Sie wichtige Aufgaben an den Anfang des Tages.
- Eliminieren Sie ›Zeitdiebe‹.
- Stehen Sie früh auf.
- Planen Sie körperlichen Ausgleich ein.

Facharzt für …

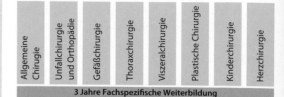

❑ **Abb. 1.2** Säulenmodell der chirurgischen Weiterbildung. (Adaptiert nach www.bdc.de)

1.4 Strukturierung der eigenen Weiterbildung

W. Schröder, C. Fuchs

Hand aufs Herz: Wer von Ihnen hat sich schon wirklich ernsthafte Gedanken gemacht, wo es am Ende des Tages hingehen soll? Was ist die ideale Endposition, und wie viel Aufwand will man treiben, um dahin zu kommen? Wie viel Arbeit soll es denn sein und wie viel Geld? Wahrscheinlich wissen die wenigsten Rookies am Anfang, wo die Reise hingehen soll. Und das ist auch nicht weiter tragisch. Sie wollen Chirurg oder Chirurgin werden, Sie wollen operieren lernen, Leiden lindern, Leben retten. Alles andere ist hinter diesem klar formulierten Ziel doch zweitrangig, oder? Stimmt. Aber wenn man seine Berufsziele auf dem Weg nicht konkretisiert, landet man mit etwas Pech in der Sackgasse. Das passiert nicht in den ersten 100 Tagen, aber je früher man weiß, wohin man will, desto einfacher lässt sich der Weg finden. Und darum geht es jetzt in diesem Kapitel.

Am Anfang müssen einige Begriffe geklärt werden, die immer wieder zur Verwirrung führen. Das Medizinstudium, das Sie gerade absolviert haben, wird als **Ausbildung** bezeichnet. Die Ausbildung ist mit der Approbation zum Arzt abgeschlossen.

Als Assistenzarzt startet man in die **Weiterbildung**, die mit der Facharztprüfung endet. Die Weiterbildungsordnung (WBO) bestimmt dabei die Inhalte der Weiterbildung. Im föderalen System Deutschlands ist das Ländersache. Verantwortlich für die Weiterbildungsordnung sind deshalb die Landesärztekammern, denen Sie als Pflichtmitglied jedes Jahr einen kräftigen Beitrag zahlen. Da jede Landesärztekammer gerne ihre eigene Suppe kocht, weichen die Inhalte für das Fach Chirurgie in manchen Ländern voneinander ab. Zur Vermeidung des totalen Chaos dient deshalb die Musterweiterbildungsordnung der Bundesärztekammer, die für unser Fach zuletzt 2003 aktualisiert wurde. Sieben Jahre hat es gedauert, bis auch die letzte Landesärztekammer diese Musterweiterbildungsordnung umgesetzt hatte.

Nehmen Sie sich in einer ruhigen Stunde die Zeit und studieren Sie auf der Website Ihrer Landesärztekammer die »Aktuelle Weiterbildungsordnung«. Ihre Weiterbildung wird dem Gebiet Chirurgie zugeordnet, das gegenwärtig 8 verschiedene Facharztweiterbildungen zusammenfasst (❑ Abb. 1.2). Nur die Neurochirurgie und die Mund-, Kiefer- und Gesichtschirurgie stellen ein eigenes Gebiet. Die anderen 8 Facharztweiterbildungen haben als gemeinsame Basis den zweijährigen Common Trunk, der austauschbar für jede Facharztschiene innerhalb des Säulenmodells anerkannt wird. Der Anforderungskatalog für die Basisweiterbildung im Common Trunk legt die Lerninhalte Ihrer kommenden zwei Jahre fest. Vorgeschrieben werden sechsmonatige Turnusse in der Ambulanz, auf der Intensiv sowie auf einer peripheren Station. Das letzte Viertel kann variabel abgeleistet werden.

Das Nadelöhr ist oft die Intensivstation, da dieser Bereich in den meisten Kliniken mittlerweile anästhesiologisch geführt wird. Den genauen Ablauf der dortigen Tätigkeit sollte man vor der Vertragsunterschrift klären. Es ist gewiss ein Unterschied, ob Sie auf einer Intensivstation wirklich arbeiten oder ob Sie den dort tätigen Ärzten nur über die Schulter schauen. Profunde intensivmedizinische Kenntnisse erwirbt man in der Schmalspurvariante natürlich nicht. Echte Intensivmedizin ist eine langfristige Investition, die hilft, komplexe chirurgische Krankheitsbilder sicher zu beurteilen.

In den Anforderungskatalogen der Landesärztekammern sehen Sie eine lange Liste von Weiterbildungsinhalten. Die Anzahl der unter Anleitung durchgeführten und assistierten Operationen ist aber verhältnismäßig klein. Das ist ganz bewusst so konzipiert. In den ersten zwei Jahren Ihrer Weiterbildung steht die operative Ausbildung jedoch sowieso nicht im Vordergrund, sondern vielmehr das perioperative Management. Enttäuscht? Denken Sie daran, dass hier Ihre Grundlagen für das ganze Berufsleben gelegt werden – wenn Sie es schaffen, verbringen Sie noch genug Zeit im OP. Je besser Sie aber das perioperative Management bei schwierigen Eingriffen beherrschen, desto sicherer werden Sie sich im OP fühlen. Geduld ist die Tugend des Chirurgen. Am Anfang zählt nur der Common Trunk.

An dieser Stelle muss auch noch der Begriff der **Weiterbildungsbefugnis** erklärt werden. Nicht alle chirurgischen Kliniken oder Abteilungen dürfen im Bereich Chirurgie ausbilden. Die Erlaubnis hierfür muss vom zuständigen Chefarzt oder Klinikvorstand bei der Landesärztekammer beantragt und regelmäßig aktualisiert werden. Als Grundlagen der Beurteilung dienen Struktur und Leistung von Klinik und Klinikleiter. Um unterschiedlichen Bedingungen ausreichend gerecht zu werden, stellen die Landesärztekammern auch Teilbefugnisse aus. In diesen Fällen verfügt der Abteilungsleiter nur über eine verkürzte Weiterbildungsbefugnis. Im Klartext heißt das: An dieser Klinik wird man nicht Facharzt, egal wie lange man bleibt und wartet. Stattdessen muss man in ein anderes Krankenhaus rotieren, um die notwendigen Bedingungen für die Facharztprüfung zu erreichen. Sie haben diesen Punkt der Checkliste noch nicht abgearbeitet? Bitte schnellstens nachholen, damit wir mit Ihrer Karriereplanung fortfahren können.

Zur Planung Ihres Berufsziels Chirurg/Chirurgin müssen Sie drei Fragen klären (▶ Abschn. 1.3):

1. In welchem Fachgebiet der Chirurgie will ich tätig sein?
2. In welcher Versorgungsstruktur will ich arbeiten?
3. Wie stelle ich mir meine Endposition in der Chirurgie vor?

Je früher Sie diese drei Fragen beantworten können, desto besser lässt sich Ihre weitere berufliche Karriere planen. Klingt einfach, ist aber schwer. Nutzen Sie die ersten 100 Tage deshalb auch, um sich Klarheit zu verschaffen. Wenn Sie den klinischen Aspekt Ihrer beruflichen Tätigkeit im Vordergrund sehen, sollten Sie sich ein Krankenhaus der Grund- und Regelversorgung oder der Schwerpunktversorgung suchen. Behalten Sie im Auge, dass die überwiegende Zahl tätiger Chirurgen ihren Arbeitsplatz im Krankenhaus hat und nicht alle Fachbereiche der Chirurgie für eine Niederlassung geeignet sind.

Wenn Sie zusätzlich Interesse am wissenschaftlichen Arbeiten haben und gerne Studenten unterrichten, sind Sie möglicherweise besser an einer Universitätsklinik aufgehoben. Hier muss aber von vornherein klar sein, dass Sie auch einen großen Teil Ihrer Freizeit in das berufliche Fortkommen investieren müssen, um am Ende einen akademischen Grad wie die Habilitation zu erreichen. Der geforderte persönliche Einsatz an einer universitären chirurgischen Abteilung ist mit Sicherheit größer! Dass die jungen Assistenten an den Universitäten weniger operieren, stimmt oft, aber nicht immer. Es hängt auch am Spektrum der jeweiligen Klinik und dem eigenen Engagement. Viele Universitätskliniken bemühen sich deshalb, einen Weiterbildungsverbund mit umliegenden Krankenhäusern der Grund- und Regelversorgung zu bilden – ein Modell, von dem beide Seiten profitieren.

Zur effektiven Karriereplanung sollten Sie Ihre Fähigkeiten, Stärken und Schwächen analysieren. Auch das gehört zu den Aufgaben der ersten 100 Tage. Wie viel Freude haben Sie an der manuellen Tätigkeit? Wie entscheidungsfreudig, wie stressresistent sind Sie? Wie wichtig sind Ihnen sozialer Status und Image? All diese Fragen zielen darauf ab, ob Sie für das Fach Chirurgie überwiegend intrinsisch oder extrinsisch motiviert sind. Die intrinsische Motivation ist wunsch- und be-

1

dürfnisorientiert, die extrinsische wird dagegen als »Mittel-zum-Zweck-Motivation« bezeichnet. Denken Sie nicht nur in stillen Stunden darüber nach – es lohnt sich.

Wenn Sie mit Ihrer persönlichen Karriereplanung nicht weiterkommen, sind erfahrene Oberärzte oder der Chef die geeigneten Ansprechpartner. Es gehört zu deren vornehmsten Pflichten, Sie in diesen Fragen kompetent und liebevoll zu beraten. Nach Kammerrecht ist Ihr Weiterbildungsbefugter verpflichtet, mindestens einmal im Jahr ein **Weiterbildungsgespräch** zu führen und mit Ihnen Ziele zu vereinbaren und zu dokumentieren. Anzustreben ist, dass ein solches Gespräch innerhalb der ersten 100 Tage geführt wird. Die gegenseitigen Erwartungen sollten dabei klar formuliert werden.

Vergessen Sie nicht, dass auch Ihr Chef und Ihre Oberärzte Erwartungen an Sie haben. Die Entscheidung, ob Sie langfristig für Ihren Chef ein interessanter Mitarbeiter bleiben, hängt in erster Linie von der ›gleichen Wellenlänge‹ ab. Aus der Wirtschaft wissen wir, dass diese ›richtige Chemie‹ von 4 Faktoren Ihrerseits beeinflusst wird: dem sicheren Umgang mit einem allgemeingültigen Verhaltenskodex, einer breit ausgerichteten Allgemeinbildung, einer ausgeprägten unternehmerischen Einstellung und – am wichtigsten – Ihrer persönlichen Souveränität und Selbstsicherheit.

An dieser Stelle noch ein kurzer Hinweis, der nicht direkt mit Ihrer strukturierten Weiterbildung zu tun hat, diese aber indirekt mit beeinflusst. Um ein erfolgreicher Chirurg zu werden, sind nicht nur chirurgisches Können, sondern mehr denn je soziale Kompetenz und **Soft Skills** gefragt, von denen die wichtigste Kommunikation heißt (▶ Kap. 2). In die Kategorie der Soft Skills gehört auch das Networking, ein Begriff, der bei Ihnen möglicherweise negativ belegt ist, der aber aus einer Karriereplanung an einem modernen Arbeitsplatz nicht mehr wegzudenken ist. Networking dient dem Informations- und Wissensaustausch, der Zusammenarbeit und Kooperation und fördert den professionellen Umgang mit dem Klinikpersonal auf allen Ebenen. In diesem Sinne ist Networking ein wichtiger Baustein Ihrer beruflichen Karriere.

Nachdem wir uns in den bisherigen Ausführungen ganz auf das ›Wie‹ Ihrer persönlichen Karriereplanung konzentriert haben, geht es jetzt auch um Inhalte. Trotz bester Examina stehen Sie möglicherweise vor einem riesigen Berg von Unwissen und haben noch keine Vorstellung, wo Sie die Schaufel ansetzen sollen. Hier die wichtigsten Tipps für eine gute Lernstrategie.

- Rekapitulieren Sie Ihr vorhandenes Wissen, und schließen Sie Ihre Wissenslücken ausschließlich patientenbezogen. Das bedeutet, dass Sie alle Informationen zu einem Patienten zusammentragen, sodass Sie die medizinischen Zusammenhänge und oft auch die Komplexität des einen Falls verstehen lernen. Hierzu gehören nicht nur das Krankheitsbild selbst, sondern auch das diagnostische und therapeutische Prozedere sowie die begleitende Pharmakotherapie der prä- und postoperativen Phase.
- Konzentrieren Sie sich zuerst auf die häufigsten Krankheitsbilder, die Ihnen in Ihrer Abteilung begegnen – Mainstream vor Orchidee. Das fällt je nach Schwerpunkt der Klinik unterschiedlich aus.
- Bearbeiten Sie mindestens einen Patienten pro Woche.
- Die Wahl der Lernmittel erfolgt je nach Lerntyp individuell und ist dabei nicht entscheidend.
- Strukturieren Sie Ihr Wissen so, dass Sie bei gleichen Krankheitsbildern die zusammengetragenen Informationen leicht zugänglich aufrufen können.
- Fest steht: Das stumpfsinnige Herunterbeten irgendwelcher Klassifikationen aus dem Raritätenkabinett, die für das Überleben eines Multiple-Choice-Examens notwendig sind, ist jetzt endgültig vorbei!

Schlussendlich gibt es neben der Ausbildung und der Weiterbildung auch noch die **Fortbildung**. Wir sind halt echte Akademiker. Alle Aktivitäten, die Ihrem persönlichen Wissenszuwachs dienen und nicht unmittelbar Gegenstand der Weiterbildungsordnung sind, werden unter dem Begriff Fortbildung summiert.

Die Fortbildung gewinnt nach der Facharztprüfung besondere Bedeutung. Dann muss man regelmäßig an zertifizierten Fortbildungsveranstaltungen teilnehmen, um in seinem Fach auf dem Laufenden zu bleiben. Auch dies wird über Ihre Landesärztekammer geregelt. Für die Teilnahme an einer zertifizierten Fortbildung erhalten Sie CME-Punkte (Continuous Medical Education), die mittels Barcode oder Bescheinigung in der Landesärztekammer registriert werden. In einem Zeitraum von 5 Jahren müssen Sie eine definierte Anzahl dieser CME-Punkte sammeln. Das wird natürlich alles gut kontrolliert – die Kammerbeiträge stecken nicht nur in Glaspalästen und Designerbüros. Aber keine Angst, das ist gut zu schaffen. Alle Fortbildungen, die Sie erfolgreich absolvieren, zählen für Ihr persönliches Sammelkonto bei der Kammer.

Das Angebot an externen Fortbildungsveranstaltungen auf dem deutschsprachigen Markt ist riesig und für Sie als Berufsanfänger kaum zu überblicken. Wer, was, wann, wieso ist am Anfang nicht zu lösen. Streichen Sie deshalb dieses Problem aus dem Katalog der ersten 100 Tage, und konzentrieren Sie sich auf das, was Ihre eigene Klinik anbietet. Zu den internen Fortbildungsveranstaltungen gehören die täglichen Indikationsbesprechungen am Morgen oder Nachmittag, die häufig zusammen mit einem Radiologen abgehalten werden. Größere Abteilungen führen oft monatliche Morbiditäts- und Mortalitätskonferenzen durch. Hinzu kommen häufig thematische Fortbildungen oder »Journal Clubs«. Was auch immer Ihnen angeboten wird: Es lohnt sich auf jeden Fall, denn es fällt noch auf brachen Boden. Sicher ist nicht immer alles Gold, was glänzt. Und wenn man zu sehr mit dem Schlaf kämpfen muss, weil der Dozent jede Regel des Spannungsbogens missachtet, dann sitzt man besser nicht in den ersten drei Reihen. Aber dabei sein ist alles. Hühner finden Körner, und Sie werden sich wundern, wie schnell Ihr Grundwissen wächst.

Bislang ist immer noch unklar, wie es denn mit der Tätigkeit weitergeht, deretwegen Sie diesen Beruf ergriffen haben – dem Operieren. Diesem Aspekt haben wir das nächste Kapitel gewidmet (▶ Abschn. 1.5).

> **Checkliste »Strukturierte Weiterbildung«**
> — Informieren Sie sich über die Differenzierung zwischen Ausbildung, Weiterbildung und Fortbildung.
> — Checken Sie die Website der zuständigen Landesärztekammer.
> — Studieren Sie die Weiterbildungsinhalte im Common Trunk.
> — Checken Sie die Weiterbildungsermächtigung Ihres leitenden Arztes.
> — Nehmen Sie regelmäßig an internen Fortbildungsveranstaltungen teil

1.5   Operieren lernen

W. Schröder, H. Fuchs

Endlich geht es los – die Autoren kommen zum Wesentlichen. »Wie lernt man operieren?«, ist doch die zentrale Frage. Im Operationssaal hat ja alles angefangen. Hier haben wir die Faszination des Fachs zuerst gespürt. Die Spannung zwischen anatomischem Wissen und technischem Geschick, der schmale Grat zwischen Mut und Verantwortung, die Konsequenz der stringenten Tat oder die gerade und manchmal so kurze Linie zwischen Erkrankung und chirurgischer Heilung. Das hat uns alle nicht mehr losgelassen, und genau deswegen zieht es auch Sie in die Chirurgie, oder?

»Die Liste der elektrisierenden Berufe ist exklusiv und kurz. Aber der Chirurg darf nicht fehlen«, titelte die Süddeutsche Zeitung. Und das stimmt auch: Der Nimbus der Chirurgie ist ungebrochen. Doch der Weg zum Helden am Skalpell im OP ist lang und hart. Als guter Operateur sein Fachgebiet sicher und eigenständig zu beherrschen, stellt eine sehr große physische und psychische Herausforderung dar. Talent allein reicht nicht – dieser Beruf wird oft Ihre ganze Kraft fordern. Also, denken Sie, dann mal los? Das ist gut, denn Ihre Erwartungshaltung auf der jetzt gestarteten Langstrecke wird mitentscheiden, ob Sie erfolgreich ans Ziel kommen. Auch wenn es Ihnen oftmals so vorkommt, dass es nicht schnell genug vorwärtsgeht und dass Sie sich in viel zu kleinen Schritte quälend dahinschleppen – Sie können die vor Ihnen liegende

1

Strecke nicht verkürzen. Aber verlängern, und sei es nur gefühlt. Und das will keiner. Gehen Sie deshalb mit aufmerksamer Gelassenheit an den Start. Unterteilen Sie Ihren persönlichen Marathon in viele kleine Etappen. So lassen sich die Siege besser feiern und die Niederlagen leichter ertragen. Und halten Sie durch! Nach dem Regen kommt wieder die Sonne. Nur so werden Sie die notwendigen Selbstzweifel und Frustrationen passieren und unglaubliche Glücksmomente erringen.

Damit Sie vorbereitet aus dem Startblock kommen, geben wir Ihnen in diesem Kapitel einige Trainingsanleitungen an die Hand. Sind Sie bereit? Dann laufen Sie los!

1.5.1 Operieren – die mentale Herausforderung

Keine Frage, der Chirurg fasziniert alle. Sicher haben auch Sie schon gemerkt, dass kaum eine Arztserie in Fernsehen, Funk oder Printmedien auf einen Vertreter der schneidenden Zunft in zentraler Rolle verzichtet. Aber die Realität lehrt, dass Chirurgen nicht immer strahlende Helden sind. Der Alltag im OP ist hart und fordernd, die Tage lang und die Nächte kurz. »Entweder – oder« kommt viel häufiger vor, als »Schauen wir mal«. Da geht es oft bis an die Grenzen. Haben Sie auch schon Operationen verfolgt, in denen der Operateur laut und vielleicht unbeherrscht oder sogar hektisch wurde? Das muss nicht sein, aber wahrscheinlich hatte der Stresspegel den Anschlag erreicht. Jeder Chirurg durchläuft auch hier seine persönliche Lernkurve.

Die mentale Belastung resultiert aus verschiedenen Bedingungen. Der wichtigste Punkt ist die immense Verantwortung, die sich aus der direkten Beziehung zwischen Tat und Ergebnis speist. Jeder Schnitt und jede Naht haben eine direkte Konsequenz. Man muss nicht Monate warten, um zu sehen, ob es besser oder schlechter wird mit dem Patienten. Es dauert eher Stunden oder Tage, bis Erfolg oder Misserfolg klar werden. Die Siege schmücken ganz persönlich, aber die »Kerben im Colt« bleiben auch für immer die eigenen. Dazu kommt der beeindruckende technische Ablauf in einem Szenario aus Fleisch, Blut und Exkrementen, nicht selten an der Grenze zwischen Leben und Tod. Das lässt niemanden kalt. Das Ganze spielt dann auch noch auf einer Bühne. Wir agieren immer vor Publikum. Selbst wenn der halbwissende Anästhesieneuling auf der anderen Seite einen kritischen Kommentar abgibt – er muss nicht stimmen, aber die Bemerkung sitzt. Und ganz zum Schluss kommt auch noch alles raus. Kein Fachgebiet ist transparenter als die schneidenden Künste. Das Röntgenbild, der histologische Befund oder die Morbiditätsstatistik entlarven jede kleine Abweichung. Dann fragt die zweite Reihe sofort: »Wer war's?«, und ganz bestimmt findet sich auch ein Schlaumeier, der es schon vorher besser wusste.

Um das alles zu ertragen, braucht man ein breites Kreuz und einen sicheren Stand. Aller Anfang ist sicher schwer, aber zu Beginn ist die Last auch nicht so groß. Starten Sie damit, alle Ihre Eingriffe möglichst am Vortag persönlich vorzubereiten. Man kennt den Fall, den Patienten und die OP-Methode. Und zwar gründlich. Respektieren Sie zudem Ihre persönliche Lernkurve. Der Respekt vor dem Patienten verlangt, dass wir unsere individuellen Schwächen auch ganz individuell abtrainieren.

Eine ganze Menge Fähigkeiten erwirbt man mit der steigenden Routine. Erinnern Sie sich an Ihre erste Blutentnahme? So wie das Blutabnehmen werden auch manche Eingriffe in der langen Karriere zum unaufgeregten Standardvorgang. Operieren lernen bedeutet aber auch, die nächste Aufgabe zu suchen. Nur so kann man seine Fertigkeiten perfektionieren. Aber es gibt auch Chirurgen, die diesen Sprung nicht schaffen.

Verstehen Sie jetzt, worin die mentale Herausforderung beim Operieren liegt? Die Veteranen sind sich einig, dass ab einem gewissen Ausbildungsstand die manuellen Fertigkeiten, die für Sie jetzt noch dominant sind, in den Hintergrund treten. Stattdessen nehmen dann die intraoperativen Entscheidungsprozesse, welche die OP-Taktik bestimmen, eine immer zentralere Rolle ein. Das intraoperative Abwägen zwischen Nutzen und Risiko stellt neben der Indikation die eigentliche Herausforderung dar. Auch diese Lernkurve geht nicht nur steil nach oben. Der Chirurg muss lernen, mit seinen Komplikationen zu leben und diese als Teil seiner Tätigkeit zu akzeptieren. Das schmerzt. Deshalb sollte man nur solche Operationen durchführen, deren Komplikationen man auch tragen und ertragen kann. Das kann man gar nicht früh genug verinnerlichen.

1.5.2 Die persönliche Lernkurve

»Ich gehe einfach davon aus, dass Sie nichts können, dann werde ich wenigstens nicht enttäuscht.« Solche Sprüche gehören sicher der Vergangenheit an, aber richtig ernst nimmt Sie als Berufsanfänger immer noch niemand. Sie bieten einfach zu wenig Substanz. Also nehmen Sie es sportlich. Umso so größer ist gerade am Anfang Ihr Zuwachs an Wissen!

Die gemeinsame Basis legt das Studium, die weiteren Lernkurven sind dann sehr individuell. Auf der Grundlage des persönlichen Talents beeinflussen viele Variablen die Parameter von Zeit und Fertigkeit. Wichtige externe Faktoren sind z. B. die Qualität und das Engagement Ihres Ausbilders sowie die Auswahl geeigneter Patienten. Entscheidend aber ist die Häufigkeit, mit der Sie einen Eingriff durchführen. Ein Beispiel: Bei durchschnittlicher Begabung und durchschnittlicher Komplexität des Falls ist das Plateau der Lernkurve für eine laparoskopische Cholezystektomie oder eine Hemithyreoidektomie nach etwa 30–40 Eingriffen erreicht. Doch in der Normalverteilung gibt es auch Ausreißer. Vielleicht liegt Ihnen der Ersatz großer Gelenke nach dem Baukastenprinzip, aber das dreidimensionale Handeln auf einem zweidimensionalen Schirm während der Arthroskopie eher nicht. Da kann es vom linken Ende der Gauß-Verteilung des chirurgischen Könnens bis in den sicheren Hafen der Souveränität auch mal länger dauern.

Die wichtigste Grundvoraussetzung, die Sie dann mitbringen müssen, ist engagierte Geduld. Suchen Sie aufmerksam Ihre Chancen, fordern Sie klug neue Aufgaben und stopfen Sie Ihre Lücken weitblickend. Bauen Sie Ihre Fähigkeiten wie eine Pyramide auf. Jetzt, ganz am Anfang gießen Sie nur das Fundament. Sie beginnen ja gerade erst.

Ihre Lernkurve ist mit allen Höhen und Tiefen übrigens auch die der anderen. Die Assistenz von Eingriffen ist manchmal viel anstrengender als alles selbst zu tun. Dazu steht der Erfahrene auch noch für alle Ihre intra- und postoperativen Anfängerkomplikationen gerade. Nicht Sie! Sehen Sie es ihm

also nach, wenn die ersten Lehrstunden nicht so feinfühlig verlaufen wie Sie es sich wünschen. Seien Sie tolerant gegenüber Ihrem Lehrer, er braucht sicherlich auch Geduld mit Ihnen ...

1.5.3 Übung macht den Meister

Die Fähigkeit, sicher und erfolgreich zu operieren, folgt dem Talent, aber sie ist nicht angeboren. Man muss trainieren. Wie kann man sich also auf die ersten Eingriffe optimal vorbereiten? Wie gewinnt man die für die selbstständige Arbeit notwendige Sicherheit? Wie lässt sich die Lernkurve kürzen?

Die Voraussetzungen sind, wie schon mehrfach betont, individuell sehr unterschiedlich. Als erstes muss man wohl die Grenzen des eigenen Talents ausloten und dann aber auch akzeptieren. Das lässt sich auf jeden Fall vor dem Berufsstart klären. Der »doppelte Linkshänder« oder die »nach oben offene Richterskala« werden am OP-Tisch niemals glücklich. Macht ja nichts, es gibt auch andere tolle Fächer.

Der Einstieg ist dann oft schwer. Ersteingriffe sind mit mehr Nervosität belastet. Da fällt Einfachstes oft schwer, und ein hämisches Publikum garniert den Spießrutenlauf mit spöttischem Blick. Das muss nicht sein, wenn Sie trainiert in den Wettkampf starten.

Als Training dienen natürlich die vielfach angebotenen Naht- und Skill-Kurse. Hier wird handwerklich geübt. Aber auch die zusätzliche mentale Vorbereitung ist sinnvoll. Beim Erlernen manueller Fähigkeiten verbinden sich kognitive und motorische Elemente im Lernprozess. Bei der mentalen Vorbereitung werden die zu erlernenden Bewegungsabläufe in Teilschritte zerlegt und isoliert erarbeitet, um später wieder zu einem großen Prozess zusammengefügt zu werden. Das ist aufwendig, aber überaus effektiv. Erste Studien zeigen auch in der operativen Ausbildung den positiven Effekt eines solchen mentalen Trainings. Die mental Geschulten schneiden dabei nicht nur besser ab als die Untrainierten, sondern auch als die Vergleichsgruppe der Probanden, die an einer rein praktischen Übung teilnehmen.

Im Common Trunk geht es in erster Linie um den sicheren Erwerb der grundlegenden manuellen Fertigkeiten. Dieser Lernprozess kann durch die Teilnahme an den typischen Vorbereitungskursen beschleunigt werden. Der Effekt hält nicht sehr lange, aber er erleichtert den Start. Videogamer bewegen sich mit laparoskopischen Instrumenten zu Beginn sicherer, da Sie zweidimensionales Handeln bereits kennen. Besuchen Sie einen Naht- und Knotenkurs, wenn Sie dies nicht bereits im Studium hinter sich gebracht haben. Danach können Sie Ihre manuellen Fertigkeiten im OP deutlich schneller trainieren. Zu den Klassikern im reichhaltigen Markt zählt das Seminar »Basischirurgie«, das vom Berufsverband der Deutschen Chirurgen (BDC) angeboten wird. Neben dem Erwerb von theoretischem Wissen wird hier an Simulator oder Tiermodell die motorische Koordination gedrillt.

Operieren lernt der Weitblickende aber nicht nur mit dem Messer, sondern ebenfalls mit dem Haken: In der aufmerksamen Assistenz wird das operative Gedächtnis geschult, auch wenn man nicht selbst Hand anlegt. Und Sie werden in den ersten Jahren Ihrer Weiterbildung deutlich mehr assistieren als operieren. Auch hier gilt, dass man vorbereitet mehr sieht; im Idealfall kennt man den Patienten, den Fall, den Plan und den Ablauf. Dann gibt es während der OP nicht nur eine Menge zu entdecken, sondern auch viel wiederzuerkennen. Nach der Assistenz kann man den Ablauf auch nochmal im OP-Bericht nachvollziehen – dann versteht man wahrscheinlich alles. Steter Tropfen höhlt den Stein.

1.5.4   OP-Vorbereitung ...

Wenn Ihr Name zum ersten Mal als Operateur auf dem OP-Plan des nächsten Tags erscheint, dann geht's richtig los. Zunächst braucht man einen Plan, um gut vorbereitet in die Premiere zu starten.

Drei Dinge muss man als Operateur vor dem Eingriff leisten. Man muss:
1. den Patienten kennenlernen,
2. die Anatomie wiederholen,
3. den Operationsablauf verstehen.

Die Kenntnis von Patient, Vorgeschichte und Befund ist vor jedem Eingriff ein absolutes Muss. Dazu gehören die Krankengeschichte mit sämtli-

chen klinischen Befunden, relevante Voroperationen mitsamt der alten OP-Berichte und die Bildgebung in Schrift und Bild. Checken Sie die Krankenakte auf Vollständigkeit, bevor der Patient in den OP fährt! Bei diesem Selbststudium muss klar werden, warum welche Behandlungsstrategie verfolgt wird. Und dann schreiten wir noch zum Äußersten und schauen uns den Patienten mit seinem die Operation begründenden Befund persönlich an. Alles klar?

Damit ist die Vorbereitung aber noch nicht abgeschlossen. Unabdingbare Notwendigkeit ist es dann, dass man die Anatomie des OP-Gebietes versteht. Der verantwortliche Ober- oder Facharzt wird Sie durch die Operation leiten, aber keinen Blindflug führen. Das bedeutet am Anfang, dass Sie vor jeder Operation den Anatomieatlas aufschlagen und repetieren, welche anatomischen Strukturen zu präparieren sind. Auch Ihnen wird die Operation mehr Spaß machen, wenn Sie sich ›zu Hause‹ fühlen.

Danach sollten Sie sich mit dem geplanten Ablauf der Operation vertraut machen. Es ist nicht falsch, sich in den ersten 100 Tagen eine OP-Lehre für Ihre Fachdisziplin zuzulegen, notwendig ist das aber noch nicht. In der Regel werden Sie für kleinere Eingriffe eingeteilt, und hier können Sie durchaus einen erfahrenen Kollegen aus Ihren Reihen ansprechen und ihn bitten, Ihnen den Operationsablauf zu erklären. Dann kommt Ihre Aufgabe: Versuchen Sie, die Operation vorab gedanklich in einige wenige Teilschritte zu zerlegen, die Sie dann während der Operation erinnern und abarbeiten können.

1.5.5   ... und OP-Nachbereitung: der OP-Bericht

Den Abschluss der Operation stellt der Operationsbericht. Auch das noch, denken Sie, es war doch alles schon aufwendig genug. Ohne geht es aber nicht, denn der OP-Bericht ist nicht nur ein medizinisches, sondern auch ein juristisches Dokument. In vielen Kliniken ist es deshalb üblich, dass die OP-Berichte der Jungkollegen von den assistierenden Fach- oder Oberärzten gegengezeichnet werden.

Primär steht aber die einwandfreie medizinische Dokumentation im Vordergrund. Deren wichtigste Aspekte sind:

- Überprüfen Sie die Patientenidentifikation im Kopf des Berichtsblattes!
- Starten Sie mit der Indikation. Warum wurde der Patient operiert?
- Beschreiben Sie den Ablauf kurz und knapp. Anatomische Besonderheiten verdienen mehr Beachtung als Standardhandlungen. Das gilt auch für Abweichungen vom üblichen Operationsverlauf.
- Dokumentieren Sie am Ende das geplante postoperative Management.

Hier das Beispiel eines OP-Berichtes für die Implantation eines Portkatheters.

OP-Bericht für die Implantation eines Portkatheters

- Patientenmaske
- Operateur
- Diagnose: Magenkorpuskarzinom, cT3
- Operation: Implantation eines venösen Portkatheters in die linke V. subclavia
- OP-Indikation: Bei der o. g. Patientin wurde ein lokal fortgeschrittenes Magenkarzinom diagnostiziert, welches zunächst neoadjuvant chemotherapiert werden soll. Somit Indikation zur Implantation eines venösen Portkatheters.
- Intubationsnarkose (Larynxmaske), Rückenlagerung mit Auslagerung des rechten Armes, präoperative Antibiotikaprophylaxe, steriles Abwaschen und Abdecken der linken supra- und infraklavikulären Region.
- 3 cm lange Hautinzision über der linken Mohrheimschen Grube und Disskektion des Subkutangewebes bis auf die Faszie des M. pectoralis major. Hier stumpfe Präparation einer Tasche für die Portkammer. Unter Kopftieflagerung und Apnoe wird über diesen Zugang die linke V. subclavia beim 2. Versuch punktiert und ein Seldinger-Draht unter Röntgenkontrolle bis in den rechten Vorhof vorgeschoben. Über den Draht wird ein Dilatator mit Peel-away-System eingeführt, die Lage kontrolliert und anschließend Seldinger-Draht und Dilatator entfernt. Der gespülte Portkatheter wird dann unter Röntgenkontrolle bis in die V. cava superior auf Höhe der Trachealbifurkation

vorgeschoben, anschließend das Peel-away-System sukzessive extrahiert. Fixieren des Katheters an der Faszie, Nachkürzen des Katheters, Aspiration, Spülen mit Heparin-Kochsalz-Lösung und Konnektion mit der gespülten Portkammer. Fixieren der Portkammer auf der Muskelfaszie mit 4 3-0-Prolene-Einzelknopfnähten. Die abschließende Röntgenkontrolle zeigt eine korrekte Lage der Katheterspitze. Wundverschluss mit adaptierenden Subkutannähten und Hautverschluss mit intrakutaner fortlaufender Naht.

- Heute vor Entlassung Röntgenthoraxkontrolle zum Ausschluss eines Pneumothorax und Lagekontrolle des Katheters.

Die ersten Diktate kosten viel Zeit, die häufig standardisierten Redewendungen lernt man erst nach und nach. Diktieren Sie trotzdem zeitnah, am besten unmittelbar postoperativ. Man kann sich sonst oft nicht mehr exakt erinnern. Gute Beispiele sind oft die Berichte erfahrener Kollegen. Auch die oben angesprochene Korrektur Ihres Oberarztes schult Ihren Wortschatz.

1.5.6   Komplikationsmanagement

So groß das Talent und so steil die Lernkurve auch sein mögen – früher oder später erlebt man Komplikationen. Diese schlechten Verläufe sind emotional sehr belastend. Sie werden sich dessen bewusst, dass Sie Patienten durch Ihr ärztliches Handeln schaden können. Eine mögliche Reoperation, ein verlängerter Krankenhausaufenthalt, Funktionseinschränkungen der operierten Organe, aufwendige intensivmedizinische Maßnahmen oder gar der Tod bilden die Drohkulisse. Dieser Stressfaktor gehört zur Chirurgie leider auch dazu, und jeder gestandene Vertreter des Fachs weiß von einsamen und dunklen Stunden zu berichten. Den einzigen Ausweg aus der Misere bietet das richtige Komplikationsmanagement, die immer wieder praktizierten Schuldzuweisungen sind dagegen nicht nur deplatziert, sondern auch hinderlich.

Bei aller emotionalen Belastung der handelnden Personen bleibt der Patient im Mittelpunkt der Aufmerksamkeit. Um alle notwendigen Maßnahmen zeitnah ergreifen zu können, ist ein offener

1

Umgang miteinander eine wichtige Voraussetzung. Das bedeutet für Sie, dass Sie alle Komplikationen umgehend an Ihren zuständigen Stationsarzt oder Oberarzt melden, und zwar bevor Sie das Gespräch mit dem Patienten suchen. Er ist dann in der Verantwortung, den medizinisch-chirurgischen Sachverhalt zu überprüfen, die notwendige Diagnostik und Therapie zu veranlassen und auch den Patienten aufzuklären. In den ersten 100 Tagen ist das nicht Ihr Job.

Sie sehen aber, dass zum Komplikationsmanagement auch das offene Gespräch mit dem betroffenen Patienten gehört. Der Patient hat ein Recht auf Aufklärung. Neben dem medizinischen Aspekt ist dieser offene Umgang auch der wesentliche Schlüssel zur Abwendung juristischer Auseinandersetzungen. Selbstanklagen sind aber sicher nicht gefragt. Und vergessen Sie nicht: Die wenigsten Komplikationen sind echte Behandlungsfehler, und noch weniger Komplikationen haben tatsächlich juristische Konsequenzen. Die meisten Zwischenfälle und Rückschläge sind schicksalhafter Bestandteil von Erkrankung oder Eingriff.

Die Kommunikation von Behandlungskomplikationen bleibt trotzdem ein schwieriges Feld, das viel Erfahrung und Fingerspitzengefühl braucht.

Um den professionellen Umgang mit Komplikationen zu erleichtern, wurde in vielen Kliniken ein sogenanntes Critical Incident Reporting System (CIRS) etabliert. Hier werden zentral und meist anonym Fehler oder kritische Situationen gemeldet, ausgewertet und wenn möglich Fakten geschaffen, die ein zukünftiges Auftreten dieses Fehlers verhindern. Erkundigen Sie sich, ob ein solches System in Ihrer Klinik besteht und fragen Sie einen Ihrer Kollegen nach der Akzeptanz.

Zum Komplikationsmanagement gehört aber auch, aus aufgetretenen Fehlern zu lernen. Und hier können wir Sie nur ermutigen, dass Sie den Ablauf der Operation Schritt für Schritt rekapitulieren und versuchen zu analysieren, wo vielleicht ein Fehler aufgetreten sein könnte. Sie werden feststellen, dass das nicht immer eindeutig möglich ist. Wenn Sie aber fündig werden, haben Sie die beste Strategie, diesen Fehler kein zweites Mal zu produzieren. Auch das gehört zum Operierenlernen.

Zum Abschluss ein Beispiel zum Komplikationsmanagement:

Sie werden vom Radiologen angerufen, dass die von Ihnen angeordnete Röntgenkontrolle nach Portimplantation zwar einen korrekt liegenden Portkatheter in der oberen Hohlvene zeigt, gleichzeitig aber ein ausgedehnter Pneumothorax links mit beginnender Shift des Mediastinums besteht. Die Vitalfunktionen seien stabil, er habe die Patientin aber vorsichtshalber in einen Behandlungsraum der Notaufnahme gebracht. Sie verständigen umgehend Ihren Oberarzt, der sich mit Ihnen unverzüglich in der Notaufnahme bei der Patientin trifft. Auf dem Röntgenbild können Sie den Befund des Radiologen nachvollziehen. Bei beginnender Tachypnoe und Dyspnoe hat ein anästhesiologischer Kollege der Patientin Sauerstoff gegeben und einen venösen Zugang gelegt. Ohne weitere Aufklärung der Patientin wird vom Oberarzt nach lokaler Betäubung eine Thoraxdrainage in Monaldi-Position eingebracht und ein Sog angelegt. Der Zustand der Patientin bessert sich schnell, und nach erneuter Röntgenkontrolle wird sie zur weiteren Überwachung auf ihrer Station aufgenommen. Am späten Nachmittag visitieren Sie die Patientin mit Ihrem Oberarzt. Er erklärt ihr ausführlich, welche Komplikation nach Anlage des Portkatheters aufgetreten ist, und erläutert die notfallmäßige Therapie. Nach der Visite bespricht er mit Ihnen noch einmal die Technik der Subklaviapunktion und bei welchem Schritt die Pleura verletzt worden sein könnte. Die Patientin wird zwei Tage später nach Entfernen der Drainage aus der Klinik entlassen.

Checkliste »Operieren lernen«
- Haben Sie Geduld mit sich selbst!
- Besuchen Sie den Basiskurs »Naht- und Knotentechnik«.
- Bereiten Sie sich auf die Operation vor: Eignen Sie sich anatomische, chirurgische und patientenbezogene Kenntnisse an.
- Assistieren Sie aktiv.
- Üben Sie sich in der Standardisierung der OP-Berichte und gewöhnen Sie sich eine zeitnahe Dokumentation an.
- Gehen Sie mit Komplikationen offen um.

Weiterführende Informationen

Arbeitszeit: http://oeffentlicher-dienst.info/aerzte/

Arbeitszeitgesetz: www.gesetze-im-internet.de/bundesrecht/ arbzg

Berufsverband der Chirurgen (BDC): www.bdc.de

Bundesärztekammer (BÄK): www.bäk.de

Deutsche Gesellschaft für Chirurgie (DGCH): www.dgch.de

Gehalt: http://www.marburger-bund.de/tarifpolitik/tarifvert-raege.php

Immenroth M (2007) Mental training in surgical education – a prospective randomized trial. Ann Surg 245: 385

Lauterbach KW, Stock S, Brunner H (2009) Gesundheitsökonomie. Lehrbuch für Mediziner und andere Gesundheitsberufe, 2. Aufl. Huber, Bern

Lutz A (2009) Praxisbuch Networking, 2. Aufl. Linde, Wien

Meier R, Engelmeyer E (2009) Zeitmanagement: Grundlagen, Methoden und Technik, 2. Aufl. Gabal, Offenbach

Püschel E (2010) Selbstmanagement und Zeitplanung. Schöningh, Paderborn

Rechtsschutzversicherung: www.bdc.de

Seiwert LJ (2010) Das neue 1x1 des Zeitmanagement, 9. Aufl. Gräfe und Unzer, München

Seiwert LJ (2010) Wenn du es eilig hast, gehe langsam. Mehr Zeit in einer beschleunigten Welt, 5. Aufl. Campus, Frankfurt

Alles zum Berufsbild Chirurgie: www.chirurg-werden.de

Kommunikation

C. J. Krones, A. Gombert

2

Als Arzt in der klinischen Medizin arbeiten Sie in einem sehr kontaktintensiven Berufszweig. Alles, wirklich alles dreht sich um den Menschen. Kommunikation im weitesten Sinne stellt damit neben dem ärztlichen Handwerk die wichtigste kurative Aufgabe dar. Diese Grundbedingungen trifft man auch in den chirurgischen Fächern an. Weil der Patient von der chirurgischen Kunst in der Regel nicht nur nichts versteht, sondern sie mit Ausnahme der Hautwunde noch nicht einmal sieht, muss der Chirurg seine Arbeit »übersetzen«.

Die Patienten erwarten von Ihnen also mehr als nur das kundig geführte Messer. Dabei reicht es jedoch nicht aus, die technischen Abläufe laienverständlich zu erläutern. Bildsprache, Stimmung und Suggestion sind untrennbar mit der chirurgischen Kunst verbunden. Eine enge und stabile Arzt-Patienten-Beziehung ist gerade in der Chirurgie von zentraler Bedeutung. Erst diese vertrauensvolle Verbindung erlaubt es dem Patienten, alle Mühsal zu ertragen, einen großen Teil seiner Selbstbestimmung aufzugeben und erhebliche Gefahren ohne Panik durchzustehen. Ohne einen Pakt mit dem Patienten zu schließen, wird man keinen dauerhaften Erfolg haben. Nur das abgehobene Genie kann es sich leisten, sein soziales Umfeld zu vernachlässigen.

Stellen wir uns einmal vor:

Sie nehmen eine 77-jährige Dame mit einem Kolonkarzinom auf. Die Diagnose kommt überraschend, sie hatte zuvor keine Beschwerden. Und sonst: verwitwet, 2 Kinder leben auswärts, kleine Wohnung, kleine Rente. Hochdruck und Cholesterin, die Gebärmutter kam schon in den 80ern raus. Was ist zu tun? Natürlich werden wir das Karzinom entfernen, und zwar gründlich. Wir werden alle chirurgischen Künste anwenden – vor, während und nach der OP. Wir werden über OP-Technik, Fast-Track, Remobilisation, Atemtherapie, Chemotherapie, Nachsorge und Rehabilitation reden. Wir wechseln Pflaster, ziehen Katheter, kontrollieren Laborwerte, hören Peristaltik, entfernen Drainagen und mahnen die Atemtherapie an. Wir sind wirklich gute Technokraten, denn wir verstehen unseren Job!

Und reicht das aus? Nein, denn die Frau hat Angst. Richtige Angst. Für sie geht es ums Leben, für uns um das Bett am Fenster in Zimmer 104. Die OP ist erst die vierte Hemikolektomie im fünften Weiterbildungsjahr. Das ist aber nicht alles. Die Patientin: Ihr Mann ist tot – die Ehe war eh kein Kracher – die Kinder sind weit weg, noch niemand kam zu Besuch. Und zu Hause wartet keiner … – doch, der geliebte kleine Hund. Pudelmischling, 13 Jahre, kann schlecht laufen, die Hüfte, wissen Sie. Und jetzt? Jetzt agieren wir als Arzt und nicht nur als Mediziner. Als erstes nehmen wir die Angst. Wir operieren den Krebs nicht nur, wir befreien die Frau davon. »Keine Sorge, wir können das gut, wir kümmern uns darum, das klappt, wir sind ja da. Sehen Sie mal, das geht doch schon ganz toll. Das macht nichts, nehmen Sie sich die Zeit, die Sie brauchen, wir haben keinen Druck.« Und bevor es in die Reha geht, wird der Hund versorgt. Vielleicht hilft die Tochter, die man angerufen hat? Oder der Nachbar oder die Gemeindeschwester? So geht das. Würde man das für sich selbst nicht auch so wollen?

Kommunikation kann natürlich in unterschiedlichen Formen stattfinden: verbal und nonverbal. Verbale Auseinandersetzungen sind wir aus Schule und Studium gewohnt. Der nonverbale Teil wird oft unterschätzt. Haltung, Mimik, Kleidung, Frisur, Gestik oder Geruch senden jederzeit Botschaften, ohne dass wir uns dessen immer bewusst sind. Als Arzt ist man aber nicht mehr allein. Man agiert mit fester Rolle auf einer vorgegebenen Bühne, und das Publikum ist gnadenlos! Erfüllen Sie die Erwartungen nicht, dann werden Sie unbarmherzig abgestraft.

Das nächste Beispiel:

Finanzbeamter, 48 Jahre, spätberufener Tennisspieler, jung geblieben, seit 3 Monaten Kniebeschwerden rechts, Meniskusriss, jetzt Arthroskopie. Sie sind müde, lange Party am Vorabend, musste auch sein, die Anästhesistin war echt süß. Verschlafen, nicht geduscht, unrasiert, zu spät in der Frühbesprechung, Chef hat's gemerkt. Na super, und jetzt dieser Erbsenzähler. Schnell noch eine rauchen, auf geht's.

Wie wird das wohl ablaufen? Sie tragen für den Empfänger so viele schlechte nonverbale Botschaften, das kann mit der besten Rhetorik nicht mehr wettgemacht werden. Der Tag ist sicher gelaufen.

Neben der Kommunikationsform sind auch die unterschiedlichen Kommunikationsebenen wichtig. Eher selten trifft man sich auf der Horizontale gleichberechtigter Gesprächspartner. Im Stationsalltag begegnen Sie viel häufiger einem ungleichen Dialog. Das macht die Gespräche nicht leichter, denn man muss mit viel mehr Augenmaß und Bedacht vorgehen. Vermeiden Sie jederzeit die direktive Variante von oben. »Du sollst nicht …« funktioniert vielleicht bis zum Alter von 4 Jahren, danach sieht es eher schlecht aus. Und »bitte, bitte, bitte …« verkehrt die Verhältnisse auch ins Falsche. Ärzte sind gegenüber Patienten keine Bittsteller. Versuchen Sie eher zu appellieren. Präsentieren Sie die Ergebnisse in verständlicher Form, halten Sie geführte Interviews und nehmen Sie die Ihnen anvertrauten Patienten empathisch mit. »Wir« statt »Sie« und »Wir« statt »ich«.

Die grundsätzliche Haltung ist trotz aller Individualität von Sender und Empfänger immer die gleiche: Erfolgreiche Ärzte sind ehrlich, mitfühlend und offen. Wir agieren dabei aber nicht selbstaufgebend, stattdessen bleiben die Rollen klar verteilt. Der Arzt zeigt den Weg, aber der Patient muss ihn selber gehen. Doch wir helfen dabei, wir sind Stütze, Rast und Reservedepot.

2.1 Patienten, Angehörige und Kollegen

Jede Form von Kommunikation wird außer durch Inhalt und Situation auch durch den Sender und den Empfänger bestimmt. Zielt man auf Verständnis und Kooperation und nicht auf Konfrontation, liegt es sehr viel näher sich auf den Empfänger einzustellen, als dies umgekehrt von ihm zu verlangen. Da wir im Krankenhaus zudem meist zweckgebunden kommunizieren, ist ein Verlust der Zielorientierung nicht nur sinnlos, sondern unter Umständen sogar kontraproduktiv. Um jederzeit die richtige Einstellung zu unserem Gegenüber zu finden, muss man seinen Gesprächspartner deshalb gut kennen. Wir treffen täglich drei wichtige Gruppierungen: Patienten, Angehörige und Kollegen.

2.1.1 Patienten

Die von Selbsthilfeorganisationen und Patientenbeauftragten allzeit geforderte Kommunikation auf Augenhöhe zwischen dem Patienten und seinem Arzt offenbart sich im medizinischen Alltag schnell als pure Illusion. Selbst bei maximaler Transparenz und Offenheit trifft hier der interessierte Laie auf den Experten. Der Arzt bleibt immer der kundige Berater, der selbst bei einer konsensuellen Entscheidung den richtigen Weg weist, weil der andere ihn nicht kennt. »Frau Doktor, was würden Sie denn machen?«, ist der schlichte Ausdruck des alten paternalistischen Systems, das trotz aller Mündigkeit in großen Teilen immer noch fortbesteht. Schon wegen des fachlichen Vorsprungs treffen Sie sich mit den Patienten so gut wie nie auf einer horizontalen Ebene. Die Überlegenheit auf ärztlicher Seite wird durch die ungleiche Rollenverteilung noch erheblich verstärkt. Einer sucht Hilfe, und der andere kann sie geben.

Um dieses Ungleichgewicht zu mindern, braucht es an erster Stelle Respekt. Nehmen Sie die Patienten zunächst so, wie sie sind. Um Ihre Rolle zu komplettieren, müssen Sie Sicherheit verströmen. Mindern Sie die Angst, bieten Sie Führung in der Not. Damit ist die Grundlage dann gelegt. Der Rest variiert stark je nach der üblichen Erlebniswelt der Patienten. Menschen, die im Berufsleben seit Jahrzehnten daran gewöhnt sind, Aufforderungen oder Befehle zu erhalten, fällt die Integration in den fremdbestimmten Krankenhausalltag oft leichter. Wird der Klinikaufenthalt dagegen als verdiente Rundumversorgung interpretiert, können die Ansprüche sehr schnell die Erwartungen übersteigen. Performer geben oft nur ungern ihre Selbstbestimmung ab. Traditionalisten fügen sich brav in Ihre Rolle, während Hedonisten Krankheit und Heilung gar nicht ernst nehmen.

Sie werden als Arzt angefleht und beschimpft, bewundert und verflucht. Man wird von Ihren Lippen lesen und Sie im nächsten Zimmer auslachen; ein Tag überhäuft Sie mit Forderungen, der nächste mit Geschenken. Wenn Sie die Mechanismen dahinter verstehen, fällt das Wechselbad nicht mehr so schwer. Dann werden Sie es schaffen, dass sich jeder Patient bei Ihnen so fühlt, wie sie oder er es braucht: auf individuelle Art besonders. Dazu noch

2

ein wichtiger Hinweis: Die anstrengenden Patienten meiden wir gerne – aber das ist gefährlich, denn dann verpassen wir auch deren Komplikationen. Der Querulant von Zimmer 12 liegt dann ganz plötzlich in großer Not auf der Intensivstation.

2.1.2 Angehörige

Die Kontaktfläche mit Angehörigen ist sehr viel kleiner oder auch kürzer. Die Beziehung wird in der Regel auch weniger intensiv sein als zu den Patienten. Sie funktioniert nach eher einfachen Prinzipien. Das macht die Sache einerseits leichter, birgt andererseits aber auch große Gefahren.

Die meisten Angehörigen machen sich Sorgen um ihre erkrankten Verwandten oder Bekannten. Man erwartet von Ihnen als Therapeut, dass Sie diese nehmen, was natürlich am ehesten im Heilungserfolg gelingt. In der Krise schlägt diese Erwartungshaltung dagegen schnell in Empörung um, die Hilflosigkeit wandelt sich zur aggressiven Vorwurfshaltung. Das Vertrauen ist verloren und die Angst siegt. Sätze wie »Sie hatten doch gesagt, das klappt«, »Hier muss jetzt etwas passieren« oder »Nie sieht man einen Arzt« beschreiben eine Kaskade, die auf dem direkten Weg in das Krisengespräch führt. Doch da wollen wir gar nicht hin. Also aufgepasst!

Die Bedürfnisse der Angehörigen sind klar, und sie sind eigentlich leicht zu befriedigen – einmal abgesehen von einzelnen überstiegenen Erwartungen, dass der Arzt 50 Jahre körperlichen Raubbau des Patienten in 3 Tagen Krankenhausbehandlung wettmachen könne. Wir müssen zuerst die Sorgen nehmen. Das gelingt am leichtesten durch eine aktiv vorgetragene Transparenz. »Schön, dass wir uns kennenlernen. Ihre Mutter wird ja morgen operiert. Wir haben alles schon besprochen, aber ich erkläre schnell noch mal, was wir machen«, ist einer ersten Kontaktaufnahme angemessen. Ein kurzer Anruf nach Eingriff oder Intervention oder die zeitnahe Durchsage von wichtigen Untersuchungsergebnissen schafft Vertrauen und Sicherheit. Im Komplikationsfall ist es ganz besonders wichtig, die Führung in der Beziehung zu behalten. »Gut, dass Sie kommen, wir müssen über Ihren Mann sprechen. Wir machen uns Sorgen«, ist sehr viel bes-

ser, als sich im Arztzimmer zu verschanzen. Bieten Sie gerade bei schwierigen Angehörigen Offenheit statt Distanz. Das schlägt vielleicht nicht immer in Dankbarkeit um, aber es erspart unter Umständen viel Ärger und Nerven. Und letztere brauchen Sie in der Chirurgie für ganz andere Dinge.

2.1.3 Kollegen

Die Kommunikation mit den Kollegen spielt sich auf unterschiedlichen Ebenen ab. Wir treffen uns fachlich, kollegial und persönlich. Auf fachlicher Ebene diskutiert man medizinische Sachverhalte. Kollegial verteilen wir die Dienste, die Wochenendvisiten oder die Stationsarbeiten. Ein persönlicher Austausch entwickelt sich sehr schnell durch die Nähe am Arbeitsplatz und eine geteilte Empathie für die Patienten, aber auch durch die Konkurrenzsituation um besondere Ausbildungsplätze oder Operationen. Dazu kommen häufig erhebliche Alters- und Reifeunterschiede. Die Altersspannbreite in der Assistentenschaft kann 15–20 Jahre betragen. Und dann gibt es auch noch die Ober- und Chefärzte, die nicht nur im Alter, sondern auch in der beruflichen und privaten Sozialisation weit vom Neuanfänger entfernt sind. Neben den erheblichen Divergenzen an Erfahrung prallen hier manchmal ganz unterschiedliche Lebenswelten aufeinander. Diese bunte Vermischung führt zu einem ständigen Rollenwechsel, was die Sache sicher nicht immer erleichtert.

Die wichtigsten Grundlagen, um in einem solchen Umfeld erfolgreich zu kommunizieren, sind wahrscheinlich Respekt und Achtsamkeit. Der mittlerweile so häufig missbrauchte Terminus »Respekt« meint damit natürlich nicht die spezielle Form der Unterwerfung, die im Straßenslang so oft benutzt wird. Gemeint ist vielmehr Respekt vor der individuellen Lebenssituation. Dazu gehört die berufliche Erfahrung des anderen genauso wie die Struktur seines persönlichen Umfelds. Am Anfang weiß man über sein Gegenüber schlicht: nichts. Und trotzdem entwickeln wir zügig ein bestimmtes Bild. Dazu führen viele unbewusste und wenige bewusste Erfahrungswerte, und so ziemlich jeder – mit Ausnahme der Vertreter, die wie in einer durchschnittlichen Liebeskomödie damit prahlen, immer an die Falschen zu geraten – meint dabei auch noch über eine gute Menschenkenntnis zu verfügen.

Doch häufig sind wir in unserem Urteil viel zu schnell. Die Zeit und die Informationen reichen wahrlich nicht aus, das Gegenüber zielsicher und endgültig in eine Schublade zu stopfen. Ihre Kollegen werden Sie noch nach Jahren mit ungeahnten Höhen oder Tiefen überraschen. Spätestens nach 5 Jahren im Krankenhaus haben Sie von ›himmelhochjauchzend‹ bis ›zu Tode betrübt‹ wahrscheinlich alle gängigen Klischees im Umgang mit ihnen durch. Und trotzdem meinen wir bei dem nächsten Kontakt schon wieder, nach 5 Minuten genau Bescheid zu wissen. Das kann natürlich gar nicht klappen. Wenn Sie so agieren, bleiben Sie im Mittelmaß klemmen.

Begegnet man seinem Gegenüber dagegen offen und ganz ohne Ressentiments, dann erleichtert das nicht nur den Start erheblich. Ihr Kontaktpartner wird diese Offenheit wahrnehmen und ganz sicher belohnen. Respekt bedeutet aber auch, dass wir die anderen in ihrem Anderssein akzeptieren. »Die Welt ist bunt und granatenstark«, lautete das zielsichere Urteil von Keanu Reeves in seiner cineastisch etwas unterschätzten Zeitreise durch die Weltgeschichte. Und genau so ist es. Wir leben nicht nur mit Unterschieden, sondern profitieren auch davon. Eine Fußballmannschaft ist auf ihren 11 Positionen unterschiedlich besetzt. Manchen spielen vorne, manche hinten, manche in der Mitte, manche rechts, manche links und einer im Tor. Die Qualitäten müssen abweichen. Und im Erfolgsfall beherrschen die Spieler die ihnen zugedachte Position perfekt und ergänzen sich gegenseitig. Aber niemals, wirklich niemals sind sie alle gleich. Dieses Prinzip lässt sich 1:1 auf die Chirurgie übertragen. Da konkurrieren Leder-Slipper mit Birkenstock-Sandalen wie Lippenstift mit Kleie-Paste. Aber alles passt nebeneinander.

Achtsamkeit geht noch einen Schritt weiter. Es ist ein Lebensprinzip, das sich auf alle Gruppen und Gemeinschaften übertragen lässt, in denen wir uns bewegen. Wenn wir richtig gut sind, dann erkennen wir, was unser Handlungspartner braucht und geben es ihm. Wir achten ganz einfach aufmerksam auf die Bedürfnisse des anderen und nehmen uns selbst zurück. Jetzt nicht missverstehen:

Erneut geht es nicht um Unterwerfung, und wir müssen auch nicht alle zum Buddhismus konvertieren, um erfolgreich im Beruf zu sein. Aber es hat ein bisschen mit Demut zu tun, die nach Professor Dr. Markus Büchler aus Heidelberg die wichtigste Eigenschaft des Chirurgen ist. Die Demut gegenüber Heilung und Natur, die Büchler 2010 in Jena gemeint hat, lässt sich auch auf das Miteinander im Kollegenteam übertragen.

Gemeint ist der Respekt vor dem anderen, der über das rein Berufliche hinausgeht. Da wissen wir meist noch weniger. Nach einiger Zeit lässt sich die berufliche Expertise des Gegenübers grob einschätzen. Aber es gibt ja noch etwas dahinter. Der Mensch ist mehr als nur Arbeit. Das »Dahinter« muss uns nicht interessieren – es gibt Abgründe, in die man gar nicht blicken will. Doch für die Zeit der beruflichen Zusammenarbeit müssen wir die Unterscheide akzeptieren.

Dann sind wir ganz weit vorne.

Checkliste »Kommunikation«
- Agieren Sie für Ihre Patienten als Ratgeber und Lotse.
- Pflegen Sie offene Kommunikationsformen.
- Respektieren Sie die Individualität Ihrer Kollegen.

2.2 Hausarzt- und Überweisermanagement

Die Bedeutung von Hausärzten und Krankenhauszuweisern ist so »outstanding«, dass sie besondere Beachtung verdient. Die Grundlage dieser Sonderrolle ist schnell geklärt: Es geht um die Existenzgrundlage des chirurgischen Handelns, den Nachschub an Patienten. Und der kommt über die Zuweiser, das muss auch dem Berufsanfänger schnell bewusst werden. Jede Klinik bezieht ihre Patienten aus einem Pool von Hausärzten in ihrem Einzugsgebiet. Kurze Bemerkung am Rande: Auch wenn letztere Formulierung sehr merkantil erscheinen mag – wir betrachten Patienten nicht als Ware, die akquiriert werden muss. Doch neben dem Bedürfnis zu helfen steht im deutschen Gesundheitswesen die wirtschaftliche Realität, sein eigenes Gehalt und am besten auch das von ein paar anderen zu erwirtschaften. Nichts kommt von nichts, willkommen im Wettbewerb!

Je nach Region ist die Konkurrenz mit anderen Krankenhäusern mehr oder weniger stark ausgeprägt. Sieht man von Notfällen ab, die über die Ambulanzen ihren Weg in die Abteilungen finden, aber dank ihres sehr begrenzten Erlösfaktors zur Finanzierung der Gesamtstruktur niemals ausreichen, ist es das Vertrauen der Einweiser in eine Klinik, welches über die Anzahl an möglichen Patienten entscheidet. Natürlich spielt auch das Renommee einer Klinik beim Einweisungsverhalten der niedergelassenen Kollegen eine Rolle.

Die Bestätigung des entgegengebrachten Vertrauens erfolgt durch gute Arbeit und entsprechende Kommunikation und ist für eine dauerhafte Bindung der Kollegen an eine Abteilung entscheidend. Der junge Assistenzarzt profitiert neben den guten Belegzahlen dabei auch ganz direkt von einer starken Einweisungsbilanz: Ohne durchgeführte Operationen kann keine chirurgische Ausbildung stattfinden – keine Patienten, keine Operationen, keine Assistenzen, keine eigenen Eingriffe, kein Spaß.

Wechseln wir einmal den Standpunkt: Als Hausarzt riskiert man bei der Überweisung seiner Patienten eine ganze Menge. Durch die enge Beziehung zum Stammkunden bedeutet jeder ungünstige Verlauf auch einen Vertrauensverlust. »Wer hat dich denn dahin geschickt, also wirklich!« oder »Dein Arzt hat dir ja nicht grade die beste Empfehlung gegeben!«, so etwa lauten oft die unfairen Bemerkungen unglücklichen Patienten gegenüber, deren Verlauf nicht die ideale Karrierekurve von Sebastian Vettel imitiert, sondern eher an den späten Michael Schumacher erinnert. Der Hausarzt fungiert im Medizinsystem neben seiner medizinischen Kompetenz auch als Wegweiser und Lotse. Und wenn der in die falsche Richtung weist, dann hat er seine Aufgabe nicht erfüllt. Das kann die stabilste Arzt-Patienten-Beziehung tief erschüttern. Dabei muss der Tipp gar nicht falsch gewesen sein. Die meisten Behandlungen scheitern ja nicht am schlechten Therapeuten, sondern an der Natur. Macht nichts, da gibt es immer einen Kollegen, der

es besser weiß. »Bei mir wär das nicht passiert«, und schon geht es los.

Es ist daher wichtig, das Verhältnis zu den einweisenden Kollegen zu pflegen und den Vertrauensvorschuss zu rechtfertigen. Die Grundlage einer stabilen Beziehung mit den Zuweisern ist die medizinische Qualität. Es muss schon laufen, sonst wird es auf die Dauer mit der Zusammenarbeit nichts werden. Dazu kommt aber auch eine angemessene Kommunikationsform. Respekt und Achtsamkeit sind hier erneut die Schlüsselbegriffe. Jede Überheblichkeit junger Klinikärzte ist da unangemessen und kontraproduktiv.

Einige Kleinigkeiten können helfen, dieses durchaus als sensibel zu bezeichnende Verhältnis zu pflegen und zu erhalten. Der Aufbau von sozialen Netzwerken mit den einweisenden Ärzten und Hausärzten schafft eine kommunikative Basis, von der eine Abteilung profitiert. Es ist nicht nur medizinisch, sondern auch taktisch klug, den Hausarzt in Entscheidungsprozesse zu integrieren. Wird ein Patient notfallmäßig in der Ambulanz vorgestellt, so erfüllt ein Anruf beim Hausarzt mehrere Funktionen. Neben dem Informationsgewinn über den Kranken erfolgt automatisch auch eine Rückmeldung an den niedergelassenen Kollegen. Wir wissen mehr über unseren neuen Patienten, und der Hausarzt ist gut informiert, wenn am nächsten Tag die verzweifelten Angehörigen in der Praxis stehen. Eine klassische Win-win-Situation.

Eine möglichst detaillierte Kenntnis der Befunde durch den Assistenzarzt ist dabei unabdingbar. Unter Umständen kennen sich Patient und Hausarzt seit Jahren. Da kann man mit schnoddrigem Halbwissen nur wenig glänzen. Übrigens spricht hier der Nachwuchskünstler aus der Klinik mit dem arrivierten Routinier von der Straße – also bloß kleine Brötchen backen! Niemand hat auf den Backfisch gewartet, der mit dem Studium gerade seine berufliche Pubertät abgeschlossen hat und jetzt auszieht, den anderen die Welt zu erklären.

Nochmals ein Seitenwechsel: Wir sitzen jetzt in der Praxis. Jeden Tag geht es um das wirtschaftliche Überleben und nicht um die Golfstunde. Wie Don Quichotte kämpfen wir gegen die Windmühlen – die von Bürokratie, Lobbyismus und Punkteverfall. Da klingelt plötzlich das Telefon, und jetzt geht's los. Da wird eben kurz erklärt, wie es richtig ist: »Der Patient, den Sie eingewiesen haben, der hat ja ganz 'was anderes. Das war schnell klar, und jetzt mal her mit den Infos, so geht das ja nicht, der wird jetzt mal richtig behandelt.« Das ist natürlich völlig unangemessen, und man muss sich nicht wundern, wenn Don Quichotte sein Begehr vom Kampf gegen die Riesen ganz schnell auf die Jagd von jungem Rotwild schwenkt. Diese zarte Beziehung ist beruflich wie privat schneller beendet als man glaubt, und mit Zuweisungen ist es dann natürlich vorbei.

Statt linkisch zu schulmeistern verhält man sich also defensiv und freundlich: »Guten Tag, mein Name ist Sasse vom Krankenhaus Marienberg. Ich betreue als Stationsarzt Ihre Patientin Frau Berger. Wir brauchen noch ein paar Informationen, vielleicht könnten Sie uns helfen?«, bitten wir die erfahrenen Kollegen um Mithilfe. Mit ganz wenig Demut und etwas mehr Höflichkeit lassen sich erneut viele Punkte machen.

Bedenkt man die enge Bindung der niedergelassenen Kollegen zu ihren Patienten, so wird die Bedeutung eines solchen Feedbacks klar. Gerade bei komplexen Verläufen sollte der Hausarzt über den Zustand des Patienten informiert werden. Kurz vor der Entlassung aus dem Krankenhaus wird bei längeren Aufenthalten eine telefonische Kurzzusammenfassung von Geschehnissen und durchgeführten Maßnahmen als Vorgriff auf den Entlassungsbrief als sehr professionell gewertet. Auch die Mitteilung von Todesfällen und schweren Komplikationen sollte zum Standard gehören. Transparenz kann in diesem Rahmen nicht hoch genug eingestuft werden.

Damit dabei kein Missverständnis aufkommt: Wir suchen nicht krampfhaft nach Fehlern, die wir kommunizieren wollen. Wir pflegen nicht die altstalinistische Selbstanklage. Und wir suchen auch nicht nach Fehlern, um die Welt vor den bösen Ärzten zu retten. Diesen Populismus überlassen wir schlecht recherchiertem Sensationsjournalismus. Wir agieren auf der richtigen Seite, denn wir wollen wirklich helfen. Aber das bedeutet auch, dass wir offen zu den schlechten Verläufen stehen.

In diesem Kontext darf auch der Wert guter Arztbriefe nicht unterschätzt werden. Generell gilt es, dem Hausarzt eine präzise und prägnante Zusammenfassung des stationären Aufenthalts zu liefern. In Anbetracht der allzeit begrenzten zeitlichen Ressourcen liegt die Konzentration aufs Wesentliche nahe. Wirklich kein Mensch will Arztbriefe lesen, die über eine Seite hinausgehen. Weniger ist mehr – schreiben Sie kurz, knackig und eindeutig. Der Hausarzt fühlt sich bei der Lektüre eines solchen Briefes mit wenigen Sätzen über die wichtigen Details informiert. Wenn es sich nicht mit den Standards einer Klinik überwirft, ist es zusätzlich ratsam, alle beteiligten Ärzte über den Verlauf eines stationären Aufenthalts zu informieren. Wählen Sie im Zweifel immer den großen Verteiler. Dies trägt fast nebenbei zur Ausbildung von Netzwerken bei und unterstützt das externe Marketing. »Tue Gutes, und rede darüber«, ist das Prinzip. Aber Vorsicht: Es muss schon gut sein – und zwar beides, die Arbeit und der Brief. Ihre schlechten Leistungen bleiben Ihrer Umgebung ebenso in Erinnerung wie Ihre Heldentaten.

Checkliste »Hausarzt- und Überweisemanagement«

- Ein gutes Verhältnis zu Hausärzten und Einweisern ist essenziell für die Auftragslage.
- Gezielte und überlegte Kommunikation unterstützt die Beziehung zu den Zuweisern.
- Höflichkeit und respektvoller Umgang gelten gerade für die/den junge/n Assistenzärztin/arzt. Wir arbeiten in einem konservativen Beruf.
- Die Bildung von Netzwerken kann durch verschiedene Maßnahmen unterstützt werden: Dazu zählt auch die Integration der niedergelassenen Kollegen in Verläufe und Entscheidungen.
- Entlassungsbriefe fassen fokussiert die relevanten Informationen eines stationären Aufenthalts zusammen.
- Der breite Verteiler von Entlassungsbriefen schafft Transparenz und bindet ein.

Zum Schluss noch ein wichtiger Hinweis. Die Bedeutung einer professionellen Zuweiserpolitik kann gar nicht überschätzt werden. Die Kollegen

2

da draußen fungieren trotz der Informationsschwemme in den Medien für den Patienten als Lotse im Gesundheitssystem. Wen fragt man, wenn man nicht weiß wohin: eine Person, die sich auskennt und der man vertraut. Wer soll das bei uns sein? Im Zweifel der Hausarzt. Im idealisierten medizinischen Sinn ist das auch gut so. Die Patienten brauchen einen Wegweiser und Advokaten. Die Hausärzte fungieren also vielfach als Mittler, aber niemals als Makler. Der Makler kassiert für den Hinweis, für die Kundenbeziehung oder für den Vertragsabschluss Geld. Gibt es nicht in der Medizin? Sollte es nicht geben! Mit Zuweisungsprämien verbessern wir vielleicht die Zuweisungsrate, aber ganz sicher verletzen wir Gesetze. Wir diskreditieren dazu auch unseren Stand, und schließlich verraten wir unseren Auftrag. Wer viel leistet in der Medizin, wer überragend gut ist, der soll auch viel verdienen. Aber unser grundsätzlicher Auftrag in der Gesellschaft ist ein anderer. Wir sollen primär helfen. Wer diese Maxime verlässt, verlässt die ethische Grundlage des Arztseins. Halten Sie Ihr Gewissen rein. Man muss jeden Morgen in den Spiegel schauen und dann mit den eigenen Kindern frühstücken. Und für ganz Unverbesserliche: Die 100-Euro-Prämie zieht nur so lange, bis ein Konkurrent 150,– zahlt. Diese Spirale endet nie.

2.3 Fehler- und Konfliktmanagement

Die Behandlung von Fehlern und Konflikten erfordert besonderes Fingerspitzengefühl. Der schmale Pfad ist sicher nichts für Anfänger, vielmehr ist hier professionelles Konfliktmanagement gefragt. Doch auch in den ersten 100 Tagen lässt sich nicht jede Konfliktsituation meiden. Da hier so viel Fehlerpotenzial schlummert, ist man als Berufsstarter besser vorbereitet, wenn man sich frühzeitig schon einmal mit diesem Thema befasst.

Fehler und Konflikte entstehen im arbeits- und kontaktreichen Krankenhausalltag regelmäßig. Auch im unermüdlichen Bemühen um eine perfekte Behandlung wird nicht immer alles gut gehen. Mit hoher Wahrscheinlichkeit werden wir uns nicht annähernd den Qualitätsstandards industrieller Fertigungen nähern. Wie auch – wir behandeln

keine Gegenstände, sondern Menschen, und wir sind selbst Menschen. Diese Einsicht soll keinesfalls die Bemühungen um Qualitätsverbesserungen mindern. Manche Entscheidungsbäume oder Sicherheitsmaßnahmen im Krankenhaus muten wirklich noch mittelalterlich an. Aber Menschen machen Fehler. Wenn eine Fehlerquote von 0 % also nicht zu erreichen ist, benötigen wir eine Strategie im Umgang mit Fehlern. Da die Fehlerquote bei Berufsanfängern – auch statistisch nachgewiesen – höher ist als bei erfahrenen Ärzten, kann man hier gar nicht früh genug geschult werden.

Laien beschränken ärztliche Konflikte allein auf Fehler im medizinischen Handeln. Es wird die falsche Diagnose gestellt, das falsche Präparat fehlerhaft dosiert oder die Operationstechnik nicht richtig angewandt. Klingt alles ziemlich simpel. Es handelt sich um die gängigen Schlagzeilenfehler, die durch die Balkenpresse ziehen. Hier ist richtig und falsch scheinbar klar verteilt, und zwar viel schneller, als es die Realität erlaubt. Die detaillierte Aufarbeitung vermeintlicher Behandlungsfehler ist erheblich komplizierter, und nur selten lassen sich die aufkommenden Fragen alle mit einem einfachen Ja oder Nein beantworten. Das erklärt auch die Länge der meisten Verfahren vor Ärztekammern oder Gerichten, die übrigens in weit überwiegender Zahl zugunsten der behandelnden Ärzte ausgehen.

Neben den echten Fehlern erlebt man im Krankenhaus aber eine viel größere Zahl an Konflikten, die gar nichts mit Fehlbehandlungen zu tun haben. Diese nichtmedizinischen Streitigkeiten sind für den Patienten weit weniger gefährlich als für Sie, denn sie kosten Ihre Kraft und Ihre Reputation.

Damit man als Neueinsteiger im komplexen Management von vermeintlichen und echten Fehlern und den daraus resultierenden Konflikten nicht zwischen die Fronten gerät, gibt es ein paar einfache Regeln.

1. Als erstes hält man sich raus! Sie sind als Anfänger weder in der Lage noch in der Stellung, aktives Fehlermanagement zu betreiben. Das gilt auch für den Fall, dass Sie unbezwingbar davon überzeugt sind, als einziger Arzt des ganzen Hauses den Fall und seinen Verlauf zu durchblicken. Die sehr komplexen Anforderungen an Handeln und Kommunikation fallen

gar nicht in Ihre Verantwortung. Statt sich also zum Mittler oder gar Richter aufzuschwingen, verweisen Sie freundlich auf den nächsten Vorgesetzten. Es ist kein Ausdruck von Schwäche, diesen Rückzug auch mitten in einem Gespräch anzutreten. Viel wichtiger erscheint es, die eigenen Grenzen zu kennen. »Wenn man keine Ahnung hat, soll man lieber die Klappe halten«, klingt brüsk, fasst aber alles korrekt zusammen.

Ein Beispiel: Ein Patient erleidet unter medikamentöser Antikoagulation wegen einer kardiologischen Grunderkrankung eine Divertikelblutung. Die Blutung sistiert spontan und führt bei anamnestisch auch schon aufgetretener Divertikulitis zu einer früh-elektiven Operationsindikation. Am Wochenende vor dem Eingriff kommt es erneut zur Blutung, der Patient wird erfolgreich an einem Samstag versorgt. Der weitere Verlauf ist unkompliziert. Wenige Tage nach dem Eingriff erkundigt sich der engagierte, bis dahin sehr zufriedene Sohn nach dem Grund für die vorgezogene Operation. »Tja, da haben unsere Kollegen in der Inneren wohl die Gerinnung entgleisen lassen«, ist der extrem fachmännische Kommentar des Jungstationsarztes.

Ups! So was gibt eine glatte »6«. Tatsächlich ist nämlich gar kein Fehler passiert, denn die Gerinnungshemmung war ja indiziert, die Handlung auf die erneute Blutung korrekt und der Verlauf auch noch unkompliziert. Durch den unvorsichtigen Kommentar des Jungspunds wird der ganze Erfolg zum Fehler? Absurd.

2. Wir meiden öffentliche Selbstanklagen. »Oh je, ich war's, ich war's«, legen wir am besten schon in der Grundschule ab. Aber wer ein solches Verhalten gar nicht lassen kann, der sollte sich zumindest die richtige Bühne suchen. Der Konfliktfall ist es sicher nicht. Viele Anfänger verwechseln Transparenz mit Selbstbezichtigung, doch es handelt sich um grundverschiedene Dinge. Die Patienten und nach entsprechender Ermächtigung auch ihre Angehörigen oder Vertrauenspersonen haben Anspruch auf eine offene Darstellung der personenbezogenen Abläufe und eine transparente Einsicht in die Unterlagen. Das ist ein Grundrecht. Der Eigenanteil an einer unglücklichen Patientenkarriere muss dagegen nicht

auf dem Silbertablett präsentiert werden. Sie sind nicht verpflichtet, sich selbst zu schaden. Nun meinen Sie in einen Konflikt zwischen Wahrheit und Selbstschutz zu geraten. Die Lösung ist aber auch hier einfach. Sie outen sich nicht in der Öffentlichkeit, sondern bei einer Vertrauensperson, die im einfachsten Fall Ihr Oberarzt oder Ihr Chef ist. Nichts wird dabei verschwiegen. Das weitere Management obliegt dann den »Großen«.

Das nächste Beispiel: Eine Patientin erhält im Rahmen einer Darmoperation eine Single-shot-Antibiose mit den Präparaten A und B. Die Frau reagiert allergisch mit einem Stammexanthem. Im Verlauf kommt es zu einem Harnwegsinfekt, der durch eine kurze Antibiose saniert werden soll. Die Diensthabende entscheidet sich für Präparat A, das auch indiziert ist, aber leider erneut zu einem Stammexanthem führt. Die Patientin wird sofort antiallergisch behandelt. Der Fall wird am nächsten Morgen den Vorgesetzten gemeldet, die die weitere Kommunikation mit der Patientin übernehmen.

3. Man enthält sich jeder vorschnellen moralischen Empörung. Stressgespräche werden leicht persönlich. Da werden einfach so viele Emotionen transportiert, dass die Sachinhalte fast unbemerkt, aber rasant in den Hintergrund treten. Die Patienten und ihre Angehörigen empfinden Angst und Widerwillen. Niemand hatte sich die Krankheit ausgesucht, und dann musste operiert werden, und jetzt auch noch das!

»Da muss man doch was machen, so geht das nicht weiter«, zieht es durch die Familie. Genau heute kommt die Tochter von auswärts, und jetzt wird durchgegriffen. Medizinisch ist bis dato eigentlich noch nichts Schlimmes passiert. Der alte Herr ist zu Hause gestürzt – Schenkelhals – sicher versorgt. Aber jetzt treten die vielen Defizite zutage, die alle schon vorher bestanden, aber irgendwie immer noch kaschiert wurden. Der Mann steht nicht auf und ist phasenweise desorientiert. Eine Flasche Wasser hat er nach der Nachtschwester geworfen und den Dauerkatheter geblockt aus der Blase gerissen. Das blutet ordentlich. Und nun pflanzt sich auch noch eine Lungenentzündung obendrauf. Der Mann wird gar nicht gesund, sondern pflegebedürftig. Dabei hat der Vater bislang doch immer alles noch selbst geregelt. Kümmert sich hier denn gar keiner? Die Tochter schiebt die Brille ins Haar und bittet energisch um ein Gespräch. Wir sind ganz willig. Aber dann zieht sie die Augenbraue hoch und fängt an, uns den Kopf zu waschen. Na, darauf haben wir gerade gewartet. Wir arbeiten hier aufopferungsvoll, 7 Dienste im Monat, der neue Oberarzt ist ein Erbsenzähler und der Chef ist schrecklich. Und jetzt das! So geht es aber nicht, und schon befinden wir uns mitten in einer Schlacht von Anwurf und Verteidigung.

Was wird dabei herauskommen? Wahrscheinlich nichts Gutes. Es ist viel cleverer, Gespräche dieser Art durchgehend defensiv zu bestreiten. Bleiben Sie nüchtern, erläutern Sie die Sachlage, und nehmen Sie nichts persönlich. Es ist doch auch gar nicht so gemeint. Sie stehen dort nur pars pro toto als Repräsentant der Klinik. Na, dann handeln Sie auch so!

Natürlich sind Sie auch hier nie allein. Viele Kliniken nutzen feste Einrichtungen wie eine Morbiditäts- und Mortalitätskonferenz (M&M-Konferenz) oder ein Critical Incident Reporting System (CIRS), um unerwünschte Ereignisse institutionalisiert aufzuarbeiten. Neben der kritischen Diskussion des Vorgefallenen dienen solche Konferenzen und Meldesysteme auch der persönlichen Entlastung. Denn Fehler erzeugen auch Schuldgefühle. Die eigenen Kerben im Colt gehen niemals spurlos an einem vorbei und lassen sich viel leichter in einer wohlmeinenden Gesellschaft ertragen.

Für den zugeneigten Charakter der Fehlerbehandlung benötigt man eine Fehlerkultur. Dieser etwas abgeschmackte Begriff umschreibt nicht nur die eingesetzten Instrumente, sondern auch die Grundhaltung. Zu Beginn werden Sie in diesem System keine allzu große Rolle spielen. Meiden Sie jedoch von Anfang an jede Form von Missgunst und Häme. Das sind nicht nur verachtenswerte Gefühlsregungen. Man vergisst im angestauten Kollegenfrust auch schnell, dass es um Menschen geht. Und wenn auch das nicht hilft, dann rettet Sie vielleicht der Schmerz, dass Sie selbst früher oder später ebenfalls dran sein werden, vor peinlicher Schadenfreude. Irgendwann trifft es jeden. Viel hängt hier an der Institution, in der Sie arbeiten, und an ihren Mitarbeitern. Wir lernen am Modell, aber wir sind trotzdem keine Kinder mehr. Einem schlech-

ten Beispiel muss man nicht folgen, man kann sich entscheiden.

Wenn trotzdem alles aus dem Ruder gelaufen ist, darf man nicht schweigen. Konflikte sollten immer aktiv gemanagt werden. Das aktive Handeln schützt vor dem Abdriften in Spekulation und Vorwürfe. Und auch wenn Sie als Anfänger im Verlauf der Krise nicht das Ruder in der Hand führen, Ihre Klinik behält den weiteren Ablauf selbst in der Hand. Schließen Sie Ihre Vorgesetzten deshalb nicht aus dem Konflikt aus. Oft reicht ein einfacher Hinweis, manchmal muss man erzählen, selten wirklich beichten. Nur so bekommt man Verbündete. Und eins ist dabei immer verboten: Lügen. Die haben auch wirklich kurze Beine, am Ende kommt immer alles raus.

> **Checkliste »Fehler- und Konfliktmanagement«**
> - Übernehmen Sie nur Verantwortung, die Sie auch tragen können.
> - Kommunizieren und handeln Sie im Konfliktfall defensiv. Suchen Sie Rat und Schutz bei Ihren Kollegen und Vorgesetzten.
> - Handeln Sie als Repräsentant der Klinik.

2.4   Positionsfindung im Team

Chirurgen sind keine Einzelkämpfer, sondern agieren immer im Team. So wie operative Erfolge immer eine Leistung der ganzen Mannschaft sind, so fängt die gleiche Mannschaft auch den Misserfolg auf. Man ist nie allein. Als Einsteiger trifft man deshalb immer auf formierte Gruppen, die die einzelnen Positionen bereits abgestimmt und die Beziehungen definiert haben.

Sich in diesem Team zu etablieren, stellt an den Berufsanfänger eine weitere, besondere Herausforderung dar. Der tatsächliche Start ins Berufsleben mit den vielen, teils auch drastischen Eindrücken weicht nämlich meist deutlich von den zuvor gehegten Erwartungen ab. Doch trotz der vielen neuen Eindrücke, die gerade am Anfang täglich auf uns einprasseln, ist die zeitnahe Positionsfindung im Team von großer Bedeutung für den weiteren Berufsweg. Dabei muss man das eigene Vorankommen in den größeren Kontext des Gruppenziels setzen. Gelingt dies für die Institution Krankenhaus noch relativ leicht, so fällt die Akzeptanz von konkurrierenden Zielen bei den Kollegen schon deutlich schwerer. Die anderen wollen auch etwas vom Kuchen. Es hilft also nichts, außer sich selbst als Teil der Gruppe zu erkennen und zu akzeptieren, dass alle Mitglieder ein natürliches Interesse an der persönlichen Weiterentwicklung haben.

Man kann das eigene Profil aber durch Leistung schärfen, ohne dass der Wettbewerbsgedanke zu stark dominiert. Der Umgang mit gleichgestellten Assistenzärzten vereinfacht sich erheblich, wenn man die gemeinsame Tätigkeit als Teamarbeit wahrnimmt und nicht zwanghaft die Abgrenzung sucht. Für das weitere Vorankommen ist es unabdingbar, die sozialen Kompetenzen gleichwertig zu den manuellen und intellektuellen Fähigkeiten zu entwickeln. Egozentrik bringt in der Chirurgie nicht nach vorne.

Damit das Ganze auch bloß nicht zu einfach wird, unterscheiden sich im Team Chirurgie verschiedene Gruppen und Subgruppierungen, die sich zum Teil auch noch variabel zusammensetzen. Und zudem wechseln die Mitglieder manchmal ihre individuelle Position. Auch die Gewichtung der einzelnen Kollektive ist unterschiedlich. In diesem Wechselspiel kann man als Berufsanfänger den eigenen Stellenwert gar nicht unterschätzen. Man startet im Netzwerk nämlich bei Null.

2.4.1 Charakteristika eines Teams

Der Begriff Teambildung beschreibt grob umrissen die Formierung eine Kleingruppe, die dann die Lösung komplexer Aufgaben anstrebt. Zielgerichtetes Handeln stellt deshalb die Kernaufgabe eines Teams dar. Diese Grundsätze lassen sich sehr einprägsam in einfachen Alltagsbeispielen darstellen.

Eine Fußballmannschaft besteht in der Regel aus 15–16 Mitgliedern. Davon stehen 11 auf dem Feld, und die übrigen bilden die Reserve. Bis zum letzten Platz auf der Ersatzbank arbeiten alle Spieler am gleichen Ziel, nämlich möglichst oft zu siegen. Dabei stellen Position und Gegner oft unterschiedliche und zum Teil sogar widersprüchliche Anforderungen. Die einzelnen Spielpositionen werden nach jeweiliger Stärke der Mitglieder besetzt. Im Idealfall gelingt es der Teamleitung auch noch, einen Teamgeist zu etablieren, der es erlaubt, Formschwächen oder Überforderungen untereinander auszugleichen. Das stabile Team gewinnt die Meisterschaft. Wir brauchen also engagierte Leute, die etwas können, die ehrgeizig Gruppen- und Einzelziele verfolgen und sich dabei nicht zu schade sind, dem schwachen Mitspieler bei Bedarf zu helfen oder bei Bedarf Hilfe anzunehmen. Ist doch ganz einfach, oder?

Die Aktivitäten in einer Fußballmannschaft repräsentieren perfekt die grundsätzlichen Funktionsabläufe in einem sozialen Netzwerk und spiegeln damit wahrscheinlich sogar das Leben selbst. Ganz sicher lassen sie sich aber auf die chirurgische Tätigkeit im Stationsalltag oder im Operationssaal übertragen. Betrachtet man die enge Verzahnung von gründlicher Vorbereitung, exakter Ausführung des Eingriffs und sicherer peri- und postoperative Leitung, wird die Bedeutung von Teamarbeit und -charakter sofort evident. Nur in enger Zusammenarbeit der ganzen Mannschaft gelingt am Ende die erfolgreiche Behandlung. Und dabei zählt jedes Mitglied. Es ist ein geradezu langweiliger Irrtum, dass der Heilungserfolg allein an der unübertroffenen Kunst des Operateurs hängt, so wie ein Fußballmatch nicht allein vom Mittelstürmer gewonnen wird. Solche Mär dient nur den Gelüsten ruhmsüchtiger Kleingärtner und ihrer Claqueure. Natürlich spielt es eine Rolle, wer die Tore schießt, denn die gewinnen das Spiel. Doch keiner trifft ohne Torwart, den grätschenden Innenverteidiger, den Wasserträger im Mittelfeld, den genialen Ideengeber, den Flankengott und nicht mal ohne den, der den Ball aufpumpt. Klingt profan, ist aber wahr: Der Star ist die Mannschaft. Sehr deutlich wird das, wenn hochgeschätzte Spieler die Mannschaft wechseln und im neuen Team deutlich schlechter unterwegs sind. Oder wenn vermeintliche Mitläufer ein Team verlassen und danach das Gefüge überraschend Risse bekommen. Genau so ist es in der Chirurgie. Es braucht den Operateur wie die OP-Pflegekraft, den Assistenten wie die Schwester, die PJ'lerin, den Physiotherapeuten, den Famulus und sogar die Anästhesie! Erst dann läuft alles glatt.

Weniger die konkurrierende Abgrenzung nach außen als der Zusammenhalt nach innen muss also die Triebkraft sein, mit der man seinen Aufgaben erfolgreich nachgeht. Wir müssen ein Wir-Gefühl entwickeln, um auf der Siegerstraße zu reisen. Dazu muss man seine Mitspieler möglichst gut kennen.

2.4.2 Teammitglieder in der Chirurgie

Das große Team einer chirurgischen Klinik beschränkt sich demnach nicht nur auf die ärztlichen Mitarbeiter. Natürlich suchen die Patienten ein Krankenhaus auf, um geheilt zu werden – und diese Heilung ist ärztliche Arbeit. Wir Ärzte stellen also das Zentrum und den eigentlichen Sinn. Diese Unterscheidung zwischen Koch und Kellner ist für das eigene Selbstbewusstsein schon von Bedeutung, aber kein Grund überheblich zu werden. Die Arbeit von Krankenpflegern, Sekretariaten, Physiotherapeuten oder Sozialarbeitern ist in der Betreuung der Patienten ebenfalls unverzichtbar.

Die Behandlung ist erfolgreich verlaufen, wenn der Patient das Haus möglichst auf zwei Beinen und zufrieden lächelnd verlässt, um dann überall von den Ruhmestaten zu berichten, die ihn gerettet oder zumindest doch perfekt versorgt haben. Schon das schafft man grundsätzlich nicht allein. Dazu kommt aber noch, dass bei keinem Aufenthalt alles immer optimal verläuft. Auch wenn keine »major complications« auftreten – irgendetwas geht immer schief. Und sei es das Ei, das – obwohl bestellt – unverschämterweise am Morgen doch nicht kommt, oder die hinterletzte Ecke unter dem Fernseher, welche die Reinigungskraft doch einfach ganz frevelhaft immer übersehen hat.

Nach wenigen Wochen werden Sie lernen, wie abweichend Laien einen Krankenhausaufenthalt beurteilen. Die Perspektive ist eine ganz andere. Die Rund-um-Versorgung, die wirklich haargenau der deutschen Patientenmentalität entspricht, gelingt ganz unabhängig von den Sachinhalten auch nur im Team. Hier muss man nicht nur fachlich, sondern auch sprachlich zusammenarbeiten.

Die vielfältigen Ansprüche der Hilfebedürftigen spiegeln sich auch in der heterogenen Ansammlung von Berufsbildern wider, die alle zum besten Wohl des Patienten um diesen herumwu-

seln. Das Hauptbetätigungsfeld oder besser die neue Heimat des jungen Assistenten ist die Stationsflur. Auf dieser Bühne agiert er aber nicht allein mit seinesgleichen. Im Unterschied zu vielen anderen akademischen Berufen arbeiten Ärzte ständig sehr eng mit einer Vielzahl anderer Professionen zusammen. Eine solche Arbeitsstruktur ist für Juristen oder Ingenieure eher untypisch. Diese Form der Kooperation offenbart schnell eine Menge an Ungleichheiten. Auch wenn wir alle das gleiche, übergeordnete Ziel anpeilen, nämlich die Heilung der Patienten, so weichen doch die eingeschlagenen Wege zum Teil deutlich voneinander ab. Neben den verschiedenen Berufsausbildungen prallen auch ganz unterschiedliche Vorstellungen von Arbeit aufeinander. Während stringent organisierte Ärzte den repetitiven Rhythmus des Alltags als Karriereschritt beurteilen, empfinden zum Beispiel Pflegekräfte die Arbeit weit eher als Lohnerwerb. Wenn also der junge Assistenzarzt, um Anerkennung rudernd, den ganzen Laden mangels Eigenstruktur auf links dreht und dabei jedes Zeitgefühl verliert, wollen die Schwestern und Pfleger nach getaner Arbeit am Schichtende einfach nach Hause. Da kann es leicht mal knallen.

In der Regel tritt der Berufsanfänger enthusiastisch und hoch motiviert an, um seine neuen Aufgabenfelder zu erschließen. Längere Arbeitszeiten stellen zumindest am Anfang kein Hindernis dar. Barbie und Ken wollen doch nach oben. Man hat auf sie gewartet, sechs lange Jahre, und jetzt ziehen die anderen nicht mit? Während die Nachwuchsfraktion die Welt retten will, denkt die Oberärztin mit Grauen an die Kosten ihrer bevorstehenden Scheidung. Der Altassistent will endlich wieder eine rauchen, der PJ'ler kämpft mit seinem strammen Kater, die Physiotherapeutin muss ihre Tochter von der Kita abholen und der Pfleger ist gedanklich schon am Ufer seines kleinen Gartenteichs. Begehen Sie also nicht den Fehler, die eigenen Maßstäbe auch für alle anderen Mitglieder des Teams anzunehmen. Das kann echter Sprengstoff sein.

Aber wieso eigentlich nicht? Die Vorgesetzten und Gleichgestellten können ja machen, was sie wollen. Okay, das nervt, aber die sind ja auch alt, verbraucht und leer. Der Frust interessiert mich nicht, die Visite der Oberärztin halte ich locker durch (von der hätte ich mich auch scheiden lassen!). Aber nach unten, da setze ich meine Ideen durch. Hier bin ich der Boss, und ich weiß, wie es geht! Und schon startet der Höhenflug. Da kann man sicher sein, dass alle anderen die Augen verdrehen und spätestens in Zimmer 3 eine Brechschale brauchen. Aber es kommt noch schlimmer. In Zimmer 15 wird ernsthaft gezweifelt, bei der Übergabe gelästert – und nach zwei Wochen die Zusammenarbeit durch die Kollegen eingestellt.

Wer die anderen nicht ernsthaft und respektvoll akzeptiert, den lassen die Teamkollegen als natürliches Regulativ am ausgestreckten Arm verhungern. In diesem Geflecht aus unterschiedlichen Berufsgruppen, Vorstellungen und Berufskonzepten ist es eine echte Herausforderung, sich als junger Arzt zurechtzufinden. In sehr kurzer Zeit wird man in viele Prozesse eingebunden. Man trifft ganz schnell Anordnungen, die in Diskrepanz zu den Zielen anderer stehen. Hier braucht es kommunikatives Feingefühl und soziales Geschick, die gefällten Entscheidungen zu vermitteln, zu erklären und auch zu verteidigen. Es kann zu erheblichen Unstimmigkeiten führen, wenn man dabei zu dominant agiert. Nicht minder kontraproduktiv ist jedoch ein ständiges opportunes Nachgeben.

Im Netzwerk der Berufsgruppen lassen sich unterschiedliche Allianzen schmieden. Gerade am Anfang sitzt man hier zwischen den Stühlen. Neulinge sind jung, naiv und brauchen das Geld. Keiner nimmt sie richtig ernst, aber alle wollen mal mit ihnen spielen. Die beste Strategie ist defensiv und abwartend. Nicht unnötig Partei ergreifen, in alle Richtungen achtsam agieren, sich selbst zurücknehmen und behutsam durch Leistung und Verlässlichkeit Respekt erwerben. Wenn man gut ist, kann man auf der Stationsbühne zwischen den Rollen wechseln, ohne die eigene Authentizität zu verlieren. Ehrlicherweise gelingt das aber auch nach Jahren nicht jedem.

2.4.3 Das Pflegepersonal

Gegenüber der Pflege müssen sich Berufsanfänger vor allem vor Überheblichkeit schützen. Neben den knappen Erfahrungen, die man im Pflegepraktikum sammelt, ist der Arbeitsalltag des Pflegepersonals weitgehend fremd. Das ist auch nicht schlimm – wir wollen ja Ärztinnen und Ärzte sein. Aber wir müssen die Pflege führen, und das geht nur von oben, aber nicht von oben herab.

Die ersten Tage und Wochen als Arzt stellen oft eine Überlastung dar. Im Tunnelblick der eigenen Beanspruchung vergisst man leicht die Aufgaben und Ziele der anderen. Auf der Basis natürlicher Inkompetenz, einem Batzen Naivität und einer großen Portion Angst wird aus Führung Diktatur. Das wird auch zum Ziel führen, denn die Grundstruktur der Chirurgie ist streng hierarchisch. Aber die Schwestern und Pfleger riechen Ihre Furcht und erkennen schonungslos alle Ihre Defizite. Schnell ist der Ruf versaut, man gilt als arrogant und unverbesserlich, und das vergisst dann keiner. Dabei waren wir im Ringen um unsere Autorität nur unsicher. Schlecht gelaufen, jetzt ist ein neuer Hahn auf dem Hof, und der kann gar nichts.

Statt seine eigenen Mängel krampfhaft zu kaschieren, gilt es, Verbündete zu gewinnen. Sie können von der weitreichenden Erfahrung und dem klinischen Blick guter Pflegekräfte nur profitieren. Also Augen und Ohren auf für Empfehlungen und Ratschläge, die haben eh mehr Ahnung als Sie. Das Ganze ist aber ein Balanceakt. In absehbarer Zeit sollen Sie zur Führungsperson reifen, und wenn Sie sich am Anfang in den Staub werfen, dann wird es schwer, sich daraus wieder zu erheben. Wenn man selbst das Fahrwasser wechselt, machen die anderen das noch lange nicht. Man bleibt erst mal der kleine aufgeregte Junge oder das süße unschuldige Mädchen. Echte Vertraulichkeit bietet sich nur auf der Basis echter Stärke an. Dann kann man sich lässig zurücknehmen und trotzdem die Führung behalten. Und da wollen wir alle hin.

2.4.4 Die Kollegen Assistenzärzte

Als Frischling genießt man unter den Kollegen in der Regel einen gewissen Sympathievorschuss. Die bewusste Auswahl der Klinik gilt als Kompliment. Vielleicht ist man schon früher als Famulus oder im PJ positiv aufgefallen. Und im Idealfall haben Chef und Oberärzte ihre Einstellung gemeinsam beschlossen. Alle sind wohlgesinnt, Welpenschutz nennt man das. Man wird nicht gebissen, die an-

2

deren finden einen erst mal nett, aber man spielt auch eigentlich keine echte Rolle. »Was macht die Neue?« »Sieht nett aus, und stört nicht. Wird schon.«

Die ersten 100 Tage erfüllt man am besten, was die anderen fordern, beobachtet aufmerksam die Interaktion und hält ansonsten die Klappe. Klingt einfach und ist es auch. Man erledigt die Fleißarbeit, übernimmt die Hilfsleistungen, akzeptiert die unbeliebten Dienste und sitzt vor den höchsten Arztbriefstapeln. Und sicher steht man um 16.00 Uhr nicht als erster in der Fluchthose lächelnd am Ausgang. Man geht in Vorleistung. Der eigene Ruf baut sich durch Fleiß, Zuverlässigkeit und Kondition dann schon ganz von selbst auf. Es fällt nicht nur positiv auf, wenn das jüngste Mitglied versucht, durch allzu forsches Mitreden und ausschweifende Eigeninitiative hervorzustechen. Es gilt, den Spagat zwischen sozialverträglichem Ehrgeiz und dem notwendigen Gemeinschaftssinn zu bestehen. Machen Sie sich die Redundanz der Bestrebungen und Positionen klar! Alle wollen gut und viel operieren können, und alle wollen deshalb durch Wissen und Fähigkeiten beeindrucken.

Damit nicht alles in blinde Konkurrenz ausartet, entscheidet ein gewisses Augenmaß. Der Berufsanfänger befindet sich dabei in mehrfacher Hinsicht in einer günstigen Ausgangsposition. Zum einen ist die Erwartungshaltung der anderen geringer als gegenüber Kollegen im zweiten oder dritten Jahr. Man kann alle Schritte etwas ruhiger planen, was einen soliden Stand verschafft und Fehler vermeiden lässt. Man profitiert davon, erst nach der Eingewöhnungszeit voll in alle Belange der Abteilung involviert zu werden. Durch bewusstes Wahrnehmen der zwischenmenschlichen Beziehungen kann man einige Stolpersteine umgehen. Jeder Fach- und Oberarzt hat seine Eigenheiten und trifft individuelle Gewichtungen. Kennt man die Schwerpunkte, kann man sich darauf einstellen. Der Weg dahin führt über konzentrierte Aufmerksamkeit. Doch leider mutiert man in den ersten Tagen schnell zum Schaf, das der Herde hinterherläuft. Dabei kann man allein durch Beobachtung viel lernen. Und sei es nur, wie es nicht geht.

Die wichtigste Peergroup sind die anderen Assistenzärzte. Sie teilen Aufgaben und Pflichten, Alter und soziale Stellung sind oftmals gleich. Als

Folge von Arbeitsteilung und Konkurrenz sind zwischenmenschliche Spannungen, die auch über punktuelle Konflikte hinaus existieren, vorprogrammiert. Gerät man als Berufsanfänger in eine solche Situation, bewegt man sich im Spannungsfeld von Demut und Selbstschutz. Eine Vermeidungstaktik ist unrealistisch, oft muss man mit der entsprechenden Person auf Jahre zusammenarbeiten. Höflichkeit und Professionalität stellen deshalb die Säulen, die die gemeinsame Arbeit stützen. Kommt es trotz aller Bemühungen zu einem Konflikt, muss die innere Gefasstheit bewahrt werden. Wer in emotional aufwühlenden Situationen ruhiger agiert, triumphiert meist. Konflikte unter Kollegen muss man mit kühlem Kopf und konstruktiv austragen und vor allem beenden.

2.4.5 Die Damen und Herren Oberärzte

Die Oberärztinnen und Oberärzte sind bei komplexen Fragen aus dem Stationsalltag oder der Ambulanz die stabilsten Ansprechpartner. Als nächsthöheres Glied in der Befehlskette tragen und ertragen sie einen Großteil Ihrer Ausbildung. Dieser Lehrfunktion gebührt an allererster Stelle Respekt. Über Jahre und Jahrzehnte immer wieder jungem Gemüse die ersten Schritte beizubringen, ist kein leichtes Brot.

Die besondere Ausbildungssituation in der Chirurgie bringt es mit sich, dass Lehre oft sehr persönlich präsentiert wird. Das Schüler-Lehrer-Verhältnis beträgt am Tisch nur 1:1. Gute Oberärzte sind nicht nur Lehrer, sondern Lehrmeister. Die Ausbildung umfasst dann neben den allgemeinen Grundregeln auch die geheimen Kniffe und besonderen Tipps. Diese Extras kann und muss man sich aber verdienen. Der Mindestpreis ist eine »saubere« Station. Läuft da alles rund, steht schon mal die Basis. Dazu kommen dann oft noch die individuellen Besonderheiten oder auch Vorlieben, die wahrscheinlich alle im Laufe ihres Berufslebens entwickeln. Jeder steht auf etwas anderes. Beim einen ist es das Labor, beim anderen sind es die Medikamente, beim Dritten die AT-Strümpfe und beim Vierten die sauberen Pflaster oder der Bauchgurt. Es hilft nichts außer Mitmachen. Das kann lästig werden, muss aber sein. Man startet als Stift und nicht als Meister.

In der Lehrerrolle dient der Oberarzt auch als Mittler zum Chef. Er vertritt die klinische Schule und vermittelt die strategischen Vorgaben. Dabei wechselt der Spielraum eigener Entscheidungen von der völligen Freiheit bis zur totalen Abhängigkeit. Die klinische Leistung der Assistenten wird nicht vom Oberarzt vollbracht, aber stets von ihm verantwortet. Das ist nicht immer leicht – Selbermachen ist oft einfacher als anleiten. Auch doppelten Linkshändern auf Vorgabe des Chefs bei Eingriffen gehobenen Schwierigkeitsgrades zu assistieren, kostet Schweiß, Blut und Tränen. Es ist keinesfalls selbstverständlich, sich dieser Aufgabe jahrelang zu widmen.

Der Oberarzt steht auch sonst zwischen der Basis und der Führung einer Klinik und muss deshalb in beide Richtungen kommunizieren können. Die Rolle des Oberarztes sicher auszufüllen, verlangt eine strenge Einhaltung der klassischen Informations- und Befehlskette. Alle Fragen und Belange gehen immer zuerst an den zuständigen Fach- oder Oberarzt. Auf dieser Ebene wird dann entschieden, ob die Information weiter nach oben zum Chef durchgereicht werden muss oder eigenständig agiert werden kann. Brechen Sie diese Informationskette, indem Sie zum Beispiel aus anbiederndem Gehorsam direkte Meldungen an den Chef abgeben, missachten und hintergehen Sie Ihren Vorgesetzten. Das wird Ihnen zu Recht nicht so schnell verziehen, denn Sie unterlaufen die Autorität. Dieses militärisch anmutende Prinzip gilt auch in nichtoperativen Fächern.

Manchmal führt die strenge Auslegung sogar dazu, dass man auf Weisung des Oberarztes, aber gegen seine Überzeugung handelt. In solchen Fällen vertraut man sich einem erfahrenen Kollegen an, der dann sicher Mittel und Wege weiß diesen Befehlsnotstand zu meistern. Diese Situation entsteht aber ausgesprochen selten.

Durch die körperliche Enge am Tisch, den etwas burschikosen Grundton und vielleicht auch die Nähe zum Tod ist der Umgang mit Oberärzten gerade in der Chirurgie vielfach zwangloser als in anderen Fächern. Man darf die flapsigen Gespräche während der Operation jedoch nicht als Einladung zur Distanzlosigkeit missverstehen. Hier existiert ein kommunikatives Nebeneinander von lässigem Gespräch und hierarchischer Befehlskette. Ein lockerer Ton schlägt unter Drucksituationen schnell in barsches Fordern um. Sieht man von individuellen Schwächen in der Führung ab, ist das am ehesten dem ständigen Wechsel zwischen angespannter Konzentration und entspannter Erholung geschuldet. Viele Kollegen pflegen diesen Umgang auch aus Tradition und Imagekonsistenz. Chirurgen sind eben so. Locker mitschwingen ist dann die Devise.

Das Idealbild eines fachlich exzellenten, aufmerksamen und fürsorglichen Oberarztes trifft man natürlich nur ausgesprochen selten. Auch wenn sich manche Figuren im Rückblick zu Helden verklären, offenbart die genauere Analyse doch immer Schwächen. Normal. Ist man als Assistent aber in der ganz unglücklichen Situation, aus fachlichen oder persönlichen Gründen ein schlechtes Verhältnis zu seinem Oberarzt zu haben, kann daraus echte Not werden. Zunächst sollte man Ruhe bewahren. Vielleicht entspringen die neue Strenge oder die mangelnde Präsenz im OP nur dem Zufall. Ein Gespräch im vertrauten Kollegenkreis kann manche Missempfindung sicher schon entkräften. Für echte Krisengespräche sucht man ansonsten enge Vertraulichkeit. Auch wenn es schwerfällt, ist das offene Gespräch mit dem zuständigen Oberarzt die beste Option. Meist klären sich die Fronten dann doch recht einfach.

Entsteht aber ein verlässliches Gefühl der gezielten Diskreditierung, muss man den Chef einschalten. Dann wird es aber heikel, denn der Chef hat einen natürlichen Reflex, seine Oberarztebene zu schützen. Revoluzzer werden keinen Erfolg haben. Agieren Sie stattdessen bedacht. Lassen Sie sich in dieser schweren Krise von einem Zeugen begleiten und bieten Sie Beispiele. Die Situation bleibt dann trotzdem kritisch, aber wenigstens auch fundiert und ruhig.

2.4.6 Der große Meister

Die anfängliche Entscheidung für oder gegen eine Abteilung ist gleichzeitig oft auch eine Entscheidung für oder gegen den Klinikvorstand. Der Chef polarisiert schon allein durch seine herausgehobe-

2

ne Position als Führungskraft und wichtigster Bezugspunkt einer Abteilung. Im Alltag sind die Berührungspunkte außerhalb der oft elenden Zeiten auf der Privatstation jedoch viel seltener, als man zunächst erwartet. Das liegt vor allem am grundsätzlich unterschiedlichen Spektrum.

Da die Kontaktfläche aber so klein ist, müssen die sparsamen Möglichkeiten umso effizienter genutzt werden. Wenn man dem Chef nur auffällt, weil man jeden zweiten Arztbrief zur Korrektur zurückbekommt, ständig zu spät am Tisch erscheint oder jeden Tag deutlich vor ihm das Haus verlässt, wird das mit der Vertragsverlängerung unter Umständen etwas komplizierter als erhofft.

Die unerwarteten Kontakte kann man nicht vorbereiten. Da hilft nur noch stramme Konzentration. Im Zweifel macht man ein schlaues Gesicht und versucht die großen Fettnäpfchen meiden. Bei den planbaren Begegnungen ist das anders. Neben der Früh- und der Röntgenbesprechung ist die Chefvisite der klassische Catwalk, den es zu bestehen gilt. Seien Sie hier vorbereitet. Die Termine sind ja jede Woche bekannt. Gute Visiten werden gern gesehen, aber schlechte Visiten werden gehasst.

In der Vorstellung der Patienten bleibt man sachlich und knapp. Kurzer und knackiger Informationsfluss ist gefragt, der Chef will nicht in jedem Zimmer schwierige Fälle oder medizinische Rätsel lösen. »Ich habe alles im Griff!« ist die Botschaft, die er hören möchte. Vor den Augen des Meisters ist größte Umsicht gefragt. Der Mann muss am Ende eines langen Tages samt einem Rattenschwanz von mäßig interessierten Kollegen mit einem Neuanfänger durch die Zimmer ziehen. Da stimmt die Laune schon mal, ideale Voraussetzungen für ein kleines bisschen Haue. Und die ist dann für Sie.

Im Ernst: Sie stehen bei der Chefvisite auf der Bühne und alles, was Sie tun, wird registriert. Meiden Sie deshalb die großen Lapsus, und machen Sie es der ganzen Gruppe stattdessen ein bisschen nett. Keine Beschwerden über Patienten oder andere Berufsgruppen, kein Entree »Der Fall ist nicht so schön« und keine kontroverse Diskussionen mit den Vorgesetzten. Dann wird alles gut. Wenn es nicht läuft, muss man unter Umständen eine ganze Woche warten, um die Scharte wieder

auszuwetzen. Außer man drückt sich beim nächsten Mal und schickt ganz clever andere vor. Wenn der Common Trunk dann vorbei ist, gibt es keinen schlechten Eindruck. Mit ein bisschen Pech kann aber niemand mit Ihnen so richtig was verbinden. Da wird man schnell zum durchlaufenden Posten.

Die nüchterne Distanz gilt übrigens auch für Privatgespräche. Ein charmanter Stil suggeriert dem Unerfahrenen falsche Offenheit. Bleiben Sie reaktiv, Eigeninitiative ist nicht gefragt. Ihre Urlaubsgeschichten will nämlich ganz sicher keiner hören. Die vom Chef natürlich auch nicht, aber der erzählt sie einfach, denn er ist der Chef. Achten Sie auch auf die Zwischentöne. Wegen der fachlichen und auch räumlichen Enge (z. B. im OP) spielen Sympathie und Antipathie eine größere Rolle als in anderen Fächern, denn man kann nicht ausweichen. Der Chef plaudert nicht mit denen, die er nicht mag und umgekehrt. Das darf man nicht missverstehen. Qualität wird sich immer durchsetzen. Das verkannte, einsame und ungeförderte Genie existiert in jedem Krankenhaus – als verklärte Geschichte. Kein echter Kracher endet in der Besenkammer. Aber genauso wenig werden die großen Misanthropen die Spitzenkräfte von morgen. Die will man nicht fördern, und dann macht man es auch nicht.

In Ihrer Beurteilung nimmt die Meinung des Chefs auch bei einem partizipativen Führungsstil besonderes Gewicht ein. Daher wird der gewiefte Klinikleiter Kritik an einem jungen Assistenzarzt niemals vorschnell äußern. Man gibt den Küken erst einmal Zeit zum Mausern. Ein mahnender Hinweis des Chefarztes sollte umso ernster genommen werden, denn der weicht von der Regel eindeutig ab. Die Kritik muss dabei durchaus nicht der Selbsteinschätzung entsprechen, und schnell gerät man als Frischling so in schmerzhafte Selbstzweifel. Dann ist Vertrauen in die Führung gefragt. Der gleiche Chef hat Sie doch eingestellt. Setzen Sie deshalb zunächst ein gesichertes Wohlwollen der Führungsetage voraus. Eine detaillierte Einschätzung erhalten Sie eher in den mittlerweile verpflichtenden Evaluationsgesprächen. Da kann es dann auch einmal ernst werden.

Bei Konflikten ist wie bei Oberärzten auch bei Auseinandersetzungen mit dem Chefarzt absolute Contenance gefragt. Bloß nicht duckmäusern, aber reden Sie sich auch nicht um Kopf und Kragen, Ihr Gegenüber ist Ihnen im Stressgespräch sicher überlegen. Das meiste lässt sich regeln, denn nicht vergessen: Sie sind noch gar nicht so wichtig, als dass man sich ernsthaft mit Ihnen anlegt.

Sollte der Charakter eines Chefarztes mit der eigenen Person aber so gar nicht harmonieren, liegt die einzige Lösung manchmal auch in einer Trennung. Lieber kurz und heftig als lang und unerträglich. Macht doch nichts, die Welt ist schön, und Krankenhäuser gibt es überall!

Checkliste »Positionsfindung im Team«
- Beachten Sie vorbestehende Hierachien.
- Fügen Sie sich harmonisch ins Team ein.
- Passen Sie Ihre Kommunikation angemessen an Ihren Gesprächspartner an.

Struktur von Gesundheitssystem und Krankenhauswesen

C. Böhler, A. Gerber-Grote, T. Meindl, P. L. Piechotta, G. Schiffer

Trockene Materie, denken Sie? Warum soll ich mich denn mit diesen Dingen beschäftigen, wenn ich genug damit zu tun habe, meine Patienten auf Station zu versorgen? Und als Mediziner möchte ich doch praktisch tätig sein, wir haben ohnehin schon genug Papierkram um die Ohren. Diese Argumente mögen zwar alle ihre Berechtigung haben, jedoch sind Sie als junger Mediziner selbst Akteur im Gesundheitssystem.

Es lohnt sich also, etwas dafür zu tun, dass man sich in dem Umfeld ein wenig zurechtfindet, in dem man sich bewegt? Ja, genau aus diesem Grund möchten wir Sie nun in die Struktur des deutschen Gesundheitssystems und des Krankenhauswesens einführen.

Dabei werden wir zunächst versuchen, einige Mythen zu entlarven, denen Sie vielleicht auch schon in der öffentlichen Debatte oder im Gespräch mit Kommilitonen oder Kollegen begegnet sind. Anschließend geht es um die Finanzierung des Gesundheitssystems und dabei insbesondere um die Struktur, die Aufgaben und Funktionsweise der gesetzlichen Krankenversicherung. Im dritten Teil dieses Kapitels beschäftigen wir uns wieder konkreter mit dem Krankenhaus, wobei wir zunächst auf die im Krankenhaus zu erbringenden Leistungen und dann auf die Krankenhausfinanzierung eingehen. Danach folgt eine Einführung in das D-Arzt-Verfahren, mit dem Sie in Ihrem Alltag sicher auch konfrontiert werden. Schließlich befassen wir uns noch mit einem unerlässlichen Thema in der Krankenversorgung, dem Qualitätsmanagement im Krankenhaus. Dabei wollen wir Ihnen insbesondere auch einige lästige Abkürzungen nahebringen, z. B. G-BA, GKV, DKG – allesamt Organisationen, die auch Einfluss darauf nehmen, welche Leistungen im Krankenhaus erbracht werden.

3.1 Grundlagen und Kennzahlen des deutschen Gesundheitssystems

3.1.1 Die Ausgaben und Einnahmen: in Balance?

» Die Kosten im Gesundheitswesen explodieren. Im Jahr 2009 lagen die jährlichen Ausgaben laut Gesundheitsberichterstattung des Bundes bei nahezu 278 Milliarden Euro. […] Allein die zunehmende Alterung der Gesellschaft wird in den kommenden 50 Jahren die Ausgaben verdoppeln. Nicht nur der demografische Wandel, sondern auch der technische Fortschritt stellt das Gesundheitssystem unter enormen Druck. (Leuphana 2011) **«**

Ähnliches hören und lesen wir tagtäglich in den Medien. Vielleicht schallt Ihnen eine vergleichbare Aussage auch auf dem Krankenhausflur von einem Vorgesetzten oder der Krankenhausverwaltung entgegen angesichts eines alten Menschen, der bei Ihnen betreut werden muss. Aber Kostenexplosion? Was sagt der Faktencheck?

Die Entwicklung der Gesamtausgaben im Gesundheitswesen und in der gesetzlichen Krankenversicherung (GKV) über die letzten 15 Jahre lässt sich wie folgt zusammenfassen (◘ Abb. 3.1):

1. Der Anteil der Gesamtausgaben am Bruttoinlandsprodukt (BIP) blieb mit durchschnittlich 10,5 % relativ konstant (OECD 2011).
2. Dasselbe gilt für den Anteil der Ausgaben der GKV am BIP mit durchschnittlich ca. 6,1 % (BMG 2011).

Weil der Anteil am BIP als grobe Schätzung von vielen anderen wirtschaftlichen Faktoren abhängig ist, zieht man auch den Vergleich über Gesundheitsausgaben pro Person heran. Dafür muss man zunächst einen gemeinsamen Nenner bilden, sprich die Gesundheitsausgaben pro Person um Kaufkraft- und Währungsunterschiede bereinigen (◘ Abb. 3.2).

Auch wenn man sich die Ausgaben pro Person anschaut, würde man unter einer Explosion etwas anderes verstehen, zum Beispiel die Entwicklung des Goldpreises je Unze von 1319 US$ auf 1877 US$ binnen 7 Monaten im Jahr 2011. Der Begriff »Kos-

3

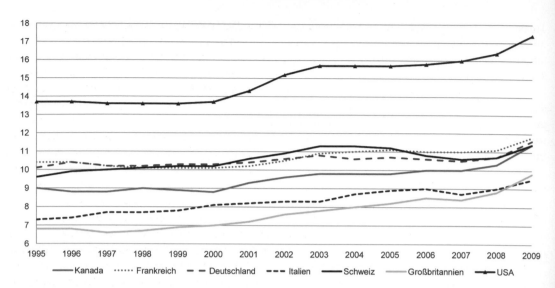

❏ Abb. 3.1 Entwicklung des Anteiles der Gesundheitsausgaben am Bruttoinlandsprodukt. (Adaptiert nach: http://stats. oecd.org)

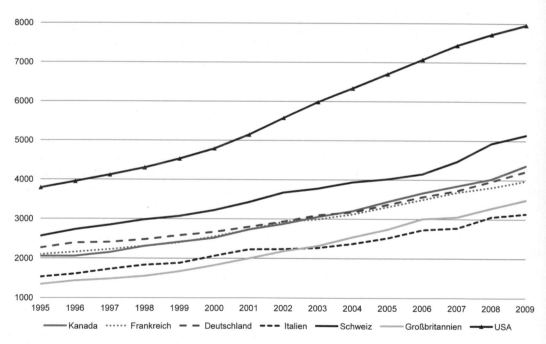

❏ Abb. 3.2 Kaufkraftbereinigte Ausgaben pro Person und Jahr in US$. (Adaptiert nach: http://stats.oecd.org)

tenexplosion« ist also mit Vorsicht zu genießen und wird oft benutzt, um dramatisch inszeniert politische Entscheidungen in eine bestimmte Richtung zu lenken.

Einmal losgelöst von dieser kritischen Bewertung des Begriffes Kostenexplosion wollen wir nun die Ursachen für den dennoch erkennbaren Anstieg der Ausgaben unter die Lupe nehmen.

» Die größten Kostentreiber der gesetzlichen Krankenversicherung (GKV) sind vielmehr Fehlanreize im System und der medizinisch-technische Fortschritt. (IW 2010) **«**

In der Öffentlichkeit wird zumeist darum gestritten, welcher der beiden Faktoren »doppelte« Alterung – sprich immer höhere Lebenserwartung bei gleichzeitig abnehmenden Geburtsjahrgängen – und technischer Fortschritt auf die Ausgabenentwicklung im Gesundheitswesen einen größeren Einfluss hat. Vergessen wird darüber, wie das Institut der deutschen Wirtschaft (IW) in Köln betont, dass es im System sog. Effizienzreserven gibt. Dazu gehören die starre Trennung in ambulanten und stationären Sektor, die im internationalen Vergleich hohe Zahl an Krankenhäusern und die immer noch relativ lange Verweildauer. In diesem Zusammenhang wird von manchen Wissenschaftlern der Begriff des Mythos herangezogen.

Aber zurück zur Alterung: Die Kosten für die Versorgung eines 50-Jährigen im Jahr vor seinem Tod sind im Durchschnitt sogar wesentlich höher als die einer 80-Jährigen. Trägt die Alterung also gar nicht zur Ausgabensteigerung bei? Umgekehrt ist es »natürlich«, dass die Wahrscheinlichkeit, einen Herzinfarkt oder einen Schlaganfall zu erleiden, mit dem Alter ansteigt, sodass insgesamt ein höherer Anteil an Personen medizinisch versorgt werden muss.

In der wissenschaftlichen Literatur stehen sich zwei Erklärungsversuche gegenüber: Der eine besagt, dass wir mit zunehmender Lebenserwartung immer kränker und häufiger behandelt werden (Medikalisierungshypothese). Der andere besagt, dass die Menschen immer länger gesund bleiben, die Krankheiten sich damit in ein höheres Alter verschieben, deren Häufigkeit aber nicht ansteigt (Kompressionshypothese).

»Wann wird die Gesundheit unbezahlbar?« Diese Frage wird immer wieder laut. Auch wenn die Ausgaben im Gesundheitswesen absehbar ansteigen, so ist zu untersuchen, ob sich das Defizit tatsächlich nur auf der Ausgabenseite abspielt. Nicht wenige deutsche Gesundheitsökonomen (z. B. Rothgang 2010) haben wiederholt auf das Problem auf der Einnahmeseite hingewiesen. Die allgemeine Lohnentwicklung und damit das gesamte beitragsfähige Einkommen ist schon zwischen 1980 und 2000 hinter der Entwicklung des BIP zurückgeblieben. Bei gleicher Entwicklung hätte sich ein um fast 2 Prozentpunkte niedrigerer Beitragssatz von 11,6 % statt 13,57 % ergeben. Diese Entwicklung setzt sich seitdem fort und wurde zwischenzeitlich noch verstärkt durch eine hohe Zahl von Arbeitslosen. Weiterhin tragen die geringeren Einkommen der zunehmenden Zahl an Rentnern zur Schieflage auf der Einnahmeseite bei.

Angesichts dieser Einnahmeschwäche soll der Mythos, die Ausgaben seien das Problem, geschickt genutzt werden, um Strukturen der Finanzierung nicht in Frage zu stellen. Dazu gehört auch das völlig getrennte zweigliedrige System in gesetzliche und private Krankenversicherung (PKV) (► Abschn. 3.2). Des Weiteren kann dieser Mythos eingesetzt werden, um zu fordern, Leistungen müssten aus dem Katalog der GKV gestrichen werden, um sie dann außerhalb dieses Korbs wieder anbieten zu können. Ein gutes Beispiel dafür ist die mit dem GKV-Modernisierungsgesetz neu geregelte Finanzierung des Zahnersatzes. Zwar wurde die Kostenübernahme für Zahnersatz nicht gänzlich aus dem Katalog der GKV gestrichen, jedoch hat man diese Leistung aus der paritätischen Finanzierung zwischen Arbeitnehmern und Arbeitgebern ausgegliedert, sodass die Kosten für Zahnersatz seither alleine von den Arbeitnehmern zu tragen sind. De facto kam dies einer einseitigen Beitragssatzerhöhung gleich, wenngleich vermieden wurde, den Zahnersatz vollständig zu privatisieren.

Aber nicht nur Augen auf beim Mythos, sondern auch bei den Gegenmitteln. Die einen setzen auf die Bürgerversicherung, in der nicht nur Löhne und Gehälter, sondern auch andere Einnahmen aus Kapital und Mieten verbeitragt werden. Die anderen favorisieren ein Prämienmodell à la Schweiz für alle, das heißt alle zahlen dieselbe Prämie, und wer nicht kann, muss Zuschüsse aus Steuermitteln beantragen.

3.1.2 Prävention oder Leistungen kürzen?

Sicher haben Sie sich schon über einen der uneinsichtigen Raucher auf einer gefäßchirurgischen Station geärgert. Hätte er doch nur, dann wäre er jetzt nicht hier, würde nicht meine Zeit und Nerven kosten – und würde, woran Sie als junge/r Assistenzarzt/ärztin zunächst gar nicht denken – keine Kosten verursachen. »Spart Vorsorge tatsächlich

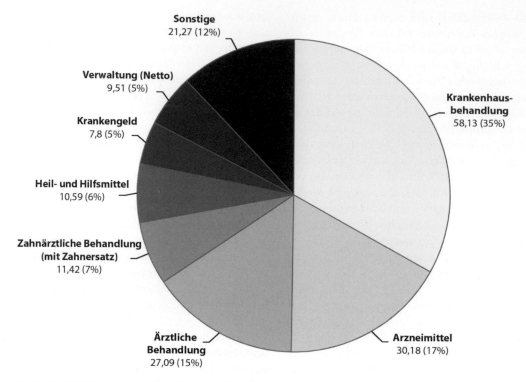

Sonstige
21,27 (12%)

Verwaltung (Netto)
9,51 (5%)

Krankengeld
7,8 (5%)

Heil- und Hilfsmittel
10,59 (6%)

Zahnärztliche Behandlung
(mit Zahnersatz)
11,42 (7%)

Krankenhaus-
behandlung
58,13 (35%)

Ärztliche
Behandlung
27,09 (15%)

Arzneimittel
30,18 (17%)

◘ Abb. 3.3 GKV-Gesamtausgaben nach Leistungsbereichen im Jahr 2010. (Adaptiert nach BMG 2011)

Kosten?« Möglicherweise führt genau die öko-nomische Frage sogar dazu, dass man Prävention gerade nicht machen sollte. Am Beispiel Rauchen lässt sich zeigen – auch wenn Untersuchungen hier zu widersprüchlichen Ergebnissen kommen –, dass das Rauchen der Gesellschaft Kosten sparen kann, weil Raucher früher sterben. Das heißt natürlich nicht, dass es nicht andere gute Gründe für die Prävention gibt, aber die Hoffnung, damit grundsätz-lich Kosten vermeiden zu können, trügt.

Dann müssen wir eben in einzelnen Bereichen der Versorgung sparen, wie zum Beispiel Kranken-haus oder Arzneimittel. Wenn die Arzneimittel-kosten so hoch sind wie nie, da müsste man doch nur weniger verschreiben! Betrachtet man die Ge-samtausgaben der GKV im Jahr 2010, so sind die Ausgaben für die Krankenhausbehandlung etwa so genauso hoch wie die Ausgaben für die Arzneimit-tel und sämtliche Leistungen der niedergelassenen Ärzteschaft (◘ Abb. 3.3).

Ein globales Argument, ein Bereich verschlin-ge zu viel, kann es so nicht geben. Dies erfordert

eine genauere Analyse, zum Beispiel in Hinblick auf Unterschiede in der Verschreibung nach der Region bei Arzneimitteln. Außerdem müssen Aus-gaben immer in Bezug gesetzt werden zu einem Zielkriterium, etwa der Ergebnisqualität. Da weiß man allerdings, dass die Unterschiede in der Ergeb-nisqualität gerade nicht mit der Höhe der Ausga-ben korrelieren; es gibt sogar Belege, dass Regionen mit hohen Kosten schlechte Versorgungsqualität liefern. Zum Teil beruht das sogar auf einer hohen Dichte an Leistungserbringern, die Indikationen weiter stellen, ohne dass damit eine bessere Versor-gungsqualität erreicht wird.

Vielleicht haben Sie in diesem Zusammenhang einmal das Schlagwort der »angebotsinduzierten Nachfrage« gehört. Für Deutschland kann hier auf die Debatte um die Hysterektomien verwiesen werden, die viel zu häufig vorgenommen werden. Oder auch die Volkskrankheit Rückenschmerzen: Geschätzt wird, dass in mindestens 40 % der etwa 160.000 »Rücken«, die jährlich in Deutschland operiert werden, eine Operation gar nicht indiziert

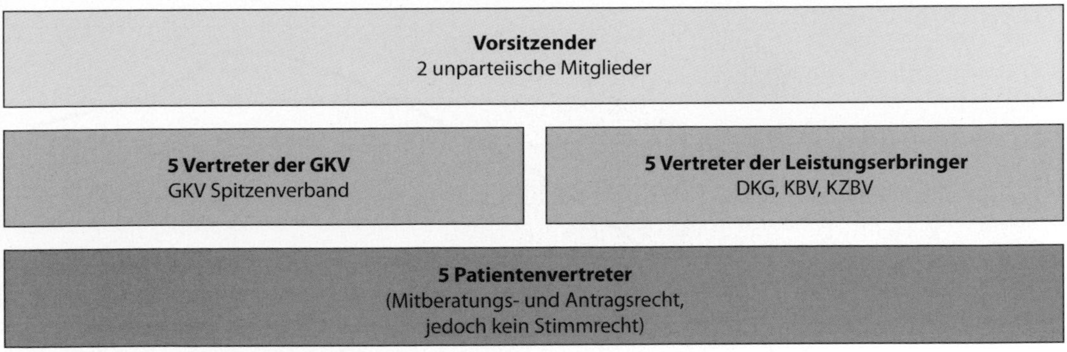

| **Vorsitzender** |
| 2 unparteiische Mitglieder |

| **5 Vertreter der GKV** | **5 Vertreter der Leistungserbringer** |
| GKV Spitzenverband | DKG, KBV, KZBV |

| **5 Patientenvertreter** |
| (Mitberatungs- und Antragsrecht, |
| jedoch kein Stimmrecht) |

◘ **Abb. 3.4** Struktur des G-BA. (Adaptiert nach: www.g-ba.de)

ist. Und oft wird über die Höhe der Verwaltungskosten gemeckert. Deren Anteil beträgt im Durchschnitt 5,6 % an den Gesamtausgaben der GKV und ist seit 1992 nicht wesentlich gestiegen. Private Krankenkassen haben einen deutlich höheren Anteil von Verwaltungskosten, er liegt bei 14,7 %.

3.1.3 Mehr Innovationen ins System oder G-BA und IQWiG?

» Innovationen schneller in die Gesundheitsversorgung (IKK 2010) «

Innovationen per se sind noch kein Fortschritt. So kommt es im Arzneimittelbereich neben Sprung- und Schrittinnovationen zu dem Begriff der Scheininnovationen, womit Me-too-Präparate/Analogpräparate gemeint sind. Das sind Arzneimittel, die sich nur minimal in ihrer Molekülstruktur von einem anderen Wirkstoff unterscheiden, aber dafür Patentrechte beanspruchen, obwohl sie in Studien keinen Zusatznutzen nachweisen können. Ein Beispiel dafür ist das Atorvastatin gegenüber anderen Statinen, wie sich aus Berichten des IQWiG und anderer internationaler HTA-Organisationen ersehen lässt.

Wie kann Fehlanreizen, mit Scheininnovationen viel Geld zu verdienen, ein Riegel vorgeschoben werden? Exemplarisch lässt sich das am Arzneimittelmarktneuordnungsgesetz (AMNOG) verdeutlichen, das seit dem 1.1.2011 gültig ist. Danach muss innerhalb von drei Monaten ein Dossier, das ein pharmazeutischer Hersteller zu einem neuen Arzneimittel zu erstellen verpflichtet ist, bewertet

werden. Anschließend wird auf Basis dieser Bewertung entschieden, ob das Arzneimittel einen Zusatznutzen hat und wie hoch dieser ist. Damit befasst ist die sog. Selbstverwaltung, also die im GKV-System Beteiligten Deutsche Krankenhausgesellschaft (DKG), Kassenärztliche Bundesvereinigung (KBV) und der GKV-Spitzenverband, die im sog. Gemeinsamen Bundesausschuss (G-BA) regelmäßig über den Umfang des Leistungskatalogs abstimmen. Auch Patienten bzw. deren Vertreter gehören zu diesem Gremium, sie haben jedoch kein Stimmrecht (◘ Abb. 3.4).

In der Vergangenheit hat der G-BA auch Einschränkungen des Leistungskatalogs befürwortet, zum Beispiel die Protonentherapie beim Mammakarzinom. Gerade an diesem Beispiel kann man auch sehen, wie sich dann Rechtsstreitigkeiten zwischen G-BA und dem Bundesministerium für Gesundheit (BMG) ergeben, das als Rechtsaufsicht des G-BA den Beschlüssen zustimmen muss.

In den meisten wissenschaftlichen Fragestellungen beauftragt der G-BA das Institut für Qualität und Wirtschaftlichkeit im Gesundheitswesen (IQWiG) (zur Qualität auch ▶ Abschn. 3.6). Das IQWiG, ein unabhängiges Institut, nimmt auch OP-Verfahren oder diagnostische Verfahren unter die Lupe.

Stärke und Schwäche des GKV-Systems zugleich ist die Entscheidungsfindung in der sog. Selbstverwaltung. Die Akteure GKV, KBV und DKG müssen sich einigen, sind dabei aber auch immer von ihren Partikularinteressen geleitet und schieben unter Umständen Entscheidungen auf, wo dann das BMG mit Ersatzvornahmen reagieren könnte und müsste. 2003 hat das BMG mit einer

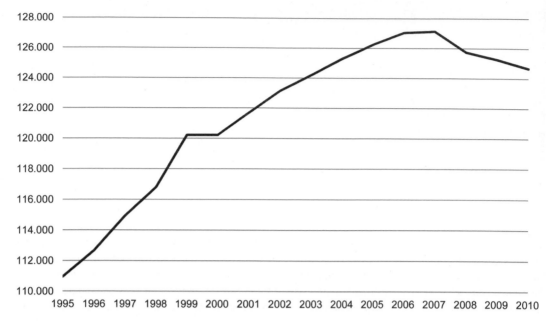

Abb. 3.5 Anzahl der niedergelassenen Ärzte 1995 bis heute. (Adaptiert nach BMG 2011)

Ersatzvornahme reagiert, als die Verhandlungen zwischen DKG, GKV und PKV zur Einführung von Fallpauschalen (DRG, ▸ Abschn. 3.4) nach 2 Jahren scheiterten.

3.1.4 Ärztemangel?

Und zum Abschluss, weil Sie es ständig zu hören bekommen: Sie gehören zu einem Mangelberuf! Wahrscheinlich wurde zwar nicht gerade der rote Teppich für Sie ausgerollt, aber die Zeiten sind andere als in den 1990ern, als die Chefärzte stapelweise Bewerbungsmappen entsorgen konnten. Jedoch auch hier handelt es sich um einen Mythos. Sowohl im niedergelassenen als auch im Krankenhausbereich ist die Zahl der Ärzte und Ärztinnen in Deutschland bis vor Kurzem noch stetig angestiegen. Allein im Zehnjahreszeitraum 1996 bis 2006 sind im stationären Bereich 13.500 und im ambulanten Bereich 23.500 Ärzte dazugekommen. Ob ein relativer Mangel in Relation zu einer älter werdenden Gesellschaft herrscht, müsste zunächst geklärt werden. Lässt sich der Anstieg um 60.000 Ärzte zwischen 1995 und heute – also um mehr als 20 % – allein mit der Alterung erklären (◻ Abb. 3.5)? Be-

trachtet man allerdings die regionale Verteilung, so sind Städte wie München oder Freiburg mit etwa 3-mal so viel Ärzten pro 1000 Einwohner überversorgt gegenüber Gelsenkirchen oder Hagen.

Zugegeben: In Deutschland haben Ärzte bis heute viele Aufgaben zu erledigen, die in anderen Ländern von anderem Personal erledigt werden, z. B. die oft zitierten Blutentnahmen. Überlegen Sie also selbst, ob diese Zahlen nicht viel mehr ein Problem der Verteilung der Ärzte und Ärztinnen in Deutschland anzeigen. In diesem Zusammenhang wird auch immer wieder die Frage laut, wie viel denn ein Arzt, eine Ärztin gerechterweise verdienen sollte. Obwohl eine lange akademische Ausbildung und Verantwortung nicht direkt in Geld übersetzt werden kann, ist zu erwähnen, dass Mediziner zu den bestbezahlten Berufseinsteigern gehören. Auch ist in Betracht zu ziehen, dass andere Berufsgruppen ebenfalls zu Zeiten arbeiten, in denen man lieber zuhause ist, und dabei ebenso Verantwortung für Menschen übernehmen: Lokführer, Pflegepersonal, Feuerwehr, Polizei.

Und wie sollte das Geld zwischen den Arztgruppen verteilt werden, z. B. Hausärzte vs. technisch ausgerüstete Spezialisten? Hier spielen die Kassenärztlichen Vereinigungen, die Ärztekammern und die Ärztegewerkschaften ihre Rolle. Und auch die Lösungen werden von deren Interessen bestimmt: Ausweitung der ambulanten Leistungen der Krankenhäuser, Telemedizin, Errichtung von Mehrfachpraxen, Stärkung der Pflege – zum Beispiel am Modellprojekt einer Gemeindeschwester AGnES (Arzt-entlastende, Gemeinde-nahe, E-health-gestützte, Systemische Intervention).

3.1.5 Fazit oder: So behalten Sie den Überblick im Dickicht!

Wie schon mehrfach betont, können viele Aussagen, die auch namhafte Gesundheitspolitiker in ihrem Arsenal an (scheinbar) schlagkräftigen Argumenten nutzen, als Mythen im Gesundheitswesen entlarvt werden – und dies gilt nicht nur für Deutschland, sondern ist auch in anderen Ländern zu beobachten. Sie sind damit aber nicht ungefährlich, da sie unser Denken und Handeln bestimmen und leiten. Vorschnell werden ethische, politische und ökonomische Implikationen abgeleitet und Forderungen untermauert. Gerade die lautesten Forderungen auch in Ihrem direkten Umfeld sollten Sie am gründlichsten hinterfragen.

3.2 Finanzierung des Systems

Im vorangegangenen Abschnitt haben wir Sie in die Grundlagen des deutschen Gesundheitssystems eingeführt und einige jener Mythen entlarvt, denen Sie dort regelmäßig begegnen. Eine wichtige Rolle in diesem System spielt die gesetzliche Krankenversicherung (GKV). Grund genug, sich im folgenden Abschnitt ein wenig genauer mit den Grundprinzipien sowie der Struktur und Funktionsweise der GKV in Deutschland auseinanderzusetzen, denn die überwiegende Anzahl aller Patienten, die Sie behandeln, sind gesetzlich krankenversichert.

3.2.1 Sie als Teil der GKV!

Doch lassen Sie uns mit der wichtigsten Einheit im System der GKV beginnen – mit Ihnen! Sie haben kürzlich Ihr Medizinstudium beendet und seither eine Beschäftigung als Assistenzarzt oder Assistenzärztin im Krankenhaus aufgenommen. Als Berufseinsteiger liegt Ihr Gehalt voraussichtlich unter 4125 € brutto pro Monat (Jahresarbeitsentgeltgrenze für das Jahr 2011). Damit trat bei Ihnen Versicherungspflicht in allen Zweigen der Sozialversicherung ein, also der Kranken-, Renten-, Pflege- und Arbeitslosenversicherung.

Das Wichtige ist, dass Sie zu diesem Zeitpunkt zwar zwischen rund 156 gesetzlichen Krankenkassen in Deutschland auswählen durften, ein Recht zum Austritt aus der GKV hatten Sie allerdings nicht. Bei Vorliegen der Voraussetzungen entsteht nämlich die **gesetzliche Pflicht**, sich in der GKV zu versichern, und diese kann durch keinerlei Absprachen vermieden werden. Herzlichen Glückwunsch, denn nun sind Sie Teil einer Solidargemeinschaft, die seit ihrer Einführung im Jahre 1883 durch Reichskanzler Otto von Bismarck bereits auf eine fast 130-jährige Geschichte zurückblicken kann! Zu den Pflichtversicherten in der GKV gehören grundsätzlich auch Auszubildende, Bezieher von Arbeitslosengeld I und II, Rentner und Rentenantragsteller, Studenten bis zur Vollendung ihres 14. Fachsemesters oder des 30. Lebensjahres (was auch immer vorher eintritt), Menschen mit einer Behinderung, die in einer anerkannten Einrichtung tätig sind, sowie eine Reihe weiterer Personengruppen. Geregelt ist die Versicherungspflicht für all diese Personen in § 5 des fünften Sozialgesetzbuches (SGB V), in dem alle gesetzlichen Regelungen zum System GKV zusammengefasst sind.

Neben den Versicherungspflichtigen gibt es allerdings auch Personen, die sich aus freien Stücken für eine Mitgliedschaft in der GKV entscheiden. Gehen wir davon aus, dass Ihr Gehalt schon in nicht allzu ferner Zukunft regelmäßig (also für mehr als ein Jahr) über der oben genannten Jahresarbeitsentgeltgrenze liegen wird (die ist übrigens in § 6 Abs. 6 SGB V geregelt). Damit wären Sie nicht länger versicherungspflichtig (§ 6 Abs. 1 Nr. 1 SGB V). Sie könnten nun eine private Krankenversicherung wählen oder sich unter bestimmten Voraussetzungen **freiwillig** in der GKV **weiterversichern** (§ 9 Abs. 1 Nr. 1 SGB V).

Die dritte Gruppe der GKV-Versicherten besteht aus jenen, die als **Familienangehörige** eines Mitglieds der GKV automatisch (und kostenlos) mitversichert sind, also z. B. der Partner oder die Kinder eines Mitglieds, sofern diese nicht anderweitig versichert sind (§ 10 SGB V). Zusammenfassend können Sie davon ausgehen, dass rund 90 % der Patienten, denen Sie täglich mit Ihrer Arbeit als Assistenzarzt zur Seite stehen, wie Sie ein Teil der GKV sind.

Damit wäre schon einmal geklärt, wie man Teil der GKV wird. Es stellt sich nun die Frage nach den Konsequenzen einer Mitgliedschaft in dieser Solidargemeinschaft. An erster Stelle steht wohl die Beitragspflicht, denn abgesehen von Familienversicherten – die ja beitragsfrei mitversichert sind – müssen Mitglieder Beiträge bezahlen. Dabei gelten zwei Prinzipien: das Solidarprinzip und das Prinzip der paritätischen Finanzierung. Gemäß dem Solidarprinzip zahlt jeder so viel, wie seine wirtschaftliche Situation es ihm ermöglicht, d. h. die Beiträge werden im Allgemeinen als prozentualer Anteil der Löhne und Gehälter der Mitglieder berechnet. Die Beiträge der Mitglieder richten sich weder nach Geschlecht, Gesundheitszustand, Alter oder Zahl der Familienangehörigen. Somit stehen wirtschaftlich Stärkere für Schwächere, Jüngere für Ältere, Ledige für Familien und Gesunde für Kranke solidarisch füreinander ein (§§ 1, 3 SGB V; BMG (2011).

In der privaten Krankenversicherung (PKV) ist dies übrigens anders. Hier gilt das Äquivalenzprinzip, wonach jeder einen Beitrag gemessen am individuellen Krankheitsrisiko und dem gewünschten Versicherungsumfang zahlt. Daher muss man bei Aufnahme in die PKV auch detaillierte Angaben über Alter, Geschlecht sowie den eigenen Gesundheitszustand machen.

Das Prinzip der paritätischen Finanzierung besagt, dass sich die Arbeitgeber der Mitglieder an den Beiträgen zur GKV beteiligen müssen. Bis vor einigen Jahren galt dabei, dass Arbeitnehmer und Arbeitgeber jeweils genau die Hälfte des Gesamtbeitrages übernehmen, welcher dann von den Arbeitgebern direkt an die Krankenkassen gezahlt wird. Wie auch immer, zur Senkung der Lohnnebenkosten müssen Mitglieder seit dem 1. Juli 2005

einen Sonderbeitrag von 0,9 % ihres Arbeitsentgelts alleine tragen (§ 249 Abs. 1 SGB V). Den verbleibenden Beitragssatz teilen sich nach wie vor Arbeitnehmer und Arbeitgeber jeweils zur Hälfte. Ein weiterer Paradigmenwechsel fand im Jahre 2009 mit der Einführung des sogenannten Gesundheitsfonds statt, welcher zu einer grundlegenden Neuregelung der Finanzierungsstruktur in der GKV führte.

Doch zunächst der Reihe nach. Vor dem Gesundheitsfonds, auf den wir gleich zu sprechen kommen, bestand für die gesetzlichen Krankenkassen das Prinzip der Finanzautonomie. Das heißt, dass Krankenkassen im Rahmen der gesetzlichen Grundlagen ihren Beitragssatz selbst bestimmen durften. Gehen wir einmal davon aus, dass 95 % aller Leistungen der Krankenkassen identisch sind, so müssten Beitragssatzunterschiede ja ausschließlich auf die verbleibenden 5 % kassenspezifischer Leistungen sowie auf ineffiziente Verwaltungsstrukturen zurückzuführen sein. Nach den Regeln des Marktes müsste eine Kasse, die gleiche Leistungen zu einem höheren Preis anbietet, Versicherte verlieren und damit langfristig aus dem Markt gehen. Im Ergebnis überleben nur die Kassen, die die gesetzlichen Leistungen zum günstigsten Beitragssatz anbieten können. Leider funktioniert dies nicht in der Praxis. Denn Beitragssatzunterschiede sind in erster Linie nicht Folge einer schlechten Verwaltung, sie lassen sich vielmehr auf Unterschiede in der Struktur der Versicherten in den Kassen zurückführen. Manche Kassen haben eben im Schnitt ältere Versicherte oder mehr Kranke in ihrem Versichertenbestand oder weniger Gutverdiener. In diesem Fall kann man einer Kasse nicht einfach erlauben, Insolvenz anzumelden, und darauf hoffen, dass sich der Markt selbst bereinigt. Die verbleibenden Versicherten der insolventen Kasse müssten dann von einer anderen Kasse aufgenommen werden, die dann ihrerseits aus dem Markt gehen würde.

Im Ergebnis muss man entweder gesetzlich verhindern, dass Versicherte ihre Krankenkasse wechseln (was bis 1996 auch tatsächlich der Fall war), oder man etabliert ein System, in dem sich Krankenkassen gemäß ihrer Versichertenstruktur gegenseitig Ausgleichszahlungen leisten, sodass Beitragssätze nicht allzu weit auseinanderscheren.

Dieses System hat man mit dem Risikostrukturausgleich im Jahre 1994 als flankierende Maßnahme vor Einführung des Kassenwahlrechts etabliert. Dabei ist zu betonen, dass die Risikostruktur der Versicherten weitestgehend an demografischen, also nicht an krankheitsbezogenen Merkmalen gemessen wurde.

Fassen wir also zusammen: Bis zum Jahre 2009 waren die Krankenkassen selbst für die Festsetzung ihres Beitragssatzes zuständig (Finanzautonomie), und die Beiträge wurden vom Arbeitgeber direkt an die Krankenkasse des Arbeitnehmers abgeführt. Schließlich sorgte ein weitestgehend auf demografischen Daten beruhendes Ausgleichssystem zwischen den Krankenkassen dafür, dass bei freier Kassenwahl Versicherungen nicht aufgrund einer ungünstigen Versichertenstruktur in finanzielle Notlagen geraten.

3.2.2 Der Gesundheitsfonds

Wie schon gesagt, hat sich durch den Gesundheitsfonds, dessen Einführung mit dem GKV-Wettbewerbsstärkungsgesetz von 2007 beschlossen wurde, so einiges geändert. Ziel war es, die Finanzierung der GKV in Deutschland neu zu ordnen, weshalb zum 1. Januar 2009 ein durch das Bundesversicherungsamt (BVA) verwalteter zentraler Fonds geschaffen wurde (§ 271 SGB V). Dieser Fonds wird aus Beiträgen der Arbeitnehmer und Arbeitgeber sowie aus Steuermitteln gespeist. Der Beitragssatz ist nun gleich hoch für alle Mitglieder der GKV, unabhängig von der Kasse, bei der sie versichert sind. Er beträgt zurzeit 15,5 % der beitragspflichtigen Einnahmen (§ 241 SGB V).

Wie zuvor fällt dabei ein Sonderbeitrag von 0,9 % des Bruttoentgelts für die Arbeitnehmer an. Daraus ergibt sich, dass die Mitglieder der GKV einen Beitragssatz von 8,2 % tragen, während für die Arbeitgeber ein Beitragssatz von 7,3 % anfällt. Etwa 160 Milliarden Euro wurden so von den Arbeitnehmern und Arbeitgebern im Jahr 2010 aufgebracht. Am Beitragseinzug durch die Krankenkassen hat sich zunächst nichts geändert, jedoch leiten die Kassen die Beiträge an den Gesundheitsfonds weiter. Erst seit 2011 können Arbeitgeber Beiträge auch direkt an den Gesundheitsfonds entrichten.

Die zweite Einnahmequelle des Gesundheitsfonds sind Steuern. Im Jahre 2010 hat der Bund 15,54 Milliarden Euro in den Gesundheitsfonds eingezahlt.

Nachdem das ganze Geld beim Gesundheitsfonds gelandet ist, erhält jede Krankenkasse eine Grundpauschale für jeden Versicherten, das sind rund 20 € pro Monat (§ 266 Abs. 1 Satz 1 SGB V). Allerdings werden Zu- und Abschläge berechnet, die sich auch nach dem Alter, dem Geschlecht und dem Vorliegen einer Erwerbsminderungsrente richten. Somit übernimmt der Gesundheitsfonds die Aufgaben des Risikostrukturausgleichs, jedoch mit einer ganz entscheidenden Erweiterung: Es werden nun auch Krankheiten in die Berechnung der Zu- und Abschläge einbezogen, sodass die Morbiditätsstruktur der Versicherten einer Krankenkasse explizit berücksichtigt wird. Daher rührt auch das Stichwort des »morbiditätsbezogenen Risikostrukturausgleichs« oder kurz »Morbi-RSA«.

Die Berücksichtigung der Morbiditätsstruktur im RSA macht Sinn. Denn damit soll sichergestellt werden, dass sich im System der GKV der Wettbewerb um »junge, gesunde Gutverdiener« nicht lohnt und vielmehr die adäquate Versorgung der Versicherten berücksichtigt wird. Auch entspricht der Morbi-RSA eher dem Prinzip **einer** Solidargemeinschaft, der man sich auch nicht teilweise durch die Wahl einer Krankenkasse mit guter Risikostruktur entziehen kann.

Schließlich sehen wir ähnliche Ausgleichssysteme auch in anderen Ländern. Wie schon erwähnt, ist ein Ausgleich der Risikostruktur der Versicherten eine Voraussetzung des Wettbewerbs im Krankenkassenmarkt und daher eigentlich nur unter zwei Bedingungen nicht notwendig:

1. Zum einen, wenn das System gar nicht erst auf Wettbewerb ausgerichtet ist, da alle bei der gleichen Institution versichert sind. Das ist z. B. beim Englischen National Health Service (NHS) der Fall, obwohl dieser ebenso in regionale Einheiten aufgegliedert ist, die gerade auch Unterschiede in der Einkommens-, Ausgaben- und schließlich der Leistungsstruktur aufweisen. Die daraus folgende Tatsache, dass NHS-Versicherte mit teils erheblichen Unterschieden in der Versorgung leben müssen – und das nur als Folge Ihres Wohnortes – ist auch unter dem Stichwort der »Postcode Lottery« bekannt.

2. Zum zweiten ist ein Risikostrukturausgleich in jenen Systemen überflüssig, die strikt auf dem Äquivalenzprinzip beruhen, bei denen also Krankheitsrisiko, Versicherungsumfang und zu zahlende Versicherungsprämie der Mitglieder identisch sind.

3.2.3   Wettbewerb? Wie denn?

Gehen wir noch einmal davon aus, dass rund 95 % aller Leistungen der GKV gleich sind. Nun hat man auch noch dafür gesorgt, dass der Beitragssatz der einzelnen Krankenkassen identisch ist. Was soll das denn bitte mit stärkerem Wettbewerb zu tun haben? Um einen Wettbewerb – auch über den Preis – zu gewährleisten, hat man den Krankenkassen folgende Möglichkeit eröffnet: Reicht das Geld, das sie vom Gesundheitsfonds erhalten, nicht aus, so können sie einen eigenen Zusatzbeitrag direkt von ihren Mitgliedern erheben (§ 242 Abs. 1 Satz 1 SGBV). Sollte die Krankenkasse im umgekehrten Fall Überschüsse erwirtschaften, so kann sie auch Beiträge direkt an ihre Mitglieder zurückerstatten (§ 242 Abs. 2 Satz 1 SGB V). Sobald eine Krankenkasse einen Zusatzbeitrag erhebt (oder erhöht), haben Mitglieder ein Sonderkündigungsrecht (§ 175 Abs. 4 Satz 5 SGB V). Derzeit erheben einige Krankenkassen einen Zusatzbeitrag, während andere eine Prämie an ihre Mitglieder auszahlen. Die Mehrheit der Krankenkassen macht momentan jedoch keinen Gebrauch von diesem Instrument.

3.2.4   Das Leistungsspektrum der Krankenkassen

Kommen wir nun zu den Leistungen, die uns als Versicherte im System der GKV zustehen. Die oben getroffene Annahme, dass 95 % aller Leistungen der Krankenkassen gleich sind, ist nicht einmal so weit von der Realität entfernt. Man spricht hierbei von den **Pflichtleistungen** der GKV, und das SGB V gibt den Rahmen für diese Pflichtleistungen vor. Dazu zählen die ärztliche, zahnärztliche und psychotherapeutische Behandlung, die ambulante und stationäre Versorgung der Versicherten im Krankenhaus, die Versorgung mit Arznei-, Verbands-,

Heil- und Hilfsmitteln, Zahlung von Krankengeld sowie Leistungen zur medizinischen Vorsorge und Rehabilitation. Dabei gilt, dass Leistungen

> » ausreichend, zweckmäßig und wirtschaftlich sein müssen und das Maß des Notwendigen nicht überschreiten dürfen (§ 12 Abs. 1 Satz 1 SGB V). «

Darüber hinaus gilt das sogenannte Sachleistungsprinzip, wonach wir als Versicherte grundsätzlich nicht in Vorleistung treten müssen für die Leistungen, die wir benötigen (§ 2 Abs. 2 SGB V). Mit anderen Worten: Der Leistungserbringer rechnet direkt mit unserer Krankenkasse ab.

Allerdings können dabei Zuzahlungen anfallen. Diese Zuzahlungen sind in § 61 SGB V geregelt und sollen Anreize für ein bewusstes Inanspruchnahmeverhalten schaffen. So müssen Patienten z. B. für Arzneimittel 10 % des Abgabepreises bezahlen, mindestens jedoch 5 und maximal 10 €. Für stationäre Krankenhausaufenthalte fallen pauschal 10 € je Kalendertag an, dies bis zu einer Obergrenze von 28 Kalendertagen im Jahr. Um jedoch finanzielle Härten zu vermeiden, sind die Zuzahlungen auf 2 % der jährlichen Bruttoeinnahmen zum Lebensunterhalt begrenzt, und für chronisch Kranke wurde diese Belastung sogar auf 1 % der jährlichen Bruttoeinnahmen zum Lebensunterhalt verringert (§ 62 SGB V). Sobald die Belastungsgrenze erreicht ist, muss die Krankenkasse eine Bescheinigung erstellen, mit der weitere Zuzahlungen nicht mehr anfallen.

So viel zu den Pflichtleistungen der Krankenkassen. Wie gesagt, machen diese rund 95 % aller Leistungen aus, womit sich die Krankenkassen in ihrem Leistungsspektrum im Grunde sehr ähneln.

Allerdings gibt es einen gewissen Spielraum bei den sogenannten **Satzungsleistungen**. Hierbei legt das SGB nur fest, ob eine gewisse Leistung angeboten werden kann. Die Satzungen der Krankenkassen regeln dann, ob diese Leistung auch tatsächlich angeboten wird. Beispiele für Satzungsleistungen sind die Kostenübernahme alternativer Heilmethoden oder bestimmter Zusatzimpfungen sowie die Höhe der Kostenübernahme für Haushaltshilfen. Im Ergebnis entstehen hier Unterschiede zwischen Krankenkassen, und es kann sich unter Umständen lohnen, sich vor der Wahl der Krankenkasse über die in der Satzung angebotenen Leistungen zu informieren.

Eine weitere Möglichkeit für Krankenkassen, sich von ihren Konkurrenten abzusetzen, besteht im Angebot sogenannter **Wahltarife** (§ 53 SGB V). Hier sind unter anderem Selbstbehaltstarife oder Rückerstattungstarife zu nennen. Bei Selbstbehaltstarifen tragen Versicherte erst einmal einen Teil der ambulanten Kosten selbst, bevor dann die Krankenkasse einspringt, sobald ein gewisser Höchstbetrag überschritten wird. Im Gegenzug zahlt das Mitglied einen geringeren Beitrag. Der Rückerstattungstarif funktioniert umgekehrt. Nimmt man ein Jahr lang keine ambulanten Leistungen in Anspruch, so erhält man eine gewisse Beitragserstattung. Vorsorgeuntersuchungen werden davon natürlich ausgenommen.

Es gibt darüber hinaus weitere Wahltarife, die alle Krankenkassen anbieten müssen. Zu diesen obligatorischen Wahltarifen gehören das Hausarztmodell (§ 73b SGB V) sowie Modelle für chronisch Kranke (§ 137f SGB V) und Modelle zur integrierten Versorgung (IV) (§ 140a SGB V):

- Beim Hausarztmodell kann der teilnehmende Versicherte die Praxisgebühr einsparen, wenn er bei Krankheit vor dem Facharztbesuch erst einmal den Hausarzt aufsucht.
- Modelle für chronisch Kranke (z. B. mit Diabetes mellitus Typ II) sind auch als Disease-Management-Programme (DMP) bekannt. Hierbei erhält der chronisch kranke Versicherte speziell auf ihn zugeschnittene Leistungen, die er von vorher durch die Kasse ausgewählten Anbietern in Anspruch nimmt. Im Gegenzug kann die Kasse zum Beispiel eine Beitragsprämie zurückerstatten.
- Bei der Integrierten Versorgung (IV) vernetzen sich unterschiedliche Leistungserbringer (z. B. Krankenhäuser mit niedergelassenen Ärzten oder auch nichtärztlichen Leistungserbringern wie Apotheken oder Physiotherapeuten), um eine effizientere, sektorenübergreifende Versorgung zu gewährleisten. Nimmt ein Versicherter an einem IV-Modell teil, so können ihm die Zuzahlungen für Medikamente oder die Praxisgebühr erlassen werden.

Nun wissen Sie also, wie man Mitglied in der GKV wird, wer für die Zahlung Ihrer Beiträge verantwortlich ist und wofür diese Beiträge genutzt werden. Wir haben Ihnen die Funktionsweise des Gesundheitsfonds näher gebracht, und schließlich haben Sie etwas über das Leistungsspektrum der Krankenkassen erfahren.

Allerdings bleiben da noch einige wichtige Fragen offen. Welche Leistungen dürfen nun konkret im Rahmen der GKV erbracht werden, und wie gelangt das Geld eigentlich von den Krankenkassen zu den Leistungserbringern? Für das Krankenhaus werden wir diese Fragen im nächsten Abschnitt beantworten.

3.3 Struktur und Finanzierung der Krankenhäuser

In den ersten Tagen wundern Sie sich vielleicht über das eine oder andere: warum stationär und nicht ambulant? Warum welche DRG? Warum darf nicht jedes Krankenhaus alles?

Warum das so ist, wollen wir Ihnen im folgenden Abschnitt erläutern.

3.3.1 Krankenhäuser dürfen alles!?

Zunächst: Wie wird entschieden, welche Behandlungen von Kliniken angeboten werden? Wer entscheidet über die Finanzierung und damit den Einsatz neuer Behandlungsformen? Krankenhäuser sollten alles machen dürfen, wird immer wieder gefordert. Der sog. Verbotsvorbehalt wurde daher vom G-BA (2009) in Anlehnung an den alten § 137c SGB V folgendermaßen definiert:

» In der stationären Versorgung im Krankenhaus können ärztliche und unter Umständen auch zahnärztliche stationär durchgeführte, neue Untersuchungs- und Behandlungsmethoden [NUB] – anders als in der niedergelassenen Arztpraxis – grundsätzlich ohne vorherige Prüfung durch den G-BA zu Lasten der GKV erbracht werden, solange der G-BA nicht ausdrücklich etwas anderes beschließt. «

3

Im Gegensatz zum ambulanten Bereich, also der kassenärztlichen Versorgung, wo jedes Verfahren unter dem Erlaubnisvorbehalt steht, können Krankenhäuser alles zu Lasten der GKV ausprobieren, wenn es nicht untersagt wird. Dies führt immer wieder zu Streit. Insbesondere wird dadurch kein Anreiz geschaffen, diese Methoden einer strengen wissenschaftlichen Überprüfung zu unterziehen.

Die NUB sind immer wieder Gegenstand von Debatten, und es wird kritisiert, dass der »Nutzen für die Patienten unbekannt ist, da häufig keine Studien, die den Kriterien der evidenzbasierten Medizin entsprechen, vorliegen« (Ärzteblatt 2011). Ein Beispiel ist die Brachytherapie zur Behandlung des Prostatakarzinoms. Für diese Methode liegt gemessen am krankheitsfreien Überleben kein Nachweis des Nutzens gegenüber der radikalen Prostatektomie oder einer externen Strahlentherapie vor (IQWiG 2010, G-BA 2010). Ambulant also verboten, was Krankenhäuser weiter anbieten dürfen? Man fragt sich warum. Vielleicht gibt es Ähnliches auch in der Chirurgie?

Das von der Bundesregierung im August 2011 beschlossene Versorgungsgesetz sieht dazu im neuen § 137e SGB V vor, dass Untersuchungs- und Behandlungsmethoden erprobt werden dürfen, wenn der G-BA nach Prüfung zu der Feststellung gelangt,

» dass eine Methode das Potential einer erforderlichen Behandlungsalternative bietet, ihr Nutzen aber noch nicht hinreichend belegt ist. **«**

In diesen Fällen

» kann der Gemeinsame Bundesausschuss unter Aussetzung seines Bewertungsverfahrens eine Richtlinie zur Erprobung beschließen, um die notwendigen Erkenntnisse für die Bewertung des Nutzens der Methode zu gewinnen. Auf Grund der Richtlinie wird die Untersuchungs- oder Behandlungsmethode in einem befristeten Zeitraum im Rahmen der Krankenbehandlung oder der Früherkennung zu Lasten der Krankenkassen erbracht. **«**

Im Grunde ist aber unklar, was genau mit Potenzial gemeint ist. Und weiterhin ist der Paragraf nicht sanktionsbewehrt. Daher bleibt abzuwarten, ob es sich nur um ein stumpfes Schwert handelt, wenn umgekehrt der Verbotsvorbehalt auch auf die spe-

zialärztliche Versorgung ausgedehnt werden soll. Das Beispiel Robodoc, eine Art computerbasierter Operateur, spricht berechtigterweise für Vorsicht und eine strenge Prüfung durch entsprechende Studien.

Sollte man manchen Häusern diese Eingriffe nicht verbieten? Solche Sätze haben Sie sicher schon an einem größeren Haus gehört, wenn ein »Fall« übernommen werden muss, bei dem so einiges schief gegangen ist. Je nachdem, auf welcher Versorgungsstufe sich Ihr arbeitgebendes Krankenhaus befindet, sind Sie davon betroffen, bestimmte Eingriffe nicht mehr durchführen zu dürfen. Das Thema Mindestmengen wurde wissenschaftlich insbesondere in den späten 1990er und frühen 2000er Jahren intensiv bearbeitet. In den USA im Bundesstaat New York wurden auf dieser Grundlage kardiochirurgische Abteilungen geschlossen.

Gerade für sehr komplexe Eingriffe konnte ein Zusammenhang zwischen Menge und Ergebnis gemessen (z. B. in Sterblichkeit festgestellt) werden. So zeigten Birkmeyer et al. für die Pankreatektomie anhand von Daten der Medicare-Versicherung für die Rentner und Rentnerinnen in den USA, dass in Häusern mit 1–2 Eingriffen pro Jahr die Sterblichkeit bei 14,6 % liegt, wohingegen sie in Häusern mit 16 und mehr Eingriffen bei 3,8 % liegt. Wo würden Sie einen betroffenen Angehörigen operieren lassen?

Natürlich gibt es wie bei jeder statistischen Analyse auch Ausnahmen; das ändert jedoch nichts am grundsätzlichen Zusammenhang. Und es ist schwierig, genaue Grenzen festzulegen, diese müssen also von den Entscheidungsträgern bestimmt werden. Das hat dazu geführt, dass die vom G-BA beschlossenen Mindestmengen, z. B. auch für die Knie-Totalendoprothese, jetzt wieder einkassiert werden (G-BA 2005).

Auch in der neonatologischen Intensivmedizin wird diese Debatte geführt. Dabei wird offenbar, dass die meisten Gegner und Befürworter einer Mindestmenge einzig von dem Umstand geleitet waren, ob sie in einem Haus mit mehr oder weniger als der geforderten Anzahl von Frühgeborenen arbeiteten.

Hier sind Sie gefragt: Sie müssen nicht offen dafür protestieren, aber Sie sollten sich bewusst sein, dass hier das Gewinninteresse eines Krankenhauses, der von der Geschäftsführung weitergegebene ökonomische Druck oder die Partikularinteressen eines Chefarztes unter Umständen mehr zählen können als das Interesse der Patienten.

3.3.2 Brauchen wir die Betten oder sollen wir nicht lieber ambulant operieren?

Warum haben wir so viele Betten, wie wir haben? Haben Sie sich das auch schon mal gefragt? Dies erklärt sich historisch aus den sog. Landeskrankenhausplänen. Danach lassen Länder Krankenhäuser zu. Nach bestimmten Schlüsseln wird dann errechnet, wie viel Betten in den Disziplinen und Subdisziplinen zur Verfügung stehen sollten. Und dann mussten nach und nach Betten abgebaut werden, oftmals einfach nach einem Rasenmäherprinzip.

Warum machen wir in unserer Klinik die OPs, die wir machen? In diesem Zusammenhang werden Krankenhäuser nach dem Krankenhausbedarfsplan 3 (bis 4) Stufen zugeordnet. Über die Grund- oder auch Regelversorgung hinaus soll die Schwerpunktversorgung auch die sog. kleinen Fächer vorhalten. Die Häuser der Maximalversorgung sollen Krankheitsbildern vorbehalten sein, die einer Hochspezialversorgung bedürfen.

Ist es besser, in einem öffentlichen oder in einem privaten Krankenhaus zu arbeiten? 2009 gab es in Deutschland 2084 Krankenhäuser mit insgesamt ca. 503.000 Betten. Träger waren zu 31,1 % öffentliche Einrichtungen, zu etwa 36,9 % freigemeinnützige und zu 31,1 % private Einrichtungen. Die Betten verteilten sich deutlich anders mit ca. 48,7 % zu 34,7 % zu 16,6 %. Das liegt daran, dass private Kliniken häufig klein und spezialisiert sind und die privaten Krankenhausketten auch eher kleinere Häuser, z. B. Kreiskrankenhäuser, übernommen haben, während die großen Kliniken ein größeres Spektrum anbieten und die Universitätskliniken weitgehend nicht privatisiert wurden. Nach Ergebnisqualität gibt es unter allen Trägerschaften gute und schlechte Häuser.

Wieso operieren wir im Krankenhaus nicht mehr ambulant? Diese berechtigte Frage hat mehrere Gründe. Zum einen gibt es Vergütungsunterschiede, die dazu führen, dass sich das betriebs-

wirtschaftlich nicht lohnt. Zum anderen gibt es Interessen niedergelassener Ärzte, die selbst ambulant operieren wollen. DKG gegen KBV, um es auf einen einfachen Nenner zu bringen.

3.4 Das DRG-System

3.4.1 Wie kommt das Geld ins Krankenhaus?

Nun, da wir uns ein wenig damit beschäftigt haben, was eigentlich in welchen Krankenhäusern in Deutschland gemacht werden darf, möchten wir Ihnen im nächsten Abschnitt die Grundzüge der Krankenhausfinanzierung nahebringen. Wir versuchen dabei alle wesentlichen Dinge anzusprechen – hoffentlich ohne uns in den Feinheiten zu verzetteln.

Ihre mit Abstand lästigste Pflicht ist sicherlich das Kodieren. Und Sie haben bestimmt im Hinterkopf, dass das Krankenhaus für jeden Patienten abhängig von seiner Diagnose einen Pauschalbetrag erhält. Möglicherweise erscheint es Ihnen unlogisch, warum das Krankenhaus für einen Patienten, dessen Fall sich als komplizierter herausgestellt hat und der deswegen länger in der Klinik bleibt, vom Prinzip her genauso viel erhält wie für einen Patienten, der komplikationslos schnell entlassen werden kann.

3.4.2 Ein Blick zurück: Woher kommen die Fallpauschalen?

Bis 2003/2004 setzte sich der Betrag, den eine Klinik für die Behandlung eines Patienten erhielt, aus mehreren Komponenten zusammen. Es gab zum Beispiel Pauschalen für durchgeführte Prozeduren und sogenannte Sonderentgelte. Zu 80 % wurde aber über sog. Tagespflegesätze abgerechnet. Die Kliniken erhielten für jeden Tag, den ein Patient dort verbracht hatte, einen Basispflegesatz, der gewissermaßen die »Hotelkosten« abdeckte. Darüber hinaus wurde ihnen ein sog. Abteilungspflegesatz bezahlt. Auf diese Weise wurde berücksichtigt, dass sich zum Beispiel Behandlungskosten in der Kardiologie von denen in der Viszeralchirurgie unterscheiden.

Klingt einfach. Um zu wissen, welchen Rechnungsbetrag die Klinik der Krankenkasse in Rechnung stellen durfte, musste sie nur die behandelnde Abteilung, Aufnahme- und Entlassungstag sowie einige der durchgeführten Prozeduren angeben. Mehr an Dokumentation war zumindest für die Abrechnung nicht nötig.

Warum aber hat man das System dennoch aufgegeben, und das nicht nur in Deutschland, sondern ebenso in vielen anderen Ländern? Die Antwort ist einfach: Die höchsten Kosten für Diagnostik und Therapie fallen in den ersten Tagen an. Mitunter können diese höher sein als der abrechenbare Tagespflegesatz. Bleibt aber ein Patient länger in der Klinik, während er sich von seiner Operation erholt, und geht es ihm dabei schon wieder relativ gut, fällt bis auf etwa das Routinelabor keine weitere Diagnostik an; die Kosten der letzten Tage liegen dann also in der Regel unterhalb des Tagespflegesatzes. Die Klinik verdiente ihr Geld demnach vor allem an den letzten Tagen, und es bestand ein wirtschaftlicher Anreiz, die Patienten lange stationär zu behalten. Tatsächlich zeigte sich im internationalen Vergleich, dass in Deutschland Patienten überdurchschnittlich lange in Kliniken lagen.

Diesem Anreiz kann entgegengewirkt werden, indem Kliniken für einen Patienten mit einer bestimmten Diagnose einen festen Geldbetrag erhalten. Arbeitet die Klinik gut und kann ein Patient schnell entlassen werden, verdient die Klinik Geld. Kommt es aber zu Komplikationen, z. B. einer Wundinfektion – wobei es keine Rolle spielt, ob das Krankenhaus die Komplikation zu verantworten hat, weil entweder Hygienestandards verletzt wurden oder die baulichen Gegebenheiten jede Hygienebemühung konterkarieren –, und müssen Patienten unnötig lange stationär behandelt werden, verliert die Klinik Geld. Die Klinik hat deshalb einen Anreiz, gut und kostenbewusst zu arbeiten, um Komplikationen und damit unnötigen Ressourcenverbrauch zu vermeiden. Das ist die Idee hinter den Fallpauschalen.

Das Wort Fallpauschalen hören Sie in der Klinik eher selten, viel häufiger stoßen Sie auf den Begriff DRG. Was jedoch ist eine DRG genau? Um 1970 begann am Universitätsklinikum in Yale eine Gruppe um den Betriebswirtschaftler Robert Fetter damit, die Leistungen der Klinik nüchtern betriebswirtschaftlich in »Produkte« einzuteilen. Hierzu sollten alle behandelten Patientenfälle anhand der Diagnosen und routinemäßig erhobener Daten in eine überschaubare Anzahl (einige hundert) in sich homogener Gruppen eingeteilt werden. Homogen bedeutet hier, dass die Fälle in einer Gruppe medizinisch zusammenpassen, also eine ähnliche Diagnose haben, und sich zusätzlich von den Behandlungskosten her möglichst wenig unterscheiden. Diese Gruppen sind die Diagnosis Related Groups (DRGs).

Mit der Einteilung in DRGs wollte man zunächst nur transparentere Kostenstrukturen sowie die Datengrundlage für ein besseres Qualitätsmanagement schaffen. Der Gedanke an die Abrechnung von Leistungen stand zunächst im Hintergrund. Mit den DRGs hatte man nun jedoch ein Instrument entwickelt, um die zu erwartenden Behandlungskosten zu schätzen. Warum sollte man nicht im Sinne von Fallpauschalen der Klinik auch genau diese Kosten vergüten? Die Abrechnungen für Medicare, der amerikanischen Krankenversicherung für Rentner, basieren deshalb seit 1983 auf DRGs, und es gibt mittlerweile eine Reihe von DRG-Systemen sowohl in kommerziellen wie in landesspezifischen Ausarbeitungen.

3.4.3 DRGs in der Praxis

In der Praxis sind DRGs für Sie eine lästige Pflicht. Das Kodieren – die Dateneingabe, damit eine Zuordnung zur passenden DRG geschehen kann – ist häufig Aufgabe der Assistenzärzte. Sie müssen dabei Daten über den jeweiligen Patienten in den PC eingeben, damit eine Software, der Grouper, die passende DRG finden kann. Am wichtigsten ist die Hauptdiagnose. Dies ist

》 die Diagnose, die nach Analyse als diejenige festgestellt wurde, die hauptsächlich für die Veranlassung des stationären Aufenthaltes des Patienten verantwortlich ist. (InEK GmbH 2012, S. 4) **《**

Wichtig dabei ist, dass hiermit ganz ausdrücklich nicht die Aufnahmediagnose gemeint ist.

Dazu kommen dann noch Nebendiagnosen. Das sind

» Krankheiten oder Beschwerden, die entweder gleichzeitig mit der Hauptdiagnose bestehen oder sich während des Krankenhausaufenthaltes entwickeln. (InEK GmbH 2012, S. 10) **«**

Die englische Abkürzung hierfür ist »CC«, Complications and Comorbidities.

Eingegeben werden müssen weiterhin alle durchgeführten Prozeduren, das Alter des Patienten, sein Geschlecht und die Verweildauer. In der Neonatologie kommen noch Geburtsgewicht und Beatmungszeit hinzu, bei intensivmedizinisch behandelten Patienten die Beatmungszeit. Anhand dieser Daten findet die Grouper-Software dann die passende DRG. Einen Fehler beim Kodieren kann es nur geben, wenn falsche Diagnosen eingegeben werden. Für Fehler, die Sie hierbei vorsätzlich machen, etwa um eine höhere Vergütung für das Krankenhaus zu erlangen, haften Sie persönlich!

Beispiel: Eine 40-jährige Patientin mit Appendizitis
Diagnosen müssen in Deutschland nach ICD-10, Prozeduren nach OPS verschlüsselt angegeben werden. Hauptdiagnose unserer Patientin ist: »Akute Appendizitis mit lokalisierter Peritonitis ohne Perforation oder Ruptur«. Es wird eine laparaskopische Appendektomie mit Absetzen des Blinddarms durch einen linearen Stapler durchgeführt.
Anhand Diagnose und durchgeführter Prozedur nimmt der Grouper eine Einteilung zur DRG »Appendektomie oder laparoskopische Adhäsiolyse außer bei Peritonitis, ohne äußerst schwere oder schwere CC, Alter >13 Jahre« vor. Gemäß den »G-DRG 2012« hat diese DRG den Code G23C.

Der erste Buchstabe kennzeichnet immer die »Major Diagnostic Category«. G steht dabei für »Krankheiten und Störungen der Verdauungsorgane«. Die Zahl in der Mitte gibt an, wie der Patient behandelt wurde. 0–39 steht für chirurgische Behandlung, 40–59 für sonstige Behandlung, 60–99 für konservative Behandlung. Der letzte Buchstabe gibt den Ressourcenverbrauch des Patienten mit der Diagnose an. Hier sind in Deutschland 8 Kategorien vorgesehen: A–H. »A« steht für den höchsten Ressourcenverbrauch, »H« für den niedrigsten.

Dass alle 8 Kategorien ausgeschöpft werden, ist aber selten. Meist werden höchstens die 3 Unterteilungen A–C angewandt. Manchmal gibt es auch keine weitere Unterteilung nach Ressourcenverbrauch. Dies wird dann mit dem Buchstaben »Z« gekennzeichnet.

Unsere Patientin wird also zu den chirurgisch behandelten Patienten mit Störungen des Verdauungstrakts gruppiert, und innerhalb ihrer DRG ist ihre Behandlung wahrscheinlich nicht besonders teuer.

Wäre die Patientin nicht 40, sondern 90 Jahre alt, und würde sie zusätzlich unter einer sekundären Rechtsherzinsuffizienz leiden, ergäbe sich die DRG G22C »Appendektomie oder laparoskopische Adhäsiolyse bei Peritonitis oder mit äußerst schweren oder schweren CC, Alter >15 Jahre«.

3.4.4 DRGs in Deutschland – Abläufe im Hintergrund

In Deutschland werden DRGs seit 2004 von allen Kliniken mit Ausnahme der Psychiatrie zur Abrechnung von Krankenhausleistungen verwendet. DRGs wird es in der Psychiatrie erst ab dem Jahr 2013 geben. Warum ist ausgerechnet die Psychiatrie hier ausgenommen gewesen? Das liegt eben daran, dass eine DRG-basierte Vergütung nur dann Sinn macht, wenn es anhand weniger Daten möglich ist, eine Zuteilung zu einer DRG vorzunehmen und dann innerhalb der DRG die Kosten tatsächlich ähnlich sind. In der Psychiatrie schwanken aber die Behandlungskosten bei gleicher Diagnose zu stark. Das liegt vor allem daran, dass die Diagnose keine ausreichend genaue Schätzung der Klinikaufenthaltsdauer erlaubt. Folglich funktionieren DRGs hier nicht ohne Weiteres. Deswegen hat man sich zunächst nicht getraut, sie einzuführen.

Aus dem gleichen Grund – die Behandlungskosten je DRG müssen ähnlich sein, und die Zuordnung zur DRG muss unbedingt funktionieren – hat man in Deutschland kein völlig neues DRG-System entwickelt, sondern aus einer Reihe von Möglichkeiten auf das australische System zurückgegriffen, welches dann auf deutsche Verhältnisse angepasst wurde,

Die Vergütung eines Patientenfalles ergibt sich in der DRG-Welt, nachdem erst einmal die passende DRG gefunden wurde, sehr einfach:

Vergütung = Basisfallwert × Relativgewicht der DRG des Patienten

Der Basisfallwert ist in Deutschland ein für jedes Bundesland verschiedener Pauschalbetrag. Er wird ausgehandelt zwischen den Landeskrankenhausgesellschaften und den Landesverbänden der Krankenkassen. Das Relativgewicht einer DRG ist bundesweit einheitlich und berücksichtigt die von DRG zu DRG unterschiedlichen Kosten.

Stimmt die DRG-Definition nicht und sind die Relativgewichte nicht angemessen, kann es leicht zu finanziellem Chaos in der deutschen Kliniklandschaft kommen. Wie wird das verhindert? Im ▶ Abschn. 3.1 wurde die Selbstverwaltung als Charakteristikum des deutschen Gesundheitswesens angesprochen. Für die Einführung der DRG-basierten Vergütung und zur kontinuierlichen Überarbeitung der DRGs gründeten die Spitzenverbände der Krankenkassen, der Verband der privaten Krankenversicherung und die Deutsche Krankenhausgesellschaft das »Institut für das Entgeltsystem im Krankenhaus« (InEK). Seine Aufgabe war die Anpassung des australischen DRG-Systems auf deutsche Gegebenheiten und die Entwicklung der DRGs für die Psychiatrie.

DRGs werden daneben kontinuierlich neu definiert. Die Kalkulation der Relativgewichte ist genauso ein ständig laufender Prozess. Außerdem ist das Finden der richtigen DRG keine ganz einfache Sache, wie Sie sicherlich schon bei Ihrer Arbeit bemerkt haben. Deswegen veröffentlicht das InEK die »Deutschen Kodierrichtlinien«. Nach der Dateneingabe erfolgt die Klassifikation softwaregestützt: Der bereits erwähnte Grouper nimmt aus Daten zu einem Patientenfall eine Zuordnung zur passenden DRG vor.

Zu den Aufgaben des InEK gehört es auch, diese Programme kommerzieller Anbieter zu zertifizieren, bevor sie in Kliniken verwendet werden dürfen.

3.4.5 Von der DRG zur Vergütung

Das Entgelt für die Behandlung eines Patienten ist der Preis für den sog. Behandlungsfall. Er ergibt sich aus dem Basisfallwert multipliziert mit dem Relativgewicht der DRG, in die der Patient entfällt. In Bayern zum Beispiel beträgt der Basisfallwert 3036,02 € für das Jahr 2012. Der DRG G23C der 40-jährigen Patientin ist ein Relativgewicht von 0,772 zugewiesen. Demnach erhält die Klinik für die Behandlung der 40-jährigen Patientin mit einer akuten Appendizitis 0,772×3036,02 € = 2343,81 €.

Der 90-jährigen Patientin mit der DRG G22C hingegen ist ein Relativgewicht von 1,119 zugewiesen. Das Krankenhaus erhält für ihre Behandlung 1,119×3036,02 € = 3397,31 €.

Die obigen Beispiele müssen allerdings noch ergänzt werden. Den DRGs sind häufig Mindestverweildauern zugeordnet, von denen angenommen wird, dass sie sinnvollerweise zur Behandlung der Krankheit nötig sind. Wird diese Aufenthaltszeit unterschritten, erhält die Klinik weniger als die oben errechneten Beträge. Umgekehrt erhält das Krankenhaus einen zusätzlichen Betrag, wenn die Patienten deutlich länger bleiben als dies üblicherweise innerhalb der jeweiligen DRG vorgesehen ist. Die Fachbegriffe, die Sie hier häufig hören werden, sind obere und untere Grenzverweildauer. Manche Behandlungen werden auch vollständig außerhalb des DRG-Systems vergütet, zum Beispiel die Dialyse bei Patienten mit Niereninsuffizienz, die aus einem anderen Grund in der Klinik sind.

3.4.6 Das Klinikbudget

Sicher haben Sie auch schon einmal davon gehört, dass Ihr Krankenhaus ein »Budget« hat. Wie passt das denn eigentlich damit zusammen, dass es für jeden behandelten Fall eine DRG und damit eine eigene Vergütung gibt? Und was ist eigentlich mit der »dualen Krankenhausfinanzierung« gemeint?

Duale Krankenhausfinanzierung bedeutet, dass sich Bundesländer und Krankenkassen die Finanzierung der Kliniken teilen. Geldmittel für längerfristige Investitionen werden den Kliniken von den Bundesländern bereitgestellt. Die Ausgaben für den laufenden Betrieb einer Klinik tragen die Krankenkassen. Mit diesen rechnet die Klinik ihre Aufwendungen für die behandelten Patienten ab. Letzteres ergibt das sogenannte Erlösbudget der Klinik. Die Bestimmung des Erlösbudgets erfolgt hauptsächlich über die DRGs.

Das Budget wird im Voraus zwischen dem Krankenhausträger und den Krankenkassen vereinbart. Ein Begriff, der im Zuge der Budgetermittlung oft verwendet wird, ist der »Case Mix Index« (CMI). Der CMI ist das mittlere Relativgewicht aller behandelten Patientenfälle.

Das Erlösbudget der Klinik ergibt sich also folgendermaßen:

vereinbartes Erlösbudget = vereinbarter CMI × vereinbarte Fallzahl × Basisfallwert

Häufig werden den vereinbarten Werten von CMI und Fallzahl dabei Vergangenheitswerte zugrunde gelegt. Erwartungen müssen nicht unbedingt eintreten. Was passiert dann? Angenommen, eine Klinik erbringt mehr Leistungen als ursprünglich vereinbart. Soll sie jeden zusätzlichen Fall mit dem vollen, nach DRGs berechneten Pflegesatz vergütet bekommen? Das mag zunächst nach einer naheliegenden Lösung klingen. Aber die Klinik sah sich in der Lage, schon mit den Entgelten aus weniger Leistungen auszukommen, sonst hätte sie die ursprüngliche Vereinbarung ja nicht geschlossen. Nun kommt aber das wirtschaftswissenschaftliche Prinzip der abnehmenden Grenzkosten ins Spiel. Die Operationssäle stehen, die Geräte sind da, das Personal ebenfalls. Das führt dazu, dass die Kosten der letzten durchgeführten Appendektomie (ökonomisch: Grenzkosten) niedriger sind als der Durchschnitt aller Appendektomien. Ist das Erlösbudget, das sich nach den tatsächlich im Lauf des Jahres behandelten Fällen ergeben hat, größer als das vereinbarte, wird deshalb der Klinik die Differenz nur zu 65 % erstattet. Im anderen Fall, wenn das tatsächliche Erlösbudget kleiner als das vereinbarte ist, erhält die Klinik den sich tatsächlich nach DRGs ergebenden niedrigeren Betrag sowie zusätzlich 25 % des Differenzbetrages zum Ausgleich der vorgehaltenen Kapazitäten.

Der Vollständigkeit halber: Für (längerfristige) Investitionen im Krankenhaus sind, wie schon erwähnt, die Bundesländer verantwortlich. Jedes Bundesland erstellt einen Landeskrankenhausplan.

In diesem Plan ist festgehalten, in welcher Klinik wie viele Betten in welcher Abteilung vorgehalten werden. Ist eine Klinik in diesem Plan aufgenommen, hat sie Anspruch auf Investitionsförderung. Hierfür gibt es in jedem Bundesland einen Investitionsplan.

Vielleicht haben Sie mit diesem Basiswissen ein Gefühl dafür erhalten, wie verworren die Details der Klinikfinanzierung sein können und wahrscheinlich sein müssen. Wir hoffen jedoch, dass wir Ihnen hiermit eben nicht nur die Komplexität des Systems verdeutlicht, sondern Ihnen auch die Gründe für diese Komplexität ein wenig näher gebracht haben.

3.5   Das D-Arzt-Verfahren

Neben fachlichen Nachfragen bei Ihrer ersten Patientenvorstellung nach dem ersten Nachtdienst müssen Sie auch auf eine Frage ganz besonders vorbereitet sein, insbesondere dann, wenn Sie Ihren Common Trunk in einer unfallchirurgischen Klinik oder Abteilung absolvieren: »War der Patient ›BG-lich‹?« Um diese Frage kompetent beantworten zu können, ist es notwendig, sich zunächst mit den Organisationsstrukturen der Unfallversicherungen zu beschäftigen.

3.5.1   Organisation der gesetzlichen Unfallversicherung

Neben den privaten und gesetzlichen Krankenkassen existiert noch ein weiterer Kostenträger im deutschen Gesundheitswesen: die gesetzliche Unfallversicherung, deren Aufgaben von den Berufsgenossenschaften wahrgenommen werden. Diese sind grundsätzlich für die Übernahme von Behandlungs- und auch Folgekosten nach Arbeits- und Wegeunfällen zuständig.

Die einzelnen Berufsgenossenschaften gliedern sich nach Wirtschaftszweigen (BG Bau, BG Holz und Metall usw.). Daneben gibt es noch die sog. »Unfallkassen« für Angestellte des öffentlichen Dienstes (z. B. Mitarbeiter im öffentlichen Gesundheitsdienst, kommunale Häuser, Unikliniken, aber auch Schüler und Studenten). Kurz: Jeder Unternehmer muss seine Angestellten bei der zuständigen BG versichern und dafür Beiträge entrichten. Der Unternehmer selbst muss sich nicht, kann sich aber bei der BG versichern.

Im Sinne des Patienten und auch Ihres Krankenhauses ist es sehr wichtig, Patienten, die unter die Zuständigkeit der BG fallen, frühzeitig zu identifizieren und die entsprechenden Schritte einzuleiten. Die Gründe hierfür sind einfach zusammenzufassen:

- Für den Patienten ist es relevant, ob sein Unfall über seine Krankenkasse oder die BG abgewickelt wird, da die berufsgenossenschaftliche Heilbehandlung mehr Spielraum lässt für Hilfs- und Heilmittel (dazu zählt auch die Physiotherapie) sowie für zusätzliche Therapien (z. B. Reha-Maßnahmen). Darüber hinaus werden eventuelle Folgeschäden, die zu einer eingeschränkten Erwerbsfähigkeit führen, mit einer vorübergehenden oder dauerhaften Berentung ausgeglichen. Dies kann für den Patienten existenziell wichtig sein!
- Zum anderen freut sich Ihr Krankenhausdirektor über die Identifikation eines BG-Patienten, da insbesondere die ambulante Behandlung besser vergütet wird als bei den gesetzlichen Kassen.

Es gibt noch einen weiteren wichtigen Unterschied zwischen dem »Kassenpatienten« und dem »BG-Patienten«. Frei nach dem Motto »Wer die Musik bezahlt, bestimmt auch, was gespielt wird« legt die BG fest, bei welchen Ärzten der BG-Patient behandelt werden darf. Hierfür gibt es die sog. »Durchgangsärzte«, abgekürzt »D-Ärzte«. Es handelt sich hierbei meistens um Chirurgen bzw. Unfallchirurgen, die explizit von den Unfallversicherungen zum berufsgenossenschaftlichen Heilverfahren zugelassen sind, da sie spezielle Qualifikationen aufweisen. In der Regel wird ein Arzt in Ihrer Klinik (meistens der Unfallchirurg) zum D-Arzt-Verfahren zugelassen sein.

Neben dieser an eine Person gebundene Qualifikation weisen die Berufsgenossenschaften auch (aktuell noch ca. 600) Krankenhäuser aus, die sie für geeignet halten, schwerverletzte Patienten zu behandeln. Dies sind die sog. »VAV«- (Verletzungsartenverfahren) oder auch »§-6«-Häuser. Die

◘ **Tab. 3.1** VAV-Fälle. (Deutsche Gesetzliche Unfallversicherung [DGUV]; Fassung vom 1.1.2005)

1	Ausgedehnte oder tiefgehende Verletzungen der Haut und des Weichteilmantels, Amputationsverletzungen, Muskelkompressionssyndrome, thermische und chemische Schädigungen
2	Verletzungen der großen Gefäße
3	Verletzungen der großen Nervenbahnen einschl. Wirbelsäulenverletzungen mit neurologischer Symptomatik
4	Offene oder gedeckte Schädel-Hirn-Verletzungen (ab SHT Grad II)
5	Brustkorbverletzungen mit Organbeteiligung
6	Bauchverletzungen mit operationsbedürftiger Organbeteiligung einschl. Nieren und Harnwege
7	Operativ rekonstruktionsbedürftige Verletzungen großer Gelenke (mit Ausnahme isolierter Bandverletzung des oberen Sprunggelenks sowie isoliertem Riss des vorderen Kreuzbandes und unkomplizierter vorderer Schulterinstabilität)
8	Schwere Verletzungen der Hand
9	Komplexe Knochenbrüche, insbesondere mehrfache, offene und verschobene Frakturen
10	Alle Verletzungen und Verletzungsfolgen mit Komplikationen, fehlendem Heilungsfortschritt und/oder Korrekturbedürftigkeit

unter diese Regelung fallenden Verletzungen finden Sie in ◘ Tab. 3.1.

Vorausgesetzt, ein Arzt Ihrer Abteilung ist als D-Arzt zugelassen, dürfen Sie als sein aktueller Vertreter in der Ambulanz BG-Patienten behandeln. Je nach Abteilungszugehörigkeit entscheidet sich auch, wie tief Sie in diese Materie einsteigen müssen.

- Sie werden mit einem vermeintlichen D-Arzt-Fall konfrontiert, sind aber nicht für diese Fälle verantwortlich (da Sie beispielsweise in der Gefäßchirurgie eingesetzt sind). Hier gilt dann die Regel: Informieren Sie den zuständigen Kollegen und bitten Sie ihn, einen D-Arzt-Bericht zu erstellen. Dieser wird Ihnen dankbar sein, wenn Sie nach einem Sturz eines Ihrer Patienten aus dem Bett die notwendige Diagnostik bereits durchgeführt haben.

- Sie arbeiten in der Unfallchirurgie und/oder sind für die D-Arzt-Fälle verantwortlich. In diesem Fall müssen Sie zwingend weiterlesen, da Sie quasi das vorläufige Ende der Kette darstellen und entscheiden müssen, wie es weitergeht.

Da es im BG-Recht eine Fülle von Ausnahmen und Besonderheiten gibt, die wichtigste Regel im Zusammenhang mit Arbeitsunfällen zuerst: **Im Zweifelsfall lieber einen D-Arzt-Bericht anlegen!**

Oftmals ist es in einer Verletzungssituation schwierig zu klären, ob eine berufsgenossenschaftlich versicherte Tätigkeit vorlag, ob eine Versicherung bei einer BG besteht und welche BG zuständig ist. Man denke hierbei nur an bewusstlose Patienten, Kinder oder Patienten mit schlechten Deutschkenntnissen oder lückenhaften Anamnesen. Es ist in diesen Fällen immer günstiger, einen D-Arzt-Bericht anzulegen und die benötigten Daten (soweit möglich) zu erfassen. Neben der Möglichkeit, einen erfahrenen Kollegen zu fragen, besteht auch immer die Option, die Entscheidung über das Vorliegen eines D-Arzt-Falles der Berufsgenossenschaft selbst zu überlassen. Für die BG ist dies allemal sinnvoller als die Konfrontation mit einer Reha-Anfrage zu einem seit 6 Wochen stationär behandelten, polytraumatisierten Patienten, der auf dem Weg zur Arbeit verunfallt ist. Dann müssen nämlich alle relevanten Informationen im Nachgang erhoben werden, was erfahrungsgemäß schwer bis unmöglich ist.

Zunächst stellt sich für Sie die grundsätzliche Frage: **Wer ist über die BG versichert?**

- Wie oben bereits ausgeführt, sind alle Arbeitnehmer pflichtversichert. Sie sind sogar versichert, wenn der Arbeitgeber noch keine Anmeldung bei der BG abgegeben hat oder die Beiträge nicht zahlt. Auch Arbeitslose sind versichert, wenn sie beispielsweise auf dem Weg zur Agentur für Arbeit oder während einer Weiterbildungsmaßnahme verunfallen.
- Kinder, Jugendliche, Schüler und Studierende sind versichert über eine Betreuungseinrichtung (Kindergarten, KITA), die Schule

respektive Universität/Hochschule und auch während eines Praktikums.

- Unfallversicherungsschutz besteht auch für diejenigen, die »im Interesse der Allgemeinheit« tätig sind. Hierzu zählen freiwillige Helfer bei Unfällen und Katastrophen – z. B. solche, die Erste Hilfe leisten – sowie ehrenamtlich für Bund, Länder und Gemeinden tätige Personen.

Arbeitgeber sind bis auf wenige Gruppen (Hebammen, Physiotherapeuten, Logopäden, selbständige Landwirte, um die wichtigsten zu nennen) nicht pflichtversichert, können sich aber freiwillig versichern. Hier müssen Sie im Einzelfall nachfragen.

Beamte wie Polizisten oder verbeamtete Lehrer sind grundsätzlich **nicht** in der BG versichert, hier ist keine Meldung an die BG erforderlich.

Sofern Sie jetzt einen Patienten identifiziert haben, der über die BG versichert ist, kommt Frage Nummer 2: **Welche Situationen sind BG-lich versichert?**

Häufig eine einfache, manchmal aber auch eine sehr knifflige Frage! Wichtig für Ihre Einschätzung, ob ein D-Arzt-Fall vorliegt, ist die gesetzliche Definition des Unfalls:

» Ein Unfallereignis ist ein zeitlich begrenztes, von außen auf den Körper einwirkendes Ereignis, das zu einem Gesundheitsschaden führt. **«**

Zwei Beispiele aus der täglichen Praxis sollen dies näher verdeutlichen.

Fall 1

Ein Patient kommt in die Ambulanz mit starken Rückenschmerzen. Auf Befragung berichtet er, er habe im Laufe des Vormittags in seiner Tätigkeit als KFZ-Techniker mehrere Motorblöcke halten müssen. Infolgedessen habe er nun Rückenschmerzen entwickelt, die immer schlimmer geworden seien.
Diagnose: kein D-Arzt-Fall!
Begründung: Es handelt sich nicht um ein von außen auf den Körper einwirkendes Ereignis, daher liegt auch keine Zuständigkeit der BG vor.

Fall 2

Ein Patient berichtet, er habe heute Vormittag mit einem Kollegen einen Motorblock gehoben. Der Kollege habe plötzlich losgelassen, sodass er (der Patient) die

3

ganze Last allein habe tragen müssen. Hierbei habe er einen plötzlichen Schmerz im Rücken verspürt, der seitdem immer schlimmer geworden sei.

Diagnose: D-Arzt-Fall!

Begründung: Hier liegt ein Unfall im Sinne des Gesetzes vor; ein D-Arzt-Bericht ist zu erstellen, die Berufsgenossenschaft ist zuständig.

Bei **Wegeunfällen** sind ebenfalls viele Dinge zu beachten: Wohnt ein Versicherter beispielsweise in einem Mehrfamilienhaus, so ist beim Nachhauseweg ein Sturz vor der Haustür bei Glatteis versichert, während ein Sturz im Treppenhaus nicht mehr unter die Zuständigkeit der BG fällt. Noch komplizierter wird es beispielsweise bei Wegeunfällen, in denen der Arbeitnehmer nicht den direkten Weg zwischen Wohnort und Arbeitsstelle gewählt hat, um beispielsweise noch einzukaufen. Hier gibt es eine gewisse Toleranz, die letztlich immer über die BG zu klären ist. Heißt also für die Praxis: vorsorglich D-Arzt-Bericht anlegen und den Sachverhalt möglichst genau schildern!

Noch eine kleine Anekdote, die illustriert, wie komplex die Beurteilung mitunter sein kann:

In die Ambulanz kommt ein Patient mit einer Verletzung im Handteller. Er berichtet über eine Auseinandersetzung mit einem Kollegen, bei der dieser ihm (dem Patienten) mit einem Regenschirm die Wunde in der Handinnenfläche zugefügt habe. Der Patient arbeitet als Bühnenarbeiter. Die Entscheidung, ob hier ein D-Arzt-Fall vorliegt, hängt vom Grund des Streits ab: Falls sich die Beteiligten über eine berufliche Sache gestritten haben (beispielsweise ob einer zu lange in der Pause war), liegt eine Zuständigkeit der BG vor. Drehte es sich in dem Streit um private Dinge (Fußball, Politik oder ähnliches), so besteht keine Zuständigkeit.

Etwas speziell ist die Situation bei stationären Patienten in Ihrer Klinik. Was ist mit **Unfällen** von Patienten **im Krankenhaus**? Auch dies ist eine Situation, mit der Sie im Dienst immer wieder konfrontiert werden: Ein Patient ist beim Toilettengang gestürzt oder aus dem Bett gefallen. Hier gilt, dass Patienten, die sich auf Kosten einer gesetzlichen Krankenkasse oder auf Kosten der BG in stationärer oder teilstationärer Behandlung befinden, grundsätzlich über die BG versichert sind. Entsprechende Unfälle sollten daher unbedingt D-ärztlich

aufgenommen werden. Privatpatienten fallen nicht in diese Gruppe!

Die BG ist jedoch nicht für Unfälle zuständig, die während einer Behandlung entstehen. Fällt ein Patient beispielsweise während einer Operation in Narkose vom OP-Tisch, so ist die Haftpflicht des Krankenhauses zuständig, nicht die Berufsgenossenschaft. Auch hier noch einmal: Im Zweifelsfall lieber einen D-Arzt-Bericht anlegen, damit sind Sie zunächst aus dem Schneider!

3.5.2 Wann Nachschau-/Zwischenbericht, wann D-Arzt-Bericht?

Wurde ein Patient wegen einer D-ärztlichen Verletzung bereits auswärts behandelt und kommt erstmals zu Ihnen, erstellen Sie einen neuen D-Arzt-Bericht. Kommt er zu Ihnen zur Verlaufskontrolle, so sind in regelmäßigen Abständen bzw. bei relevanten Veränderungen Zwischenberichte zu erstellen. War er bei Ihnen in Behandlung und der Fall wurde zwischenzeitlich abgeschlossen, ist ein Nachschaubericht zu erstellen. Der Fall wird praktisch neu aufgemacht. Für beide Fälle müsste in der Ambulanz Ihres Krankenhauses ein entsprechendes Formular vorliegen.

Nachdem nun also die Entscheidung (hoffentlich) klar ist, geht es an das:

3.5.3 Ausfüllen des D-Arzt-Berichtes

Bei dieser lästigen, aber wichtigen Aufgabe sollten Sie sich von Anfang an angewöhnen, präzise und vollständig zu dokumentieren. Auf dem Formular (◘ Abb. 3.6) sind persönliche Daten des Verletzten und Angaben zum Unfall zu machen.

Persönliche Angaben Viele Patienten wissen nicht, über welche BG sie versichert sind. Dies ist nicht weiter schlimm, es ist dann aber umso wichtiger, Name und Anschrift sowie Telefonnummer des Unfallbetriebes zu erfassen, damit die BG-Sekretärin dort nachfragen kann. Gerade bei Bagatellverletzungen, die nicht wieder in Ihre Behandlung kommen, sollte auch die Telefonnummer des

Durchgangsarztbericht   - UV-Träger -

	Lfd. Nr.

Unfallversicherungsträger	Eingetroffen am	Uhrzeit

Name, Vorname des Versicherten	Geburtsdatum	Krankenkasse (bei Fam.-Vers. Name des Mitglieds; in diesem Falle keine Kopie an die Krankenkasse)

Beschäftigt als	Seit	Bei Pflegeunfall Pflegekasse des Pflegebedürftigen

Unfallbetrieb, ggf. mit Telefon-Nr. (Bezeichnung bzw. Name und Anschrift des Arbeitgebers, der Kindertageseinrichtung, der Schule oder Hochschule, des Pflegebedürftigen)

Vollständige Anschrift des Versicherten	Telefon-Nr. des Versicherten	Staatsangehörigkeit	Geschlecht

1 Unfalltag	Uhrzeit	Beginn der Arbeitszeit Uhr	Ende der Arbeitszeit Uhr

2 Angaben des Versicherten zum Unfallort, Unfallhergang und zur Tätigkeit, bei der der Unfall eingetreten ist

3 Verhalten des Versicherten nach dem Unfall

4.1 Art der ersten (nicht durchgangsärztl.) Versorgung	4.2 Erstmalig behandelt am durch

5 Befund   Verdacht auf Alkohol-, Drogen-, Medikamenteneinfluss? ☐ nein ☐ ja   Welche Anzeichen?   Blutentnahme? ☐ nein ☐ ja

6 Röntgenergebnis

7 Erstdiagnose (Änderungen/Konkretisierungen unverzüglich nachmelden)	ICD 10
	ICPM
	AO-Klassifikation

8 Art der Erstversorgung (durch den D-Arzt)

9 Vom Unfall unabhängige gesundheitliche Beeinträchtigungen, die für die Beurteilung des Arbeitsunfalls von Bedeutung sein können

10 Sprechen Hergang und Befund gegen die Annahme eines Arbeitsunfalls? *
☐ nein ☐ ja, weil
* Wenn ja, ist keine Behandlung zu Lasten der Unfallversicherung durchzuführen und dem Versicherten eine Kopie des Durchgangsarztberichts auszuhändigen.

11 Besteht konkreter Anlass, dass der Versicherte von einem Mitarbeiter des UV-Trägers beraten wird?
☐ nein ☐ ja, weil

12 **Art der Heilbehandlung**

☐ allgemeine Heilbehandlung	☐ besondere Heilbehandlung	☐ es wird keine Heilbehandlung zu Lasten der UV durchgeführt, weil
☐ durch anderen Arzt	☐ ambulant ☐ stationär	
☐ durch mich	Liegt eine Verletzung nach dem Verletzungsartenverzeichnis vor?	
	☐ nein ☐ ja, nach Ziffer _____	

13 **Beurteilung der Arbeitsfähigkeit**		14 **Ist die Zuziehung von Konsiliarärzten zur Klärung der Diagnose und/oder Mitbehandlung erforderlich?**
☐ arbeitsfähig.	☐ voraussichtlich wieder arbeitsfähig ab:	☐ nein ☐ ja, zugezogen wird:
☐ arbeitsunfähig ab:	☐ voraussichtlich länger als 6 Monate arbeitsunfähig	

15 Nachschau ist erforderlich, **sofern dann noch AU oder Behandlungsbedürftigkeit vorliegen sollte**, am   ; bei Verschlimmerung sofort.
Der Termin wurde dem Versicherten bekannt gegeben.

16 Anschrift des weiter behandelnden Arztes oder Krankenhauses

Datum	Unterschrift des Durchgangsarztes	Anschrift/Stempel des Durchgangsarztes

F 1000 0104 Durchgangsarztbericht   …

☐ **Abb. 3.6** Durchgangsarztbericht. (Urheberrecht: DGUV)

Verletzten hinterlegt sein, um Nachfragen klären zu können.

Unfallzeitpunkt/Hergang Hier müssen Sie präzise sein: kein »vormittags« oder »letzte Woche«! Das genaue Datum plus Uhrzeit sind obligat, ebenso Anfang und Ende der Arbeitszeit, gerade bei Wegeunfällen.

Grundsätzlich gilt: Je unklarer die Situation, umso wichtiger sind eine präzise Anamnese und Befunderhebung. Dies sind Daten, die man im Nachhinein nur noch schwer erheben kann. Notieren Sie daher in Ihrem D-Arzt-Bericht exakt, wie beispielsweise ein Sturz zustande kam: »War der Boden glatt? Wie ist der Patient gestürzt? Wo hatte er danach Schmerzen?« etc.

Negativbeispiele aus dem eigenen Erfahrungsfeld: »Pat. B-gelich gestürzt«, »Gestern Schnittverletzung, heute zu uns«, »Heute polytraumatisiert, mit NAW hierher«, »Vor 4 Wochen umgeknickt«. Mit solchen Angaben kann man später nichts anfangen.

Befund/Diagnose Hier ist besonders der Untersuchungsbefund hervorzuheben. Auch wenn Sie noch nicht alle unfallchirurgischen Krankheitsbilder kennen und zu therapieren wissen: Die notwendigen klinischen Untersuchungen kennen Sie und sollten diese auch anwenden. Notieren Sie äußere Verletzungen oder Veränderungen und prüfen Sie Bewegungsausmaße (am besten nach der Neutral-Null-Methode), Sensibilität, Motorik und alles Weitere, was zu einem vollständigen klinischen Befund gehört. Je präziser der Befund, umso geringer die peinlichen Nachfragen am nächsten Tag oder später, nach der Prüfung durch die BG. Denken Sie immer daran: die BG fragt nicht bei Ihnen, sondern bei Ihrem Chef nach, der wiederum Sie zum Rapport bittet …

Prüfung durch die BG Unter Punkt 10 des D-Arzt-Berichts können Sie Zweifel anmelden, ob tatsächlich ein Arbeitsunfall vorliegt: »Sprechen Hergang und Befund gegen die Annahme eines Arbeitsunfalls?« Dieser Fall wird dann besonders von der BG geprüft.

Weiterbehandlung/Arbeitsunfähigkeit Diese Punkte legen fest, ob eine allgemeine (beispielweise bei Bagatellverletzungen, wobei eine ganz klare Abgrenzung zur besonderen Heilbehandlung nicht existiert), eine besondere oder keine Heilbehandlung zu Lasten der BG durchgeführt werden soll und wer dies dann vornimmt. Hier gibt es nun mehrere Möglichkeiten:

- Es handelt sich um eine leichte Verletzung, die keine weitere Behandlung mehr benötigt. Das können Sie so im D-Arzt-Bericht vermerken und damit ist der Fall abgeschlossen.
- Es handelt sich um eine Verletzung, die ambulant weiterbehandelt werden muss. Je nach Vorgabe in Ihrer Abteilung (unbedingt beim Oberarzt nachfragen!) sollten Sie den Patienten in die eigene BG-Sprechstunde bestellen oder von einem niedergelassenen Kollegen weiterbehandeln lassen. Bei leichten Verletzungen kann dies über den Hausarzt oder Kinderarzt erfolgen, bei aufwändigeren Behandlungen muss der Patient von einem D-Arzt weiterbehandelt werden.
- Es handelt sich um eine Verletzung, die stationär weiterbehandelt werden muss. Hier kann nun die oben angesprochene VAV-Regelung relevant werden. Wenn Ihre Klinik die VAV-Zulassung besitzt, können Sie praktisch jeden Unfallverletzten komplett behandeln. Ist diese Zulassung nicht gegeben, so darf nur die Notfallversorgung erfolgen. Zur weiteren Behandlung muss der Patient dann an ein VAV-Haus überwiesen werden. Dies sind jedoch Dinge, die Sie mit dem zuständigen Oberarzt abklären sollten.

Falls der Patient schon weiß, wo er sich weiter behandeln lassen will, notieren Sie im vorgesehenen Feld den Namen und die Anschrift des Kollegen. So weiß die BG, wo sie eventuell nachfragen muss. Falls Sie den Patienten krankschreiben, müssen Sie Anfang und Ende der Krankschreibung ebenfalls auf dem Vordruck vermerken.

Diagnostik und Nachbehandlung von BG-Patienten Wie bereits oben angesprochen, bringt der BG-Status für den Patienten einige Vorteile mit sich. Zum einen können Sie praktisch jede Form

Unfallversicherungsträger

Name, Vorname des Versicherten — Geburtsdatum

Mit der Annahme der Verordnung erklärt der Praxisinhaber, dass er die Regelungen der Vereinbarung zwischen den Physiotherapeutischen Berufsverbänden und den Verbänden der UV-Träger – in gültiger Fassung – anerkennt. Insbesondere erklärt er, dass er die fachlichen Anforderungen erfüllt und die vereinbarten Gebühren akzeptiert. Fehlen festgelegte Voraussetzungen, besteht kein Vergütungsanspruch. Die aktuelle Vereinbarung ist unter http://www.hvbg.de/d/pages/reha/verguet/index.html verfügbar.

Unfallbetrieb (Bezeichnung bzw. Name und Anschrift des Arbeitgebers, der Kindertageseinrichtung, der Schule oder Hochschule, des Pflegebedürftigen)

Wohnung des Versicherten, Straße, Postleitzahl, Ort

Diagnose

Unfalltag

1 Leistungsziffer (s. Folgeseite):	Leistungsziffer (s. Folgeseite):	Leistungsziffer (s. Folgeseite):	Leistungsziffer (s. Folgeseite):
Anzahl der Behandlungen insgesamt:	Anzahl der Behandlungen insgesamt:	Anzahl der Behandlungen insgesamt:	Anzahl der Behandlungen insgesamt:
Behandlungstage pro Woche:	Behandlungstage pro Woche:	Behandlungstage pro Woche:	Behandlungstage pro Woche:

2 Nur auszufüllen bei Überschreiten der Regel-Zeitintervalle (siehe Folgeseite)

Die Behandlungszeiten ergeben sich aus dem gültigen Leistungsverzeichnis. Soweit medizinisch notwendig für einzelne Leistungsziffern die vorgegebenen Behandlungseinheiten oder Zeitintervalle[1] pro Tag (s. Folgeseite) überschritten werden sollen, ist dies nachfolgend unter Angabe der Anzahl der Behandlungseinheiten und der Zeitintervalle zu begründen!

Behandlungseinheiten pro Behandlungstag:	Behandlungseinheiten pro Behandlungstag:	Behandlungseinheiten pro Behandlungstag:	Behandlungseinheiten pro Behandlungstag:
Zeitintervalle pro Behandlungseinheit:	Zeitintervalle pro Behandlungseinheit:	Zeitintervalle pro Behandlungseinheit:	Zeitintervalle pro Behandlungseinheit:
Gründe:	Gründe:	Gründe:	Gründe:

3 Begründung für eine Weiterverordnung nach einer Behandlungszeit von 4 Wochen:

4 Behandlungsbeginn am

Wiedervorstellung zur Kontrolluntersuchung bei mir am

(spätestens alle 14 Tage)

Stempel des D-/H-Arztes

Datum

Unterschrift des D-/H-Arztes

Für die Bestätigung der Behandlung bitte die Folgeseite benutzen!

[1] Ein Zeitintervall entspricht einer Behandlung von 10 Minuten.

Abb. 3.7 Verordnung Krankengymnastik/physikalische Therapie. (Urheberrecht: DGUV)

von Diagnostik veranlassen, die BG übernimmt die Kosten. Dies ist an Häusern interessant, an denen normalerweise ambulante CT-Untersuchungen nur für Privatpatienten angefordert werden können, da die Radiologie keine Kassenzulassung hat. Auch konsiliarische Untersuchungen im Hause oder auswärts sind von den Kosten her abgedeckt. Die BG hat ein großes Interesse, dass der Sachverhalt schnell aufgeklärt und der Patient optimal behandelt wird. Dies ist dann natürlich auch für Sie als Behandler von Vorteil.

Zum zweiten besteht die Möglichkeit, zu Lasten der BG auch »normale« Rezepte für Medikamente oder Hilfsmittel auszustellen. Hierfür nehmen Sie ein normales Kassenrezept. Wichtig sind hierbei das Ankreuzen des Feldes »Arbeitsunfall« sowie die Angabe von Unfalltag und Arbeitgeber, damit die BG dies entsprechend zuordnen kann. Wenn Sie die Krankenkassenkarte des Patienten verwenden, um den Rezeptkopf zu bedrucken, müssen Sie daran denken, die Krankenkasse durchzustreichen und durch den Namen der entsprechenden BG zu ersetzen.

Für die Verordnung von Physiotherapie gibt es ein eigenes Formular (◘ Abb. 3.7). Sie finden den gleichen »Kopf« wie beim D-Arzt-Bericht und auf der Rückseite die einzelnen zu verordnenden Leistungsziffern. Auch hier dürfen Sie rezeptieren, was sinnvoll ist, die Beschränkungen der Physiotherapie bei Kassenpatienten gelten hier nicht.

Abschließend möchten wir uns in diesem Kapitel mit einem sehr wichtigen Thema beschäftigen, welches bisher noch nicht explizit angesprochen wurde. Es geht um die Qualität der Leistungen im Krankenhaus im Allgemeinen und ganz speziell in der Chirurgie.

3.6   Qualitätsmanagement in der Chirurgie

» Physicians will always make mistakes. The decisive factor will be how we handle them. (Wu 2000) **«**

Wenn man nach einem langen Studium endlich Arzt ist, hat man in seiner kurzen Medizinerlaufbahn bereits viel Mist gebaut – das fängt im Pfle-

gepraktikum an, zieht sich durch alle Famulaturen und das PJ und hört dummerweise auch nach der Approbation nicht auf. Wir haben Venen durchstochen und Infusionen para laufen lassen, wir haben Patienten verwechselt, wir haben uns im OP unsteril gemacht, wir haben Patienten nicht wirklich aufgeklärt, sondern nur unterschreiben lassen, und wir hatten dabei nur selten ein schlechtes Gewissen.

Doch warum passierten diese Fehler? Weil wir oft Dinge erledigen sollten, die uns nie jemand beigebracht hatte. Und weil man selbst auch einfach mal »machen« will, statt untätig danebenzustehen. Sie sollen natürlich lernen und dabei auch Fehler machen dürfen. Daher ist es umso wichtiger, dass Ihre Klinik mit einem wirksamen Qualitätsmanagement ein Umfeld schafft, in dem Ihr Lernen und die Sicherheit der behandelten Patienten in eine Balance gebracht werden können.

An einer para gelaufenen Infusion sterben die Patienten in den meisten Fällen nicht, aber der Umgang mit ihr steht exemplarisch für ein größeres Problem, das in jeder Klinik tausendfach jeden Tag erneut deutlich wird: wie wir in der Medizin mit Fehlern und Fehlverhalten umgehen.

Man macht Fehler. Man bemerkt sie. Man erzählt dem Patienten, warum das gar nicht so schlimm war, oder aber man erzählt ihm gar nichts. Man versucht es beim nächsten Mal irgendwie besser zu machen. Die Frage ist jedoch, ob auch echte Konsequenzen gezogen werden.

Wenn man als Mediziner ARD-Dokus wie »Patienten ohne Rechte« oder »Die Totmacher« liest, ärgert man sich. Die Beispiele für »Ärztepfusch«, die gezeigt werden, nimmt man als Einzelfälle wahr, die in der eigenen Abteilung nie passieren könnten. Schließlich sind ja auch Chirurgen, die vor Gericht tatsächlich für schuldig befunden wurden, eine Seltenheit.

Die Anzahl der aufgrund ärztlicher Behandlungsfehler verurteilten Chirurgen ist jedoch sicherlich kein angemessener Indikator für die tatsächliche Anzahl fehlerhafter Behandlungen. Dafür gibt es mehrere Gründe. Zunächst einmal muss den betroffenen Patienten und Patientinnen natürlich klar sein, dass sie aufgrund eines Behandlungsfehlers Komplikationen oder sogar dauerhafte gesundheitliche Einschränkungen hinnehmen müssen. Dies hängt auch davon ab, ob die an der Leistung Beteiligten auf volle Transparenz setzen. Zweitens muss nach geltender Rechtsprechung der Behandlungsfehler ursächlich für den Schaden gewesen sein. Ist er das nicht, so bleibt der Behandlungsfehler an sich rechtlich folgenlos. An diesem Ursache-Wirkungs-Zusammenhang scheitern viele Ansprüche von Patienten, denn die Beweislast liegt zunächst bei ihnen.

Von großer Bedeutung können hier die Krankenkassen sein, denn gemäß § 66 SGB V können diese den Versicherten bei der Verfolgung von Schadenersatzansprüchen helfen, z. B. mit der kostenlosen Durchführung eines medizinischen Gutachtens durch den Medizinischen Dienst der Krankenversicherung (MDK). Nichtsdestotrotz: Ein Gerichtsverfahren ist in den meisten Fällen sehr teuer und anstrengend für die Betroffenen, die meist genug damit zu tun haben, ihre neue gesundheitliche Einschränkung zu bewältigen. Von jenen Patienten, die dennoch klagen, sind nur rund 30 % erfolgreich.

Zum Glück sind Behandlungsfehler, die ein solch komplexes rechtliches Prozedere nach sich ziehen, durchaus selten; zumindest gemessen an dem, was in einer Klinik tagtäglich so alles schiefgehen kann. Es ist daher mindestens genauso wichtig, sich den vielen »kleinen Fehlern« zu widmen, die uns allen passieren und die Sie am Anfang Ihrer beruflichen Lernkurve sehr wahrscheinlich noch etwas häufiger machen. Natürlich ist es nicht so, dass Sie durch jede kleine Unnachsichtigkeit bereits mit einem Fuß auf der Anklagebank stehen. Dies würde Ihrem Status als Berufsanfänger auch keinesfalls gerecht werden, da man Ihnen ja in gewissem Sinne das Recht, Fehler zu machen, zugestehen muss. Wie wir ja alle wissen, fallen Meister nicht vom Himmel, und das Erlernen einer solch komplexen Tätigkeit wie die Ausübung des Arztberufs im Allgemeinen und die Arbeit in der Chirurgie im Speziellen macht es unumgänglich, sich mit großen oder kleinen Fehlern in der Ausübung dieser Tätigkeit auseinanderzusetzen. Diese Fehler gehören, wie schon gesagt, zum Lernen dazu; wichtig ist es jedoch, dass Ihr Umfeld so gestrickt ist, dass diese Fehler – wenn möglich – folgenlos bleiben und dass darüber hinaus wirkungsvolle Maßnahmen zur künftigen Vermeidung solcher Fehler getroffen

werden. Denn nur so lässt sich, getreu dem Sprichwort, »aus Fehlern lernen«.

Zunächst aber nochmals zurück zu den Patienten: Um den Erfolg berechtigter Ansprüche von Patienten zu begünstigen, hat der Gesetzgeber einige Tatbestände zur sogenannten Beweislastumkehr geschaffen. Eine schlampige Dokumentation oder ein grober Behandlungsfehler können daher schnell dazu führen, dass nicht etwa der Patient die Schuld des Arztes, sondern der Arzt seine eigene Unschuld am Schaden des Patienten unter Beweis stellen muss. Trotz dieser Regelungen scheuen viele Patienten den Konflikt.

Aus diesem Grund ist die Anzahl der im Sinne des Patienten entschiedenen Gerichtsurteile kaum ein geeigneter Parameter für die Qualität ärztlicher Behandlung im deutschen Gesundheitssystem. Zum tatsächlichen Ausmaß fataler Fehler existieren nur vage Schätzungen: Beispielsweise geht das Bundesministerium für Gesundheit (BMG) davon aus, dass in Deutschland jährlich 17.000 Menschen an Behandlungsfehlern sterben, eine auf den ersten Blick unglaublich hohe Zahl.

Diese Zahl wird etwas begreiflicher, wenn man einmal überlegt, von welchem Kollegen oder in welcher Klinik man sich als Arzt selbst operieren lassen würde. Wenn man sich dann noch vor Augen führt, wie schwer es selbst als Arzt im System und mit jahrelanger Ausbildung sein kann, einen guten Kollegen oder eine gute Abteilung auf der Basis messbarer Qualitätsindikatoren zu identifizieren, die häufig schlicht nicht vorliegen, kann man sich vorstellen, dass es für Patienten sehr schwer ist, im Vorfeld einen guten von einem schlechten Operateur oder eine gute von einer schlechten Abteilung zu unterscheiden. Uns geht es nicht darum, einzelne Operateure an den Pranger zu stellen. Wir wollen bei Ihnen aber ein Bewusstsein schaffen, dass nur messbare Qualitätsindikatoren helfen können, Leistungserbringer in allen Feldern und Sektoren der medizinischen Versorgung auszuwählen, so wie Sie auch auf Beipackzetteln über messbare Nebenwirkungen von Arzneimitteln aufgeklärt werden. Ohne eine solche Transparenz aber werden selbst jene chirurgischen Kliniken, die eklatante Qualitätsmängel aufweisen, auf Jahre hin noch genug Patienten operieren können, ohne dass ihre

Behandlungsqualität zu einem Patientenschwund führt.

Mit der Dokumentation von Operationsergebnissen und Komplikationen zu ausgewählten Eingriffen hat die Bundesgeschäftsstelle Qualitätssicherung (BQS) in der Vergangenheit jährliche Berichte vorgelegt. Der G-BA hat nunmehr den Auftrag zur Analyse der sektorenübergreifenden Qualitätssicherung in Deutschland an das AQUA-Institut (Institut für angewandte Qualitätsförderung und Forschung im Gesundheitswesen GmbH) vergeben (▶ Abschn. 3.1), das die Häufigkeit der typischsten Komplikationen für so unterschiedliche Prozeduren wie Lebertransplantation und Hüftimplantation erfasst und auch deren Anzahl in den schlechtesten und besten erfassten Abteilungen veröffentlicht. Damit soll zum einen die Transparenz erhöht werden, zum anderen sollen in ihrer Ergebnisqualität schlechte Kliniken zur Verbesserung ihrer Behandlungsqualität veranlasst werden. In diesem Bericht werden jedoch keine Kliniken beim Namen genannt; er eröffnet lediglich für die Kliniken selbst die Möglichkeit, sich mit anderen Häusern zu vergleichen.

Für Patienten und Patientinnen bedeutet das keine direkte Verbesserung ihrer Situation – sie müssen sich weiterhin auf das Urteil ihrer ebenfalls nur unzureichend informierten Hausärzte verlassen, die jedenfalls nicht in einer Übersicht nachschlagen können, welches Krankenhaus nach Qualitätsindikatoren besser ist.

Solange jedoch der Druck von außen gering bleibt, muss der Wille zur Veränderung hin zu einer besseren Behandlungsqualität und Fehlervermeidung auch und vor allem aus der Mitte der im Gesundheitssystem Beschäftigten selbst kommen, getragen vom eigenen Anspruch an eine optimale Versorgung jedes einzelnen Patienten.

Über die gesetzlich verpflichtende Qualitätssicherung hinaus gibt es viele weitere Lösungsansätze, die für das deutsche Gesundheitssystem diskutiert und mehr oder weniger zögerlich derzeit von einigen Vorreitern in Deutschland eingeführt werden.

3.6.1 Leitlinien

Geht man derzeit beispielsweise auf die Homepage der Deutschen Gesellschaft für Neurologie, so findet man dort 108 Leitlinien – vom Alkoholdelir bis zur zerebralen Vaskulitis. Geht man auf die Seite der Gesellschaft für Neurochirurgie, findet man: keine einzige Leitlinie. In anderen chirurgischen Disziplinen ist das zwar ein wenig besser, aber grundsätzlich haben die schneidenden Fächer gegenüber konservativen Disziplinen einen großen Nachholbedarf, wenn es darum geht, ihr Handeln auf die Grundlage harter Evidenz zu stellen.

Wenn aber nicht einmal ein gemeinsamer Konsensus darüber besteht, wie ein Patient auf der Basis der verfügbaren wissenschaftlichen Daten am besten behandelt werden soll, dann kann natürlich jeder Chef an seiner Klinik machen, was er für richtig hält. Auch wenn nicht für alles, was wir in der Medizin tun, immer Studienergebnisse vorliegen, so erhebt sich dennoch die Frage, warum z. B. die Art der Behandlung eines Aneurysmas in Deutschland eher davon abhängt, in welcher Stadt ein Patient eingeliefert wird, als davon, welche objektiven Indikatoren (wie Lage oder Größe des Aneurysmas) für eine eher neuroradiologische oder eher chirurgische Therapie vorliegen. Im konkreten Fall bedeutet das: In Stadt B wird ein Patient mit behandlungsbedürftigem Aneurysma in 90 % der Fälle chirurgisch versorgt werden, in Stadt A beispielsweise nur in 50 % – je nachdem, wie das Kräfteverhältnis zwischen den ansässigen Abteilungen für Neurochirurgie und -radiologie gestaltet ist. Bis der Chef wieder wechselt. Oder aber endlich eine Leitlinie der Fachgesellschaften für Neuroradiologie und -chirurgie erarbeitet wird.

An welchem Haus werden die Patienten nun besser behandelt, für welche Aneurysmen wäre das chirurgische oder das neuroradiologische Verfahren besser? Niemand kann es sagen, denn die Daten werden natürlich nicht verglichen – genau das wäre aber nötig, wollte man die Behandlungsqualität grundlegend verbessern.

3.6.2 Checklisten und M&M-Konferenzen

Ganz unabhängig vom konkreten Krankheitsbild konnte inzwischen in mehreren Studien bestätigt werden, dass OP-Checklisten Komplikationsraten bei operativen Eingriffen signifikant senken können. Checkliste bedeutet, dass sich das Team im Saal direkt vor OP-Beginn noch einmal eine kurze Auszeit nimmt und gemeinsam einen kurzen Fragenkatalog durchgeht: Welche Körperseite wird operiert? Sind die Antibiotika bereits gegeben worden? Ist eine Allergie beim Patienten bekannt? Wie viel Blutverlust wird von chirurgischer Seite erwartet?

Dadurch wird vor allem Kommunikationsdefiziten im OP vorgebeugt, die uns allen schon begegnet sind. Jeder kann sich wahrscheinlich an eine OP erinnern, bei der es plötzlich zu starken Blutverlusten kam, aber Konserven erst mit Verzögerung gegeben werden konnten, weil das Blut noch nicht einmal eingekreuzt war. Solchen mitunter lebensgefährlichen Zwischenfällen wird mit Checklisten vorgebeugt, ganz zu schweigen von den immer wieder vorkommenden Verwechslungen der Körperseite.

Ein weiteres Mittel zur Verbesserung der Behandlungsqualität einer Abteilung sind Morbidity and Mortality Conferences – kurz M&Ms –, regelmäßige Treffen aller Beteiligten, in denen Zwischenfälle und Todesfälle durchgesprochen, Fehler analysiert und im Idealfall Konsequenzen für die Zukunft gezogen werden sollen. Ihr Nutzen ist jedoch wissenschaftlich noch nicht ähnlich gründlich untersucht wie der der Checklisten.

Am Vorhandensein regulärer M&Ms – und an ihrer Häufigkeit – kann man jedoch oft gute chirurgische Abteilungen von schlechteren unterscheiden. Doch selbst wenn sie etabliert sind, existieren enorme Unterschiede darin, wie sie umgesetzt werden. In manchen Kliniken sind M&Ms verpflichtende Veranstaltungen mit Chirurgen, Vertretern der anderen Fachdisziplinen, die an Indikationsstellung und Therapie beteiligt waren – z.B. Innere Medizin, Anästhesie – und OP-Pflege, in denen kontrovers diskutiert wird; in anderen Häusern sind M&Ms lediglich kleine Meetings, bei denen nur ein Teil der Ärzte anwesend ist und ein Fall nach dem anderen ohne Diskussion einfach abgenickt wird.

Zum Schluss möchten wir noch auf ein ganz wichtiges Instrument bei der Fehlermeldung im Krankenhaus hinweisen, das »Critical Incidence Reporting System« (CIRS). Mehr dazu können Sie im ersten Kapitel dieses Buches lesen (▶ Kap. 1.4).

3.6.3 Unabhängige Beratung der Patienten

Seit 2007 gibt es in Deutschland eine unabhängige Patientenberatung, die online, per Telefonhotline und über 21 Beratungsstellen erreichbar ist. Alle Menschen dürfen sich mit ihren Fragen an die Teams aus Juristen, Ärzten und weiteren Professionen wenden, unabhängig davon, wo und ob sie krankenversichert sind. Fragen zu Behandlungen können ebenso gestellt werden wie Fragen zum Medizinrecht oder zu Arzneimitteln. Das Angebot ist kostenfrei, allerdings noch relativ unbekannt.

3.6.4 Fehler besser kommunizieren

Viele Patienten und Patientinnen, die von einem Behandlungsfehler oder einem unerwünschten Ereignis betroffen waren, beklagen hinterher weniger die Versäumnisse der Ärzte an sich, sondern vor allem, dass ihnen niemand erklären wollte, was passiert war. In manchen Fällen wollten die betroffenen Ärzte aus vermeintlich haftungsrechtlichen Gründen nicht einmal mit diesen Patienten sprechen.

Das Aktionsbündnis Patientensicherheit hat es sich zur Aufgabe gemacht, dies zu ändern und gibt unter anderem Handlungsanweisungen für gelingende Kommunikation medizinischer Zwischenfälle heraus. Denn es trifft z.B. nicht zu, dass man als Arzt mit einem bloßen Informieren über einen Zwischenfall bereits seinen Versicherungsschutz verliert oder gar der eigenen Klinik schadet.

Wichtig ist, dass jeder Patient, der aufgrund eines Zwischenfalls noch einmal nachbehandelt werden muss, über diesen Zwischenfall informiert wird. Wenn keine Nachbehandlung erforderlich ist, steht es dem einzelnen Mediziner frei, ob er den Patienten informiert oder nicht.

Schwieriger ist es jedoch immer noch, als Arzt die Verantwortung für den Zwischenfall zu übernehmen und dem Patienten eine finanzielle Entschädigung zuzusichern. Zwar verliert man dann nicht mehr wie früher automatisch seinen Versicherungsschutz, die Berufshaftpflicht zahlt aber nur, wenn ein kausaler Zusammenhang zwischen Zwischenfall und Schaden für den Patienten nachweisbar ist. Andernfalls muss man die zugesicherte Entschädigung privat tragen.

3.6.5   Sie selbst

Wenn man also über Fehler redet, dann ist eine Erkenntnis sehr wichtig: Die wenigsten Fehler sind allein von einem Individuum verschuldet, vielmehr sind mangelhafte Organisationsabläufe der wichtigste Grund dafür, dass Patienten im Gesundheitssystem zu Schaden kommen. Das bedeutet auch, dass man als Einzelner nur relativ wenig tun kann, um Behandlungsqualität deutlich zu verbessern.

Wichtig ist es aus diesem Grund, sich als Arbeitsplatz eine Abteilung zu suchen, die sich aktiv darum bemüht, ihre Behandlungsqualität zu verbessern: eine Abteilung, in der offen über Fehler gesprochen werden kann, in der betroffene Mitarbeiter nicht stigmatisiert, sondern gemeinsam Lösungen gesucht werden, und in der Maßnahmen zur Sicherung der Patientensicherheit wie Checklisten, Leitlinien, M&Ms und CIRS konsequent umgesetzt werden.

Die Gruppe der Autoren und Autorinnen dieses Kapitels hat sich aus einer Akademie der Studienstiftung des deutschen Volkes im Jahr 2010 zusammengefunden. Wir danken Almut Roedern und Hanno Santelmann sowie einigen ungenannten Studierenden der Humanmedizin und der Gesundheitsökonomie für das Gegenlesen des Kapitels. Daraus haben sich wertvolle Hinweise ergeben.

Zitierte Literatur

Ärzteblatt (2011) Grüne kritisieren Verbotsvorbehalt im stationären Bereich. www.aerzteblatt.de/nachrichten/46493/Gruene_kritisieren_Verbotsvorbehalt_im_stationaeren_Bereich.htm (Zugriff am 04.09.2011)

Birkmeyer JD, et al. (2003) Surgeon volume and operative mortality in the United States. N Engl J Med 349: 2117–2127

BMG (2011) Daten des Gesundheitswesens. www.bmg.bund.de/fileadmin/dateien/Publikationen/Ministerium/Broschueren/Broschuere_Daten_Gesundheit_2011_Internet_110818.pdf (Zugriff am 10.10.2011)

G-BA (2009) Verbotsvorbehalt. www.g-ba.de/institution/sys/glossar/221/

InEK GmbH (2012) Deutsche Kodierrichtlinien, Version 2012, S 4 u. 10

IW (Institut der deutschen Wirtschaft Köln e.V.) (2010) Gesundheit krankt an den Ausgaben. www.perspektive-mittelstand.de/GKV-Ausgaben-Gesundheitssystem-krankt-an-den-Ausgaben/management-wissen/3453.html (Zugriff am 29.8.2011)

Leuphana Universität Lüneburg (2011) Gesundheit. www.leuphana.de/inkubator/gesundheit.html (Zugang am 29.8.2011)

Wu AW (2000) Medical error: the second victim. The doctor who makes the mistake needs help too. BMJ 320: 726–727

Weiterführende Informationen

de Vries EN, Prins HA, et al. (2010) Effect of a comprehensive surgical safety system on patient outcomes. N Engl J Med 363: 1928–1937

Haynes AB, Weiser TG, et al. (2009) A surgical safety checklist to reduce morbidity and mortality in a global population. N Engl J Med 360: 491–499

Lauterbach KW, Stock S, Brunner H (2009) Gesundheitsökonomie. Lehrbuch für Mediziner und andere Gesundheitsberufe, 2. Aufl. Huber, Bern

Lauterbach KW, Lüngen M, Schrappe M (2010) Gesundheitsökonomie, Management und Evidence-based Medicine: Handbuch für Praxis, Politik und Studium, 3. Aufl. Schattauer, Stuttgart

Webgrouper der DRG Research Group Medizinisches Management des Universitätsklinikums Münster. http://drg.uni-muenster.de/index.php?option=com_webgrouper&view=webgrouper&Itemid=26

Organisation einer chirurgischen Station

C. J. Krones, D. Peters

4.1   Personal

Innerhalb eines Krankenhauses bilden jede Station und jeder Bereich einen eigenen Mikrokosmos. Die chirurgischen Stationen unterliegen hierbei besonderen Ansprüchen, da der oftmals zergliederte Tagesablauf eine möglichst reibungslose Patientenversorgung erschwert. Während der Stationsalltag anderer Fachrichtungen häufig von der durchgehenden Präsenz der Stationsärzte geprägt ist, heißt es für den Chirurgen, die vielseitigen Herausforderungen von Patientenversorgung, Operationen, Intensivübernahmen, Neuaufnahmen und Notfällen parallel zu meistern. Die lediglich kurzen Kontaktzeiten zu den Patienten im Rahmen der morgendlichen Visite, in den Operationspausen und am späten Nachmittag, wenn sich das eigentliche Stationsleben dem Ende zuneigt, müssen deshalb besonders effizient genutzt werden und zwingen zur Stringenz.

Um hier erfolgreich zu sein, sollten Sie die Personalstrukturen einer chirurgischen Station genau kennen und verstehen, Hierarchien durchschauen und den eigenen Platz im oftmals bereits seit Jahren bestehenden Gefüge finden.

Die Grundlagen des eigenen Auftretens sind dabei von zentraler Bedeutung und sollten regelmäßig reflektiert werden: Höflichkeit, Achtsamkeit und Aufmerksamkeit gegenüber anderen sind die wichtigsten Grundsätze für das Auftreten im Team und zentrale Voraussetzung für den persönlichen Erfolg.

4.1.1   Nichtärztliches Personal

An der Spitze einer jeden Station steht die **Stationsleitung**. Sie hält die Fäden in der Hand, delegiert und organisiert das Treiben im Stationsalltag. Suchen Sie hier die konstruktive Kooperation, denn oftmals bietet die Pflege-Schaltstelle auch das größte Know-how. Aber nicht nur die Stationsleitung hat wertvolles Spezialwissen. Häufig verfügen einzelne Mitglieder des Pflegeteams über besondere Kenntnisse oder Fähigkeiten, die sie sehr wertvoll in der Patientenversorgung machen. Ein grundsätzlich respektvoller Umgang mit der Pflege und ihren Qualitäten lässt Sie diese Ressourcen sinnvoll

einsetzen. Machen sie sich die Pflege zum festen Partner. Nicht nur der Patient profitiert davon.

Versuchen Sie zu erkennen, welcher Typ Mensch Ihnen auf der Station gegenübersteht. Oft handelt es sich dabei um eine Schwester oder einen Pfleger mit langjähriger Berufserfahrung, die schon viele Assistenzärztinnen und -ärzte haben kommen und gehen sehen. Hier ist niemand der lang ersehnte Neuankömmling, auf den die Welt nur gewartet hat. Man muss sich seinen Platz im Team erarbeiten, und das braucht Zeit und Geduld.

Die ersten Tage werden Sie vermutlich eher als Zuschauer erleben. Nutzen Sie die Zeit, um das Verhalten und die Umgangsformen des Pflegepersonals zu studieren. Wenn Sie dann verstehen, wie die unterschiedlichen Charaktere der Station ›ticken‹, können Sie sich gut auf diese einstellen.

Der kunstvolle Kniff für eine optimale Zusammenarbeit ist die Fähigkeit, seinem Gegenüber einerseits offen zu begegnen, andererseits schnöden Opportunismus zu vermeiden. Man muss nicht jedem gefallen. Die Erfolgsnummer ist eher »Akzeptanz durch Leistung«. Keine Sorge: Mit der Zeit lernen Sie auf jeden Einzelnen einzugehen und in jeder Situation elastisch mitzuschwingen.

Noch ein kleiner Tipp für den Stationsalltag: In vielen Krankenhäusern sind einzelne Schwestern/Pfleger bestimmten Bettenbereichen zugeordnet; der Fachausdruck dafür lautet Bereichspflege. Informationen über Patienten leitet man deshalb gezielt an die zuständige Pflegekraft weiter. So vermeidet Sie Missverständnisse und unnötige Umwege. Notieren Sie sich anfangs den Namen der Schwester/des Pflegers mit dem zugehörigen Bettenbereich!

Binnen weniger Monate werden Sie die zwischenmenschlichen Strukturen des Pflegepersonals genauer kennenlernen. Dazu gehören auch Konflikte und Spannungen im Team. Gerade Neulinge werden gerne in das eine oder andere Meinungslager gelockt. Hier gilt als oberstes Gebot: lieber keine Stellung beziehen! Wenn es um Streitigkeiten geht, können Sie als »Freshman« nur verlieren. Vermeiden Sie Konflikte. Dazu gehören auch abfällige Bemerkungen über Kollegen oder Teammitglieder. Was jetzt so selbstverständlich klingt, wird im Affekt hitziger Debatten umso schwieriger. Befolgen Sie den Vorsatz: Wenn es um Meinungsbilder über

Teammitglieder geht, seien Sie die »Schweiz«: immer neutral und höflich. Dieser Rat impliziert jedoch nicht, auch medizinisch-sachliche Themen zu meiden. Hier ist es durchaus wichtig ein eigenes Meinungsbild zu vertreten. Lästereien oder Zynismus sollte man jedoch lieber für sich behalten.

Je nach Größe und Struktur einer chirurgischen Station und des jeweiligen Krankenhauses trifft man hin und wieder auch auf eine **Stationsassistenz**. Sie werden schnell erkennen, dass diese im Alltagsdschungel eine wertvolle Entlastung bedeutet, wenn es um Telefonate mit Hausärzten, das Eintreiben von Befunden, die Organisation von Transporten oder Terminfindungen geht. Sollten Sie eine solche Unterstützung nicht genießen – keine Sorge, Sie schaffen das auch alleine! Es ist alles nur eine Frage der Organisation und Optimierung der eigenen Arbeitsabläufe (► Abschn. 4.4 und ► Kap. 1.3).

Neben der Stationsassistenz gibt es gelegentlich auch einen **Case Manager**. Diese Position wird oftmals vom Pflegepersonal eingenommen. Das Case Management organisiert die poststationäre Versorgung, pflegt Kontakte mit nachbehandelnden Arztpraxen, vereinbart Termine für Wiedervorstellungen, leitet das Bettenmanagement oder übernimmt geriatrische Assessments. In vielen Häusern überlappt sich dieses Spektrum mit den Aufgaben des Sozialdienstes. Ein reger Austausch ist wichtig, denn nur so erreichen Sie die optimale Versorgung Ihrer Patienten auch nach dem Krankenhausaufenthalt. Nutzen Sie den großen Erfahrungsschatz auch im Umgang mit Reha-Kliniken, geriatrischen Versorgungskliniken und Pflegediensten.

Weitere Teammitglieder einer chirurgischen Station sind die **Physiotherapeuten**. Sie treten nicht so häufig in den Vordergrund, agieren aber postoperativ umso intensiver mit den Patienten und sind dann von essenzieller Bedeutung für Mobilisation und Genesung. Formulieren Sie bei der Physiotherapie-Anmeldung möglichst konkrete Anforderungen. Ein 80-jähriger Patient mit polymorbider Vorgeschichte und Morbus Parkinson braucht eine andere physiotherapeutische Betreuung und Mobilisation als ein gesunder Patient ohne bedeutende Vorerkrankungen.

Bei der Anmeldung sind neben der aktuellen Erkrankung und Behandlung folgende Faktoren relevant:

- Vorerkrankungen/Komorbiditäten,
- präoperative Mobilität (Rollator, Gehhilfen, Behinderungen etc.),
- postoperative Komplikationen (Pneumonie).

Auf jeder Station sind auch immer wieder Teammitglieder tätig, die genauso wenig Erfahrung besitzen wie Sie selbst. Dazu gehören z. B. Pflegeschülerinnen und -schüler oder auch **Praktikanten**. Auch hier sind Respekt und Höflichkeit selbstverständlich. Jeder Berufsanfänger wird Sie für Ihre Geduld und Aufmerksamkeit schätzen.

Gleiches gilt natürlich für die **Servicekräfte**. Sie agieren meist im Hintergrund, leisten aber enorme Arbeit in der Küche oder bei der Reinigung. Sie werden sehen, was ein freundlicher Gruß und eine nette Ansprache bewirken können. An einem anstrengenden Tag im OP, wenn Sie nur kurz Zeit für mögliche Belange auf der Station haben und an eine Mittagspause schon gar nicht zu denken wagen, sind sie oft der gute Geist und Rettung in der Not und halten hier und da ein einsames Brötchen oder ein Stück Kuchen für Sie bereit. Unterschätzen Sie nicht die lebensrettenden Dienste dieser Teammitglieder!

4.1.2 Ärzte

Die ärztliche Personalstruktur einer chirurgischen Station ist Ihnen wahrscheinlich aus Ihren studienbegleitenden Praktika, den Famulaturen oder dem PJ bekannt.

Jede Klinik untersteht einem Chefarzt, der aber wegen seiner Aufgabenfülle nur eingeschränkt auf den Stationen präsent ist. Ihm unterstellt sind in direkter Folge die Oberärzte, die sich üblicherweise aus erfahrenen Fachärzten rekrutieren. In der Regel ist jeder Station und jedem Funktionsbereich ein zuständiger Oberarzt zugeteilt. Die Basisarbeit auf dem Stationsflur leisten jedoch überwiegend die Assistenzärzte.

Die Last der täglichen Stationsarbeit teilen Sie sich mit den übrigen Stationsärzten, die ganz individuell aus Assistenz- und Fachärzten bestehen.

4

Diese Kollegen sind bei Unklarheiten oder Unsicherheiten gerade für Neuanfänger die ersten Ansprechpartner. Von diesem Umfeld lernen Sie auch am schnellsten die Routineabläufe in präoperativer Vorbereitung und postoperativer Nachbehandlung sowie den übrigen alltäglichen Stationsrhythmus.

Je nach Klinik zählen zu dieser Mannschaft noch die PJ-Studenten und Famulanten. Die angehenden Kollegen leisten nicht nur einen wichtigen Beitrag zum täglichen Erfolg, sondern fordern auch berechtigterweise Lehre und Ausbildung ein. Gerade in den ersten Wochen und Monaten ist es für Sie allerdings ratsam, hier nicht zu große Schwerpunkte setzen zu wollen. Alle Kollegen und wahrscheinlich auch die Studenten wissen, welchem Stress Sie gerade als Neustarter unterliegen, denn jeder hat seinen eigenen Anfang als Arzt schon vor Augen oder noch in Erinnerung. Sobald Sie die nötige Routine und Gelassenheit bei Ihrer Arbeit erreicht haben, lässt sich der Studentenunterricht sehr viel leichter in den Arbeitsalltag integrieren. Dann macht Lehre wirklich Spaß.

Übrigens: Die eleganteste Möglichkeit, die einzelnen Teammitglieder und ihre Eigenheiten kennenzulernen, ist wahrscheinlich ein kleiner Einstand. Nach den ersten Wochen als neuer Kollege ist eine kleine Einladung nicht nur eine sehr nette Geste, sondern oft ein echter Eisbrecher. Es wird von allen Seiten gerne gesehen, wenn man seinen Arbeitsbeginn feiert. Das kleine Fest läuft als gemeinsames Frühstück ebenso erfolgreich wie mit Kuchen am Nachmittag oder Wurstjause. Es gab noch keine Station, die sich nicht über Leckereien gefreut hat. Sie werden von allen Seiten auf positive Resonanz stoßen, wenn Sie auf diese Weise betonen, wie sehr Sie sich freuen, Mitglied des Teams zu werden.

> **Checkliste**
> ▬ Akzeptieren Sie die Leistung Ihrer Kollegen und Mitarbeiter.
> ▬ Respektieren Sie den Menschen hinter der Funktion.
> ▬ Werden Sie Teil des Teams.

4.2 Chirurgische Visite

Der Tagesablauf auf einer Station weicht in seiner Struktur von Klinik zu Klinik sicherlich etwas ab, die klassischen Landmarks bleiben aber fast immer gleich:

Der Tag beginnt mit der Morgenvisite, die ca. 30–45 min umfasst. Oft schließt sich eine Teambesprechung an. Diese wird je nach Größe von Krankenhaus und Team gemeinsam mit allen chirurgischen Fachrichtungen oder auch nur intern geführt. Dabei werden primär die Neuaufnahmen, Operationen und sonstigen Besonderheiten der Nacht besprochen. Weitere Tagesordnungspunkte sind dann die Einteilung der Operationen und Operateure oder die Diskussion schwieriger Patientenfälle oder Komplikationen. Sollten Sie nach der Besprechung nicht unmittelbar in den OP entschwinden, bieten sich im Anschluss die aufwändigeren Verbandswechsel an, die bei der Morgenvisite zeitlich keinen Platz fanden. Dann folgen Operationsaufklärungen, Gespräche mit Angehörigen und die Neuaufnahmen – kurz: die täglich anfallende Arbeit. Ihre To-do-Liste ist lang. Am Nachmittag findet meist eine Röntgenbesprechung statt, bei der die bildgebenden Befunde Ihrer Patienten demonstriert werden. In der Regel folgt eine Teambesprechung, welche den Tagesablauf resümiert und zur Planung des Folgetags dient.

Sondertermine wie Journal-Club, Tumorboard, M&M-Konferenzen oder Fortbildungsveranstaltungen verteilen sich zusätzlich je nach Klinikstruktur individuell auf die Woche.

Die tägliche Visite ist essenzieller Bestandteil der ärztlichen Tätigkeit sowie das zentrale Werkzeug zur Kommunikation mit dem Patienten. Sie dient mit der Erhebung von Untersuchungsbefunden primär zum Informationsgewinn, legt aber auch den Grundstein für den Aufbau eines guten Arzt-Patienten-Verhältnisses, welches den Behandlungserfolg wesentlich beeinflusst. Nicht nur im Komplikationsfall stellt eine positive Kommunikationsbasis (Verständigungsbasis) den wesentlichen Schlüssel zum Erfolg dar. Wenn Sie die Visite auch als Kommunikationsportal zu all den anderen in die Patientenversorgung einbezogenen Personen nutzen (▶ Abschn. 4.1), ist sie Dreh- und Angelpunkt der Stationsarbeit.

Die Visite kann ganz verschiedene Formen annehmen – angefangen von der klassischen Stationsarztvisite mit dem Pflegepersonal am Krankenbett über die Kurvenvisite ohne direkten Patientenkontakt bis hin zur Oberarzt- oder Chefarztvisite. Aber auch die Besprechungen/Übergaben mit dem Pflegepersonal, den Physiotherapeuten oder dem Sozialdienst/Case Management zählen im weitesten Sinne zur Visite, da wesentliche, behandlungsrelevante Patienteninformationen ausgetauscht werden.

Da vor allem die Arbeit im Operationssaal den chirurgischen Alltag prägt, steht für die Visite in der Regel nur wenig Zeit zur Verfügung. Umso wichtiger ist ein zeitlich optimierter, fest strukturierter und klar koordinierter Ablauf. Meistens findet die **Morgenvisite** direkt vor oder nach der Frühbesprechung statt, oft in Begleitung der betreuenden Pflegekraft. Falls in Ihrem Krankenhaus eine Visite ohne Pflegepersonal abläuft, gibt es in der Regel eine gesonderte Übergabe, in der die pflegerelevanten Informationen ausgetauscht werden. Informieren Sie sich gleich zu Beginn Ihrer Arbeit über den üblichen Ablauf – so können Sie sich sofort darauf einstellen und den eigenen Informationsaustausch sichern.

Vermeiden Sie aber zu viele Übergaben – suchen Sie stattdessen eher eine stringente (umfassende) Kommunikation am Patientenbett. Sonst laufen Sie Gefahr, dass mehr über einen Patienten diskutiert als ihm eigentlich geholfen wird. Nicht zuletzt bedeuten viele Übergaben auch Mehrarbeit – und die wollen alle vermeiden. Ist also die Begleitung einer Pflegeperson bei der Visite in Ihrer Klinik vorgesehen, achten Sie darauf, dass auch wirklich alle relevanten Teammitglieder anwesend sind.

Tipps und Tricks lernen Sie wie immer bei erfahrenen Kollegen, die wissen wie es geht. Und verzweifeln Sie nicht bei den ersten eigenen Visitenversuchen an der Informationsflut und dem Sie stets verfolgenden Zeitproblem. Sie werden sich mit wachsender Erfahrung Ihr eigenes »Visitensystem« schaffen und Ihr Zeitmanagement optimieren.

Aus Sicht des Patienten ist dieser kurze Arztbesuch am Morgen von besonderer Bedeutung, da er hier seine Beschwerden und Sorgen äußern kann. Versuchen Sie also trotz Zeitdruck dem Patienten immer konzentriert und empathisch entgegenzutreten. Das gelingt sicher nicht jeden Tag, muss aber stets das Ziel sein. Die Visite beginnt meist mit einer kurzen Begrüßung. Falls der Patient Sie noch nicht kennt, folgt eine kurze Vorstellung der eigenen Person, in der Sie sich als neuer Ansprechpartner des Patienten präsentieren. Die ersten Fragen sollten immer an den Patienten gerichtet sein: »Guten Morgen, Herr Meyer. Wie haben Sie geschlafen? Was machen die Schmerzen nach der Operation gestern? Gibt es aktuell irgendwelche Probleme?«. Vermeiden Sie unverständliches medizinisches Getuschel unter den Fachkräften. Dies führt nur zu Verunsicherungen und belastet das Vertrauensverhältnis. Sollte sich der innerärztliche Informationsaustausch am Patientenbett trotzdem nicht vermeiden lassen, bieten Sie dem Patienten an, zu einem späteren Zeitpunkt alles detailliert und verständlich zu erklären.

Nutzen Sie nun die Visite, um sich mit dem Pflegepersonal auszutauschen. Pfleger oder Schwestern bieten häufig Informationen aus dem Nacht- oder Spätdienst, die Ihnen sonst verlorengehen. Man sollte auch wissen, was das Pflegepersonal separat mit den Patienten besprochen hat. So lassen sich Missverständnisse oder widersprüchliche Aussagen vermeiden. Sprechen Sie eine gemeinsame Sprache. Das Pflegepersonal ist im Dauerkontakt mit den Patienten oft über Sorgen und Fragen orientiert, die Ihnen als Arzt zunächst verborgen bleiben. Auch Fragen der Mobilisation, der Selbständigkeit der Versorgung und der Körperhygiene können während einer Visite kurz diskutiert werden. Machen Sie sich ein Bild über die Lokalbefunde an Wunde (trocken, sezernierend, eitrig belegt, Rötung, Schwellung, Hämatom, Reizung oder unauffällig) und Drainagen (Fördermenge, Farbe, Geruch, Konsistenz). Auch ein Blick über die Vitalparameter (Blutdruck, Puls, Ausscheidung und Bilanz, Sauerstoffsättigung) ist notwendig.

Alle Feststellungen, Maßnahmen oder Vereinbarungen müssen anschließend dokumentiert werden. Sie notieren dazu in gut leserlicher Schrift unter dem Datum des Patientenbesuchs die Befunde und die besprochenen Inhalte. Auch telefonisch übermittelte Untersuchungsergebnisse können so festgehalten werden. Ihre Notizen dürfen dabei sehr kurz ausfallen, sollten aber alle notwendigen Informationen enthalten. Die Verwendung von

4

Kürzeln hilft langatmige Prosa zu vermeiden. Entwickeln Sie aber kein individuelles »Esperanto«, sondern nutzen Sie etablierte Abkürzungen. Diese können von Haus zu Haus variieren. »Wunde pp« (= primäre Heilung) oder »Abdomen oB« (unauffälliger Abdominalbefund) versteht sicher jeder.

Alle Untersuchungsbefunde teilt man natürlich auch dem Patienten mit. Nutzen Sie dabei verständliche Worte und vermeiden Sie Gigantismen und Apokalypsen (vgl. auch ► Kap. 2.1).

Zuletzt bietet die Visite dem Patienten immer eine Perspektive zur weiteren Behandlung und Genesung. Die Entfernung von Zugängen oder Drainagen, die Dauer einer Infusionstherapie oder Antibiose, der Kostaufbau, die Physiotherapie oder auch die Aussicht auf Entlassung sind die klassischen Fragen. Natürlich passiert nicht jeden Tag etwas bahnbrechend Neues, aber ein für den Patienten erkennbarer »roter Faden« erleichtert die Patientenführung erheblich. Am Ende kann die kurze Frage hilfreich sein, ob alles verstanden wurde oder ob Sie den Patienten im Fachjargon abgehängt haben.

Aber auch Vorsicht ist geboten: Oft wirkt die streng zielorientierte Morgenvisite eher als Überlastung. Krankheit und stationäre Krankenhausbehandlung sind neu und ungewohnt und generieren schon dadurch Stress. Gerade ältere Personen zeigen sich in einer solchen Situation eher angespannt und überfordert. Schnell entsteht die Sorge, den Arzt so schnell nicht wieder zu sehen. Patienten entwickeln dann das Gefühl, sie müssten alle Fragen in diesem kurzen Kontakt klären. Dies sprengt aber den gedrängten Zeitablauf am Morgen. Hier ist es sinnvoller, zu einem späteren Termin noch einmal alles in Ruhe zu besprechen und offene Details zu erklären. Nutzen Sie die Morgenvisite also primär zu Ihrer eigenen Information. Verströmen Sie dabei die Sicherheit, für Detailfragen im weiteren Verlauf des Tages zur Verfügung zu stehen. Und halten Sie dann Ihr Versprechen.

Mit steigender Erfahrung sollte es gelingen, die »Problempatienten« zu identifizieren. Auf diese werden Sie im Laufe Ihrer beruflichen Laufbahn immer wieder stoßen: Patienten, die Ihnen nicht von Anfang an positiv gesonnen sind, sondern Ihnen eher kritisch, zeitweise vielleicht sogar ablehnend gegenüberstehen. Auslöser dieser Haltung sind oft Angst, Überforderung oder auch schlechte Erfahrungen. Diese Patienten nehmen häufig ein Vielfaches Ihrer Zeit in Anspruch. Bleiben Sie stets freundlich und korrekt. Lassen Sie sich niemals provozieren und geben Sie auch diesen Patienten die Zeit, die sie brauchen. Sie behandeln Menschen, die alle ganz individuell geprägt sind. »Jeder Jeck ist anders«, heißt es dazu im Rheinland. Auch hier ist Kommunikation der wichtigste Faktor der Arzt-Patienten-Beziehung. Wenn Sie den richtigen Ton treffen, werden Sie in jedem Fall erfolgreich sein; diesen zu finden ist keine Kunst, sondern ärztliche Aufgabe. Und sollten Sie einmal nicht weiterkommen oder sich der Situation nicht mächtig fühlen, scheuen Sie nicht, einen Ihrer Kollegen oder Ihren Oberarzt um Hilfe zu bitten. Auch in diesem Zusammenhang sind das Know-how und die größere Erfahrung im Umgang mit Patienten am hilfreichsten.

Auch wenn Sie teilweise jeden Morgen mit denselben Patienten die gleichen Gespräche führen, versuchen Sie geduldig alle Fragen zu beantworten und die Informationen nicht zu schnell auf die Patienten »einprasseln« zu lassen. Denken Sie daran: Die Patienten haben meist keinerlei medizinische Vorkenntnisse und können mit Fachbegriffen nichts anfangen, da sie sich nicht mindestens 6 Jahre mit dem Thema Medizin beschäftigt haben. Bleiben Sie also stets ruhig: Höflichkeit, Geduld und Empathie sind nun mal die Schlüssel zum Vertrauen.

Und während der ganzen Hektik bitte nicht vergessen: Vor und nach jedem Patientenkontakt ist die Händedesinfektion Pflicht!

Nutzen Sie anschließend im Verlauf des Tages freie Zeitslots, um die Patientenkurven auf den aktuellen Stand zu bringen. Eine aktualisierte und gut gepflegte Kurve hilft Ihnen und auch allen anderen Personen, die mit den Patienten arbeiten. Die Aktualisierung von Kurven beinhaltet neue Anordnungen, die Beschriftung mit der Hauptdiagnose inkl. der ggf. durchgeführten Operation, das Datum der Aufnahme, das Datum der Operation sowie die Angabe, welcher postoperative Tag gerade vorliegt. Zudem werden in den Kurven die Sekretmengen in Drainagen und Kathetern sowie Vitalparameter dokumentiert.

Im Laufe des Tages findet – häufig am Nachmittag – noch eine **Kurvenvisite** mit dem zuständigen Oberarzt oder Facharzt statt. Das ist der Moment, Ihrerseits Fragen zum Patienten zu stellen. Man beginnt mit einer kurzen Vorstellung. Diese umfasst zunächst neben dem Namen das Alter sowie die Hauptdiagnose. Falls der Patient operiert wurde, sollte das Operationsdatum bzw. die Zahl der postoperativen Tage erwähnt werden. Anschließend folgt eine kurze Zusammenfassung des Verlaufs bzw. die Diskussion aktueller Probleme. Hier ein kurzes Beispiel:

In Zimmer 3 am Fenster liegt Herr Meyer, 68-jähriger Patient, 5. postoperativer Tag nach laparoskopischer Sigmaresektion bei perforierter Sigmadivertikulitis; aktuell noch unter antibiotischer Therapie mit Cefuroxim/Metronidazol mit abfallenden Infektparametern. Die Drainage liegt noch ein. Aktuell gibt es keine Probleme. Die Entlassung ist für übermorgen geplant.

So können Sie in weniger als einer Minute die wesentlichen Informationen für Ihren Vorgesetzten zusammenfassen. Nutzen Sie dann die Möglichkeit, Ihre Fragen zu Erkrankung, Therapie und Verlauf zu stellen. Vergessen Sie hierbei nicht: Sie sind das Bindeglied zwischen Facharztebene und Patient und vermitteln zwischen beiden Seiten. Umso wichtiger ist es, dass Sie Fragen und Probleme sofort benennen können, da Zeit und Geduld des Oberarztes begrenzt sind. Machen Sie sich also im Laufe des Tages eine Liste, in der Sie relevante Punkte notieren, damit eine für Oberarzt, Patient und nicht zuletzt auch für Ihren Feierabend erfolgreiche Visite stattfinden kann. Und denken Sie daran: Auch die hier besprochenen Inhalte müssen – so sie vom bisherigen Plan abweichen – dokumentiert werden.

Eine Besonderheit stellen die **Chefarzt-** und die **Oberarztvisite** dar, die üblicherweise einmal pro Woche stattfinden. Auch hier ist eine gute Vorbereitung die Grundlage für einen erfolgreichen und stressfreien Ablauf. Es lohnt sich also, die Kurven zu pflegen, die OP-Daten zu kennen und relevante Untersuchungsergebnisse zumindest griffbereit zu haben. Gerade am Anfang ist es dabei von Vorteil, alle Details möglichst strukturiert zu speichern, das heißt am besten immer in der gleichen Reihenfolge. Halten Sie sich dabei an ihre persönliche Ordnung, umso stabiler fällt die Struktur aus. Bei den großen Visiten können aber auch Kleinigkeiten entscheidend sein: Hat z. B. jeder Patient nach einer Laparotomie einen Bauchgurt erhalten? Das erscheint mühsam, ist im Interesse der Personal- und Klinikführung jedoch unerlässlich. Letztlich zahlt sich Ihre Mühe aus, sowohl für den Patienten als auch für Sie. Denn eine strukturierte und gewissenhaft vorbereitete Visite kann ein Lächeln auf das Gesicht eines jeden Chefarztes zaubern.

Zuletzt noch ein paar Tipps für das Rüstzeug, das Sie bei jeder Visite dabeihaben sollten:
- die Kurve/Akte des Patienten,
- eine Liste zum Notieren der wesentlichen Fragen bzw. Ihre To-do-Liste,
- Stethoskop,
- Stift, Edding (zum Markieren von Drainagefüllständen oder Einzeichnen von Hauteffloreszenzen),
- Handschuhe,
- Pflaster.

Versuchen Sie Ihre Visite »en bloc« durchzuführen, das heißt ohne Unterbrechungen von außen. Nichts ist komplizierter als ständige Pausen, nach denen jedes Mal der »rote Faden« erst wieder gefunden werden muss. Arbeiten Sie strukturiert Ihre Punkte ab, und Sie werden sehen: eine gute Visite ist keine Zauberei!

> **Checkliste**
> - Geben Sie Ihrer Visite eine feste und verlässliche Struktur.
> - Üben Sie stringente Übergaben.
> - Lernen Sie, Informationen zu ordnen und zu gewichten.

4

4.3   Präoperative Patientenvorbereitung

Das Tempo in der Chirurgie ist immer hoch. Doch bevor ein Patient endgültig zur operativen Intervention in den OP-Saal gefahren wird, steht ihm und Ihnen noch ein Weg bevor: die präoperative Patientenvorbereitung. Als guter Stationsarzt leiten Sie den Patienten möglichst sanft und sicher in die Operation. Die Vorbereitungen können dabei sehr umfangreich sein. Um also nichts zu verpassen, lohnt es sich auch hier, stets strukturiert und koordiniert vorzugehen.

Allem voran stehen natürlich die **aktuellen Beschwerden**. »Was können wir für Sie tun?« ist deshalb oft die Starter-Frage in der Ambulanz und auf der Station. Damit fokussieren Sie nicht nur auf das aktuelle Problem, sondern stellen auch gleichzeitig klar, wer Hilfe benötigt und wer Hilfe bietet. Diese klare Aufgabenteilung klingt vielleicht banal, geht aber oft im Meer von Disziplin, Geduld und Einschränkung unter. Sehr leicht wandelt der Patient im Laufe einer anstrengenden Heilung fast unmerklich Dankbarkeit in Anspruch. Dieser Rollentausch ist nicht nur ungerecht, sondern für die Arzt-Patienten-Beziehung und die Heilung nachteilig.

Die persönliche **Anamnese** wird auf einem Aufnahmebogen festgehalten. Die Chirurgie ist hier wie so oft einfach strukturiert. Die Auflistung umfasst die klassischen 4 »V«:

- Vorerkrankungen,
- Voroperationen,
- Vormedikation,
- vorbestehende Allergien.

Nur besondere Fälle verlangen zusätzliche Informationen. Die Abfrage ist sicher simpel, aber trotzdem nicht zu unterschätzen. Vergessen Sie nicht das übergeordnete Ziel, den Patienten sicher in den OP-Saal und auch wieder heraus zu bringen. Erkrankungen oder Medikamente, welche die Narkose- oder OP-Fähigkeit gefährden, müssen bis zur Dosis genau bekannt sein. Eine große Bedeutung kommt auch der Recherche der Voroperationen zu, besonders wenn der neue Eingriff den gleichen Bereich betrifft. Von Interesse sind dann Eingriffsart und -jahr sowie eventuell der Ort (Krankenhaus, Stadt). Von Operationen, welche die aktuelle OP-Taktik und -Technik direkt beeinflussen, sollte möglichst ein Bericht vorliegen. Ein kurzer Anruf im Sekretariat des Voroperateurs lässt Sie schnell über alle Informationen verfügen. Zur Not kann hier auch die gut sortierte Hausarztpraxis aushelfen.

Detailliert relevant sind alle Voreingriffe
- bei Rezidiverkrankungen wie dem Wechsel einer Gelenkprothese, bei einer Leistenhernie oder Struma,
- bei großen Abdominaloperationen,
- bei Thoraxeingriffen.

Im Nebenschluss lassen sich beim Anfangsgespräch noch einige Informationen über den sozialen Status erheben. Wichtig sind Beruf, Familie und Versorgungssituation. Damit kann nicht nur die Leistungsstärke im Alltag eingeschätzt werden; soziale Informationen erleichtern es im späteren Stationsablauf auch, die manchmal bitter notwendigen Gesprächsthemen außerhalb der Medizin zu finden.

Besondere Aufmerksamkeit ist bei der **körperlichen Untersuchung** natürlich auf den Lokalbefund gerichtet, der detailliert beschrieben wird. Grundsätzlich wird bei der Erstuntersuchung aber auch ein orientierender Ganzkörperbefund erhoben. Sie benötigen für den geplanten Eingriff ja auch eine Narkose! Die Einschätzung des Narkoserisikos erfordert zumindest ein grobes Maß der körperlichen Leistungsfähigkeit. Dazu müssen das Herz und die Lunge auskultiert werden. Und auch sonst kann es nicht schaden, den anvertrauten Patienten als Ganzes zu kennen. Denn es ist mehr als peinlich, wenn sich eine große Skrotalhernie erst auf dem OP-Tisch offenbart, nur weil niemand vorher die Bettdecke angehoben hat.

Natürlich richten sich die Untersuchungsdetails – wie immer – am Einzelfall aus. 20-Jährige brauchen wahrscheinlich keinen peripheren Pulsstatus, nach der Menopause sind Zyklusunregelmäßigkeiten eher irrelevant, und es ist auch nicht immer passend, eine rektale Untersuchung anzubieten. Am leichtesten tun Sie sich aber trotzdem mit einem festen Fahrplan, den Sie nur begründet verlassen. So wird nichts vergessen.

Achten Sie bei der körperlichen Examination auch darauf, unangenehme oder gar schmerzhafte Untersuchungsteile an den Schluss zu setzen. Man drückt bei dem Verdacht auf Appendizitis nicht als erstes auf den peritonitischen rechten Unterbauch, so wie man Kindern nicht als Erstmaßnahme Blut abnimmt. Das zerstört Vertrauen, bevor es aufgebaut ist.

Hören Sie erst gut zu, fragen Sie zielgerichtet nach, und untersuchen Sie dann komplett und tasten Sie sich feinfühlig an den entscheidenden Befund heran. Dabei verlangt die Ganzkörperuntersuchung auch einen pragmatischen Ablauf. Der Patient will nicht turnen oder wie ein Grillwürstchen ständig gewendet werden. Wenn Sie die Lunge von dorsal auskultieren, können Sie in gleicher Stellung anschließend Wirbelsäule und Nierenlager abklopfen. Versuchen Sie dabei unterschiedliche Untersuchungstechniken des gleichen Organs möglichst zusammenzufassen. Das respektiert das Schamgefühl und spart Zeit.

Kritische Befunde sollten überprüft werden. Bei Zweifeln an der Glaubwürdigkeit helfen manchmal Tricks. Die Palpation des Abdomens mit dem Stethoskop statt mit der Hand, das Wackeln an der Untersuchungsliege beim Verdacht auf Peritonismus oder das geführte Springen von Kindern stellen nur vermeintliche Umwege dar.

Zum Schluss noch ein paar Selbstverständlichkeiten, ohne die es nicht geht:

- gepflegte Fingernägel,
- warme Hände,
- kein Essens-, Schweiß- oder Nikotingeruch,
- sauberer Kittel,
- keine kalten Instrumente.

Die präoperative Diagnostik umfasst in der Regel auch ein aktuelles **Labor**. Die meisten Kliniken folgen hier einem scheinbar unbeeinflussbaren Automatismus, der oft zu Doppel- und Dreifachbestimmungen führt. Dabei ist alles vom Einzelfall abhängig. Bei einem jungen, sonst gesunden Patienten mit leerer Anamnese braucht man bei kleinen Eingriffen wahrscheinlich gar keinen Laborwert, während alte Menschen mit vielen Vorerkrankungen vor großen Operationen eine sehr breite Abklärung benötigen. Diese Differenzierung gelingt erst mit ausreichender Erfahrung und Ent-

scheidungsbefugnis. Wir halten es deshalb für Ihren Anfang einfach. Als Grundlage brauchen Sie Informationen über:

- das Blutbild (Hb, Leukozyten, Thrombozyten),
- die Elektrolyte (Kalium, Natrium),
- den Gerinnungsstatus (Quick, PTT),
- die Nierenwerte (Kreatinin u./o. Harnstoff),
- den Leberstoffwechsel (Quick, Cholinesterase, Bilirubin).

Damit lassen sich OP und Anästhesie sicher planen. Neben den Ergänzungen im Einzelfall müssen Sie natürlich auch die klinikinternen Standards berücksichtigen. Jede Klinik hat hier eigene Vorgaben. Ansonsten gilt: Weniger ist oft mehr. Erheben Sie außerhalb von Sonderaufträgen nur Laborparameter, deren Interpretation möglich ist und Konsequenzen hat. Für die Bestimmung der Blutgruppe und der Bestellung von Blutkonserven gelten meist hausinterne Vorgaben. Fragen Sie Ihre Kollegen, wie sie am besten vorgehen. Ansonsten gibt der Operateur vor, was gebraucht wird.

Oftmals werden vor einer Operation noch **weitere diagnostische Abklärungen** notwendig. Dazu gehören zum Beispiel Bildgebungen in Sonographie, CT oder MRT, endoskopische Untersuchungen am Magen-Darm-Trakt oder Funktionstests an Herz oder Lunge. Auch hier gilt: Erheben Sie nur Befunde, die Sie interpretieren können und die dann auch Konsequenzen haben. Bei einem herzkranken Patienten geht es vor einer Krebsoperation vor allem darum, ob er verbesserungsfähig ist. Ein verminderter Leistungsstatus kann dagegen nur hingenommen werden. Im klinischen Ablauf dienen viele Untersuchungen maximal akademischen Zielen, versickern aber völlig ungenutzt in der Akte.

Eine kurze Befragung zum üblichen Alltag kann dabei manche Zusatzuntersuchung ersparen oder erst induzieren. Wer ohne Pause drei Etagen Treppen steigen kann, braucht keine ergometrische Belastung. Wer sich aber schon zu Hause nicht mehr selbst wäscht, wird postoperativ kaum besser aufgestellt sein.

Maschinerien erhalten sich aber selbst. Das gilt auch für medizinische Diagnostika. Die Anzahl an Zusatzuntersuchungen korreliert mit der Größe des Maschinenparks. Folgen Sie deshalb primär den hauseigenen Rhythmen, ansonsten ist Pragmatismus das Gebot.

Die Vorbereitung beinhaltet auch die **Prämedikation** seitens der **Anästhesie**. Beachten Sie, dass Aufklärung und Einverständnis aus rechtlichen Gründen mindestens 24 Stunden vor dem Eingriff erledigt sein müssen. Das wird spannend, wenn am Vortag der OP noch invasive Untersuchungen geplant sind, die eine Sedierung oder Kurznarkose beinhalten. Danach sind die Patienten nämlich 24 Stunden nicht einwilligungsfähig. Vermeiden Sie solche Terminkollisionen. Unerwartete OP-Verschiebungen sind sehr unbeliebt. Ein gutes Timing erspart Ihren Vorgesetzten graue Haare und Ihnen Stress und Ärger!

Die **chirurgische Aufklärung** über die bevorstehende Operation (s. auch ► Kap. 5.2) schließt neben dem technischen Ablauf alle eingriffstypischen Risiken und Komplikationen ein. Auch dieses Einverständnis müssen Sie mindestens 24 Stunden vor der OP einholen. Aufklärung und Einwilligung sollten dokumentiert werden. Juristisch zählt grundsätzlich auch die einfache Gesprächsnotiz zum Beispiel in der Kurve, doch im Streitfall schützt eine gut dokumentierte Aufklärung vor der gefürchteten Beweislastumkehr. Sehr praktisch sind die vorgefertigten Eingriffsbögen, die man noch im Gespräch ausgiebig mit handschriftlichen Notizen und Skizzen ergänzen kann. Je ausführlicher, umso besser. Benutzen Sie dabei grundsätzlich verständliche Begriffe in Laiensprache.

Aufklärungspflichtig sind die Risiken, die für den jeweiligen Eingriff typisch oder allgemein häufig sind. Wundinfekte bei Darmoperationen sind nicht typisch, sondern eher häufig, während Lähmungen des Stimmbandnervens bei Schilddrüseneingriffen nicht häufig, aber dafür typisch sind. Trotz des negativen Tenors einer Risikoaufklärung muss die Grundstimmung positiv bleiben. Wir verbreiten keine Angst, sondern Zuversicht. Und dabei sind wir ehrlich.

Um eine OP-Aufklärung durchführen zu können, müssen Sie den Eingriff übrigens nicht selbst beherrschen. Aber Sie müssen ihn kennen und erklären können. Übernehmen Sie also nichts, von dem Sie keine Ahnung haben.

Zum Abschluss wird der Bogen vom Patienten gegengezeichnet. Diese Unterschrift dokumentiert jedoch nur das Gespräch; die Verantwortung für den Eingriff verbleibt beim Operateur. Patienten mit geistiger Behinderung, Demenz oder seelischer Erkrankung haben oft einen Betreuer für medizinische Angelegenheiten. Diese Patienten müssen auch informiert werden, das Einverständnis kann aber nur der Betreuer geben.

Und hier der nächste Tipp: Notieren Sie im Rahmen der präoperativen Vorbereitung die **Telefonnummer** des nächsten Angehörigen, damit man ihn nach der Operation über den Verlauf des Eingriffs informieren kann. Die meisten Angehörigen warten angespannt auf eine Nachricht. Eine kurze telefonische Meldung schafft Entlastung und macht Punkte in der Arzt-Patienten-Beziehung.

Als Operateur oder auch Assistent sollten Sie sich am Vorabend – spätestens aber am Morgen – bei dem Patienten **vorstellen**. Das stärkt das Vertrauen und erlaubt Ihnen, sich noch ein genaues Bild des Lokalbefundes zu machen. Das Gleiche gilt natürlich für den Zeitraum nach der Operation: Die obligate postoperative Visite informiert über den OP-Verlauf und den intraoperativen Befund. Und auch wenn es lästig ist: Diese Besuche werden ebenfalls in der Kurve dokumentiert (► Abschn. 4.5)!

Am Operationstag sind noch ein paar Details zu beachten. Seitenvariable Eingriffe kann man zur Sicherheit markieren. Das bedeutet z. B., dass Sie bei einer einseitigen Leistenhernie oder einem Gelenkersatz eine Markierung mit einem wasserfesten Marker auf dem entsprechenden Bein vornehmen (möglichst keine Zeichnungen im Operationsgebiet!). Vor einer geplanten Stomaanlage muss die Lokalisation des späteren Anus praeter mit dem Patienten besprochen, im Stehen, Sitzen und Liegen ausprobiert und auf dem Bauch eingezeichnet werden. Auch bei Portanlagen ist die Festlegung der Seite wichtig und kann mit einer Markierung am Arm hervorgehoben werden. Aus der Akte, dem Aufklärungsbogen und dem OP-Plan sollte ebenfalls die korrekte Seite hervorgehen.

4.4 Optimierung der Arbeitsabläufe

Eine wichtige Grundlage für den erfolgreichen Start als angehender Chirurg ist eine stabile Arbeitsstruktur (▶ Kap. 1.3). Die umfangreichen und vor allem variablen Anforderungen stellen gerade am Anfang eine große Herausforderung dar. Wenn Sie Ihren Arbeitsalltag in diesem Aufgabengewitter an einem festen Schema ausrichten, haben Sie den ganzen Laden viel eher im Griff.

Der Tagesablauf in der Chirurgie wird grob gerastert von zwei Antipoden dominiert: festen Terminen und unvorhergesehenen Sonderaufgaben. Feste Termine stellen die Eckpunkte des Tagesablaufs. Dazu gehören die regelmäßigen Besprechungen, Visiten, der bekannte OP-Plan, die geplanten Neuaufnahmen, der feste Wochenplan und die Standard-Stationsversorgung. Unvorhergesehene Sonderaufgaben entstehen vor allem durch Notfälle und Komplikationen. Dazu kommen Abweichungen vom OP-Plan, die zwar systemimmanent eintreten, aber nur eingeschränkt berechenbar sind.

Trotz aller Standardisierung verlangt der Tagesablauf eines Chirurgen also ein hohes Maß an Flexibilität. Ziel ist es, den Alltag so stabil zu gestalten, dass Sie auch ein unvorhergesehener Anruf aus der Ambulanz oder dem OP nicht aus der Ruhe bringen kann. Das Schlüsselprinzip heißt Organisation, und dabei ist die eigene gemeint:
- Seien Sie pünktlich und verlässlich.
- Halten Sie Ihre Termine ein.
- Gehen Sie vorbereitet an Ihre Aufgaben heran.
- Setzen Sie Prioritäten.

- Schließen Sie den Arbeitstag komplett ab.

Je berechenbarer Sie für Ihre Umgebung und sich selbst den Standardalltag gestalten, umso weniger werden Sie unerwartete Anforderungen aus der Bahn werfen. In der Regel lässt sich schon am Nachmittag der Ablauf des folgenden Tags abschätzen. Zu diesem Zeitpunkt sind die geplanten Neuaufnahmen fixiert und der OP-Plan abgeschlossen. Den Vorsprung kann man nutzen.

Der Morgen beginnt nach der Orientierung über die vorherige Nacht dann besser nicht mit Kaffeeklatsch, sondern mit der Visite. Denn die sollte möglichst erledigt sein, bevor der OP-Saal ruft. Am Morgen sind zudem alle Patienten anwesend. Damit ist die Basis gelegt, und der Stationszug kann rollen.

Der weitere Verlauf richtet sich natürlich stark nach äußeren Ansprüchen. Sie unterliegen als junger Stationsarzt einem hohen Maß an Fremdbestimmung. Oft müssen Sie Ihre Aufgaben in schmale Freiräume packen. Da ist es extrem wichtig, die richtigen Prioritäten zu setzen. »First things first« – ist aber gar nicht so einfach, wie es klingt. Nicht alle Notfälle sind rein medizinisch begründet. Es kann genauso dringend sein ein Angehörigengespräch zu führen, einen komplizierten Verbandswechsel zu begleiten oder einen Patienten zu entlassen. Die angemessene Gewichtung erlernt man mit steigender Erfahrung. In dem wogenden Meer von Anforderungen und Aufgaben ist es nicht immer leicht, den Kurs zu halten. Allem voran steht deshalb der Grundsatz: **Immer erst den eigenen Puls fühlen!**

Da Sie im Stationsbetrieb in der Regel in einem Ärzteteam agieren, das nicht immer zeitgleich anwesend ist, kann es hilfreich sein, die Aufgaben des Tages auf einer To-do-Liste zu führen. Hier notiert man alle Sonderaufgaben des Tages wie Terminabsprachen, Befundabfragen, ausstehende Verbandswechsel, Telefonate mit Hausarzt oder Angehörigen oder OP-Aufklärungen. Eine solche Liste muss natürlich ständig aktualisiert werden. Sie schützt vor Versäumnissen in der Patientenversorgung und schafft Sicherheit in der Stationsarbeit. Aber es bleibt ein Spickzettel. Die Eckdaten Ihrer Patienten müssen Sie im Kopf haben. Dazu gehören:
- Name, Geschlecht, Altersklasse,

4

- Grunderkrankung und relevante Nebendiagnosen,
- Kernpunkte der prä-, intra- und postoperativen Diagnostik,
- Art des Eingriffs und intraoperativer Verlauf,
- postoperativer Tag.

Als Grundlage für einen Arbeitszettel kann eine PC-basierte Stationsliste dienen, auf der die Patienten nach Zimmern sortiert täglich aktuell aufgeführt werden.

Die übliche Arbeitsliste eines chirurgischen Stationsarztes umfasst ein breites Aufgabenspektrum, das von der wissenschaftlichen Disputation über die handwerkliche Dienstleistung bis zum Schreib- und Transportdienst reichen kann. Ein derart weit gespreiztes Arbeitsfeld findet man in anderen akademischen Berufen selten. Die effiziente Erledigung ähnelt auch wegen der vielen zu berücksichtigenden Variablen deshalb vielfach einem klassischen Managementspiel.

Checkliste »Arbeitsablauf«
- Reihen Sie nach Dringlichkeit. Sie ergibt sich medizinisch, zeitlich, hierarchisch oder auch bei Gelegenheit.
- Fassen Sie ähnliche Aufgaben zusammen (Telefonate, Arztbriefschreibungen, Rückfragen).
- Wählen Sie für jede Aufgabe die richtige Zeit und das richtige Zeitfenster.
- Schließen Sie angefangene Erledigungen ab, bevor Sie eine neue Aufgabe angehen.
- Respektieren Sie Ihre persönlichen Stärken und Schwächen.

Ein Heparinperfusor sollte möglichst sofort laufen, ein regulärer Verbandswechsel hat dagegen meist etwas Zeit. Entlassungen müssen morgens erledigt werden, damit für die Neuaufnahmen Platz entsteht. Anfragen des Chefs erledigt man am besten sofort. Trifft man per Zufall endlich den lang ersehnten Angehörigen, muss sofort die Chance zum Gespräch genutzt werden. Hausarzttelefonate sind nachmittags oftmals ein hoffnungsloses Unterfangen, sie sollten also möglichst im Laufe des Vormittages stattfinden. Auch bei Anmeldungen für Diagnostik oder Interventionen werden Sie nachmittags nur begrenzt Glück haben. Angehörigen- oder Aufklärungsgespräche mit Patienten benötigen oft ein größeres Zeitfenster und sind deshalb am Nachmittag besser platziert. Komplizierte Arztbriefe passen nicht in eine knappe OP-Pause, eine Routineentlassung aber schon. Und jeder Neustart nach einer unkoordinierten Unterbrechung kostet unnötig Zeit und Nerven.

Im Laufe Ihrer Assistentenzeit werden Sie Ihren individuellen Stil entwickeln. Nicht jeder kann alles gleich gut und schnell. Man muss aber auch wirklich nicht alles jeden Tag neu erfinden. Beobachten Sie doch lieber mal Ihre Kollegen. Man kann von jedem etwas lernen – und sei es, wie es nicht geht!

Ein besonderer Zeitfresser des Arztalltags ist das leidige Briefschreiben. Nachdem diese simple Schreibarbeit aus rein ökonomischen Erwägungen und ohne jeden Ausgleich aus den Sekretariaten weg den Ärzten auferlegt wurde, klebt diese Last wie ein altes Kaugummi an unserem Schuh. Da sich das Rad aber nicht zurückdrehen wird, ist gerade hier ein besonders stringentes Vorgehen anzustreben. Das Verfassen von Entlassungsberichten bildet meist den Abschluss des Arbeitstages und entscheidet nicht selten über die Frage von Überstunden.

Als Erstes gilt es die hausinterne Software zu beherrschen. Im Idealfall können Sie Maschine schreiben. Wenn nicht, lohnt sich der Gang zur VHS. Und dann hält man sich im Text kurz und knackig. Formulieren Sie selbsterklärend und eindeutig. Entrüstungen, Aufregung oder Moralisierung sind immer fehl am Platz. Achten Sie auf den Stil des Hauses und auch den Ihres Chefs. Orientieren Sie sich an guten Beispielen Ihrer Kollegen. So stellen Sie sicher, möglichst wenig Korrekturaufträge von oben zu erhalten – denn die rauben richtig Zeit und Nerven, und zwar auf beiden Seiten. Achten Sie auch auf Rechtschreibung und Syntax. Und meiden Sie die für Arztbriefe so typischen, aber unerträglichen Neologismen.

4.5 Dokumentation

Als angehender Chirurg steht Ihnen sicher nicht der Sinn nach einem »Bürojob«. Ganz klar: Sie möchten Ihre medizinischen Kenntnisse praktisch anwenden, möglichst viel Zeit im Operationssaal verbringen und den Schreibtisch vergessen. Aber es tut uns leid: Ohne Schreibarbeit kommen Sie auch in der Chirurgie nicht aus. Neben den Arztbriefen stellt die Dokumentation der geleisteten Arbeit einen weiteren wichtigen Bürokratieteil Ihres Alltags dar.

Die Leistungsdokumentation ist der Schlüssel für die Vergütung im DRG-System und damit die wirtschaftliche Grundlage Ihrer Klinik, Ihrer Abteilung und auch Ihrer Stelle. Außerdem bildet sie Befunde und Verlauf ab und erringt dabei juristisch den Charakter eines Dokuments. Trotz dieser überragenden ökonomischen und juristischen Bedeutung wird das Thema »Dokumentation« im Studium gar nicht behandelt. Ihr Arbeitgeber nimmt darauf jedoch keine Rücksicht, denn hier geht's um Geld und Selbstschutz. Wenn Sie Ihre Leidenschaft im Verlauf Ihrer Klinikkarriere nicht gerade im Controlling finden, wird sich die medizinische Dokumentation eher nicht zu Ihrer Lieblingsbeschäftigung entwickeln. Damit man sich hier aber auch nicht den nächsten Mühlstein an den Hals hängt, integrieren Sie die lästige Pflicht möglichst automatisiert in den eigenen Tagesablauf.

Wer den Begriff »Ärztliche Dokumentationspflicht« in eine namenhafte große Internetsuchmaschine eingibt, erhält eine Flut an Rückmeldungen. Der folgende Abschnitt kann deshalb nicht einen kompletten Abriss des Themas geben – darüber werden ganze, dicke Bücher geschrieben. Doch für Einsteiger sollte es reichen.

Die Dokumentationspflicht wird rechtlich als Nebenpflicht aus dem Behandlungsvertrag zwischen Arzt und Patient beurteilt. Sie ist eine Grundlage für die Patientensicherheit und zudem Bestandteil der (Muster-)Berufsordnung der deutschen Ärztinnen und Ärzte (MBO-Ä). Wir sind also nach unserer Berufsordnung zur Dokumentation verpflichtet. Sie ist damit kein Ärgernis, sondern ein Grundbestandteil unserer ärztlichen Tätigkeit. Sie dient primär zur Erfassung der für die Behandlung notwendigen Details und richtet sich dabei primär an Sie selbst als behandelnden Stationsarzt und sekundär an weitere, in die Behandlung einbezogene Ärzte sowie das Pflegepersonal. An dieser Stelle ein kleines Beispiel aus der Praxis:

Sie nehmen einen dementen Patienten stationär auf, der im Verlauf des späten Nachmittags über Thoraxschmerzen klagt. Nach unauffälliger kardiologischer Basisdiagnostik wird vom zuständigen Oberarzt ein Thorax-CT angeordnet. Die Indikation sowie die Anamnese des Patienten konnten Sie aus Zeitgründen nicht dokumentieren. Nach getaner Arbeit gehen Sie nach Hause, vergessen jedoch, dem Dienstarzt den Fall zu übergeben. Die CT ergibt überraschend eine gedeckte Ösophagusruptur mit beginnender Mediastinitis. Die Dienstmannschaft läuft Amok, denn weitere Informationen liegen nicht vor. Und der Patient kann auch nicht helfen. Er ist ja dement.

Sie erkennen sofort, welch brisante Situation sich ergeben hat, die mit einer gründlichen Dokumentation in der Akte deutlich einfacher zu handhaben gewesen wäre. Sicherlich hätte schon eine Übergabe an den Dienstarzt helfen können.

Doch die Dokumentation ist noch viel mehr als das Festhalten von Behandlungsdetails. Die Patientenunterlagen bilden ja Grundlage und Nachweis für die Abrechnung der erbrachten Leistung. Auch hierzu ein kurzes Beispiel:

Ein 80-jähriger Patient wird elektiv zur beidseitigen Leistenreparation aufgenommen. Die Operation verläuft wie geplant, der Verlauf ist lokal unkompliziert. Doch der multimorbide Patient ist nur schwer zu remobilisieren. Im Verlauf offenbaren sich zudem häusliche Versorgungsschwierigkeiten, sodass überlappend zunächst ein Kurzzeitpflegeplatz beantragt werden muss. Dies alles führt dazu, dass der Patient deutlich länger im Krankenhaus verbleibt, als es die mittlere Verweildauer vorsieht. Die Krankenkasse verweigert die Bezahlung der Mehrtage, da sich der Krankenakte keine Begründung entnehmen lässt. Es gab ja kein medizinisches Problem. Klarer Fall von Minusgeschäft!

Mit Problemen dieser Art werden Sie auf der Station täglich konfrontiert. Was die ärztliche Dokumentation enthalten soll oder muss, ist nicht exakt festgelegt, sondern orientiert sich maßgeblich am jeweiligen Behandlungsfall. Essenzielle Bestandteile sollten sein:

- die Anamnese,
- die genauen Beschwerden (möglichst objektiviert, z. B. für Schmerzen die visuelle Analogskala, VAS),
- der körperliche Untersuchungsbefund inkl. Lokalbefund,
- die Diagnose und Behandlung sowie
- das Ergebnis der durchgeführten Maßnahmen.

Als Faustregel kann gelten: Je komplizierter eine Krankheit oder Intervention ist, umso ausführlicher und exakter sollte die Dokumentation sein. Dokumentationspflichtig sind dabei vor allem sämtliche Abweichungen vom Standardverlauf. Verwenden Sie dabei ruhig Standards mit Kürzeln (▶ Abschn. 4.2); diese müssen allerdings mindestens lesbar, besser noch klinikintern bekannt sein. Sind Ihre Geheimzeichen nicht zu entziffern, werden sie automatisch wertlos. Welche Auswirkung die unleserliche Dokumentation von Behandlungsplänen, Untersuchungsergebnissen oder Lokalbefunden haben kann, ist selbsterklärend!

Und was passiert nun, wenn Sie nichts dokumentiert haben? Im Streitfall kommt es dann zur Beweislastumkehr. Das heißt, dass Sie jetzt alle Beweise beibringen müssen, dass die Behandlung lege artis erfolgte, was oft schlicht unmöglich ist. Dies wird wieder an einem kurzen Beispiel deutlich:

Sie werden zu dem schon bekannten 80-jährigen Patienten mit den Leistenbrüchen gerufen, der jetzt über Bauchschmerzen klagt. Der Patient hat vor 8 Stunden eine beidseitige Leistenreparation in TAPP-Technik erhalten. Sie untersuchen den Patienten, das Abdomen stellt sich jedoch so unauffällig dar, dass Sie den Befund nicht für dokumentationswürdig halten. Im Verlauf verschlechtert sich der Zustand des Patienten, die weitere Diagnostik zeigt am nächsten Tag eine Kolonperforation. Nach der Entlassung des Patienten klagt er auf Schadensersatz bei verzögerter Diagnosestellung. Da Ihre erste körperliche Untersuchung, die zu diesem Zeitpunkt einen unauffälligen Befund gezeigt hatte, nicht dokumentiert ist, gilt sie als nicht durchgeführt.

Weil Ihre Befunde die Grundlage für Ihr ärztliche Handeln sind, fehlt bei ausbleibender Dokumentation auch die nachvollziehbare Logik Ihrer Entscheidungen. Das wird besonders problematisch, wenn sich die Pflegedokumentation umso aufopferungsvoller um den vermeintlich dramatisch kranken Patienten kümmert. Ehrliche Sorge und herzliches Mitleid, gepaart mit einem eingeschränkten Verständnis der medizinischen Situation, können hier zu frappierenden Widersprüchen zwischen Pflegebericht und ärztlichem Handeln führen, die sich nur in Ihrer eigenen Dokumentation auflösen können. Umso wichtiger ist der im ▶ Abschn. 4.2 bereits erwähnte Konsens zwischen Arzt und Pflegepersonal.

Was sollten Sie also im Alltag dokumentieren? Kurz: alles, was mit dem Patienten, seiner Erkrankung und dem stationären Aufenthalt verbunden ist. Angefangen bei der täglichen Visite mit den erhobenen Befunden (inkl. Lokalbefund), den Gesprächen mit dem Patienten und/oder Angehörigen über die Diagnose und die vorgeschlagenen Prozeduren, Aufklärungsgespräche über mögliche Maßnahmen, Diagnostikergebnisse (insbesondere, wenn noch kein schriftlicher Befund vorliegt), Informationen seitens der Pflege, außergewöhnliche Vorkommnisse (z. B. der Patient meldet sich mit Schmerzen, postoperativer Hämoglobinabfall), Kurvenvisiten mit Entscheidungen durch den Oberarzt oder Chefarzt und Entscheidungen des Patienten über vorgeschlagene Prozeduren und Maßnahmen (hier insbesondere der Verzicht auf eine kardiopulmonale Reanimation sowie Intubation oder intensivmedizinische Maßnahmen).

Jede Aufzeichnung gewinnt zusätzlich durch die Angabe von Datum, Uhrzeit, Handzeichen sowie ggf. die Dauer des Gesprächs. Achten Sie auf eine leserliche Schrift und nutzen Sie nur allgemeingültige Abkürzungen. Die Dokumentation selbst kann einfach auf einem leeren Blatt Papier erfolgen, wichtig ist nur, dass sie eindeutig dem Patienten zugeordnet werden kann (z. B. durch einen Patientenaufkleber). Hier noch ein kurzes Beispiel für die Dokumentation der täglichen Visite:

Kurzdokumentation
Herr Hans Meyer, geb. 27.01.1931, 1. Tag nach TAPP re; unter üblicher Analgesie keine Schmerzen; Vitalpara-

meter stabil; VW: Wunden reizlos und trocken; RS mit
OA Müller: morgen E; Pat. Informiert
11.11.2011, 7:30 Uhr; Kürzel

Lassen Sie sich bei der Durchführung der Dokumentation in den ersten Tagen nicht hetzen, nehmen Sie sich Zeit und seien Sie lieber etwas zu ausführlich als zu knapp. Mit wachsender Erfahrung werden Sie lernen, sich auf die wesentlichen Punkte zu konzentrieren. Wichtig ist, dass sie dieses sensible Thema von Anfang an nicht vernachlässigen. Es gehört genauso zu Ihrer ärztlichen Tätigkeit wie die Durchführung einer Operation.

Checkliste
- Dokumentieren Sie so viel wie nötig so genau wie möglich.
- Nutzen Sie nur etablierte Abkürzungen, und schreiben Sie leserlich.
- Ergänzen Sie immer Datum, Uhrzeit und Handzeichen.

Patientenmanagement

H.-J. Gassel, S. Kersting

5.1 Patientenaufnahme und Dokumentation

H.-J. Gassel, S. Kersting

Je nach Klinikgröße und -struktur erfolgt die Aufnahme von Patienten über eine zentral organisierte Patientenaufnahme, eine Zentralambulanz, einen zentralen Aufnahmeplatz oder direkt auf der zugewiesenen Station. Dies gilt für Erkrankte, die zu einer elektiven Operation aufgenommen werden. Davon zu trennen sind Aufnahmen von Patienten, die sich aufgrund einer Notfallbehandlung ins Krankenhaus begeben. Diese werden in aller Regel in einer zentralen Notfallambulanz primär untersucht, die Entscheidung über die Aufnahme wird dann dort gefällt.

5.1.1 Elektive Aufnahme der Patienten auf Station

Zunächst soll hier der Aufnahmeprozess eines Patienten zur elektiven stationären Aufnahme beschrieben werden.

In der Regel stellen Sie als Aufnahmemediziner für den Patienten den ersten ärztlichen Kontakt im Krankenhaus dar. Sie werden diese Situation in Ihren Famulaturen und im Praktischen Jahr bereits kennengelernt haben. Je nach Klinikgröße stehen Sie hier als frisch approbierter Arzt bereits sehr früh in einer hohen persönlichen Verantwortung, denn der Erstkontakt bahnt nicht nur den weiteren technischen Ablauf, sondern besitzt häufig auch stark prägenden Charakter. Unkenntnis, Ungeschick oder Organisationschaos hinterlassen leider bleibende Eindrücke, deren Engramme sich nur sehr schwer aus dem Gedächtnis der Patienten tilgen lassen. Dadurch kann wirklich der ganze Aufenthalt verdorben werden. Auch wegen der enormen Leistungsverdichtung in den deutschen Kliniken sollten Sie sich daher schon ganz zu Beginn ein Grundmuster dieser ersten Kontaktaufnahme einprägen.

Ein wichtiger Teil des Erstkontaktes besteht in der **Empathie**, die Sie dem Patienten entgegenbringen. Um empathisch zu sein, bedarf es eines geeigneten Raums, in dem Sie ungestört mit dem Patienten kommunizieren und ihn am besten auch untersuchen können. Keiner will in der Öffentlichkeit behandelt werden. Nach einer freundlichen Begrüßung mit Vorstellung Ihrer Person schafft die Frage nach dem Hausarzt und dem Einweiser als Einstieg ein Gefühl des Vertrauens in die gute Verzahnung zwischen stationärer und ambulanter Behandlung.

Nach den Begrüßungsworten folgt dann eine gezielte **Anamnese**. Hierzu gehört insbesondere die systematische Abfrage von Vorerkrankungen und Voroperationen im Allgemeinen und speziell, bezogen auf die Einweisungsdiagnose. Das gezielte Abfragen der Familienanamnese schließt sich insbesondere bei onkologischen Erkrankungen unmittelbar an. Dabei müssen Sie den gesamten Formenkreis onkologischer Erkrankungen im engsten Familienumfeld, also bei Eltern und Geschwistern erfragen. Anschließend folgen die soziale Anamnese und die Abklärung nach der **aktuellen Medikation**. Aufgrund der hohen Komorbidität der zunehmend älteren Patienten ist insbesondere die gezielte Nachfrage nach oralen Antikoagulanzien und – bei anstehenden diagnostischen Maßnahmen mit Kontrastmittelgabe – die Frage nach oralen Antidiabetika obligat.

Fragen Sie nach **Gelenkimplantaten** sowie einem **Herzschrittmacher**, um mögliche Störfaktoren oder Kontraindikationen gegen eine Magnetresonanztomographie zu eruieren. Abschließend sollten Sie mögliche **Allergien** abklären.

Erst nach – und bitte nicht während – diesem vertrauensbildenden Gespräch erfolgt die **körperliche Untersuchung**. Diese wird beim chirurgischen Patienten in aller Regel zunächst mit einer Ganzkörperuntersuchung des mindestens bis auf die Wäsche entkleideten Patienten in der von Ihnen im Studium, in Famulaturen und im Praktischen Jahr erlernten Technik vorgenommen. Die sich ergebenden fachspezifischen Untersuchungen sollten dem jeweiligen Krankheitsbild angepasst werden. Obligat sind eine Auskultation von Lunge und Herz sowie die Beurteilung des Pulsstatus und eine orientierende Untersuchung des Venensystems zum Ausschluss einer ausgeprägten Varikosis. Im abdominal-chirurgischen Bereich gehört zweifelsohne die Untersuchung des Leistenkanals auf Hernien sowie bei Bauchschmerzen eine proktologische Abklärung zur Eingangsuntersuchung. Bei verletzten oder erkrankten Extremitäten müssen die Durchblutung, die Sensibilität und die Motorik ausgetestet werden. Auch wenn Ihre Oberärzte oder der Chefarzt nach erfolgtem Patientenkontakt eine sehr auf das erkrankte Organ oder das Krankheitsbild fokussierte Untersuchung vornehmen, besteht **Ihre** Aufgabe als Erstkontakter in einer kompletten körperlichen Untersuchung!

Der Zeitumfang der Anamnese sowie der körperlichen Untersuchung ist zu Beginn Ihrer Tätigkeit sicher hoch. Aller Anfang bleibt trotz Skill-Kurs-Übungen und Praktika schwer. Jedoch wird sich dieser Einsatz für Ihren weiteren Berufsweg durch Erlangung von Routine und Sicherheit auszahlen, und der Zeitaufwand pro Patient wird mit zunehmender Berufserfahrung kürzer. Der Schlüssel zum Erfolg ist auch hier die Struktur. Eine übersehene Erkrankung durch eine zu oberflächliche Anamnese oder Untersuchung zieht nicht nur das Misstrauen von Patienten und zuweisenden Ärzten, sondern in zunehmendem Maße auch medikolegale, also juristische Konsequenzen nach sich.

Eine nicht hoch genug einzuschätzende Bedeutung kommt bei der Anamneseerhebung und körperlichen Untersuchung vor allem der exakten **Dokumentation** zu. Das Buch widmet dem Thema nicht umsonst ein eigenes Kapitel (▶ Kap. 4.5). Die Niederschrift der Aufnahmebefunde erfolgt in der Regel auf klinikspezifischen Vordrucken oder in einer elektronischen Patientenakte. Auch wenn Sie sich noch in der Weiterbildung befinden, stehen Sie mit Ihrer Unterschrift auf Papier oder in elektronischer Form für die Vollständigkeit und Richtigkeit Ihrer Angaben ein. Sie erstellen mit Ihren schriftlichen Angaben ein Dokument! Wir fordern Sie an dieser Stelle deshalb ausdrücklich auf, bei unsicheren Befunden oder Unsicherheit in der Untersuchung dies zeitnah mit älteren Kollegen oder dem zuständigen Oberarzt zu besprechen und Hilfe einzufordern.

Häufig ist es notwendig, bei betagten oder dementen Patienten **fremdanamnestische Daten** hinzuzuziehen. Hierzu bedarf es des persönlichen Gesprächs oder Telefonats mir den Angehörigen, mit dem Hausarzt oder vorbehandelnden Kliniken. Bemühen Sie sich vor der Einleitung weiterer Maßnahmen um die Vollständigkeit der Patientenunterlagen.

Manchmal ist es auch nötig, **Befunde und Arztberichte anderer Einrichtungen** anzufordern. Aber Vorsicht: Hier muss man den Datenschutz beachten. Auch diese Handlung ist einwilligungspflichtig, denn primär unterliegen Ärzte auch gegenüber anderen Kollegen der Schweigepflicht. Das klingt nicht nur beknackt, sondern ist es auch. Denn primär tauschen wir uns ja nur zum Wohle des Patienten aus. Tatsächlich gibt es schon Klagen und rechtskräftige Urteile, die diesen Grundsatz bestätigen. Deshalb enthalten die meisten Behandlungsverträge einen Passus, in dem der Patient dieser Recherche zustimmt und die vorbehandelnden Ärzte und Einrichtungen von ihrer Schweigepflicht Ihnen gegenüber entbindet.

Der enge Kontakt zu den vorbehandelnden Ärzten und zu den einweisenden Haus- und Fachärzten mag Ihnen insbesondere zu Beginn Ihrer Laufbahn mühsam erscheinen, gelegentlich kann er sogar als lästig empfunden werden. Bei zielgerichteter Kommunikation werden Sie jedoch relativ rasch ein kooperatives Verhältnis zu den niedergelassenen Ärzten entwickeln. In vielen Kliniken können diese Aufgaben auch an Stationssekretärinnen übertragen werden, doch an regelmäßigen Gesprächen mit den niedergelassenen Kollegen kommen Sie auch dann nicht ganz vorbei. Wie eine gute Kommunikation mit diesen funktionieren kann, ist in ▶ Kap. 2.1 beschrieben.

5.1.2 Prästationäre Aufnahme

In vielen chirurgischen Disziplinen finden die Aufnahmeuntersuchungen nicht mehr im Rahmen des stationären Aufnahmegesprächs statt, sondern werden bereits bei der prästationären Vorbereitung durchgeführt, welche häufig räumlich und personell getrennt von der aufnehmenden Station abläuft. Insbesondere bei kleinen und mittelgroßen Eingriffen kommt der Patient oft erst am Morgen des Operationstages in die Klinik. Der Ablauf bleibt trotzdem der Gleiche.

Die in früherer Zeit geläufige Praxis, dass der Berufsanfänger die Anamnese und die körperlichen Untersuchungsergebnisse mit älteren Kollegen (Assistenz- oder Oberarzt) en detail bespricht, ist infolge der Personalreduktion und der Leistungsverdichtung häufig nicht mehr konsequent durchsetzbar. Damit hat Ihre persönliche Verantwortung für den Patienten und für den weiteren Behandlungsprozess drastisch zugenommen. Es ist wichtig, dass Sie sich dessen bewusst sind. Sie müssen deswegen nämlich bereits im ersten prästationären Patientenkontakt den nachfolgenden Behandlungsprozess steuern oder korrigieren. Zwei einfache Beispiele:

Beispiel 1

Wenn ein Patient für eine Operation vorgesehen ist, bei der sich die Einnahme von Antikoagulanzien kritisch auswirkt und es sich erst im Aufnahmegespräch herausstellt, dass die Einnahme von Thrombozytenaggregationshemmern oder gar stärkeren Antikoagulanzien wie Vitamin-K-Antagonisten versehentlich fortgeführt wurde, so müssen Sie nach Rücksprache mit der zuständigen nächsthöheren Leitungsebene die Aufnahme verschieben und die – in der Regel bereits geplante – Operation umlegen.

Beispiel 2

Fehlen beim Erstkontakt wichtige Untersuchungen oder deren Ergebnisse, dann muss man diese terminieren oder beibringen. Dazu gehören auch Befunde, welche die Narkosefähigkeit bestimmen. Diese wird letztendlich natürlich vom Anästhesisten festgelegt. Aber den stört es nicht, wenn die Narkose platzt. Der arbeitet einfach in einem anderen Saal. Nur Sie kommen ohne Narkose nicht weiter.

In den meisten chirurgischen Kliniken dürften für die Routineeingriffe sogenannte **Checklisten** existieren. Fragen Sie gleich am ersten Tag Ihrer Tätigkeit nach diesen Checklisten. Sie folgen vornehmlich medizinischen Standards, zum Teil aber auch klinikspezifischen Regeln. Trotz aller Versuche der Standardisierung klappt das noch lange nicht immer. Auch heute kommt es noch vor, dass Patienten erst beim erneuten Abfragen der Medikation unmittelbar vor einer Untersuchung oder Narkose als Risikopatient oder erst direkt vor einer MRT-Untersuchung als Träger eines Herzschrittmachers identifiziert wird. Das ist nicht nur peinlich. Die Konsequenz ist die Unzufriedenheit wirklich aller Beteiligten, und dazu gehören auch Ihre Vorgesetzten. Die mangelnde Nutzung der zur Verfügung stehenden Ressourcen verdirbt zudem Ihren Ruf bei den Nachbarabteilungen, was die zukünftige Terminabsprache sicher nicht erleichtert. Alles zusammen führt zum Vertrauensverlust bei den Patienten, großer Unzufriedenheit bei Ihren Kollegen und hat am Ende auch negative wirtschaftliche Folgen für das gesamte Haus.

5.1.3 Notfallbehandlung

Im Folgenden soll der Aufnahmeprozess eines Patienten beschrieben werden, der sich zur Notfallbehandlung ins Krankenhaus begibt. Ab und zu trifft man alte Bekannte, aber wir gehen mal davon aus, dass Sie als Freshman diesen Patienten erstmalig kennenlernen. Üblicherweise werden Sie als Berufsanfänger auch noch nicht mit lebensbedrohlichen Notfällen konfrontiert.

In der Regel liegen keine schriftlichen Vorinformationen zum Krankheitsbild vor, sodass Sie nach der Begrüßung den Patienten als Erstes fragen, aus welchem Grunde er zu Ihnen kommt. »Was kann ich für Sie tun?«, klärt dabei sehr schön, wer was von wem will. Der Patient sucht die Hilfe bei Ihnen und nicht umgekehrt, auch wenn uns viele moderne ökonomische Akquisekonzepte das Gegenteil suggerieren. Nicht selten stehen Sie ordentlich unter Zeitdruck. Notfallbehandlungen liegen zumeist außerhalb der Regelarbeitszeit, wodurch in vielen Fällen echte Stoßzeiten in den Ambulanzen entstehen.

Umso wichtiger ist es jetzt, dass Sie trotzdem eine strukturierte Anamnese erheben, die sich unter diesen Bedingungen allerdings strenger auf das akute Krankheitsbild beziehen darf. Die Erhebung der Sozial- und Familienanamnese fällt dabei deutlich kürzer aus, unverändert wichtig bleibt jedoch die umfassende körperliche Untersuchung. Verfallen Sie hier nicht der Versuchung, die körperliche Untersuchung rein organbezogen vorzunehmen, sondern wenden Sie das im Studium erlernte und im Praktischen Jahr vertiefte klinische Wissen sorgfältig an. Sonst büßen Sie es später sicher, wenn nicht schon im selben Dienst, dann in den nächsten Tagen. Sie können dem nicht entkommen! Exemplarisch möchten wir drei fehldiagnostizierte Krankheitsbilder nennen:

Beispiel 1

Ein Patient in deutlich reduziertem Allgemeinzustand präsentiert sich mit Oberbauchschmerzen, überwiegend rechts. Bei zu starker Fokussierung auf eine abdominalchirurgische Ursache und Ausbleiben einer gründlichen Anamnese und körperlichen Untersuchung verkennen Sie einen akuten Herzinfarkt als mögliche Ursache für die Abdominalbeschwerden und verpassen das entscheidende therapeutische Fenster. Die Folgen können für den Patienten, aber auch für Sie fatal sein.

Beispiel 2

Ein 10-jähriger Junge präsentiert sich mit heftigen paraumbilikalen Schmerzen und starkem Krankheitsgefühl. Die besorgten Eltern berichten über Übelkeit und Erbrechen. Unter der Annahme einer abdominellen Erkrankung bei ansonsten leerer Anamnese unterlassen Sie die Untersuchung des äußeren Genitals und übersehen dabei eine Hodentorsion mit schwerwiegenden Folgen bis hin zum Verlust des Hodens.

Beispiel 3

Eine betagte Patientin wird aus dem Altersheim mit dem Rettungsdienst in Ihre Ambulanz gebracht. Wegen ihrer ausgeprägten Altersdemenz ist sie schwer kontaktierbar. Sie stellen eine Fehlstellung des Beines fest, die Sie zur raschen extremitätenspezifischen Diagnostik veranlasst. Ursache der Fehlstellung ist eine Fraktur durch Sturz der Patientin. Die Ursache für den Sturz lag aber in einer ischämischen Attacke des Gehirns. Der Infarkt wird übersehen, weil Sie die Fremdanamnese der Pflegekräfte des Altenheims **und** die Untersuchung des Herzens und der Halsschlagadern versäumen, bis das Lysefenster geschlossen ist.

Diese Beispiele verdeutlichen, dass die gründliche Anamnese und die solide körperliche Untersuchung auch bei vermeintlich eindeutigen Krankheitsbildern unabdingbarer Teil Ihrer ärztlichen Tätigkeit sein müssen.

Der schwierigste Teil einer Notfallbehandlung ist die Entscheidung, ob eine stationäre Heilbehandlung erforderlich ist oder nicht. Neben der medizinischen Notwendigkeit muss heute der Grund des Aufnahmeentscheides schriftlich oder elektronisch auf einem Formular dokumentiert werden. Dabei ist es erforderlich, die Aufnahme-

kriterien (G-AEP [German Appropriateness Evaluation Protocol]: Kriterien, die einen Krankenhausaufenthalt begründen, um Fehlbelegungen zu vermeiden) nach § 17c des Krankenhausgesetzes und § 301 des Sozialgesetzbuches 5 darzulegen. Diesen formalen Akt übernimmt innerhalb der ersten 3 Tage nach Aufnahme die Verwaltung mit einer Meldung an die Krankenkasse. Die Hauptdiagnose aber legen Sie fest. Diese richtet sich natürlich nach der Haupterkrankung. Ganz einfach, denken Sie – stimmt aber nicht. Denn gerade multimorbide Patienten müssen nicht selten wegen eher einfachen Zusatzerkrankungen doch stationär aufgenommen werden. In solchen Fällen muss man auch die relevanten Nebendiagnosen nennen.

Außerdem wird ein relativ großer Anteil von Notfallpatienten mit Verdachtsdiagnosen aufgenommen. Dabei handelt es sich oft nur um eine Symptombeschreibung wie »unklares Abdomen« oder »Gelenkschmerzen«, die eine stationäre Behandlung gegenüber der Kasse nicht begründen können. Hier muss eine Arbeitshypothese formuliert werden, die Sie übrigens für Ihr weiteres Handeln sowieso benötigen. Das »unklare Abdomen« wird so vielleicht zur symptomatischen Cholecystolithiasis und die »Gelenkschmerzen« entpuppen sich als Arthritis.

Insbesondere dann, wenn eine stationäre Heilbehandlung nach medizinischer Einschätzung und G-AEP Kriterien nicht erforderlich ist, muss die Untersuchung einschließlich der Anamnese umfassend dokumentiert und ein Dokument – im Idealfall ein Ambulanzbrief – mitgegeben werden. Das kann ein handschriftlicher Bericht mit Durchschlag sein, vielfach werden die Ambulanzbriefe aber auch bereits mit dem PC erstellt.

5.1.4 Dokumentationspflicht

Ausdrücklich betont werden soll an dieser Stelle noch einmal die zunehmende Bedeutung ärztlicher Dokumentation. Sowohl vonseiten der Patienten als auch vonseiten der Krankenkassen ist auch in Deutschland eine ansteigende Tendenz von Regressforderungen erkennbar. Auch wenn Sie die Anamnese sorgfältig erheben und die Untersuchung gründlich und sorgfältig beenden, akzeptieren die Gerichte dies nur noch bei einer entsprechenden Dokumentation, die übrigens auch gut lesbar sein muss. Also keine unschlüssige Krakelei abliefern, sondern besser hausinterne Vordrucke nutzen und mit Datum, Uhrzeit und Unterschrift versehen.

Völlig unzureichend wäre zum Beispiel folgender Eintrag: »Leistenhernie rechts, keine Einklemmung, Vorstellung in der Sprechstunde«. Da fehlt es an allem. Und trotzdem trifft man so dürftige Dokumentationen immer noch in einigen Kliniken an. Besser ist:

Vorstellung mit Schwellung inguinal rechts. Keine relevanten Vorerkrankungen, Dauermedikation mit L-Thyroxin 100. Lokal 2 cm messende, reponible Schwellung im Leistenfach. Genital ohne Befund, Bruchpforte links geschlossen. Klinisch und sonographisch Leistenhernie. Zurzeit keine Notfallindikation, Wiedervorstellung in Sprechstunde zur OP-Planung vereinbart.

Da Sie hoffentlich ein langes Berufsleben planen, investieren Sie am besten bereits jetzt in eine strukturierte Anamnese und Befunderhebung sowie deren Dokumentation, um möglichst sorgen- und schadenfrei Ihren Beruf ausüben zu können. Gegen Fehler sind Sie nicht gefeit, jedoch schützt Sie die Haftpflichtversicherung Ihres Krankenhauses bei Einhaltung der gebotenen Sorgfaltspflicht. Bei unterlassener Untersuchung oder deren unterlassener Dokumentation kann Ihnen unter Umständen eine (Teil-)Schuld zugewiesen werden.

Sicher werden Sie gerade zu Beginn Ihrer Karriere den enormen Dokumentationsaufwand als unangenehm oder gar störend empfinden. Mit zunehmender Berufserfahrung wird jedoch auch hier vieles zur Routine.

Wie schon bei der Aufnahme des Patienten gehört auch die **Dokumentation des Krankheitsverlaufs** zu Ihren Kernaufgaben. Grundsätzlich ist es unwichtig, ob lesbar handschriftlich oder elektronisch dokumentiert wird. Wichtig sind das Datum, eventuell auch die Uhrzeit und die Unterschrift bzw. das Arztkürzel und die Lesbarkeit des Dokuments. Auch bei unkomplizierten Verläufen muss täglich ein Befund erhoben werden. Die ärztliche Dokumentation wird übrigens nicht durch die Pflegedokumentation ersetzt, sondern sie ergänzt diese! In Streitfällen können Sie sich unter Umständen nur durch Ihre eigene Dokumentation retten. Denn nicht jeder Pflegekraft müssen die ärztlichen Entscheidungsabläufe verständlich sein. Dann häufen sich vielleicht Berichte gutgemeinter Mitleidsbekundungen, die am Ende so wirken, als ob ärztlich nichts getan wurde, nur weil Sie den Entscheidungsbaum nicht abgebildet haben.

Jeder vom Plan abweichende Verlauf, wie bei einer Anastomoseninsuffizienz oder einem Implantatinfekt, wird ärztlicherseits besonders exakt beschrieben. Über die Dokumentation des Krankheitsverlaufs hinaus – bei der Sie die Untersuchungsbefunde, das körperliche Befinden und auch die psychischen Bedingungen des Patienten eintragen – sollten Sie sich bereits zu Beginn Ihrer Tätigkeit angewöhnen, Aufklärungsgespräche über Befundmitteilungen von Bildgebung, Histologie oder Mikrobiologie oder auch Informationsgespräche mit den Angehörigen sorgfältig zu notieren. Beschreiben Sie den Inhalt stichpunktartig, datieren Sie das Gespräch einschließlich Uhrzeit, Kürzel drunter, fertig. Bei Krankheitsbildern, die in zertifizierten Zentren therapiert werden, ist diese Dokumentation häufig auf einem gesonderten Vordruck vorzunehmen. Aber auch ohne Zertifikat muss das die Regel sein. Die Krankengeschichte lässt sich dadurch viel leichter nachvollziehen, und zwar für alle: Kollegen, Vorgesetzte, Patienten, Angehörige, Gutachter und Richter.

Besondere Bedeutung kommt dabei der Mitteilung von Beschlüssen aus Fall- oder Tumorkonferenzen zu. Sie sichern damit die vollständige Patienteninformation und beziehen den Betroffenen in den Entscheidungsprozess mit ein. Außerdem können medikolegale Konsequenzen in Auseinandersetzungen mit den Krankenkassen, den Patienten und oder auch Gerichten rasch geklärt und ein Rechtsstreit in vielen Fällen verhindert werden.

Die Dokumentationspflicht ist gesetzlich verankert und integraler Bestandteil Ihrer ärztlichen Tätigkeit. Die Autoren halten es für besonders wichtig, dass Sie sich dessen bewusst sind. Akzeptieren Sie die Dokumentation als integralen Bestandteil Ihrer ärztlichen Tätigkeit und nicht als unliebsame Zusatzaufgabe Ihres Berufslebens.

Checkliste »Patientenaufnahme und Dokumentation«

- Erheben Sie eine gezielte Anamnese – so wenig wie möglich, aber immer so viel wie nötig.
- Untersuchen Sie beim Erstkontakt umfassend und sorgfältig.
- Dokumentieren Sie umfassend und nachvollziebar – wer schreibt, der bleibt.
- Vergessen Sie im Aufnahmestress nicht die Empathie.

5.2 Patientenaufklärung

S. Kersting, H.-J. Gassel

Jeder ärztliche Eingriff in die körperliche Unversehrtheit eines Menschen stellt nach ständiger Rechtsprechung (BGHSt 35, 246) zunächst grundsätzlich den Tatbestand einer Körperverletzung dar. Das gilt ab dem ersten Arbeitstag auch für Sie und das, was Sie den Ihnen anvertrauten Patienten zumuten. Zu den »Körperverletzungen« zählen dabei nicht nur therapeutische, sondern auch diagnostische Maßnahmen, also Operationen, Punktionen, diagnostische Eingriffe, prophylaktische Eingriffe, Arzneimitteltherapien und kosmetische Eingriffe; selbst eine Rasur oder ein Kürzen oder Abschneiden der Haare gehören dazu! Also im Zweifel erst mal alles, was wir mit den Patienten anstellen. Der einzige Weg, diese scheinbare Straftat zu vermeiden, besteht im Konsens. Das heißt, der Patient muss unserem Handeln freien Willens zustimmen.

Und genau deshalb stehen Sie natürlich nicht wegen jeder Ihrer ärztlichen Handlungen ständig mit einem Bein im Gefängnis. Man sollte diese Grundannahme der Rechtsprechung jedoch immer im Kopf behalten, wenn es um die Aufklärung des Patienten über eine geplante Maßnahme geht. Die Rechtfertigung dafür, dass Sie einen Ihrer Patienten in seiner körperlichen und seelischen Integrität verletzen dürfen – und sei es nur durch die Anlage einer Venenverweilkanüle – ist einzig und allein seine Einwilligung und der Wunsch nach Behandlung.

Natürlich ist dieser Wunsch gerade in Notfallsituationen im Detail oft nicht zu erfragen. Wenn zum Beispiel bei Bewusstlosigkeit die Bestellung und Aufklärung eines Betreuers nicht mehr angemessen rechtzeitig möglich ist, gelten dann die mutmaßliche Einwilligung in die Rettung und der rechtfertigende Notstand der medizinischen Krise. Das bedeutet, dass unter dem Zeitdruck der Notfallsituation die Beurteilung der ärztlichen Maßnahme als Körperverletzung hinter den angenommenen Auftrag der Rettung zurücktritt.

Primär sind wir Ärzte also doch keine Straftäter, sondern wir werden vor unangemessenen Anwürfen geschützt. Denn es wird in der Regel juristisch auch angenommen, dass der Patient den Arzt um Hilfe ersucht und damit zumindest ein grundsätzliches Einverständnis in daraus resultierende Maßnahmen signalisiert. Diese grundsätzliche Zustimmung muss aber in Relation zur Schwere und Invasivität stehen. Ein Patient, der Ihre Notfallambulanz aufsucht, da er unter Fieberschüben leidet, wird sich nicht beschweren können, dass Sie als eine der ersten diagnostischen Maßnahmen ein Fieberthermometer in sein Ohr stecken. Aber schon die rektale Messung geht ohne mündliche Zustimmung zu weit. Die Grenzen sind also knapp gesteckt.

Autonomie und Entscheidungsfreiheit des Patienten besitzen eindeutig und immer Vorrang vor Ihrer medizinischen Auffassung und Empfehlung. Daraus ergibt sich auch, dass der Patient jederzeit und auch gegen alle Vernunft ärztliche Eingriffe ablehnen darf. Das Selbstbestimmungsrecht des Patienten steht also über allem. Diese Prämisse stellt besonders hohe Ansprüche an die Patienteninformation und -aufklärung.

Der Sinn des Aufklärungsgespräches ist es deshalb, dem Patienten in verständlicher Weise die Informationen zur Verfügung zu stellen, auf deren Basis er dann mit Ihnen oder einer Vertrauensperson das Für und Wider seines Eingriffs abwägen kann. Wir müssen also überzeugen, nicht überreden.

Die Voraussetzung einer wirksamen Einwilligung ist, dass sie nach Verständnis der Lage erteilt wurde und der Patient eine realistische Vorstellung vom Verlauf und den Folgen des Eingriffs hat. Er muss die nötige Urteilsfähigkeit, Willensfreiheit

5

und Gemütsruhe besitzen, um die Tragweite seines Einverständnisses oder der Ablehnung abschätzen zu können. Die Einwilligungsfähigkeit von Minderjährigen hängt von den jeweiligen Umständen ab. Versuchen Sie die Eltern bei 14- bis 18-Jährigen mit einzubeziehen und zusätzlich zum Jugendlichen unterschreiben zu lassen. Jugendliche können jedoch auch rechtswirksam selber einwilligen, wenn Sie als Arzt zur Überzeugung gelangen, dass der Jugendliche die Art und Schwere des konkreten Eingriffs sachgemäß bewerten kann. Bei unter 14-Jährigen sollten die Eltern einwilligen – und zwar beide Elternteile! Dies gilt insbesondere für risikoreichere und größere Eingriffe.

An der Größe und den Risiken des jeweiligen Eingriffs sowie der Persönlichkeit und Anspruchshaltung des betroffenen Patienten orientiert sich dann inhaltlich und auch juristisch der Umfang des Aufklärungsgespräches.

— Wenn Sie nur eine Venenverweilkanüle legen wollen, reicht im Normalfall die kurze Information: »Frau Müller, ich lege Ihnen eine Nadel in die Vene, damit wir Ihnen Schmerzmittel und Flüssigkeit geben können« völlig aus. Man darf beim durchschnittlichen Patienten davon ausgehen, dass er weiß und abschätzen kann, dass dies einen kurzen Schmerz bedeutet und dass eventuell ein Hämatom oder eine Infektion der Einstichstelle auftreten können. Daher wird er auch abwägen können, was die Vor- und Nachteile dieser »Körperverletzung« bedeuten. Wenn Frau Müller jedoch eine Spritzenphobie hat und von allen Interventionen mit spitzen Gegenständen mühsam überzeugt werden muss, dann darf man nicht einfach nur den Arm festhalten. Hier ist mehr Zeit zu investieren.

— Weitaus ausführlicher fallen Aufklärungsgespräche aus, wenn größere Operationen geplant sind. Dabei müssen neben den typischen Komplikationen auch alle ernstzunehmenden Alternativen diskutiert werden. Im Schock bei einem gedeckt perforierten Aortenaneurysma sind schnelle, knappe und harte Informationen gefragt: »Sie haben ein Riss in der Bauchschlagader. Nur wenn wir Sie sofort operieren, haben Sie eine realistische Überlebenschance. Sollen wir das in Angriff nehmen?«.

— Handelt es sich dagegen um ein Karzinom des Ösophagus, das nicht nur durch eine ausgedehnte Operation, sondern vielleicht auch konservativ durch eine definitive Radiochemotherapie adäquat behandelt werden kann, stellt man dem Patienten sehr viel ausführlichere Informationen zur Verfügung. Denn nur so kann er das eine gegen das andere Verfahren abwägen und sich entscheiden.

Die Aufklärung ist im Übrigen nicht an die Schriftform gebunden. Die kurze mündliche Information unseres Patienten mit dem rupturierten Aortenaneurysma, der vielleicht gar nicht mehr in der Lage ist einen ausführlichen Aufklärungsbogen zu lesen, zu verstehen und zu unterschreiben, ist somit rechtlich nicht zu beanstanden. Im Gegenteil, jede Zeitverzögerung, auch zur weiteren Information oder Suche eines Betreuers wäre fatal – der Patient hat ein ureigenes Interesse daran, sofort und ohne Verzögerung operiert zu werden. In solchen Fällen dokumentieren Sie die mündliche Aufklärung einfach im OP-Bericht oder in der Akte. Bei Bedarf kann man einen Kollegen als Zeugen hinzuziehen.

Und wenn der Patient nun gegen alle Vernunft nicht operiert werden will? Dann müssen Sie das akzeptieren. Es ist dann nur wichtig, dass Sie zweifelsfrei von der Geschäftsfähigkeit des Patienten überzeugt sind (das können Sie sich im ungünstigsten Fall auch von einem Psychiater bestätigen lassen) und dass Sie dem Patienten die notwendigen Informationen über die Folgen der Ablehnung der Operation haben zukommen lassen – und das auch so dokumentieren. In praxi gibt es sicherlich auch bei Ihnen in der Klinik ein Formular zur Ablehnung einer Behandlung gegen ärztlichen Rat, das Sie dann angepasst auf die jeweilige Situation ausfüllen können. Notieren Sie, dass Sie dem Patienten gesagt haben, dass er sterben kann, wenn er sich bei klinisch verdächtigter akuter Blinddarmentzündung gegen ärztlichen Rat nicht operieren lässt und wieder nach Hause geht.

Dann darf er gehen, und, wenn Sie wirklich alle Register gezogen haben, sogar sterben? Grundsätzlich ja, aber ganz so einfach ist es dann auch wieder nicht. Denn Sie sind mit der ersten Ablehnung nicht automatisch aus der Behandlungspflicht entlassen! Zunächst muss klar sein, dass der Patient

Herr seiner Sinne ist und nicht vor sich selbst geschützt werden muss. Danach geht es noch weiter. Geben Sie ihm wenigstens ein Antibiotikum mit nach Hause und empfehlen Sie Ruhe und Kühlung – das lehnt er ja wohl nicht ab, und es ist ja vielleicht auch die zweitbeste Alternative mit einer gewissen Aussicht auf Erfolg! Bieten Sie ihm dennoch an (und dokumentieren Sie es), jederzeit wiederkommen zu können.

Und ganz wichtig: Wenn er sich anders entscheidet, darf man das nicht persönlich nehmen. Wir sind doch nur die Wegweiser. Immer locker bleiben, wenn der Patient Ihrem ärztlichen Rat nicht folgen will. Wir sind schon auf der richtigen Seite.

Neben all den juristischen Vorgaben müssen wir uns zum guten Schluss ganz unbedingt nochmals unserer ärztlichen Rolle zuwenden. Das Aufklärungsgespräch transportiert natürlich weit mehr als sachliche Information und juristische Absicherung. Wir schließen mit dem Patienten im Idealfall einen Pakt. Das beginnt mit der ersten Begegnung, geht über die Anamnese und die körperliche Untersuchung bis hin zur Aufklärung. Diese Verbindung hat mit rechtlichen Aspekten vordergründig nichts zu tun. Hier geht es um Vertrauen und um Beziehung. Sind wir erfolgreich, dann trägt uns dieser Pakt durch alle Höhen und Tiefen von Diagnostik, Behandlung und Heilung.

Um einen solchen Pakt zu schließen, muss man an allererster Stelle Vertrauen erzeugen. Das ist nicht so leicht, denn wir informieren ja primär über die schlimmen Dinge des Lebens. Man stelle sich vor, dass das Reisebüro, in dem Sie Ihren Trip nach New York planen, bei der Frage der Flugbuchung zwanghaft darauf hinweist, dass man bei der Reise auch mal locker in den Atlantik stürzen kann. Macht ja keiner, stimmt aber. Für uns heißt das, dass wir schon realistisch aufklären, aber wir verbreiten keine Angst. Wir sehen uns als Partner des Patienten auf seinem Weg zur Genesung und helfen ihm, die notwendigen Maßnahmen zu verstehen und zu bewerten.

5.2.1 Wer klärt auf?

Das Aufklärungsgespräch ist eine nicht delegierbare ärztliche Tätigkeit. Sie können die Schwester zwar bitten, dem Patienten schon einmal einen Aufklärungsbogen in das Zimmer zu legen, den der Patient zur Information dann vorab lesen kann – das ausführliche Aufklärungsgespräch müssen Sie aber selbst führen und auch dokumentieren. Das alleinige Aushändigen eines Aufklärungsbogens an den Patienten zur Unterschrift genügt dagegen nicht (BGH NJW 1994, 793). Eine juristisch einwandfreie Aufklärung verlangt die mündliche Erläuterung des geplanten Vorgehens und der typischen Komplikation sowie die Angabe möglicher Alternativbehandlungen. Ein Vordruck dient damit nur als Leitfaden und spätere Dokumentation – er ersetzt nicht das persönliche Gespräch.

Sie werden in Ihren ersten 100 Tagen viele OP-Aufklärungsgespräche führen. Erkundigen Sie sich, wie es in Ihrer neuen Abteilung üblich ist. Klärt der Operateur selber auf, oder sind Sie als Stationsarzt dafür verantwortlich? Kontrollieren Sie am Abend, bevor Sie nach Hause gehen, ob alle Patienten Ihrer Station, die am Folgetag operiert werden, auch wirklich aufgeklärt wurden und den Aufklärungsbogen unterschrieben haben. Prinzipiell muss der Operateur nicht zwingend selbst aufklären. Jeder Arzt (nicht die PJ-Studierenden!), der über die »notwendige Fach- und Sachkenntnis« verfügt, darf die Aufklärung vornehmen. Allerdings wird verlangt, dass Sie die typischen Komplikationen und alle relevanten Behandlungsalternativen kennen. Also sollten Sie sich vor dem Gespräch unbedingt mit den OP-Verfahren und den typischen Risiken und Komplikationen vertraut machen. Begleiten Sie am Anfang bei den Gesprächen einen erfahrenen Kollegen, wenn es sich um größere Eingriffe handelt, deren Umfang und Komplikationen Sie am Anfang noch nicht überschauen. Lesen Sie sich die vorgefertigten Aufklärungsbögen durch, und studieren Sie auch noch einmal die gängigen OP-Lehren.

In unserer Praxis hat sich eine zweistufige Aufklärung bewährt.

Der Stations- oder Sprechstundenarzt klärt den Patienten über die Operation und alle gar so schrecklichen Risiken und Komplikationen auf, wie es die Rechtsprechung leider verlangt. Unterschätzen Sie bloß nicht, wie sehr Patienten hierdurch verunsichert und verängstigt werden können. »Die Strände in Thailand sind wirklich toll, aber der weite Flug, man kann abstürzen, und wenn man dann da ist, dann kommt manchmal der Tsunami …« – das geht gar nicht. Stattdessen gehen Sie lieber so vor: »Hallo Frau Müller, wir kennen uns ja schon, ich bin ja Ihr Stationsarzt. Wenn Sie einverstanden sind, möchte ich ihnen jetzt gerne erklären, wie die Operation morgen abläuft. Wir haben jetzt genug Zeit, alle Details zu besprechen.« Starten Sie nochmals mit einer kurzen Wiederholung der Indikation, damit klar ist, dass die Operation eine klare Grundlage besitzt. Dann schildern Sie in laienverständlichen Worten den technischen Ablauf. Auch hier hilft es, immer wieder zu erläutern, warum man was macht. Das erzeugt ein stilles Einverständnis, auf das man später sehr gut zurückgreifen kann. Danach folgen die Nebenwirkungen und Komplikationen. Hier bleibt man nüchtern, das heißt präzise und ehrlich, aber nicht hysterisch. Und schließen Sie positiv. »Wenn wir die ganze Bauchspeicheldrüse entfernen müssen, dann werden Sie leider Insulin benötigen. Aber damit kann man auch gut leben.« Oder: »Natürlich gibt es auch bei Knochenoperationen ein Infektrisiko. Aber das ist sehr klein, und wir können auch mit solchen Situationen sicher umgehen.« Manche Patienten wollen über die Risiken oder Komplikationen einer Operation gar nicht informiert werden. Das ist auch okay, Sie dokumentieren diesen Wunsch, der Patient zeichnet gegen, und Sie können das Gespräch beenden. Das Ende der Aufklärung muss unbedingt hoffnungsfroh ausfallen. »Wir sehen uns morgen, schlafen Sie gut. Ich verspreche, dass ich auch ausgeruht zur OP komme. Keine Sorge.«

Der folgende Besuch des Operateurs gibt dann den Patienten Hoffnung – er kann sich auf die bereits erfolgte Risikoaufklärung beziehen, weiteres Vertrauen schaffen und beruhigen, frei nach dem Motto: »Es gibt nichts ohne Risiko und Gefahren, aber wir schaffen das schon! Vertrauen Sie mir, wir kriegen das zusammen hin.«

Nochmal: Wir verbreiten keine Angst, sondern wir schließen einen Pakt. Wir sind die Guten, wir helfen und wir lassen keinen allein! Dazu gehört übrigens auch, dass wir den Patienten nicht zwin-

gend auf die Nase binden müssen, dass wir als Anfänger das erste Mal eine Operation durchführen (BGH NJW 1984, 655 ff.) – die Operation muss doch eh lege artis erfolgen und von einem Facharzt supervidiert werden. Kann ja nichts passieren, deshalb: cool bleiben und Sicherheit verströmen.

5.2.2 Wann sollte aufgeklärt werden?

Jedes Aufklärungsgespräch muss »rechtzeitig« vor der geplanten Behandlung erfolgen. Der Patient soll in der Lage sein, ohne Zeitdruck das Für und Wider des Eingriffs abwägen zu können. Vor größeren operativen Eingriffen wird ein Intervall von mindestens 24 Stunden zwischen Aufklärung und Operation verlangt. Am Vorabend der OP ist es unter dieser Prämisse eigentlich schon zu spät. Am besten erfolgt die Aufklärung schon bei der ersten Vorstellung in der Sprechstunde, und dann folgt ein zweites Gespräch mit dem Operateur am Tag vor der OP. Dennoch darf natürlich bei Notfalleingriffen durch die Aufklärung keine unangemessene Verzögerung eintreten – hier hat der Patient ein größeres Interesse an der zügigen Durchführung des Eingriffs als an der Bedenkzeit.

Bei kleineren ambulanten Eingriffen kann die Aufklärung am OP-Tag erfolgen, allerdings keinesfalls erst im OP-Saal. Alle aktuellen Urteile gehen mit Recht davon aus, dass die Wahlmöglichkeit für den Patient schon deutlich eingeschränkt ist, wenn er erst auf dem OP Tisch liegt. Wer kann die Bedeutung einer Sphinkterinsuffizienz noch klar einschätzen, wenn er schon in Steinschnittlage auf dem prokotologischen Stuhl zur Fistelspaltung sitzt? Wer steht denn da noch auf und geht?

5.2.3 Worüber sollte aufgeklärt werden?

Der Umfang der Aufklärung hängt von verschiedenen Faktoren ab. Ist es ein kosmetischer, elektiver, dringlicher oder gar notfallmäßiger Eingriff? Da tun sich große Unterschiede auf.

Bei kosmetischen Eingriffen verlangt die Rechtsprechung eine Aufklärung in schonungsloser Offenheit über alle Risiken und Komplikationsmöglichkeiten. Plastische Chirurgen sind da ganz pragmatisch und klären explizit darüber auf, dass man an einer Brustvergrößerung sterben kann – und wer das für Körbchengröße E in Kauf nimmt, sollte sich dann kaum über eine Wundheilungsstörung beschweren …

Die Notwendigkeit einer kurzen und prägnanten Aufklärung bei einem gedeckt perforierten Aortenaneurysma haben wir schon besprochen; bei einem akuten Abdomen und Ileus – an sich ja auch ein dringlicher Eingriff – sollte hingegen schon noch so viel Zeit bleiben, dass Sie mit dem Patienten über die eventuelle Notwendigkeit eines künstlichen Darmausgangs sprechen können; erneut geht es nicht darum, den Patienten zu verschrecken, sondern Vertrauen zu schaffen und den weiteren Heilungsverlauf vorzubereiten.

Wie häufig sind typische Risiken und Komplikationen der jeweiligen Operation? Auch über sehr seltene (<0,1 %) Komplikationen kann aufzuklären sein, wenn diese eine schwere Belastung für die Lebensführung bedeuten würden und sie typisch für den Eingriff sind (z. B. Paraplegie bei PDK-Anlage).

Wie viel Aufklärung verlangt der Patient? Man sollte »im Großen und Ganzen« (BGH VersR 1992, 238; VersR 1990, 1010) über Chancen und eingriffsspezifische Risiken, das Behandlungsziel und die Alternativen aufklären. Dabei geht es weniger um die oft handschriftlich als langweiliger Standard dokumentierte Floskel von »Blutung, Nachblutung, Wundinfektion«, die der allgemeingebildete Laie als Risiken jeglicher Operationen kennt. Es geht vielmehr um die eingriffsspezifischen Komplikationen wie Anastomoseninsuffizienz, Wahrscheinlichkeit der Stomaanlage, Rekurrensparese etc., die der Laie eben nicht aus seinem Allgemeinwissen abschätzen kann. Je größer das Risiko, desto eingehender müssen auch seltene Risiken besprochen werden.

Verzichtet ein Patient komplett auf die Aufklärung, sollte man zumindest sicherstellen und dokumentieren, dass er das Ausmaß des Eingriffs einzuschätzen weiß.

Mit dem Ende des Eingriffs endet Ihre Aufklärungsverpflichtung dann leider aber immer noch nicht. Geben Sie dem Patienten auch weitere Verhaltensregeln mit, wenn sie für den Therapieerfolg wichtig sind (z. B. Teilbelastung nach Osteosynthe-

se). Das lässt sich natürlich auch auf die postoperativen Tage verschieben. Aber gemacht werden muss es.

5.2.4 Wie sollte das Aufklärungsgespräch ablaufen und dokumentiert werden?

Im Allgemeinen werden Sie in Ihrer Abteilung eine Sammlung von vorgedruckten Formularen in Papierform oder in elektronischer Form zum Ausdruck zur Verfügung haben. Suchen Sie sich das passende Formular zum Eingriff oder einen allgemein gehaltenen Vordruck und ergänzen Sie diese mit den spezifischen Anforderungen des Eingriffs. Auch einen vorgedruckten ausführlichen Aufklärungsbogen sollten Sie mit handschriftlichen Anmerkungen versehen, Zeichnungen hinzufügen und wichtige Punkte anstreichen, um zu dokumentieren, dass Sie den Bogen mit dem Patienten zusammen durchgearbeitet haben und er auf bestimmte wichtige Punkte explizit hingewiesen wurde.

Suchen Sie sich einen ruhigen Ort mit dem Patienten, bitten Sie fremde Angehörige und, wenn es der Patient wünscht, gegebenenfalls auch Zimmernachbarn aus dem Zimmer, oder treffen Sie sich mit dem Patienten im Arztzimmer. Die Aufklärung sollte so verständlich sein, dass man ihr ohne besondere medizinische Vorkenntnisse folgen kann. Passen Sie Ihr Sprachniveau der Verständnisfähigkeit des Patienten an (»Anastomoseninsuffizienz« werden selbst gebildete Laien kaum verstehen, »Nahtbruch« hingegen schon). Ziehen Sie bei ausländischen Patienten gegebenenfalls einen Dolmetscher hinzu und verwenden Sie, falls vorhanden, einen Aufklärungsbogen in der Sprache des Patienten. Besprechen und dokumentieren Sie, dass und wie der Eingriff eventuell erweitert werden muss.

Lassen Sie dem Patienten zum Schluss noch ausreichend Zeit, um alle Fragen zu stellen, die ihn bewegen. Meistens möchte der Patient dann wissen, wie es nach der OP weitergeht, ob er auf die Intensivstation muss und wie lange er bei regelrechtem Verlauf noch im Krankenhaus bleiben wird. Schließlich dokumentieren Sie, dass der Patient alle Fragen erschöpfend stellen konnte. Schließlich unterschreiben Sie zusammen mit dem Patienten mit Datum und Uhrzeit.

Der Patient bringt Ihnen mit der Einwilligung zur Operation großes Vertrauen entgegen. Er begibt sich vollständig und im wahrsten Sinne des Wortes in Ihre Hände und verliert jede Kontrollmöglichkeit während der Operation an Sie; er kann nur hoffen, dass Sie gut sind oder sich zumindest größte Mühe geben. Genaugenommen gibt es keine intimere Beziehung als zwischen einem Chirurgen und seinem Patienten – oder von wem würden Sie sich aufschneiden lassen? Wertschätzen Sie das Vertrauen, das der Patient Ihnen entgegenbringt, indem Sie ihn und seine Bedenken und Ängste ernst nehmen und ihn mit allen Informationen versehen, die ihm gemeinsam mit Ihnen eine Entscheidung ermöglichen.

Checkliste »Patientenaufklärung«
- Nehmen Sie sich für Aufklärungsgespräche Raum und Zeit. Seien Sie diskret.
- Streben Sie ein echtes Einverständnis an, aber verteilen Sie keine Garantien.
- Dokumentieren Sie jede Abweichung vom Normalverlauf. Treffen Sie keine Sonderabsprachen.

5.3 Rezeptieren

S. Kersting, H.-J. Gassel

» How now, you secret, black, and midnight hags? What is't you do? (Macbeth) «

Im Lateinischen, der traditionellen Lingua franca der Gelehrten, steht »recipe« für »man nehme« – ein bisschen hiervon und ein bisschen davon, mische das Ganze, bringe es in Tablettenform und lasse es den Patienten zweimal täglich nehmen. Im Gegensatz zu früheren Zeiten, als das Rezept eine ausführliche Anleitung für den Apotheker war, welche Ingredienzen er zu welchen Teilen zu mischen hatte, werden heute nahezu ausschließlich Fertigarzneimittel verordnet. Aber wie auch damals die Rezeptur an eine ganz bestimmte formalisier-

te Ausdrucksweise gebunden war, sind auch heute Form und Inhalt von Rezepten klar vorgegeben.

Versicherten der gesetzlichen Krankenversicherung werden erstattungsfähige Medikamente, Heil- und Hilfsmittel auf sog. Kassenrezepten verordnet. Die Apotheke oder der Leistungserbringer rechnet direkt mit der gesetzlichen Krankenkasse ab, der Patient muss im Regelfall eine Selbstbeteiligung zuzahlen. Hierfür sind spezielle, fest vorgeschriebene Formulare zu verwenden, z. B. das rosa Kassenrezeptformular für die Verschreibung von Medikamenten (◘ Abb. 5.1).

Das Privatrezept (◘ Abb. 5.2) erfordert eigentlich keine besondere äußere Form, nur der Inhalt ist in der Arzneimittelverschreibungsvorschrift strikt geregelt (s. unten). Zum Teil werden blaue oder grüne Vordrucke verwendet, die dem Kassenrezept nachempfunden sind. Auch Kassenpatienten erhalten ein Privatrezept, wenn die Verordnung keine Kassenleistung ist.

Privatversicherte zahlen alles, was Sie verschreiben, erst einmal selbst. Passen Sie also auf – viel hilft nicht immer viel! Ein unaufmerksam ausgefülltes Rezept, die falsche Packungsgröße, die teurere Variante kostet den Patienten zunächst eigenes Geld. Erst später kann er es sich von seiner privaten Kasse wieder zurückholen – wenn die Kasse nicht gar noch Probleme macht und die Verordnung hinterfragt.

Der Gesetzgeber unterscheidet medizinische Hilfsmittel, Heilmittel und Medikamente. Alle drei Bereiche sind klar voneinander abgegrenzt, allerdings ähneln sich die Regelungen zur Erstattung der Hilfs- und Heilmittel.

Heilmittel oder auch **Heilmethoden** sollen dazu dienen, Krankheiten zu heilen oder auch Verschlimmerungen der Symptome zu verhindern. Dabei versteht man unter Heilmitteln in der Regel Therapien und Anwendungen wie Massagen, Physiotherapie oder Krankengymnastik, Logopädie oder Ergotherapie. Die gesetzlichen Grundlagen zur Verordnung und Finanzierung von Heilmitteln durch die Krankenkassen finden sich im 5. Sozialgesetzbuch in den §§ 32 und 34 sowie 138. Heilmittel müssen immer vom Arzt verordnet werden. In Regelfällen hat ein Patient Anspruch auf bis zu 6 Therapieanwendungen pro Quartal aus dem physikalischen Bereich. Soll die Behandlung über ein

	Krankenkasse bzw. Kostenträger						Hilfs- BVG	Impf- mittel	Spr.-St. stoff	Begr.- Bedarf	Pflicht	Apotheken-Nummer / IK	
Gebühr frei							6	7	8	9			
☒	Name, Vorname des Versicherten						Zuzahlung				Gesamt-Brutto		
noctu	Mustermann Max			10.04.60									
	Zeise 4						Arzneimittel-/Hilfsmittel-Nr.				Faktor		Taxe
Sonstige	52066 Aachen						1. Verordnung						
	Kassen-Nr.	Versicherten-Nr.		Status			2. Verordnung						
Unfall													
Arbeits-unfall	Betriebsstätten-Nr. 210711100	Arzt-Nr. 639017606		Datum 13.08.12			3. Verordnung						

Rp. (Bitte Leerräume durchstreichen)

210711100.639017606
Priv.-Doz. Dr. med. C.J. Krones
Chirurg und Viszeralchirurg
Chefarzt der Klinik für Allgemein- u.
Viszeralchirurgie
Marienhospital Aachen
Zeise 4, 52066 Aachen
Tel.: 0241/6006-100

aut idem
aut idem
aut idem

6664

Abgabedatum
in der Apotheke

Unterschrift des Arztes
Muster 16 (7.2008)

Bei Arbeitsunfall
auszufüllen!

Unfalltag	Unfallbetrieb oder Arbeitgebernummer

2107111004

▪ **Abb. 5.1** Kassenrezeptformular

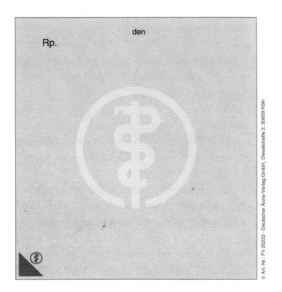

Priv. Doz. Dr. med. Carsten J. Krones
Arzt für Chirurgie und Viszeralchirurgie
Chefarzt der Klinik f. Allgemein- und Viszeralchirurgie
Marienhospital · Zeise 4 · 52066 Aachen
Telefon (02 41) 60 06 -109 · Telefax (02 41) 60 06 -107
E-Mail: carsten.krones@marienhospital.de
Sprechstunden nach Vereinbarung

den

Rp.

© Art.-Nr.: FV 20222 · Deutscher Ärzte-Verlag GmbH, Dieselstraße 2, 50859 Köln

▪ **Abb. 5.2** Beispiel für ein Privatrezept

Quartal hinaus weitergeführt werden, ist eine regelmäßige Überprüfung des Gesundheitszustandes durch den Arzt für diese Verlängerung notwendig.

Medizinische **Hilfsmittel** sollen durch Krankheit oder Behinderung bedingte Einschränkungen kompensieren. Sie sind sächliche medizinische Leistungen, die Sie zulasten der GKV verordnen können. Zu den Hilfsmitteln zählen etwa Hör- und Sehhilfen, Rollstühle, Gehhilfen, Prothesen, orthopädische Strümpfe oder Ähnliches. Generell müssen Hilfsmittel nicht ärztlich verordnet sein, sondern können vom Versicherten direkt bei seiner Krankenkasse beantragt werden. Eine ärztliche Verordnung kann jedoch den Bewilligungsprozess vereinfachen. Die Basis für die Verordnung bilden die »Hilfsmittel-Richtlinien« sowie das »Hilfsmittelverzeichnis« der GKV. Alle Produkte mit dem Vermerk »kassenüblich« können bei entsprechender Indikation auf Kosten der GKV verordnet werden. Für die Verordnung gilt das Wirtschaftlichkeitsgebot des 5. Sozialgesetzbuchs (§ 12 SGB V): Sie muss ausreichend, zweckmäßig und wirtschaftlich sein. In der Verordnung muss das Hilfsmittel so eindeutig wie möglich bezeichnet werden.

Medikamente sind nach der Richtlinie 2001/83/EG der Europäischen Union

» Stoffe oder Stoffzusammensetzungen, die als Mittel mit Eigenschaften zur Heilung oder zur Verhütung menschlicher Krankheiten bestimmt sind oder aber im oder am menschlichen Körper verwendet oder einem Menschen verabreicht werden können, um die physiologischen Funktionen durch eine pharmakologische, immunologische oder metabolische Wirkung wiederherzustellen, zu korrigieren oder zu beeinflussen oder eine medizinische Diagnose zu erstellen. «

Bis auf ein paar Ausnahmen dürfen Sie als Arzt alle diese Medikamente verschreiben – wenn der Patient es selbst zahlt.

Wer aber was, wie, wann **erstattungsfähig** verschreiben darf, regeln die einzelnen Bestimmungen der Krankenkassen. Hier gibt es, unter anderem bedingt durch die Teilung des deutschen Gesundheitswesens in einen stationären und einen ambulanten Leistungsbereich, verschiedenste Regelungen und Ausnahmen, auf die hier nicht im Einzelnen eingegangen werden kann.

Wenn Sie im Krankenhaus aus einer Sprechstunde heraus oder in der Notaufnahme Rezepte ausstellen, erkundigen Sie sich bei Kollegen, Arzthelferinnen oder Schwestern, welche Bestimmungen für Ihr Krankenhaus, Ihre Sprechstunde oder die Notaufnahme gelten. So könnte es z. B. sein, dass Sie in der Notaufnahme für die Notfallversorgung nur Medikamente in den kleinsten Verpackungsgrößen verschreiben dürfen – was eventuell noch nach Tageszeit variiert – oder dass in Ihrer Hochschulambulanz für bestimmte Indikationen auch das Verschreiben von teuren Medikamenten gar kein Problem ist.

Weiterhin darf durch die in Deutschland einzigartige Trennung von ambulanter und stationärer Versorgung der Krankenhausarzt z. B. bei Entlassung die weitere Hausmedikation nicht per Rezept verschreiben, dies muss durch den weiterbehandelnden Hausarzt erfolgen. Vom Krankenhaus aus muss allerdings bei Entlassung sichergestellt werden, dass der Patient bis zur nächstmöglichen Konsultation des Hausarztes (Wochenende!) aus-

reichend mit seiner Hausmedikation inklusive der gegebenenfalls im Krankenhaus neu hinzugekommenen Medikamente versorgt ist. Lassen Sie also alle benötigten Medikamente von Station aus mitgeben, das ist nicht etwa großzügig von Ihnen – Sie sind dazu verpflichtet!

Das Verschreiben von Medikamenten und Heil- und Hilfsmitteln auf Privatrezept bei Privatversicherten ist hingegen in der Regel – auch von Station aus – unproblematisch. Allerdings kann die Erstattung je nach Privatversicherungsvertrag stark variieren; so haben manche Privatversicherte z. B. eine hohe Selbstbeteiligung. Aber für die Art des Versicherungsvertrags des Patienten sind wir nicht auch noch verantwortlich, die hat der Patient selbst gewählt; also kurz informieren, Rezept ausstellen und gut ist!

Ein Rezept hat nach der Arzneimittelverschreibungsverordnung folgende **Pflichtteile**:
- Name, Berufsbezeichnung und Anschrift der verschreibenden Person (Telefonnummer für Rückfragen empfehlenswert),
- Datum der Ausstellung,
- Name und Geburtsdatum der Person, für die das Arzneimittel bestimmt ist,
- Bezeichnung des Fertigarzneimittels, Darreichungsform (Tabletten [Tbl.], Kapseln [Kps.], Tropfen [gtt]) oder die Rezeptur und Menge,
- Anzahl der Einheiten der Darreichungsform oder die Normpackungsgröße N1 (klein), N2 (mittel) oder N3 (groß); fehlt diese Angabe, so gilt die jeweils kleinste Packungsgröße als verordnet,
- Einnahme- oder Anwendungsanweisung: z. B. »morgens nach dem Frühstück 40 mg«, oder »3-mal täglich 1 Tbl.«,
- Gültigkeitsdauer der Verschreibung (bei Fehlen automatisch 3 Monate ab Ausstellungsdatum),
- eigenhändige Unterschrift der verschreibenden Person.

Durch bestimmte Formulierungen können dem Apotheker weitere Anweisungen gegeben werden. Die wichtigste hiervon ist der Hinweis »aut idem« (»oder dasselbe«). Dieser Hinweis auf einem Privatrezept bedeutet, dass der Apotheker ein wirkstoffgleiches Medikament abgeben darf, z. B. ASS statt Aspirin. Auf den zur Abrechnung mit den gesetzlichen Krankenkassen vorgeschriebenen rosa Formularen finden sich Aut-idem-Kästchen, die der Arzt explizit ankreuzen muss, wenn er *keine* Substitution des verordneten Medikamentes erlauben möchte (z. B. bei Immunsuppressiva). »Aut simile« (»oder Ähnliches«) bedeutet, dass der Apotheker ein wirkungsähnliches Medikament abgeben darf, z. B. Paracetamol statt Aspirin.

Für **Betäubungsmittel** (BTM) oder Substitutionsmedikamente wie Methadon gelten eigene Regeln. Im Krankenhaus gibt es für Betäubungsmittel meist pro Station (oder für jeden Stations- oder Oberarzt) ein Betäubungsmittelbestellbuch. In der Klinikapotheke liegen Unterschriftenproben der berechtigten Ärzte vor, die mit den BTM-Bestellungen der Station abgeglichen werden. Auf Station wird dann über den Vorrat an BTM ein Buch geführt, in dem jede Ampulle, jede BTM-Tablette, jedes BTM-Pflaster ausgetragen und ärztlich signiert wird. Erkundigen Sie sich nach den örtlichen Gepflogenheiten. Im Regelfall wird man Ihnen die leeren Ampullen vorlegen, wenn Sie die Austragung gegenzeichnen sollen. Die Neubestellung von BTM hingegen ist dann sowieso meist oberärztliche Aufgabe.

Machen Sie sich mit den Regelungen Ihres Krankenhauses und der Abteilung zum Ausstellen von Rezepten vertraut, insbesondere wenn Sie Sprechstunden oder die Notaufnahme betreuen müssen. Jedes EDV-System ist unterschiedlich, und die Schwierigkeit, ein Rezept mit der gewünschten Medikation zu bedrucken, variiert vom einen zum anderen Klinikinformationssystem sehr. Und wie peinlich wäre es, wenn Sie aus dem Studium nicht einmal mitgenommen hätten, wie man ein Rezept ausstellt ...

Checkliste »Rezeptieren«
- Schreiben Sie leserlich, verordnen Sie exakt.
- Für die Ausstellung von Rezepten müssen Sie den Versicherungsstatus des Patienten kennen.
- Nutzen Sie »aut idem«. Es erleichtert den Patienten, dem Apotheker und Ihnen das Leben.

5.4 Rehabilitationsmaßnahmen und Sozialdienst

H.-J. Gassel, S. Kersting

In den letzten 25 Jahren stiegen das Alter und die Komorbidität chirurgischer Patienten stetig an. Die demographische Entwicklung lässt die Bevölkerung konsequent altern. Zusätzlich erhöhen die rasanten Entwicklungen in der operativen, perioperativen und interventionellen Medizin die Rate der behandlungsfähigen Erkrankungen und Krankheitszustände. Alle Effekte erhöhen das Durchschnittsalter des chirurgischen Patientenkollektivs.

Noch vor zwei Jahrzehnten galten eine Cholezystektomie oder eine Totalendoprothesenimplantation der Hüfte bei über 80-Jährigen als sehr risikoreiche Eingriffe. Heute wissen wir, dass bei differenzierter Einschätzung des biologischen Risikoprofils mittelgroße bis große Operationen inklusive der dazugehörigen Narkose auch bei hochbetagten Patienten über 90 Jahre technisch sicher durchführbar sind.

Die Machbarkeit allein reicht zur Abschätzung des Erfolgs allerdings nicht aus – das wäre Kunst um der Kunst willen. Am Ende messen sich chirurgische Maßnahmen in jedem Alter immer auch an der Funktionalität. Eine Patient mit Endoprothese muss eigentlich stehen und gehen, ein Patient nach einer Darmoperation geregelt verdauen und ausscheiden können, damit die vorhergegangene Operation tatsächlich als erfolgreich beurteilt werden kann. Ein besonderer Aspekt aller Patientenkarrieren ist also die Wiedereingliederung in den Beruf, das häusliche Umfeld und auch in die Gesellschaft.

Um eine Wiedereingliederung zu erreichen, werden Patienten rehabilitiert. »Wie entlasse Strafgefangene?«, fragen Sie jetzt. Und so ganz abwegig ist der Vergleich nicht. Denn im Sozialrecht steht die Rehabilitation vor der Berentung und der Pflege. Die oder der Betroffene müssen zwar zustimmen – man kann keinen zwingen, aber das Sozialrecht erwartet bis in die hohe Rechtsprechung Kooperation.

Unter dem Begriff **Rehabilitation** versteht man die Vermeidung oder die Verminderung von Krankheitsfolgen wie Arbeits-, Berufs- und Sportunfähigkeit oder die Beeinträchtigung von Alltagsverrichtungen, Schwierigkeiten im sozialen Umgang oder die dauerhafte Pflegebedürftigkeit. Somit ist die Rehabilitation keinesfalls nur für Patienten im Berufsleben zur Wiedererlangung der Arbeits- bzw. Berufsfähigkeit vorgesehen. Sie dient zukünftig vermehrt auch zahlreichen, nicht mehr im Berufsleben stehenden Patienten dazu, die Beeinträchtigung von Alltagsverrichtungen zu vermeiden oder zu vermindern und damit vor allem dauerhafte Pflegebedürftigkeit zu vermeiden oder zu verringern. »Turne bis zur Urne« ist das Motto, das nicht nur dem Individuum hilft, sondern auch die Sozialkassen schont.

Die idealisierte Form des aktuellen DRG-Systems (▶ Kap. 3.4) gibt vor, dass die medizinischen Leistungen an einem Patientenfall unter optimaler Koordination so schnell wie nur eben möglich und medizinisch verantwortbar erfolgen. Die Grenzverweildauern, die einer DRG bzw. einer Hauptdiagnose zugeordnet werden, lassen sich deshalb bereits bei der Aufnahme ermitteln. Manche Kliniken führen den idealen Entlassungstag als allem anderen übergeordnetes Ziel sogar als »running title« in der Patientenkurve. Wenn medizinische oder soziale Notwendigkeiten dahinter zurückstehen, hat der ökonomische Druck die ethischen Grenzen endgültig überschritten. Doch ein solides Wirtschaften mit den eigenen und den gesellschaftlichen Ressourcen entspricht genauso der ärztlichen Verantwortung wie das Handeln nach den Regeln der ärztlichen Kunst. Unter diesen Rahmenbedingungen wird die Entlassung idealerweise bereits bei der Aufnahme des Patienten zur stationären Heilbehandlung eingeleitet.

Ärztliche Fürsorge und strategische Planung widersprechen sich zunächst nicht. Nach Sicherung der Hauptdiagnose und Berechnung der voraussichtlichen Verweildauer wird im Musterfall durch die behandelnden Stationsärzte und die Krankenpflege der erwartete poststationäre Pflegebedarf ermittelt. Hier bedarf es der engen interprofessionellen Absprache, was oft erst durch eine übergeordnete Einrichtung aus der Pflege- und Sozialberatung oder dem Case-Management gelingt.

Damit es alles nicht zu abgehoben klingt, illustrieren folgende Beispiele den Ablauf:

Beispiel 1

Die 89-jährige Dame, die sich bis zur Einlieferung ins Krankenhaus allein versorgte, zieht sich bei einem häuslichen Sturz eine Schenkelhalsfraktur zu. Die operative Versorgung mit einer Totalendoprothese gehört zur Routine. Auch der weitere Heilungsverlauf ist unkompliziert. Aus der Pflege- und Sozialanamnese wird aber deutlich, dass die Patientin ohne eine professionelle Hilfe nicht in ihr gewohntes Umfeld zurückkehren kann. Hier kann man eigentlich schon am ersten Tag den Pflege- und Sozialdienst einschalten, um die poststationäre Hilfestellung bereits möglichst früh zu planen. Am ehesten dürfte in diesem Fall eine Anschlussheilbehandlung vorzubereiten sein. Aber auch eine stationäre Dauerpflege im Sinne einer Heimunterbringung kann notwendig werden. Ziel ist es in jedem Fall, die Eigenständigkeit zu fördern und den Pflegebedarf gering zu halten.

Beispiel 2

Der 56-jährige Patient mit einem Magenkarzinom wird gastrektomiert. Die erfolgreiche Operation führt zu einer vollständigen Resektion (R0), und aus dem Tumorstadium ergibt sich keine Notwendigkeit zu einer weiteren Tumortherapie. Hier ist natürlich bereits unmittelbar nach Erhalt der Histologie die Organisation einer Anschlussheilbehandlung mit onkologischem Schwerpunkt sinnvoll. Es wird ein Stufenziel verfolgt. Der Patient soll zumindest Selbstversorger bleiben, vielleicht ist sogar die Wiedereingliederung in den Arbeitsprozess möglich.

Beispiel 3

Im Rahmen eines Arbeitsunfalls zieht sich ein 44-jähriger Patient eine BWK-12-Fraktur zu, die operativ stabilisiert werden muss. Der Mann will und muss wieder in den Arbeitsalltag integriert werden. Postoperativ ist deshalb die frühzeitige Kontaktaufnahme mit der zuständigen Berufsgenossenschaft einzuleiten, um die stationäre Heilbehandlung in einer BG-Rehaklinik zu veranlassen.

Schon als junger Assistenzarzt kommt Ihnen sehr schnell die Aufgabe zu, bereits zum Start der stationären Behandlung gemeinsam mit den Pflegekräften und der Pflege- und Sozialberatung den poststationären Hilfsbedarf des Patienten abzuschätzen. Dieser Posten ist nämlich nicht beliebt und wird oft automatisch an die Jüngsten abgedrückt. Welcher Chirurg geht schon in schier unendlichen Besprechungen oder dem Papierkrieg am Schreibtisch auf. Seien Sie also gewappnet, auf geht's!

Folgende Maßnahmen kommen grundsätzlich in Betracht:

- Antrag an die Pflegekasse zur Einordnung in eine Pflegestufe,
- Organisation einer professionellen Unterstützung in der häuslichen Versorgung,
- Einleitung einer Anschlussheilbehandlung (ambulant oder stationär),
- Antrag auf stationäre Kurzzeitpflege mit späterer Rückkehr nach Hause,
- Einleitung einer stationären Dauerpflege (Heimunterbringung),
- Verlegung zur Weiterbehandlung in ein Hospiz,
- Unterstützung der häuslichen Versorgung innerhalb der Familie,
- Verordnung von Hilfsmitteln nach Hilfsmittelverordnung (z. B. Toilettenstuhl, Gehhilfe etc.).

Große Bürokratie: umständliche Anträge, nervende Telefonate, unendliche Gespräche und träge Wartezeiten. Macht alles keinen Spaß, bleibt aber grundsätzlich ärztliche Aufgabe. Wir müssen die Notwendigkeit sowie Art und Umfang dieser Hilfsmaßnahmen professionell einschätzen und koordinieren. Je nach Klinikstruktur und Klinikgröße sowie Patientenaufkommen wird der Klinikträger eine eigene Institution wie eine Pflege- und Sozialberatung eingerichtet haben, um diese Arbeit zu unterstützen. Doch so ganz wird man es nicht los. Und je unbedarfter Sie agieren, umso quälender wird es. Denn dann stehen Ihnen die beteiligten Institutionen ständig auf den Füßen. Die Patienten möchten entlassen werden, die Angehörigen verlangen Versorgungssicherheit, der MDK wünscht klare Informationen, der Sozialdienst will den Fall abschließen, die Grenzverweildauer drückt, und die Pflege würde auch gerne mal andere Patienten pflegen. Also entweder schnell bearbeiten oder bis 23.00 Uhr im Arztzimmer einschließen. Dann sind ja vielleicht alle gegangen. Aber die kommen morgen wieder.

5.4.1 Anschlussheilbehandlung

Die klassische Anschlussheilbehandlung (Reha-Maßnahme) ist bei privaten Unfällen, Operationen an den Verdauungs- oder Atmungsorganen und bei vielen onkologischen Krankheitsbildern möglich. Zur Form des Antrags liegen in der Regel Vordrucke bereit. Grundsätzlich sind die Anträge bei Patienten, bei denen eine Wiedereingliederung ins Berufsleben geplant ist, an die jeweilige Rentenversicherung zu richten, die dann auch die Finanzierung übernimmt. Die Idee dahinter ist klar: Reha vor Rente. Bei Patienten, die dauerhaft erwerbsunfähig bzw. die im Renten- oder Pensionsalter sind, werden die Kosten dagegen von der Krankenkasse getragen, die deshalb natürlich auch die Anträge bescheidet. Hier soll die Reha Folgekosten in der Krankenbehandlung sowie Pflege vermeiden.

Diese Teilung folgt noch den Ursprüngen der Sozialgesetzgebung. Die Einzelbestimmungen haben sich aber im Lauf der Jahrzehnte natürlich diversifiziert. Eine Übersicht über die möglichen Indikationen und Krankheitsbilder finden Sie auf der Homepage des Deutschen Rentenversicherungverbunds (www.deutsche-rentenversicherung-bund.de) unter dem Stichwort Rehabilitation.

Die Anschlussheilbehandlung sollte spätestens 14 Tage nach Entlassung aus der stationären Heilbehandlung erfolgen. Dieses Intervall kann verkürzt werden; auch eine direkte Überleitung ist möglich. Eine Verlängerung des 14-Tage-Zeitraums bis auf 6 Wochen ist dagegen nur bei einzelnen Krankheitsbildern wie degenerativen Wirbelsäulenerkrankungen oder großen komplexen Verbandswechseln bei offenen Wunden möglich und muss dann individuell mit dem Kostenträger vereinbart werden.

AHB-Antrag Die medizinisch relevanten Angaben des Antrags werden in einem ärztlichen Befundbericht zusammengefasst. Hier sind nicht nur die Diagnosen anzugeben, sondern – wen wundert's – auch noch diverse Stadien, Schweregrade und Klassifikationen gefragt. Die ewige deutsche Suche nach objektiver Registratur macht natürlich auch hier keine Ausnahme. NYHA, TNM, Karnofsky oder Barthel lauten die Stichworte der Klassifikationskaskade. Die Hauptdiagnose, die natürlich auch

5

einen ICD-10-Schlüssel benötigt, wird durch alle weiteren antragsrelevanten Diagnosen mit ständiger Behandlungsbedürftigkeit ergänzt. Man kann diese in absteigender Bedeutung aufführen, das erleichtert dem Sachbearbeiter die Übersicht. Bei traumatologischen Patienten sind alle objektiven Befunde wie das Bewegungsausmaß der Gelenke nach der Neutral-0-Methode zu nennen.

Die durchgeführten Operationen werden exakt mit Datum und Art der Operation angegeben und die Komplikationen im aktuellen Behandlungsverlauf zusammengefasst. Die Einschränkungen des Patienten in der Mobilität und Selbstversorgung, Umfang und Art der medikamentösen Therapie sowie die Fähigkeit, aktiv an Therapien teilzunehmen, sind ebenso wie eine Prognose für die spätere Lebensführung weitere wichtige Teile des Antragschreibens. Insbesondere bei älteren Patienten sind dann noch die kognitiven, psychischen sowie andere erhebliche Störungen wie der Ausfall von Organfunktionen, neurologische Defizite, Einschränkungen der Sinnesorgane oder das Schmerzprofil zu dokumentieren. Erst in der Zusammenschau all dieser Befunde ist der Kostenträger bereit, über die Kostenübernahme zu entscheiden.

Abschließend lassen sich noch die Rehabilitationsziele formulieren, die ganz unterschiedlich ausgeprägt im somatischen, funktionalen, psychosozialen oder edukativen Bereich liegen können. Beispiele dafür sind die Erholung einer Organfunktion wie etwa bei der Leberinsuffizienz, das Beüben der Gehfähigkeit nach TEP, die Wiedereingliederung bei chronischen Rückenschmerzen oder eine Änderung des Essverhaltens, um das Gewicht zu reduzieren. Je individueller Sie die Therapieziele festlegen, umso mehr Erfolgsaussichten hat der Antrag.

Entscheidend ist die Rehabilitationsprognose, also: »Was kommt am Ende dabei heraus?« Keine Renten- oder Krankenkasse winkt heutzutage Leistungsanträge ohne detaillierte Prüfung durch. Seien Sie eher auf eine pingelige Durchsicht gefasst. Die positive Bescheidung liegt aber auch in Ihrem ureigenen Interesse. Sie stellten doch die medizinische Indikation, oder nicht? Außerdem stehen Sie gegenüber den Patienten und ihren Angehörigen auch etwas in Zugzwang. Deshalb ist es die taktisch klügste Variante, bereits den ersten Antrag so sorgfältig und detailliert auszufüllen, dass keine Wünsche offenbleiben. Übrigens darf man sich dabei auch nicht widersprechen. Wenn zur Anreise eine Begleitperson notwendig ist, wird der Rententräger skeptisch, und wer mit dem Krankentransport anreisen muss, ist wohl ebenfalls kaum rehabilitationsfähig.

Ein Kriterium zur möglichst objektiven Einschätzung des Zustands des Patienten ist der bereits erwähnte Barthel-Index. Hier werden die Parameter Nahrungsaufnahme, Bett-/Rollstuhltransfer, Waschen, Toilettennutzung, Treppensteigen, An-/Auskleiden und Darm- und Blasenkontrolle in einer Punkteskala bewertet. Die Summe ergibt dann den sogenannten Barthel-Index. Der Index erlaubt nicht nur die Bewertung des aktuellen Hilfebedarfs, sondern auch eine Prognose der zukünftigen Bedürfnisse. Er dient zudem als Erfolgsparameter nach Abschluss der Therapie.

Neben der Genehmigung oder Ablehnung entscheiden viele Kostenträger auch über den Zielort. Denn viele Kassen halten eigene Reha-Kliniken oder haben mit anderen Anbietern Gruppenverträge geschlossen. Am besten halten Sie sich hier – abgesehen von medizinischen Empfehlungen – völlig heraus. Sonst müssen Sie nachher die suboptimalen Entscheidungen der Sozialversicherungsträger erklären, und das ist wirklich nicht unsere Aufgabe. Besser lässt man diese Reiseberatung doch den Sozialdienst übernehmen.

Bei Berufsunfällen und -krankheiten, bei denen die Behandlungskosten sowohl im stationären als auch im poststationären Bereich durch die Berufsgenossenschaften übernommen werden, sind die Leistungsanträge natürlich an die BGSW (Berufsgenossenschaftliche stationäre Weiterbehandlung) zu richten. Für die Patienten bestehen besondere Richtlinien und Regularien im Rahmen der berufsgenossenschaftlichen Versorgung.

5.4.2 Sozialdienst

In der weit überwiegenden Zahl der Kliniken in Deutschland ist der Sozialdienst als eigene Einheit im Krankenhaus integriert. Manchmal versorgt eine Einheit auch mehrere Kliniken. Der Sozialdienst einer Klinik unterstützt den ärztlichen

Dienst je nach Leistungsportfolio zum Beispiel bei folgenden Aufgaben:

- Vorbereitung und Organisation von häuslicher Pflege,
- Hilfsmittelversorgung,
- Fragen zur Finanzierung der nachfolgenden Pflege und Unterbringung,
- Patientenverfügung/Vollmacht, Betreuungsanregung,
- Antragstellung und Vermittlung in eine geeignete Reha-Klinik,
- Beratung bei persönlichen, familiären und Behördenproblemen,
- Beratung und Schulung von pflegenden Angehörigen,
- unterstützende Beratung für Patienten und Angehörige bei Krebs,
- Vermittlung von Selbsthilfegruppen,
- Aufnahme in ein Hospiz,
- Schulungen und Kursangebote für Patienten,
- Pflege-Starterkurs.

Das hält uns eine Menge an Bürokratie vom Hals, denn mit der Verabschiedung des GKV-Versorgungsstrukturgesetzes im Jahre 2012 fällt die Organisation der poststationären Versorgung in die Verantwortung der entlassenden Klinik. Und dreimal dürfen Sie raten, wer das übernehmen darf. Volltreffer: die Ärzte! Wer klug agiert, macht sich deshalb frühzeitig mit den Strukturen und Gepflogenheiten des Sozialdienstes im Hause vertraut. Sie können auch hier jeden Verbündeten gebrauchen.

5.4.3 Pflege

Mit dem steigenden Alter unserer Patienten nehmen ganz zwangsläufig auch die Anträge an die Pflegeversicherung zur dauerhaften oder temporären Einordnung in eine Pflegestufe zu. Das Verfahren ist nicht allzu kompliziert, denn es handelt sich um einen typischen deutschen Formularantrag, den primär auch noch der Betroffene ausfüllt. Der Antrag muss trotzdem verstanden werden, damit er auch zum Erfolg führt. Denn wir bieten das Beiwerk, das heißt, wir liefern die medizinischen Grundlagen des Pflegebedarfs. Wie in allen sozialrechtlichen Angelegenheiten agieren wir also zu-

meist als Anwalt unserer Patienten. Das heißt in die Praxis übersetzt, dass ein nachlässig erstellter Antrag zur Ablehnung führt, obwohl die Leistungsanfrage berechtigt ist.

Kann uns doch egal sein – wir sind Chirurgen und keine Sozialhelfer, oder? Nein, kann es nicht, denn der Ihnen anvertraute Patient wird dann durch Ihre Nachlässigkeit finanziell oder materiell benachteiligt. Nachlässiges Handeln ist hier verantwortungslos. Erneut schützt die enge Kooperation mit dem Sozialdienst vor Stolperfallen. Übrigens stellen die Broschüren und Ratgeber der Verbraucherschutzorganisationen oft eine vereinfachende, aber sehr gute Übersicht dar, die ein erstes Einlesen in das Thema erleichtert. Das gilt auch für die Pflegeversicherung.

Die Pflegeversicherung wurde als weiterer Baustein der sozialen Sicherung in Deutschland etabliert, nachdem klar war, dass die demografische Entwicklung einen großen Bedarf an Pflege und Versorgung mit sich bringt. Die Versicherung unterstützt die Betroffenen finanziell und materiell. Die Vergütung liegt dabei immer unterhalb der realistisch anfallenden Kosten. Zur Berechnung werden die Patienten 3 Gruppen – Pflegestufe I bis III – zugeordnet, die nach täglichen Pflegeminuten abgestuft sind. Je nach Stufe erhalten die Pflegenden dann einen finanziellen Ausgleich, was bei der groben Rasterung natürlich Ungleichheiten vorprogrammiert.

Die Einteilung in die Pflegestufen wird bei gesetzlich versicherten Patienten von dem Medizinischen Dienst der Krankenkassen (MDK) oder dem Sozialmedizinischen Dienst (SMD) der Bundesknappschaft und bei Privatversicherten von MEDICPROOF vorgenommen. Dem Sozialdienst und Ihnen kommt eigentlich nur die Aufgabe zu, die Unterlagen und Informationen für die Einstufung bereitzustellen.

5.4.4 Kurzzeitpflege

Die Kurzzeitpflege soll bei noch vorhandenem Pflegebedarf nach Abschluss der medizinischen Behandlung den Zeitraum bis zur Rückkehr ins häusliche Umfeld überbrücken. Aufgrund der hohen Kosten der Kurzzeitpflege, die übrigens maximal 28 Tage dauern darf, kommt es immer häufiger zu einer Diskrepanz zwischen der gesetzlich vorgeschriebenen Unterstützung und den tatsächlich entstehenden Kosten. Nichts gibt es umsonst, nicht mal im Sozialrecht. Hier kommt dem Sozialdienst insbesondere die Aufgabe zu, Härtefondanträge zu formulieren.

5.4.5 Stationäre Vollzeitpflege

Auch bei der stationären Vollzeitpflege, die in der Regel im Alters- oder Pflegeheim stattfindet, bedarf es zunächst der Einstufung der Pflegestufe durch den MDK, bevor ein Pflegeplatz anvisiert werden kann. Mit ein bisschen Erfahrung fährt man zweigleisig. Parallel zur Antragstellung gehen die Angehörigen mit dem Sozialdienst auf Platzsuche.

Für Sie ist es wichtig zu wissen, dass die Pflegekasse je nach Stufe einen Maximalbetrag zur Verfügung stellt. Dieser Betrag reicht gar nicht aus, um die Kosten der Heimunterbringung, die bei ca. 2000 € pro Monat starten, zu decken. Hier kommt dem Sozialdienst die besondere Aufgabe zu, den Patienten und die Angehörigen zu informieren, die finanzielle Situation und die rechtlichen Gegebenheiten bei der Finanzierung des Pflegeheimplatzes zu erläutern und die unterschiedlichen Möglichkeiten der Vollzeitpflege darzustellen.

Noch größere Bedeutung besitzt eine solche Beratung bei der Organisation der Versorgung innerhalb der Familie. Hier stehen den tatsächlichen Bedürfnissen oft ganz irrationale Wünsche oder Befürchtungen gegenüber. Die breite Palette reicht von panischen Versorgungsängsten bis hin zu einer völlig unrealistischen Überversorgung. Viele Angehörige können sich selbst einfache pflegerische Abläufe in der Versorgung gar nicht vorstellen, andere überschätzen ihre Organisations- und Tatkraft deutlich. Als Stationsarzt sollten Sie die unterschiedlichen Formen des poststationären Hilfsbedarfs deshalb genau kennen, um gemeinsam mit dem Sozialdienst diese wichtigen Entscheidungen zu planen und umzusetzen.

Ihr persönlicher Erfolg wird sicher davon abhängen, inwieweit Sie sich in Ihrem Studium und praktischen Jahr mit diesen Einrichtungen vertraut machen konnten und ob Sie die Gepflogenheiten

des Krankenhauses rasch analysieren. Wir legen Ihnen deshalb ans Herz, sich bereits in den ersten Tagen bei den entsprechenden Stellen der Pflege- und Sozialberatung und des Sozialdienstes persönlich vorzustellen. Das ist nicht nur schicklich, sondern auch geschickt.

Das Entlassungsmanagement ist seit 2012 für das entlassende Krankenhaus eine verpflichtende Aufgabe. Diese Maßnahmen sind nicht nur gesundheitspolitisch gewollt, sondern auch medizinisch sinnvoll. Sie werden in Ihrem Arbeitsleben integraler Bestandteil der ärztlichen Tätigkeit bleiben. Zudem ist es unter wirtschaftlichen Aspekten innerhalb des DRG-Systems eigentlich unverzichtbar, die stationäre Aufenthaltsdauer eines Patienten auf die tatsächlich medizinisch notwendige Zeit zu begrenzen. Lassen Sie unter dieser Prämisse nur nicht Ihre Patienten leiden.

> **Checkliste »Rehabilitationsmaßnahmen und Sozialdienst«**
> - Denken Sie nicht nur bis an das Ende der Wundheilung. Das Leben geht für den Patienten auch nach dem Krankenhaus weiter.
> - Für alle Patienten gilt: Rehabilitation geht vor Rente oder Pflege.
> - Verschleppen Sie sozialmedizinische Maßnahmen nicht durch Trägheit. Anträge ausfüllen gehört zum Arztsein dazu!
> - Der Sozialdienst ist nicht lästige Pflicht, sondern verlässlicher Partner.

5.5   Leichenschau und Totenschein

S. Kersting, H.-J. Gassel

Irgendwann ist es auch bei Ihnen soweit: Sie werden als Arzt mit Ihrem ersten Verstorbenen konfrontiert. Sie kennen Tote zwar schon aus der Anatomie, aber irgendwie ist es doch etwas anderes, wenn Sie den Patienten vielleicht schon über ein paar Tage betreut hatten, Sie sich noch um die Angehörigen kümmern müssen und jetzt auch wirklich als Arzt die Verantwortung dafür tragen und rechtssicher dokumentieren müssen, dass jemand tot ist.

Wahrscheinlich werden Sie von einer Schwester oder einem Pfleger zu einem Patienten hinzugerufen werden, der wegen seiner Grunderkrankung oder seines Alters entsprechend seinem Wunsch oder in Absprache mit den Angehörigen sterben »durfte«. Patienten, die reanimiert wurden, werden weit eher auf der Intensivstation versterben, sodass dieser Fall wahrscheinlich bei Ihrem ersten selbst zu behandelnden Tod nicht gegeben sein wird. Dennoch empfiehlt es sich, am Telefon direkt zurückzufragen, ob es sich um ein erwartetes Versterben handelt oder ob vielleicht doch Reanimationsversuche unternommen werden sollten – falls nicht sowieso schon eindeutige Todeszeichen vorliegen. Aber um dies herauszufinden, müssen Sie sich schon persönlich überzeugen.

Die meisten Toten werden Sie bereits als Patienten kennen und sie schon über Tage oder Wochen betreut haben, sodass Sie wissen, wer gefährdet ist. Nehmen wir also den Fall an, dass Ihr Patient friedlich auf Station verstorben ist und es nun darum geht, den Tod festzustellen, eine Leichenschau durchzuführen und der Totenschein auszustellen.

Beschäftigen Sie sich zuerst kurz mit der Akte des Patienten – erst recht, wenn Sie ihn nicht kennen –, sodass Sie über das Krankheitsbild und den Verlauf der letzten Tage im Bilde sind. Insbesondere wenn Angehörige im Zimmer sind, betreten Sie das Zimmer in einer Form, die den Umständen angemessen ist; begrüßen Sie kurz alle Anwesenden und stellen sich vor (»Ich bin Dr. XYZ, der diensthabende Arzt/die Stationsärztin« etc.). Wenden Sie sich erst danach dem Verstorbenen zu und fühlen Sie seinen Karotispuls, achten Sie auf das Fehlen von Atemexkursionen und hören Sie mit ihrem Stethoskop das Herz ab. Haben Sie Handschuhe mitgenommen? Das ist zum jetzigen Zeitpunkt vielleicht noch nicht dringend notwendig (oder fühlen Sie beim Lebenden den Karotispuls mit Handschuhen?), aber spätestens bei der richtigen Leichenschau werden Sie Handschuhe brauchen.

Zum jetzigen Zeitpunkt ist es aber für die endgültige Leichenschau meist noch zu früh. Sie werden in der Regel noch keine sicheren Todeszeichen bemerken. Hier nochmal zur Wiederholung die sicheren **Todeszeichen**:

- Totenflecke,
- Totenstarre,
- Fäulnis,
- Verletzungen, die mit dem Leben unvereinbar sind.

In den ersten 20–30 Minuten nach Herzstillstand, vor Ausbildung der ersten sicheren Todeszeichen, kann die Feststellung des Todes schwierig sein. Bei einer Vita minima mit minimalen Lebenszeichen und gleichzeitigem Fehlen sicherer Todeszeichen ist größte Vorsicht geboten. In diesen Fällen sollten Sie **sicherheitshalber unbedingt die Reanimation einleiten**, falls es sich nicht um ein erwartetes Versterben eines todkranken Patienten handelt.

Kommt eine Reanimation nicht in Frage und sind **Angehörige** anwesend, schildern Sie in kurzen Worten, dass Sie keinen Herzschlag mehr finden konnten und Herr oder Frau X verstorben sei. Die Angehörigen werden das schon wissen oder ahnen, Sie aber dennoch fragend anschauen und Gewissheit haben wollen. Sprechen Sie Ihr Beileid aus und entschuldigen Sie sich aus dem Zimmer, da Sie sich um die Formalitäten kümmern müssten. Versichern Sie den Angehörigen, dass Sie sich so viel Zeit für den Abschied nehmen können, wie sie benötigen, und dass Sie auch später gerne noch für Fragen zur Verfügung stehen. So, das wäre erstmal geschafft – war nicht so schlimm wie gedacht, oder? Aber sicher auch nicht schön.

Wenn die Angehörigen nicht anwesend waren, kommt jetzt eventuell eine der schwierigsten Aufgaben: Sie müssen den Ehegatten oder die Kinder über das Versterben ihres Verwandten informieren. In Ihren ersten 100 Tagen wird es Ihnen keiner der Kollegen übelnehmen, wenn Sie ihn fragen, ob er das nicht machen könnte und Sie erstmal nur zuhören. Aber irgendwann müssen Sie dann auch selber ran …

Also: Recherchieren Sie, von welchen Angehörigen die Telefonnummer vorliegt. Hatten Sie schon Kontakt mit einem der Verwandten während des stationären Aufenthaltes? Dann ist dieser vielleicht der richtige Ansprechpartner in dieser Situation. Manchmal ist es besser, eines der (erwachsenen) Kinder des betagten Menschen zu informieren als den ebenfalls betagten Ehepartner, der eventuell deutlich hilfloser reagieren könnte als der

Sohn oder die Tochter. Vielleicht finden Sie auch in einer Patientenverfügung Hinweise darauf, wer als erstes informiert werden will und sollte. Sie erreichen telefonisch niemanden? Eine Todesnachricht ist sicher nichts, was man auf den Anrufbeantworter oder die Handy-Mailbox sprechen sollte. Bitten Sie einfach um einen dringenden Rückruf und geben die Telefonnummer Ihres Klinikhandys oder der Station an.

Sollte man die Nachricht über das Versterben überhaupt telefonisch übermitteln? Man könnte ja vielleicht per Telefon zunächst nur durchgeben, dass es sehr kritisch um den Patienten steht und die Angehörigen bitten, umgehend ins Krankenhaus zu kommen, sodass man dann persönlich die schwere Nachricht überbringen kann. Aber führt das nicht eher dazu, dass die Angehörigen hetzen, in ihrer Aufregung viel unfallgefährdeter sind und sich vielleicht sogar ge- und enttäuscht fühlen, wenn sie es dann nicht mehr »rechtzeitig« geschafft haben? Also nein. Aus genau diesen Gründen haben wir persönlich die Todesnachricht zumeist schon per Telefon übermittelt, sodass die Angehörigen wussten, dass sie sich Zeit lassen und geordnet und zusammen ins Krankenhaus kommen konnten. Aber das sind immer individuelle Entscheidungen, die von Fall zu Fall abgewogen werden müssen.

Klären Sie jedoch auf jeden Fall, ob die Angehörigen den Verstorbenen nochmals sehen wollen. Sie befinden sich damit u. U. in einem ziemlichen Spannungsfeld zwischen Notwendigkeiten der Station (Zimmer wird gebraucht, Klinikvorschriften empfehlen den Abtransport der Leiche in einem bestimmten Zeitraum, Nachbarpatienten müssen entlastet werden) und den Vorstellungen der Angehörigen. Klären Sie mit Kollegen oder den Schwestern, ob es in Ihrem Krankenhaus einen Abschiedsraum gibt, in dem die Angehörigen würdevoll und in Ruhe noch bei dem Verstorbenen verweilen können. Wenn nicht, ist sicherlich auch für wenige Stunden noch die Möglichkeit auf der Station gegeben.

Wenn die Angehörigen gegangen sind oder Sie den Totenschein geschrieben haben, teilen Sie der Pflegekraft mit, dass Sie die vollständige Leichenschau vornehmen.

Totenschein Schnappen Sie sich die Akte und zwei bis drei Formularbögen des Totenscheins und ziehen sich an einen ruhigen Ort zurück. Zwei bis drei Formulare? Nun, Sie dürfen sich auf diesem amtlichen Dokument nicht verschreiben, und jede Korrektur muss von Ihnen signiert werden. Und da das spätestens nach dem zweiten Fehler ziemlich unübersichtlich wird, lohnt es sich, das Formular lieber noch einmal neu auszufüllen.

Der Totenschein besteht in fast allen Bundesländern aus 5 Durchschlägen, die eine unterschiedliche Bestimmung haben:

- Das (hellblaue) Deckblatt bekommen die Angehörigen (oder die Nachlassverwaltung des Krankenhauses, erkundigen Sie sich bei den Schwestern, wie es bei Ihnen üblich ist), es beinhaltet keine medizinischen Informationen.
- Die nächsten zwei (rosa) Durchschläge kommen in den Umschlag »für das Standesamt«, der von Ihnen persönlich verschlossen werden sollte.
- Das vierte (gelbe) Blatt kommt in den Umschlag »zum Verbleib bei der Leiche« und wird bei einer eventuellen Obduktion wieder geöffnet.
- Das letzte (weiße) Blatt ist für Ihre Dokumentation und kommt in die Akte.

Starten Sie oben auf dem Formular mit den Angaben zur Person. Diese werden Sie sicher im Klinikinformationssystem finden, … außer vielleicht den Geburtsort. Den Personalausweis des Patienten haben Sie meist nicht zur Hand, die Angehörigen wollen Sie jetzt auch nicht fragen, also lassen Sie das Feld erstmal frei und fragen später nach, wenn Sie die Angehörigen verabschieden. In das Feld »Sterbeort« tragen Sie die Station ein, auf der sich der Verstorbene befindet, das Krankenhaus mit Anschrift und Postleitzahl, bei kleinen Orten auch den Landkreis. Das Feld »Auffindungsort« bleibt leer, denn Sie wissen ja den genauen Sterbeort. Als Sterbezeitpunkt werden Sie im Regelfall den Zeitpunkt nehmen, zu dem Sie den Tod durch persönliche Überprüfung festgestellt haben. Nur wenn dieser sich nicht gut eingrenzen lässt, weil z. B. der Patient bei der Frühvisite tot im Bett aufgefunden wurde, werden Sie einen Sterbezeitraum festlegen (z. B. zwischen nächtlicher Runde der Schwestern und Frühvisite, also 01.30 Uhr – 6.50 Uhr eintragen).

Die Warnhinweise dienen in erster Linie dem Schutz der Bestatter oder des Obduzenten. Geben Sie hier z. B. mögliche Infektionskrankheiten an (etwa meldepflichtige Erkrankungen nach § 6 Infektionsschutzgesetz).

So, **Achtung** – jetzt oberstes Blatt abtrennen, sonst drücken die weiteren Kreuze durch!

Bei den Angaben zur Identifikation dürfen Sie bei einem Patienten, der auf Ihrer Station vielleicht schon ein paar Tage liegt, sicherlich »auf Grund eigener Kenntnis« ankreuzen.

Todesart Jetzt kommt das Kreuz auf dem Formular, das Ihnen die meisten Probleme machen kann, und spätestens jetzt ist für Sie als Berufsanfänger der Zeitpunkt gekommen, zum Telefon zu greifen und den Stations- oder Oberarzt anzurufen: »Ich würde beim Totenschein von Herrn X ›ungeklärte Todesart‹ ankreuzen, denn Sie haben ihn doch gestern noch operiert, oder was meinen Sie?«. Da macht man sich ganz schnell Freunde fürs Leben. Also besser vorher klären:

Was ist das überhaupt, ein natürlicher oder ein nichtnatürlicher Tod?

» Natürlicher Tod ist ein Tod aus krankhafter Ursache, der völlig unabhängig von rechtlich bedeutsamen Faktoren eingetreten ist, **«**

so heißt es in den Leitlinien der Deutschen Gesellschaft für Rechtsmedizin. Schwierig! Sie sind als Arzt zur Einschätzung eines natürlichen Todes nur dann berechtigt, wenn Sie konkrete und dokumentierte Kenntnis von einer gravierenden, lebensbedrohenden Erkrankung in Zeitnähe zum eingetretenen Tod haben. Zudem muss der Tod zu seinem Zeitpunkt aus dem Krankheitsverlauf zu erwarten gewesen sein. Umgekehrt dürfen Hinweise für ein nichtnatürliches Ereignis, das die natürliche Kausalkette beeinflussen könnte, nicht vorliegen.

Also wäre bei einem Patienten, der vor einem Jahr aufgrund eines Magenkarzinoms gastrektomiert wurde und der jetzt mit ausgedehnter Peritonealkarzinose in stark reduziertem Allgemeinzustand zur Finalpflege aufgenommen wurde, »natürlicher Tod« anzukreuzen. Wenn Ihr Oberarzt ihn allerdings noch zwei Tage zuvor laparotomiert hatte,

um z. B. ein Stoma anzulegen, wäre nach der o. g. Definition die natürliche medizinische Kausalkette im engen Sinne unterbrochen und Sie müssten die »ungeklärte Todesart« ankreuzen, auch wenn das Ihrem Oberarzt nicht gefallen wird. Das nennt man »double-bind«, und nach Bleuler wird man dadurch schizophren. Wie man es macht, ist es falsch.

Aber was sollte der Oberarzt dagegen haben? Wenn Sie »nichtnatürlicher Tod« oder »ungeklärte Todesart« ankreuzen, sind Sie verpflichtet, auch die Staatsanwaltschaft zu informieren, im Regelfall über einen Anruf oder Fax bei dem für Sie zuständigen Polizeirevier. Damit geht es schon los. Das Revier nimmt dann die Ermittlungen auf, beschlagnahmt die Akte und entscheidet je nach Aktenlage über weitere Ermittlungen und die Anordnung einer Obduktion. Diese Obduktion wird dann im Übrigen ohne die Zustimmungspflicht der Angehörigen durchgeführt. Und um diesen Papierkrieg zu vermeiden, um nicht Objekt der Ermittlungen zu werden und vor den Angehörigen nicht in den Verdacht zu geraten, etwas falsch gemacht zu haben (»weil ja jetzt der Staatsanwalt ermittelt«), will Ihr Oberarzt das berühmte Kreuz lieber bei »natürlicher Tod« sehen. Geht doch, oder?

Es ist aber **Ihre** ärztliche Entscheidung! Sie unterschreiben den Totenschein, und wenn Sie mit der Entscheidung Ihres Vorgesetzten nicht einverstanden sind, bitten Sie ihn doch einfach, den Schein selber gegenzuzeichnen. Ist alles nicht so einfach. Sichern Sie sich als Berufsanfänger deshalb besser bei einem älteren Kollegen ab.

Relativ eindeutig ist die Sachlage allerdings, wenn es sich um Folgen eines Unfalls handelt. Eine betagte Patientin stürzt und zieht sich einen Oberschenkelhalsbruch zu, wird versorgt, stirbt aber vierzehn Tage später an einer Pneumonie – eindeutig »nichtnatürlicher Tod«. Die Polizei ermittelt, es kommt heraus, dass die Patientin auf eisglatter Fahrbahn stürzte, das Verfahren wird eingestellt. Oder im Aufnahmebogen der Notaufnahme steht, dass sie von einem Fahrradfahrer erfasst wurde – die Ermittlungen werden auf den Fahrradfahrer ausgedehnt.

So, nun weiter auf dem zweiten Blatt des Totenscheins. Tragen Sie die geforderten Angaben zur möglichen Schwangerschaft bei Frauen und den

◻ Tab. 5.1 Beispiel für eine Kausalkette, die zum Tode führt

			Zeitdauer zwischen Beginn der Krankheit und Tod	ICD-10-Code
I	Unmittelbar zum Tode führende Krankheit	a) Todesursache: Tumorkachexie	Wochen	R64
	Vorangegangene Ursachen: Krankheiten, die die unmittelbare Todesursache unter a) herbeigeführt haben, und ursprüngliche Ursache (Grundleiden) an letzter Stelle	b) als Folge von c): Peritonealkarzinose	Monate	C78.6
		c) als Folge von (Grundleiden): Magenkarzinom	2 Jahre	C16.2
II	Andere wesentliche Krankheiten: Krankheiten, die zum Tode beigetragen haben, ohne mit der unmittelbaren Ursache oder dem Grundleiden im Zusammenhang zu stehen	Koronare Herzerkrankung	Jahre	I25.9

Hausarzt und Ihren Namen oder den Stationsarzt als »zuletzt behandelnden Arzt im Krankenhaus« ein.

Sichere Zeichen des Todes werden im Regelfall nur die Totenflecken sein, eventuell die Totenstarre am Kiefergelenk (2–4 h post mortem). Achten Sie darauf, dass die Angaben zu den sicheren Todeszeichen zu dem Intervall zwischen Todeszeitpunkt und Zeitpunkt der Leichenschau passen!

Nun müssen Sie eine plausible Kausalkette abbilden. Bei unserem Tumorpatienten könnte sie z. B. so aussehen wie in ◻ Tab. 5.1.

Obduktion Ein schwieriges Thema ist auch die Durchführung einer Obduktion. Handelt es sich um einen nicht natürlichen Tod oder eine ungeklärte Todesursache, sind Sie raus, denn dann entscheidet der Staatsanwalt. Nur wenn der kein Interesse an einer Obduktion hat, weil für ihn die Sachlage klar ist (und er die Obduktion zahlen müsste) oder es sich um einen natürlichen Tod handelt, steht die Entscheidung über eine sogenannte »klinische« Obduktion an. In vielen Kliniken wird »zur Qualitätskontrolle« der erfolgten Therapie gefordert, dass jeder Verstorbene obduziert wird. Dieser klinischen Obduktion müssen jedoch die Angehörigen oder der Patient zuvor in einer Verfügung zustimmen. Und dieses Einverständnis einzuholen ist jetzt unter Umständen Ihre Aufgabe. Die beste Gelegenheit ergibt sich vielleicht, wenn Sie

die Angehörigen verabschieden und über die Formalitäten reden. Liegt die Entscheidung über eine Obduktion bei der Staatsanwaltschaft, informieren Sie die Angehörigen – die Obduktion kann nämlich die Bestattung deutlich verzögern. Erklären Sie den Angehörigen, aus welchen Gründen Sie eine »nichtnatürliche« oder »ungeklärte Todesursache« ankreuzen mussten und dass daher nach geltendem Recht die Staatsanwaltschaft zunächst die Sachlage studieren und eventuell eine Obduktion einleiten wird. Machen Sie sich bewusst, dass jeder Verdacht und gerade auch die Begriffe »unnatürlich« oder »ungeklärt« bei den Angehörigen große Unsicherheiten erzeugen, selbst wenn sie sachlich unbestritten richtig sind. Erläutern Sie den Hinterbliebenen, dass es bei diesen Begriffen nicht um die »Schuldfrage« geht – man darf hier auch keine unangemessene Angst schüren. Also: Die wirklich ungeklärten Todesfälle müssen obduziert werden, der Rest darf durchaus auch so in die Kiste.

Wenn der Staatsanwalt keine Obduktion anordnet, dann fragen Sie die Angehörigen, ob sie eine solche wünschen. Geben Sie zu verstehen, dass die Klinik natürlich immer daran interessiert ist zu wissen, was die letztendliche Todesursache war, damit sie die Befunde überprüfen und gegebenenfalls für die Zukunft lernen kann. Passen Sie diesen Satz den jeweiligen Erkrankungen und Todesumständen an. Manche Angehörigen werden zustimmen, andere nicht. Aber dafür braucht man ein gewisses Augenmaß – bei manchen Verstorbenen ist die Sachlage wirklich unklar – die sollten dann auch tatsächlich obduziert werden. (Bei den meisten ist Ihnen der Krankheitsverlauf ja eindeutig klar, und dann braucht man die Pathologen auch nicht unbedingt zu bemühen.) Dokumentieren Sie jedenfalls die Entscheidung der Angehörigen, gegebenenfalls gibt es in Ihrem Krankenhaus ein spezielles zusätzliches Formular für die Anforderung und Einwilligung zu einer klinischen Obduktion.

Leichenschau Nun ist sicherlich genügend Zeit vergangen, dass Sie die endgültige Leichenschau durchführen können. Hierzu gibt es eine hervorragende S3-Leitlinie der Deutschen Gesellschaft für Rechtsmedizin (AWMF Leitlinienregister Nr. 054/002, www.awmf.org/leitlinien/detail/ll/054-002.html), es lohnt sich sehr, diese einmal sorgfältig zu studieren.

Die Leichenschau sollte bei guter Beleuchtung an der unbekleideten Leiche durchgeführt werden, Verbände und Pflaster müssen entfernt sein. Bei Verdacht auf nichtnatürlichen oder ungeklärtem Tod **iatrogener** Ursache (Fehlintubation) dürfen Katheter, Schläuche oder Zugänge dagegen nicht entfernt werden.

Sie sollten die Leiche drehen und auf Auffälligkeiten achten, die nicht in Einklang mit dem erwarteten Verlauf stehen. Das Ausmaß der Leichenschau wird bei einem erwarteten Tod im Krankenhaus sicherlich etwas anders sein als bei einer überraschend aufgefundenen Leiche, sei es im Krankenhaus oder auch im Notarztdienst. Nichtsdestotrotz haben Leichenschau und Ausfüllen des Totenscheins mit höchster Sorgfalt zu erfolgen, und zwar mit derselben Sorgfalt, wie sie auch Lebenden entgegengebracht wird. Zudem werden Ihre Angaben noch mehrfach überprüft: Der Amtsarzt im Gesundheitsamt prüft jeden Totenschein auf Plausibilität (wenn Sie erst einmal als Notarzt fahren, werden Sie des Öfteren mit ihm wegen Inkonsistenzen auf Ihren morgens um 3 Uhr schlaftrunken ausgefüllten Scheinen telefonieren). Darüber hinaus wird eine zweite Leichenschau vor Kremation durchgeführt. Bei dieser erfolgt dann auch eine Plausibilitätskontrolle in Bezug auf die erste Leichenschau – und Sie wollen ja nicht gleich in den ersten Tagen Ihres neuen Jobs durch eine Anfrage

des Gesundheitsamtes bei Ihrem Chef auffallen, oder?

Übrigens: Auch beim begründeten Verdacht, dass Ihr Patient an den Folgen einer **Berufskrankheit** verstorben ist oder die Berufskrankheit den Eintritt des Todes begünstigt haben könnte, besteht eine Meldepflicht.

Abschließend signieren Sie den Totenschein mit Datum und Uhrzeit. Die Uhrzeit der Unterschrift sollte zu den vorhandenen sicheren Totenzeichen und dem Todeszeitpunkt passen. Eine Stunde nach Versterben z. B. werden Sie nur Totenflecke festgestellt haben und noch keine Totenstarre; umgekehrt wäre 20 Minuten nach dem Sterbezeitpunkt evtl. noch gar kein sicheres Todeszeichen da.

So, jetzt nochmal schnell durchschauen, ob Sie nichts vergessen und falsch ausgefüllt haben (Korrekturen müssen von Ihnen, wie oben bereits gesagt, direkt daneben signiert werden!). Prüfen Sie, ob Sie den Schein nicht nochmal einem erfahreneren Kollegen zeigen möchten.

Tüten Sie die Formulare in die richtigen Umschläge ein – ein Umschlag für die Angehörigen oder die Nachlassverwaltung, ein Umschlag für das Standesamt und einer zum Verbleib bei der Leiche. Die beiden letzteren sollten von Ihnen persönlich zugeklebt werden. Damit sollte der Papierkram abgeschlossen sein. Sie haben die Formalitäten um Ihren ersten Verstorbenen erfolgreich abgewickelt. Nun werden Sie von den Lebenden wieder benötigt!

> **Checkliste »Leichenschau und Totenschein«**
> ▬ Vor der Totenbescheinigung steht die genaue Untersuchung der Leiche.
> ▬ Der Totenschein ist eine bürokratische Pflicht! Das Dokument muss sorgfältig ausgestellt werden.
> ▬ Der Tod ist dagegen menschliches Leid oder gar Tragödie. Handeln Sie respektvoll und mitleidig!

5.6   Chirurgie als Serviceleistung

H.-J.Gassel, S. Kersting

Die heutige Gesellschaft hat sich schon längst von der Produktions- zu einer modernen Dienstleistungsgesellschaft gewandelt. Neben der Entstehung vieler neuer, hochspezialisierter und reiner Dienstleistungsberufe hat auch in den meisten anderen Berufssparten ein fundamentaler Wandel stattgefunden. Handel, Handwerk und Produktion sind heutzutage ohne Dienstleistungsbewusstsein kaum erfolgreich zu gestalten. Ganz entgegen diesen Trends wird die medizinische Tätigkeit in Deutschland sowohl ärztlich als auch pflegerisch häufig noch unverändert von diesem Dienstleistungsgedanken ausgespart. Fast starrsinnig klammert sich das ganze System an das etwas überkommene Prinzip von Anweisung und Dankbarkeit, statt das hohe Gut der »caritas« in jeder Form gewinnbringend mit einem modernen Hotellerie- und Servicegedanken zu kombinieren. Dies ist in letzter Konsequenz weder logisch noch richtig.

Dabei ist es nicht nur unumgänglich, sondern auch ganz leicht, sich mit dem Gedanken der Dienstleistung anzufreunden, ohne die Einzigartigkeit und besondere Verantwortung unseres Berufsstandes zu verlieren.

Die Inhalte im klassischen Berufsbild des Chirurgen haben sich schon durch den medizinischen Fortschritt bereits deutlich verändert. An die Stelle funktionaler Exzellenz und Autarkie treten zunehmend interdisziplinäres Denken und Handeln. Exemplarisch sei hier der Paradigmenwechsel bei der Therapie onkologischer Krankheitsbilder aufgeführt. Noch vor wenigen Jahren wurde ein hepatisch metastasiertes, nichtstenosierendes Sigmakarzinom primär dem Chirurgen vorgestellt. Es folgte die Sigmaresektion und eine palliative Chemotherapie der Metastasen. Heute wird der Patient nach Stabilisierung der Akutsituation in der interdisziplinären Tumorkonferenz diskutiert und eventuell primär mit einer Chemotherapie behandelt. Damit übernimmt der Chirurg in der Behandlung dieses Falles – zumindest initial – nur die Implantation des intravenösen Portsystems. Dieser Eingriff wird in aller Regel als Serviceleistung erbracht. Das gilt ebenso für die Anlage einer perkutanen Enterogastrostomiesonde (PEG), die Anlage von Thorax-drainagen bei onkologischen und internistischen Krankheitsbildern mit und ohne Pleurodese oder die Probeexzision von Gewebe bei hämatologisch-onkologischen Erkrankungen. Wir sind also nahezu täglich aktiver Servicepartner unserer Nachbardisziplinen.

Die Grenzen zwischen der Kernkompetenz der Stammklinik einerseits und dem Service als Dienstleister andererseits sind schnell fließend und müssen deshalb individuell gezogen werden. Hier sind die Regeln variabel zu gestalten, weshalb sie oft mehr klinikinternen als allgemeingültigen Vorgaben folgen. Diese Aufgabenteilung entbindet jedoch nicht von der Verantwortung für die eigene Tat. Sie verbleibt auch postoperativ beim Chirurgen, sodass den postoperativen Nachuntersuchungen große Bedeutung zukommt. Nachdem jahrzehntelang die Grenzen zwischen benachbarten Kliniken undurchlässiger waren als die Zonengrenze zwischen BRD und DDR, durchbrach die Woge der Interdisziplinarität zuletzt alle Mauern und löste ganz neue Verteilungskämpfe aus.

Darunter haben insbesondere die chirurgischen Fächer gelitten, denn ihre Leistung wurde – mit dem naiven Makel der aggressiven Invasivität behaftet – von manchen konservativen Fächern ganz dünkelhaft zur Auftragsarbeit »on demand« degradiert. Dieser weit mehr politisch als karitativ gemeinte Übernahmeversuch ist fachlich gescheitert. Internisten, Anästhesisten oder Intensivmediziner können chirurgische Patienten nicht allein behandeln, und man kann auch nicht jede einzelne Entscheidung im interdisziplinären Konsilium abstimmen lassen. Auf jedem Schiff, das dampft und segelt, gibt es einen, der die Sache regelt. Die Frage ist nur, wer wann und wo steuert, denn man sollte die Gewässer kennen, durch die man segelt. Wir tun als Chirurgen gut daran, unsere Kunst selbstbewusst und offensiv zu vertreten.

Durch die Interdisziplinarität der medizinischen Behandlung werden operative Eingriffe zunehmend häufig im Rahmen des stationären Aufenthaltes eines Patienten in einer anderen Fachabteilung erbracht. Abhängig vom Krankheitsbild und der damit verbundenen DRG-Erlöse kann dies medizinisch und wirtschaftlich sinnvoll sein.

Wir möchten Sie mit diesem Beitrag ermuntern, bereits mit dem ersten Tag Ihrer Laufbahn die externen Patienten den »eigenen« auf der Kernstation gleichsetzen. Jede Form der Unterversorgung ist nicht nur inakzeptabel, sondern konterkariert geradezu den vermeintlichen medizinischen Fortschritt der fachübergreifenden Behandlung. Aus Sicht der Autoren dieses Kapitels können die geschilderten Fälle die Leistung der Chirurgie nicht abwerten. Die Abläufe gelten weit eher als logische Konsequenz der zunehmenden Organbezogenheit der Krankheitsbetrachtung.

Auch wenn im Berufsalltag die Ausräumung von Hämatomen durch Gerinnungsentgleisung, die Beseitigung eines Aneurysma spurium nach Katheteranlage sowie die operative Korrektur von iatrogenen Komplikationen anderer Fachbereiche in der Chirurgie des Öfteren fast spöttisch kommentiert werden, dann liegt das manchmal auch genau daran, dass andere Fächer im Tunnelblick verharren. Einem Neurologen oder Kardiologen sind Antikoagulation und Rhythmustherapie nach Apoplexie oder Myokardinfarkt wichtiger als die damit möglicherweise verbundenen, nur chirurgisch zu sanierenden Komplikationen. Da fehlt manchmal auch jede Vorstellung von den Konsequenzen.

Trotzdem sollten Sie sich für die Zukunft um einen wertschätzenden und kooperativen Umgang mit den Kollegen der anderen Fachdisziplinen bemühen. Bevorzugen Sie die offene Kommunikation und nicht die üble Nachrede. Sicher lohnt es sich mehr, die Kollegen auch mal nachts um 3.00 Uhr zur Ansicht des Situs in den OP-Saal einzuladen, als nach der kleinen Nachtschwärmerei durch den Telefonhörer zu kriechen. Am Ende sitzen wir dann doch alle im gleichen Boot, und jeden, wirklich jeden trifft man zweimal im Leben.

> **Checkliste »Chirurgie als Serviceleistung«**
> — Medizin ist eine Dienstleistung, aber Patienten sind keine Kunden!
> — Oberste Maxime unseres Handelns ist das Wohlergehen der Patienten.
> — Alle Ärzte sitzen unter dieser Zielsetzung im gleichen Boot.
> — Und die Chirurgen stehen ganz besonders oft am Steuer.

Weiterführende Informationen

■ **Zu 5.1**

Bauch J, Bruch H-P, Heberer J, Jähne J (Hrsg) (2010) Behandlungsfehler und Haftpflicht in der Viszeralchirurgie. Springer, Heidelberg

Bruch HP, Trentz O, Berchtold R (2008) Chirurgie, 6. Aufl. Urban & Fischer, München

Fenger H, Holznagel I, Neuroth B, Gesenhues S (2013) Schadensmanagement für Ärzte, 2. Aufl. Springer, Heidelberg

Largiader FA, Saeger H-D, Trenz O (2007) Checkliste Chirurgie, 9. Aufl. Thieme, Stuttgart

Lippert H. (1998) Praxis der Chirurgie. Thieme, Stuttgart

Siewert JR (2006) Chirurgie, 8. Aufl. Springer, Heidelberg

■ **Zu 5.2**

Bauch J, Bruch H-P, Heberer J, Jähne J (Hrsg) (2010) Behandlungsfehler und Haftpflicht in der Viszeralchirurgie. Springer, Heidelberg

Bergmann KO, Wever C (2009) Selbstbestimmungsaufklärung und Patienteneinwilligung. Die Arzthaftung. Springer, Berlin Heidelberg, S 67–117

Biermann E (2009) Handeln bei akuter Gefährdung – wie viel Aufklärung? Der Gynäkologe 42: 585–589

Heberer J, Hüttl P (2010) Patientenaufklärung/präoperative Aufklärung. Der Chirurg 81: 167–174

Parzeller M, Wenk M, Zedler B, Rothschild M (2007) Aufklärung und Einwilligung bei ärztlichen Eingriffen. Deutsches Ärzteblatt 104: A577–A586

■ **Zu 5.3**

Haen E, Aurnhammer P (2010) Verschreibung und Abgabe von Arzneimitteln. In: Lemmer B, Brune K (Hrsg) Pharmakotherapie: Klinische Pharmakologie, 14. Aufl. Springer, Berlin Heidelberg

Staib AH, Schwalbe J (2001) Die Verschreibung von Arzneimitteln – das ärztliche Rezept. In: Rietbrock N, Staib AH, Loew D (Hrsg) Klinische Pharmakologie: Arzneitherapie, 4. Aufl. Steinkopff, Darmstadt

■ **Zu 5.4**

Largiader FA, Saeger H-D, Trenz O (2007) Checkliste Chirurgie, 9. Aufl. Thieme, Stuttgart

Linden M (2010) Therapeutisches Milieu: Healing Environment in medizinischer Rehabilitation und stationärer Behandlung. Medizinisch Wissenschaftliche Verlagsgesellschaft, Berlin

Rick O, Stachow R (2011) Klinikleitfaden Medizinische Rehabili-
    tation. Urban & Fischer, München

▪ Zu 5.5

Dettmeyer R Verhoff MA (2009) Ärztliche Leichenschau in
    Deutschland. Rechtsmedizin 19: 391–398
Deutsche Gesellschaft für Rechtsmedizin (2001/2007)
    AWMF-S3-Leitlinie »Regeln zur Durchführung der ärzt-
    lichen Leichenschau«. www.uni-duesseldorf.de/AWMF/
    ll/054-002.htm
Lasogga F (2008) Überbringen einer Todesnachricht. In: Lasog-
    ga F, Gasch B (Hrsg) Notfallpsychologie. Springer, Berlin
    Heidelberg, S 347–356

▪ Zu 5.6

Thiede A Gassel H-J (2005) Krankenhaus der Zukunft. Kaden,
    Heidelberg

Perioperatives Management

N. C. Nüssler , M. Stumpf, M. Bauer, C. J. Krones

6.1 Enterale und parenterale Ernährung

N. C. Nüssler

Auch für Sie, die/der Sie als Chirurg(in) tätig werden wollen, ist die Ernährung ein oft unterschätzter, aber dennoch zentraler Baustein der Behandlung Ihrer Patienten. Dies gilt sowohl für die Zeit vor als auch nach dem chirurgischen Eingriff.

Die Ernährung dient nicht nur der »Substratzufuhr«. Bedeutsam ist auch ihre psychologische Wirkung. Der Volksmund weiß das seit langem: »Essen hält Leib und Seele zusammen«. Essen zu dürfen und essen zu können, vermittelt dem Kranken das Gefühl gesund zu werden. Umgekehrt halten viele Patienten Nahrungskarenz (außer vor diagnostischen Eingriffen) für ein klares Zeichen besonderer Schwere ihrer Erkrankung.

Daher ist die klinische Ernährungstherapie ein fester Bestandteil des Gesamttherapiekonzeptes geworden. Dies gilt nicht nur für Patienten auf der Intensivstation, sondern für alle – und zwar sowohl prä- als auch postoperativ. Entsprechend wurden **Leitlinien** entwickelt, die Empfehlungen für die enterale wie auch die parenterale Ernährung geben. Solche Leitlinien wurden unter anderem von der Deutschen Gesellschaft für Ernährungsmedizin (DGEM, ► www.dgem.de) oder der European Society for Clinical Nutrition and Metabolism (ESPEN, ► www.espen.org) erarbeitet. Diese und andere Leitlinien können Sie auch auf der Internetseite der AWMF, der Arbeitsgemeinschaft der wissenschaftlichen medizinischen Fachgesellschaften (► www.awmf.org), finden.

Aus medizinischer Sicht bildet vor allem die Mangelernährung ein lang unterschätztes Risiko für postoperative Komplikationen. Sehr sinnvoll wäre es deshalb, den Zustand der Mangelernährung bereits vor der Operation zu beheben oder wenigstens zu mildern. Tatsächlich aber wird dies bislang nur in seltenen Fällen und bei nichtdringlicher Operationsindikation versucht.

Im Klinikalltag wird es daher der chirurgischen Abteilung obliegen, mit Hilfe der gezielten Ernährung des Patienten einer postoperativen Mangelernährung so weit als möglich gegenzusteuern. Hierbei gilt: Die enterale Ernährung ist – wann immer möglich – der parenteralen vorzuziehen. Leider wird fast alles, was über diesen Grundsatz hinausgeht, in den verschiedenen Kliniken höchst unterschiedlich gehandhabt. Für Sie als neue/n Kollegen/Kollegin bedeutet das, dass Sie sich unbedingt als erstes einen Überblick über die in Ihrem Hause üblichen oder eingeführten Vorgehensweisen verschaffen müssen.

Gibt es festgelegte Reglements für bestimmte Patientengruppen wie zum Beispiel nach Magen- oder nach Rektumresektion, und wo sind diese klinikintern nachzulesen? Wenn ein standardisiertes Procedere nicht existiert, sondern das Vorgehen für jeden einzelnen Patienten vom jeweiligen Operateur festgelegt wird, sollten Sie wissen, wo Sie diese Anordnungen finden können. Oftmals sind sie im OP-Bericht am Ende angefügt.

6.1.1 Perorale enterale Ernährung

Als Neuling auf der Station sollten Sie sich rasch Klarheit darüber verschaffen, welcher Patient essen darf und was er essen darf.

Erlaubt ist Nahrung in der Regel bis 6 Stunden vor einer Operation und unmittelbar nach fast allen nichtabdominellen Eingriffen wie zum Beispiel in der Unfall- oder der Gefäßchirurgie. Voraussetzung ist, dass der Patient nach der Narkose wach ist und die Schluckreflexe wieder in vollem Umfang vorhanden sind.

Aber auch in der Viszeralchirurgie sind die jahrzehntelang üblichen Praktiken von tagelanger postoperativer Nüchternheit weitgehend verlassen worden. Inzwischen hat es sich im Rahmen des sog. **Fast-Track** durchgesetzt, auch nach abdominellen Eingriffen die meisten Patienten noch am Operationstag essen zu lassen.

Achten Sie auf die **Ausnahmen**: Dazu gehören etwa Patienten mit einem Ileus oder einer Magenentleerungsstörung. Diese erkennen Sie übrigens meist an der gelegten Magensonde, die reichlich Sekret fördert. Erleichterung kann man auch diesen Patienten verschaffen, indem man sie bei offener Magensonde klare Flüssigkeiten trinken lässt, die ja problemlos wieder über die Sonde ablaufen können.

Fördert die Sonde weniger als 500 ml/Tag, so sollten Sie nachfragen, ob sie entfernt werden und bei dem Patienten der Kostaufbau beginnen darf.

Nicht alle Patienten, die essen dürfen, können aber tatsächlich auch essen. Sie müssen sowohl mental als auch motorisch in der Lage sein, oral Nahrung aufzunehmen. Demente und verwirrte Patienten können in der Regel nicht allein essen und müssen gefüttert werden. Aber auch Patienten mit motorischen Einschränkungen (etwa nach einem Schlaganfall) kann es unmöglich sein, selbstständig zu essen. Hier kann die Portionspackung mit Marmelade oder das Döschen mit Kaffeesahne ein unüberwindliches Hindernis darstellen.

Wichtig ist auch, dass das Essen in erreichbarer Nähe steht. Achten Sie darauf, ob einem bettlägerigen Patienten das Essen unerreichbar etwa auf den Tisch gestellt wird …

Bei allen Patienten, die essen dürfen, muss festgelegt werden, was sie essen dürfen. Bei Patienten mit Eingriffen außerhalb des Abdomens ist dies in der Regel sehr einfach: Sie dürfen das essen, was sie auch vor der Operation gegessen haben. Etwaige präoperative Einschränkungen – wie zum Beispiel bei Diabetes oder bei Unverträglichkeit bestimmter Nahrungsmittel – gelten natürlich auch postoperativ.

Nach viszeralchirurgischen Eingriffen wird in den meisten Kliniken ein mehrstufiger Kostaufbau durchgeführt. Hier werden Sie auf die unterschiedlichsten Konzepte treffen, die sich aber letztendlich auf 3 Stufen zurückführen lassen:

1. Die erste Stufe (flüssige Kost) beinhaltet die Aufnahme von Wasser oder Tee, zunächst restriktiv, dann uneingeschränkt.
2. Auf der zweiten Stufe werden dann dem Patienten Kalorien angeboten, häufig aber auch nur als fett- und eiweißreduzierte Kost (sog. Schonkost).
3. Die dritte Stufe weist keine Einschränkungen mehr auf und wird oftmals als Vollkost oder Wunschkost in den Krankenkurven angeordnet.

Sie sollten wissen, dass die zweite und dritte Stufe des Kostaufbaus in verschiedenen Formen angeboten werden. Man unterscheidet hier die flüssige von der semisoliden (passierten) und der festen Kost.

Dies ist aber nur bei verschiedenen gastrointestinalen Erkrankungen oder viszeralchirurgischen Operationen von Bedeutung.

Für welche Stufe und Kostform Sie sich auch immer entscheiden, behalten Sie als Faustformel im Hinterkopf, dass der **tägliche Kalorienbedarf** Ihres Patienten bei **25 kcal/kg Körpergewicht** liegt. Der immobile Patient braucht natürlich weniger als der der voll mobilisierte. Die genaue Berechnung der Energiezufuhr in Abhängigkeit vom Zustand Ihres Pateinten und unter Berücksichtigung der verschiedenen Substrate lernen Sie während Ihrer intensivmedizinischen Ausbildung.

Erkundigen Sie sich in den ersten 100 Tagen nach den verschiedenen hausinternen enteralen Ernährungsstufen. Die besten Informationen erhalten Sie hierüber in der Regel vom Pflegepersonal, das Ihnen sicher auch gern die verschiedenen Koststufen in ihrer Abteilung erklärt. Sie sollten es nicht versäumen, sich auch einmal genau ansehen, was denn ein Patient in den verschiedenen Ernährungsstufen tatsächlich zu essen bekommt.

Wichtig zu wissen ist auch, dass der Kostaufbau nicht immer alle Stufen beinhalten muss. Denn ein Patient nach Cholezystektomie darf am OP-Tag bereits trinken und mindestens eine klare Suppe essen, am nächsten Tag aber schon Vollkost erhalten. Patienten nach Ileusoperationen hingegen sollten langsamer an normale Kost herangeführt werden. Sie dürfen täglich höchstens eine weitere Stufe des Kostaufbaus »erklimmen«.

Überzeugen sollten Sie sich außerdem, ob Ihre Patienten auch tatsächlich **ausreichend essen**. Viele Kranke essen postoperativ zu wenig und sind dann de facto mangelernährt – ein Problem, welches im klinischen Alltag oft unterschätzt wird. Bei der Visite sollten Sie die Patienten daher immer fragen, ob Sie alles essen, was ihnen gebracht wird. Bejahen sie dies, so essen sie in der Regel ausreichend.

Im Zweifelsfall sollten Sie das Pflegepersonal befragen oder auch einmal das Essenstablett kontrollieren. Mitunter fällt über Tage hinweg nicht auf, dass dem Patienten das Essenstablett sehr wohl gebracht, später aber nahezu unberührt wieder abgeräumt wird.

Hier sollten Sie versuchen, die Ursachen der unzureichenden Nahrungsaufnahme herauszufinden. Viele Erkrankungen und Eingriffe in Thorax und Abdomen gehen Hand in Hand mit einem Appetitmangel, der auch mit gutem Zureden nicht auszutreiben ist. Übelkeit der verschiedensten Ursachen ist ein weiterer guter Grund, nicht essen zu wollen. Und es gibt noch andere, seltenere Gründe wie Unverträglichkeiten oder Vegetarismus, die eine unzureichende Nahrungsaufnahme begründen. In solchen Fällen gilt es mit wenig Volumen viele Kalorien anzubieten. Hilfreich kann hierbei auch industriell gefertigte, hochkalorische Flüssignahrung (sog. »Astronautenkost«) sein. Sie ist in verschiedenen Geschmacksrichtungen erhältlich und kann entweder zusätzlich zum Essen oder auch anstelle der regulären Mahlzeiten verabreicht werden.

Mitunter liegt es aber auch nur an der ungewohnten Krankenhauskost, die nicht jedem Patienten schmeckt. Ermuntern Sie in diesem Fall die Angehörigen Essen von zu Hause mitzubringen. Dabei gilt in den meisten Fällen: Worauf der Patient Appetit hat, das ist auch erlaubt.

Auch langfristig gibt es – mit Ausnahme von Diabetes, Leber- und Niereninsuffizienz – fast keine Erkrankungen mehr, bei denen die Patienten dauerhaft einer Diät bedürfen. Quälen Sie also Patienten mit chronischer Pankreatitis oder Magenkarzinom nicht mit Schonkost bis in alle Ewigkeit. Viel wichtiger ist es, dass die Patienten wieder Freude am Essen bekommen, da sie nur so auch ausreichend essen. Hierfür werden inzwischen sogar Kochkurse angeboten, auf die Sie die Patienten vor der Entlassung hinweisen können.

Noch ein Hinweis, den Sie beachten sollten: Bei jedem Patienten, der nicht vollständig enteralisiert ist, gehört eine sogenannte **Stressulkusprophylaxe** mit auf den Anordnungsbogen, da diese Patienten nachweislich eine gesteigerte Säureproduktion haben. Diese wird heutzutage mit einem Protonenpumpeninhibitor (z.B. Pantoprazol 1×40 mg p.o. morgens) durchgeführt.

6.1.2 Trinkmenge

Auch für Kranke gilt die Binsenweisheit: Trinken ist wichtiger als Essen. Merken Sie sich hier als zweite Faustformel, dass ihre Patienten **pro Tag 20–40 ml Flüssigkeit/kgKG** aufnehmen müssen. Sie sehen schon an dieser Formel, dass der tägliche Flüssigkeitsbedarf stark variiert, und tatsächlich unterliegt er vielen Einflussfaktoren.

Der wichtigste Faktor, der den Bedarf erheblich steigert, ist eine erhöhte Körperkerntemperatur, das heißt, wenn der Patient Fieber hat. Hier können Sie **ab** einer Temperatur von **38 °C für jede 0,1 °C 100 ml/Tag mehr** berechnen. Eine weitere grobe Einschätzung, die Ihnen im klinischen Alltag aber gut weiterhilft.

Wichtig ist auf alle Fälle, dass die Mindestmenge von 20 ml/kg KG /Tag nicht unterschritten wird. Besonders ältere Patienten trinken oft nicht ausreichend, da ihnen das Durstgefühl fehlt. Dies folgt dem Rückgang der Renin-Aldosteron-Sekretion sowie einem Anstieg des atrialen natriuretischen Peptids und ist damit ursächlich kaum zu behandeln. Die Patienten müssen also immer wieder daran erinnert werden.

Machen Sie es sich zur Gewohnheit, sie während der Visite aufzufordern etwas zu trinken und beobachten Sie dabei die gesamte Situation: Auch für Getränke gilt, dass sie für die Patienten leicht erreichbar (Nachttisch) und genießbar sein müssen. Kaum ein Patient trinkt gerne kalten Tee oder Kaffee oder abgestandenes Wasser.

Ältere oder unsichere Patienten haben mitunter Sorge, dass sie die Getränke verschütten und vermeiden daher das Trinken. Hier kann ein Strohhalm oder eine Schnabeltasse Abhilfe schaffen. Auch können Erwachsene im Gegensatz zu Kindern im Liegen nur äußerst schlecht trinken und verschlucken sich leicht. Achten Sie darauf, dass die Patienten zu den Mahlzeiten aufgesetzt, wenn irgend möglich, sogar in den Sessel gesetzt werden.

Wenn Zweifel an einer ausreichenden Trinkmenge bestehen, sollten Sie das Pflegepersonal bitten, die tägliche Einfuhr zu dokumentieren. Patienten, die tatsächlich zu wenig trinken, müssen zusätzlich Flüssigkeit erhalten. Diese kann entweder über eine Sonde (s. unten) oder parenteral zugeführt werden. Sie werden überrascht sein, wie

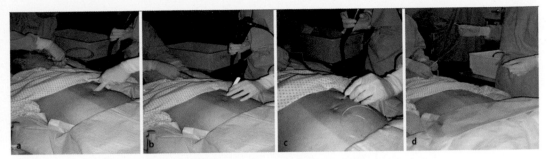

D Abb. 6.1 PEG-Anlage in modifizierter Einhand-Fadendurchzugtechnik. a Diaphonoskopie, b Inzision, c Fadendurchzug, d PEG-Implantation. (Aus Ruthmann et al. 2010)

sich vor allem bei älteren Patienten Verwirrtheitszustände allein durch ausreichende Flüssigkeitszufuhr deutlich verbessern lassen.

6.1.3 Enterale Ernährung über Sonden

Eine Sonderform der enteralen Nahrungszufuhr ist die Sondenernährung. Sie kommt in Frage, wenn eine orale Nahrungsaufnahme nicht möglich ist, wie zum Beispiel bei Schluckstörung, Demenz oder Delir. Über eine Sonde kann enteral Flüssignahrung sowohl in den Magen als auch direkt in den Dünndarm geleitet werden.

Die Sondenernährung wird in der Klinik eindeutig gegenüber der parenteralen Nahrungszufuhr präferiert. Warum? Sie ist eher auf die menschliche Physiologie zugeschnitten als die parenterale Variante. Da normale Nahrung in den Darm gelangt, bleibt auch dessen mukosale Barrierefunktion erhalten. Deren Integrität mindert vor allem das postoperative Risiko von systemischen Entzündungen und Multiorganversagen durch Darmbakterien (sog. bakterielle Translokation).

Sie müssen die wenigen **Kontraindikationen** zur enteralen Ernährung kennen: Die wichtigsten Krankheitsbilder sind hier der mechanische und paralytische Ileus oder auch jede Form der mesenterialen Ischämie.

Es ist gar nicht so einfach, einen Überblick über all die Sonden und Katheter zu gewinnen, die für eine enterale Ernährung in Frage kommen. Sie lassen sich aber je nach Eintrittspforte in den Gastrointestinaltraktes in **3 Typen** aufgliedern.

1. Die erste Gruppe sind **Ein- oder Mehrkanalsonden**, die endoskopisch eingebracht und nasal ausgeleitet werden. Bei einer großen Zahl verschiedener industrieller Anbieter werden zunehmend die Mehrkanalsonden verwendet. Der distale Schenkel der Sonde wird transpylorisch tief im Duodenum für die enterale Ernährung platziert, während die proximalen Perforationen der Sonde den Magen entlasten können. Diese Sonden sind jedoch nur indiziert, wenn ein kurzer Zeitraum von wenigen Tagen bis Wochen bis zur selbständigen Nahrungsaufnahme des Patienten überbrückt werden muss. Viele wache Patienten tolerieren diese Sonde durch die Irritationen im Nasopharynx nur schlecht, sodass die Halbwertszeit dieses Sondentyps oft nur kurz ist. Merken Sie sich, dass die einfache Magensonde, die blind – also nicht unter endoskopischer Kontrolle – vorgeschoben wird, nicht für die enterale Ernährung geeignet ist.

2. Die **perkutane endoskopische Gastrostomie (PEG)** ist sicherlich der häufigste Zugang bei allen Patienten, die über einen längeren, oft nicht abzuschätzenden Zeitraum enteral ernährt werden. Dabei handelt es sich häufig um Patienten mit neurologischen Erkrankungen und eingeschränkter Schluckfunktion oder Patienten mit onkologischen Erkrankungen des Pharynx/Ösophagus. Die PEG wird, wie der Name schon sagt, unter endoskopischer Kontrolle eingeführt (**D** Abb. 6.1) und perkutan im Epigastrium durch die Magenvorderwand ausgeleitet. Durch einen Ballon oder sog. Button am distalen Ende wird die Vorderwand des Magens an die Bauchdecke hochgezogen und so verhindert, dass intestinales Sekret oder Ernährungslösung aus der gastralen

Perforation in die freie Bauchhöhle austritt. Das Lumen der PEG ist so groß, dass alle oralen Medikamente in gemörster Form appliziert werden können. Dementsprechend kann dieser Sondentyp bei Verstopfung problemlos mit Wasser freigespült werden. Denken Sie daran, dass nach PEG-Anlage Blutungen oder Perforationen anderer Organe (Colon transversum) auftreten können. Eine weitere Komplikation sind Hautirritationen durch das saure Magensekret an der Austrittstelle der PEG. Diese sind für den Patienten extrem unangenehm und pflegerisch oft nur schwer in den Griff zu kriegen. Achten Sie deshalb darauf, dass die Sonde unter ausreichendem Zug an der Bauchdecke fixiert ist.

3. Bei manchen Patienten ist die Anlage einer PEG technisch nicht möglich. Hier gibt es die Möglichkeit, einen Katheter in die zweite oder dritte Jejunalschlinge einzubringen (sog. **Katheterjejunostomie**). Diese Katheteranlage ist nur operativ über eine kleine Laparotomie oder auch laparoskopisch möglich und hat schon deswegen ihre eigenen Komplikationen. Auch hier kann intestinales Sekret in die freie Bauchhöhle austreten und zum klinischen Bild einer Peritonitis führen. Eine andere Komplikation ist der hohe mechanische Ileus als Folge einer Einengung oder auch Torquierung der Jejunalschlinge. Diese Sonden haben ein wesentlich kleineres Lumen als die PEG, verstopfen deshalb schneller und sind dann auch noch schwieriger zu wechseln, oftmals nur durch einem weiteren Eingriff. Achten Sie deshalb bei diesen Sonden auf sorgfältigen Umgang und Pflege.

Alle diese Sonden funktionieren nur mit einer angeschlossenen Pumpe, welche die enterale Sondenkost über einen definierten Zeitraum bolusartig appliziert. Viele Patienten wollen sich tagsüber unabhängig von einer Pumpe bewegen können, sodass der gesamte Tagesbedarf nachts appliziert wird. Das gilt aber eher für den ambulanten Bereich. Auf der Station kann die Pumpe auch tagsüber laufen, und zwar mit einer maximalen Laufrate von ungefähr 60 ml/h.

Die häufigste **Nebenwirkung** bei hohen Laufraten sind Diarrhoen. Es kann einige Wochen dauern, bis sich der Magen-Darm-Trakt an die hochkalorische und hyperosmolare Sondenkost gewöhnt hat. Behalten Sie in dieser Zeit insbesondere den Flüssigkeitshaushalt im Blick.

Kurzum: Verschaffen Sie sich möglichst bald einen Überblick über die in Ihrer Klinik verwendeten Sonden und Pumpen, und machen Sie sich mit deren Handhabung vertraut.

6.1.4 Parenterale Ernährung

Allerdings werden Sie eine ganze Reihe von Patienten kennenlernen, bei denen eine vollständig enterale Ernährung – sei es peroral oder über eine Sonde – nicht möglich ist. So können Patienten mit einem Kurzdarmsyndrom oder gastrointestinalen Motilitätsstörungen enterale Ernährung nur in reduziertem Maß aufnehmen. In solchen Fällen ist dann eine zusätzliche parenterale Ernährung indiziert. Eine komplett parenterale Ernährung ist jenen Patienten vorbehalten, bei denen eine enterale Ernährung kontraindiziert oder nicht möglich ist.

Profunde Kenntnisse der parenteralen Ernährung werden Sie, wie schon erwähnt, während Ihrer intensivmedizinischen Weiterbildungszeit erwerben; das Prinzip der **Zusammensetzung** der Nahrungslösung sollten Sie aber schon in den ersten 100 Tagen verstanden haben. Jede vollständig parenterale Ernährung besteht nämlich aus 4 essenziellen Komponenten:

1. Flüssigkeit (H_2O),
2. Makronährstoffe für die Energiezufuhr (Glucose, Aminosäuren, Fettsäuren),
3. Elektrolyte (Natrium, Kalium, Calcium und Chlorid),
4. Mikronährstoffe (Vitamine und Spurenelemente).

Der unbestreitbare **Vorteil** dieser Form der Ernährung ist, dass Patienten immer die notwendige Menge an Energieträgern und Zusatzstoffen zugeführt werden kann – unabhängig von Appetit, mentalen oder motorischen Einschränkungen, intestinaler Resorption, möglicher Diarrhoe oder Erbrechen.

Die gravierenden **Nachteile** der parenteralen Ernährung liegen in der Notwendigkeit eines zentralvenösen Zugangs, außerdem in dem damit verbundenen Risiko einer Kathetersepsis oder eines Verschlusses des Zentralvenenkatheters sowie in der Entwicklung einer Fettleber. Zudem kann die parenterale Ernährung ungebremst, ohne die Verzögerung einer intestinalen Resorption (sog »first-pass effect« der Leber), den Stoffwechsel erheblich belasten und schwere Komplikationen auslösen.

Daher sollten Sie sich mit der für jeden einzelnen Patienten angemessenen Zufuhr von parenteral verabreichter Nahrung vertraut machen. Inadäquat kann dabei sowohl ein Zuviel als auch ein Zuwenig sein. Das trifft ebenso für die Menge an Kalorien als auch für die Menge an Flüssigkeit zu. Zu wenig Flüssigkeit kann vor allem bei älteren Patienten unter anderem zu Verwirrtheitszuständen führen. Zu viel Flüssigkeit wiederum kann eine Ödembildung (Anasarka, Pleuraerguss, aber auch Darmwandödem) bewirken und insbesondere bei kardial vorbelasteten Patienten zu einer Dekompensation führen. Die damit verbundene Motilitätsminderung des Magen-Darm-Traktes kann schließlich die Anastomosenheilung und den Aufbau der enteralen Ernährung weiter erschweren.

Machen Sie sich die von der Deutschen Gesellschaft für Ernährungsmedizin herausgegebenen Empfehlungen zur parenteralen Ernährung in Form einer All-in-one-Ernährung zu eigen. Sie gelten als Standard. Hierbei werden vorgefertigte Dreikammerbeutel verwendet, in denen lipidhaltige, kohlenhydrathaltige und eiweißhaltige Infusionen kombiniert sind.

Informieren Sie sich, in welchen Beutelgrößen diese All-in-one-Ernährungslösungen in der Krankenhausapotheke erhältlich sind, sodass Sie für jeden Patienten die geeignete Größe (Energiegehalt, Volumen) auswählen können.

Sie werden auf einer Normalstation nur sehr selten komplett parenteral ernährte Patienten behandeln. Zögern Sie daher nicht, erfahrene Kollegen um Rat zu fragen bei der Konfektionierung der Ernährung. Wann immer möglich, sollte vor allem bei Patienten, die eine langfristige parenterale Ernährung erhalten, ein Ernährungsmediziner konsiliarisch hinzugezogen werden.

> **Checkliste »Enterale und parenterale Ernährung«**
> - Studieren Sie die Leitlinien zur enteralen und parenteralen Ernährung.
> - Merken Sie sich für die Visiten: Patienten werden wann immer möglich enteral ernährt.
> - Machen Sie sich vertraut mit den abteilungsinternen Vorgehensweisen zum Kostaufbau.
> - Erlernen Sie die Handhabung der abteilungsinternen Katheter und Sonden für die enterale Ernährung.
> - Merken Sie sich die Zusammensetzung der gebräuchlichen parenteralen Ernährungslösungen.

6.2 Perioperative Antikoagulation und Thromboembolieprophylaxe

N. C. Nüssler

Bei jedem chirurgischen Eingriff in den Körper des Menschen wird dessen Gerinnungssystem beeinflusst. So führen Wundflächen zu einer Aktivierung des Gerinnungssystems, während gleichzeitig der Blutverlust auch einen Verlust an Gerinnungsfaktoren bedeutet. Der Chirurg/die Chirurgin muss daher darauf bedacht sein, sowohl die Risiken gesteigerter Blutgerinnung im Auge zu behalten als auch die Gefahren übermäßiger Blutverflüssigung zu vermeiden. Für beides stehen Medikamente zur Verfügung. Beim Einsatz dieser Medikamente sollte man im klinischen Alltag zwischen Thromboembolieprophylaxe und Antikoagulation unterscheiden:

- Die **Thromboembolieprophylaxe** wird in der Regel nur für einen begrenzten Zeitraum vor und nach der Operation verabreicht und auch bei Patienten eingesetzt, die bislang keine gerinnungshemmenden Präparate erhalten haben.

- Dagegen handelt es sich bei der **Antikoagulation** vornehmlich um eine von der Operation unabhängige, dauerhafte, gerinnungshemmende Therapie. Vor einer Operation stellt sich hierbei dann die Frage, ob die Antikoagulation unterbrochen, verringert oder durch andere Präparate ersetzt werden kann oder ob sie unverändert weitergeführt werden muss.

6.2.1 Antikoagulation und Thrombozytenaggregationshemmung

Die Zahl der Patienten, die – aus unterschiedlichen Gründen – dauerhaft Medikamente mit Einfluss auf das zelluläre oder humorale Gerinnungssystem benötigen, nimmt ständig zu.

Also ist es von elementarer Bedeutung zunächst festzustellen, welcher Patient überhaupt gerinnungshemmende Medikamente erhält. Dazu bedarf es einer ausführlichen Medikamentenanamnese, bei der Sie sich nicht auf die vom Pflegepersonal erhobenen Daten verlassen sollten. Fragen Sie die Patienten zunächst nach den verschriebenen Präparaten und fragen Sie außerdem, ob die Medikamente auch tatsächlich geschluckt werden. Eine wahrheitsgemäße Antwort werden Sie nicht immer erhalten. Wenn Sie bei Verdacht aber Verständnis für die Abneigung gegenüber der Medikamenteneinnahme bekunden, wird mancher Patient zugeben, dass er nur einen Teil der verschriebenen Medikamente einnimmt.

Erkundigen Sie sich dann aber auch nach Tabletten, die nur sporadisch eingenommen werden, z. B. Kopfschmerzmittel oder Anti-Grippe-Mittel, da diese häufig den Thrombozytenaggregationshemmer Acetylsalicylsäure enthalten.

Sie werden feststellen, dass vielen Patienten nicht bekannt ist, dass Präparate, die sie einnehmen, auch gerinnungshemmende Substanzen enthalten. Hingegen weisen Patienten, denen Tabletten mit dem Wirkstoff Phenprocumon (z. B. Marcumar) verordnet wurden, häufig bereits von selbst auf deren Einnahme hin.

Bei Medikamenten, deren Präparatenamen Ihnen nicht geläufig sind, sollten Sie sich nicht unbedingt auf die Aussage des Patienten verlassen, dass beispielsweise diese oder jene Tablette gegen den hohen Blutdruck gerichtet sei, sondern sich am besten (etwa in der »Roten Liste«) über die tatsächlichen Inhaltsstoffe informieren. Auf den meisten Stationen ist ein gedrucktes Exemplar der »Roten

Liste« vorhanden, fragen Sie danach. Sollten Sie die »Rote Liste« bislang noch nicht benutzt haben, empfiehlt es sich die Benutzerhinweise auf den ersten Seiten zu lesen, damit Sie die gesuchten Informationen auch finden.

Es ist jedoch nicht nur wichtig zu wissen, ob Patienten derartige Medikamente einnehmen, sondern auch, warum sie ihnen verschrieben worden sind. Der Großteil der Patienten benötigt die antikoagulatorische Therapie aufgrund einer kardialen Erkrankung (koronare Herzerkrankung, Vorhofflimmern, Drug-eluting-Stent). Es ist in dieser Situation daher oft hilfreich, ein kardiologisches Konsil anzufordern und dabei zu klären, ob und ggf. wie die Antikoagulation perioperativ verändert werden darf.

Sobald Sie all diese Informationen eingeholt haben, sollten Sie mit Ihrem zuständigen Stations- oder Oberarzt das weitere Vorgehen klären. Wichtig für diese Entscheidung sind sowohl operationsspezifische Argumente (Dringlichkeit und Ausmaß der Operation, Blutungsgefahr) als auch patientenspezifische (Indikation für die Antikoagulation, Risiko der Komplikation bei Unterbrechung oder Reduktion der gerinnungshemmenden Therapie). Dabei bestehen grundsätzlich folgende Möglichkeiten:

1. Falls die gerinnungshemmende Medikation nicht abgesetzt oder verändert werden darf, wird die geplante Operation unter der aktuellen Antikoagulation durchgeführt. Der Patient muss über das erhöhte Blutungsrisiko aufgeklärt werden.
2. Die Antikoagulation wird modifiziert oder pausiert, und der Eingriff wird bis zur Normalisierung der Gerinnungswerte verschoben.
3. Schließlich kann auch der gänzliche Verzicht auf die Operation notwendig sein.

Im Idealfall sollte das Procedere natürlich im Vorfeld des Eingriffs geklärt werden. Denn es ist sowohl ökonomisch unzweckmäßig als auch menschlich bedenklich, den Patienten erst in die Klinik aufzunehmen und ihn dann unverrichteter Dinge wieder nach Hause zu schicken.

Ein besonderes Augenmerk bedürfen Patienten, die marcumarisiert sind. In der Regel wird bei diesen Patienten die gerinnungshemmende Therapie mit Marcumar perioperativ durch Heparin ersetzt. Dieses sog. **Bridging** kann entweder mit niedermolekularen Heparinen (NMH) oder mit unfraktioniertem Heparin erfolgen:

- Zu den Vorteilen der **NMH** gehört die subkutane Applikation. Damit kann die Umstellung von Marcumar auf Heparin ambulant erfolgen, viele Patienten können die Injektionen nach Anleitung sogar selber durchführen. Dabei empfiehlt es sich, die Patienten anzuweisen, dass sie das Heparin möglichst weit weg vom geplanten Operationsfeld injizieren (z. B. in den Oberschenkel bei geplanter Laparotomie). Nachteile der NMH sind die schlechte Steuerbarkeit sowie die Akkumulation und ein damit erhöhtes Blutungsrisiko bei Niereninsuffizienz.
- Das Bridging mit unfraktioniertem Heparin (**UFH**) erfordert eine intravenöse Dauerinfusion. Die Therapie mit UFH ist damit zwar besser steuerbar, kann aber nur im stationären Umfeld durchgeführt werden. Nicht zu unterschätzen ist außerdem das subjektive Gefühl der eingeschränkten Mobilität, das der Perfusor bei vielen Patienten hervorruft.

Bei den Patienten, deren gerinnungshemmende Therapie perioperativ verändert oder pausiert wurde, sollten Sie spätestens nach der Operation klären, wann die ursprüngliche Antikoagulation wieder eingenommen werden darf. Erster Ansprechpartner ist der Operateur, der das Nachblutungsrisiko am besten einschätzen kann. Eventuell müssen Sie zur korrekten Einschätzung aber auch Kontakt mit den internistischen Kollegen aufnehmen, denn die Blutverdünnung folgt häufig internistischen Indikationen.

Bei Patienten, die perioperativ auf Heparin umgestellt worden sind, sollten Sie möglichst früh postoperativ feststellen, ob die Marcumareinstellung noch während des stationären Aufenthaltes oder ambulant über den Hausarzt erfolgen soll. Letzteres bedarf der genauen Planung; scheuen Sie sich daher nicht, den behandelnden niedergelassenen Kollegen vor der Entlassung des Patienten kurz anzurufen und mit ihm das geplante Procedere zu besprechen.

6.2.2 Thromboembolieprophylaxe

Ihr ganzes chirurgisches Geschick kann umsonst gewesen sein, wenn thromboembolische Komplikationen während oder nach der Operation auftreten. Diesen in seltenen Fällen sogar tödlich verlaufenden Risiken gilt es durch geeignete Prophylaxe gegenzusteuern. Werkzeuge hierfür sind die sog. Basismaßnahmen und physikalische Maßnahmen wie auch Medikamente.

Zu den wichtigsten Basis- und physikalischen Maßnahmen gehören:

- bereits präoperativ angelegte passgenaue Antithrombosestrümpfe (AT-Strümpfe) und
- die postoperative Frühmobilisation.

Als Standard der medikamentösen Prophylaxe gilt bis heute unfraktioniertes oder niedermolekulares Heparin, wenngleich in den letzten Jahren eine Reihe weiterer Medikamente, vor allem Faktor-Xa-Inhibitoren (Rivaroxaban, Fundaparinox) hinzugekommen sind, die bei speziellen Indikationen zur Thromboembolieprophylaxe eingesetzt werden.

In vielen chirurgischen Abteilungen ist die Thromboembolieprophylaxe standardisiert und ihre Durchführung den Schwestern überantwortet. Das ist zwar sehr bequem, darf Sie als Chirurgen aber nicht dazu verleiten, sich um dieses Thema nicht weiter zu kümmern. Denn letztlich sind Sie für die möglichen Komplikationen verantwortlich. Sie bleiben daher verpflichtet,

- die Indikation zur Thromboembolieprophylaxe zu stellen,
- den Patienten darüber aufzuklären und auch
- die entsprechenden Anordnungen zu treffen.

Um dabei den Überblick nicht zu verlieren, ist es hilfreich zunächst einmal festzustellen, wie der Einsatz der Basis- und physikalischen Maßnahmen in Ihrer Abteilung geregelt ist. Erhalten alle Patienten präoperativ **AT-Strümpfe** oder müssen Sie diese für jeden Patienten anordnen? Hier gilt es, eine der wichtigsten Kontraindikationen, die arterielle Verschlusskrankheit, zu beachten, bei der AT-Strümpfe keinesfalls angewendet werden sollen.

Auch bei der **Frühmobilisation** sollten Sie sich kundig machen, wie in Ihrem Hause vorgegangen wird. Physiotherapeuten stehen auf den Normalpflegestationen leider immer weniger zur Verfügung. Vielerorts hat daher das Pflegepersonal die Mobilisation der Patienten übernommen. Fragen Sie, ob diese die Patienten generell aus dem Bett holen oder nur dann, wenn Sie es anordnen.

Stellen Sie als nächstes fest, welche **Heparine** in Ihrer Klinik verwendet werden: Gewöhnlich werden niedermolekulare Heparine eingesetzt, von denen zahlreiche Präparate am Markt sind. In den meisten Kliniken hat man sich für eines oder zwei dieser Präparate entschieden. Erkunden Sie, ob diese Präparate köpergewichtsadaptiert verwendet werden müssen oder in einer Standarddosis verabreicht werden. Eine Standarddosis dürfen aber nur Patienten mit normaler Nierenfunktion erhalten, da NMH bei Niereninsuffizienz akkumulieren können. Des Weiteren sollten Sie überprüfen, ob die Patienten über die Gabe von Heparin und die daraus folgenden möglichen Komplikationen (Blutung, heparininduzierte Thrombozytopenie [HIT]) aufgeklärt sind.

Schließlich bleibt zu klären, wann das Heparin verabreicht werden soll: am Abend vor der Operation oder am Morgen des OP-Tages? Bei dieser Entscheidung spielen neben dem Thromboembolierisiko auch die Art der geplanten Operation und das gewählte Anästhesieverfahren eine Rolle: So muss z. B. bei Patienten, die einen Periduralkatheter erhalten, ein Zeitfenster zwischen der letzten Heparingabe und der Anlage des Periduralkatheters eingehalten werden. Dies bedeutet in der Regel, dass niedrig dosierte NMH zuletzt am Abend vor der Operation, aber nicht mehr am Morgen des Operationstages verabreicht werden dürfen. (Genauere Angaben findet man in der Leitlinie »Rückenmarknahe Regionalanästhesien und Thromboembolieprophylaxe/antithrombotische Medikation« der Dt. Gesellschaft für Anästhesiologie und Intensivmedizin bzw. in der S3-Leitlinie »Prophylaxe der venösen Thromboembolie« der AWMF; www.awmf.org.)

Informieren Sie sich dann über das auf Ihrer Station **übliche Vorgehen**. Gehen die Schwestern nach einem Standard vor und weichen davon nur ab, wenn eine schriftliche Anordnung von Ihnen vorliegt, oder müssen Sie für jeden Patienten die Thromboembolieprophylaxe einzeln festlegen?

Grundsätzlich sollten Sie sowohl in dem einen als auch dem anderen Fall bei jedem Patienten überlegen, welche Art der Prophylaxe notwendig und sinnvoll sind. Reichen Basis- und physikalische Maßnahmen, oder ist zusätzlich eine medikamentöse Therapie notwendig? Hilfreich für die Indikationsstellung ist die S3-Leitlinie »Prophylaxe der venösen Thromboembolie«, die Sie auf der Website der AWMF (www.awmf.org) finden können.

Versuchen Sie bei jedem Patienten sein **individuelles Risiko** für die Entwicklung einer postoperativen Thromboembolie abzuschätzen. Es setzt sich zusammen aus dem »dispositionellen« Risiko, das der Patient mitbringt, und dem »expositionellen« Risiko, das durch den Eingriff bedingt ist. Erst wenn Sie dieses Gesamtrisiko kennen, können Sie eine sinnvolle Entscheidung über die notwendige Prophylaxe treffen.

Wenn Sie sich dann für ein Regime entschieden haben, stellt sich die Frage, wie lange die Prophylaxe durchgeführt werden soll. Das früher oft übliche Vorgehen, sie nur so lange durchzuführen, wie der Patient bettlägerig ist, gilt als überholt. Längst ist bekannt, dass das Thromboembolierisiko – je nach Eingriff – noch Wochen danach erhöht sein kann. Sie sollten daher auch im Entlassungsbrief eine **Empfehlung** über die weitere Dauer der medikamentösen Prophylaxe abgeben.

So sollte nach unfallchirurgisch/orthopädischen Eingriffen im Hüftbereich genauso wie nach intraabdominellen Tumoroperationen die medikamentöse Prophylaxe 4–5 Wochen postoperativ fortgeführt werden, nach orthopädisch/unfallchirurgischen Eingriffen im Bereich des Knies hingegen nur für 14 Tage. Ganz generell gilt: Je höher das Risiko, perioperativ eine Thrombose/Embolie zu erleiden, desto länger wird die postoperative Prophylaxe benötigt.

Vergessen Sie aber nicht, dass Patienten trotz korrekt indizierter, risikoadaptiert angewandter Thromboembolieprophylaxe postoperativ eine Thrombose und/oder auch eine Lungenembolie erleiden können. Bei entsprechender klinischer Symptomatik sollten Sie daher unbedingt dem Verdacht nachgehen und sich nicht in falscher Sicherheit wiegen.

Zum Abschluss zwei klinische Beispiele, die Ihnen die Bedeutung und den Umgang mit Antikoagulanzien noch einmal verdeutlichen:

■ **Fallbeispiel 1**

Ein 72-jähriger Patient stellt sich in der chirurgischen Sprechstunde mit seit einer Woche wiederholt auftretenden ziehenden Schmerzen sowie einer Vorwölbung in der rechten Leiste vor.

Bei der **körperlichen Untersuchung** findet sich eine reponible Leistenhernie auf der rechten Seite. Die linke Seite ist unauffällig.

Anamnestisch berichtet der Patient über eine laparoskopische Cholezystektomie vor mehreren Jahren sowie über die Implantation eines Koronarstents vor 2 Monaten. Bei genauem Nachfragen stellen Sie fest, dass es sich um einen sog. Drug-eluting-Stent handelt.

Neben einer antihypertensiven **Medikation** nimmt der Patient seit der Koronarangiographie Acetylsalicylsäure (ASS), Clopidogrel (z. B. Plavix) sowie ein Statin (z. B. Simvastatin) ein.

■■ **Was müssen Sie bei diesem Fall beachten?**

1. **Indikation:** Bei einer Leistenhernie besteht grundsätzlich die Indikation zur operativen Therapie. Da die Hernie dem Patienten zwar Beschwerden bereitet, aber reponibel ist, besteht keine dringliche Operationsindikation, der Operationszeitpunkt kann frei gewählt werden (elektive Operation).
2. **Operatives Risiko:** Das Blutungs- und Transfusionsrisiko einer Leistenbruchoperation ist gering, die Operation kann daher – falls notwendig – unter einfacher Plättchenhemmung erfolgen.
3. **Kardiales Risiko:** Der Patient wird seit der Stentimplantation mit einer dualen Plättchenhemmung (Acetylsalicylsäure und Clopidogrel) behandelt. Bis zu 12 Monate nach Implantation eines Drug-eluting-Stents befindet sich der Patient in einer Hochrisikophase, während der er nur bei vitaler Indikation und dann unter dualer Plättchenhemmung operiert werden sollte. Die Plättchenhemmung darf während dieser Hochrisikophase nicht pausiert werden. Ein Jahr nach der Stentimplantation kann die Therapie in der Regel auf eine Monotherapie

reduziert werden. Dann können auch wieder elektive Operationen – allerdings unter einfacher Plättchenhemmung – durchgeführt werden.

■■ **Wie gehen Sie vor?**

Erläutern Sie dem Patienten, dass Sie ihm grundsätzlich eine Operation seiner Leistenhernie empfehlen. Allerdings sollte der Eingriff auf einen späteren Zeitpunkt (>12 Monate nach Stentimplantation) verschoben und dann unter einfacher Plättchenhemmung durchgeführt werden. Denken Sie daran, den Patienten unbedingt über das Inkarzerationsrisiko aufzuklären.

■ **Fallbeispiel 2**

Eine 29-jährige Patientin wird nach einem Motorradunfall vom Notarzt in die Klinik gebracht. Bei Aufnahme ist die Patientin noch ansprechbar und berichtet Ihnen, dass sie aufgrund einer tiefen Beinvenenthrombose und Lungenembolie marcumarisiert ist.

Bei der **Ultraschalluntersuchung** im Schockraum zeigt sich reichlich freie Flüssigkeit, und es wird der Verdacht auf eine Milzruptur gestellt.

Im daraufhin durchgeführten **CT** bestätigt sich die Diagnose der Milzruptur, außerdem findet sich ein subkapsuläres Leberhämatom. Die Patientin wird zunehmend kreislaufinstabil und muss intubiert werden. Der aktuelle Hb ist 6,2 g/dl, die INR 3,5.

■■ **Was müssen Sie in diesem Fall beachten?**

1. **Indikation:** Die Patientin hat einen hämorrhagischen Schock auf dem Boden einer Milzruptur. Es besteht eine vitale Indikation zur sofortigen Operation.
2. **Operatives Risiko:** Das Blutungs- und Transfusionsrisiko der Operation ist als hoch einzuschätzen, nicht zuletzt, da die Patientin bereits viel Blut nach intraperitoneal verloren hat.
3. **Antikoagulation:** Die Patientin ist mit Marcumar therapeutisch antikoaguliert. Ein Bridging mit Heparin ist in der Notfallsituation aufgrund der langen Wirkdauer von Marcumar nicht möglich. Eine rasche Normalisierung der Gerinnung kann nur durch Gabe von Gerinnungsfaktoren erreicht werden.

Wie gehen Sie vor?

Die Patientin muss unverzüglich operiert werden. Um die intraoperative Blutungsneigung und den Blutverlust zu minimieren, sollte die Patientin prä- und intraoperativ Prothrombinkomplex (PPSB) und evtl. auch Frischplasma erhalten. Postoperativ erfolgt die notwendige Antikoagulation zunächst mit Heparin, bis nach einigen Tagen eine erneute Marcumarisierung wieder begonnen werden kann.

Checkliste »Antikoagulation und Thrombo-emboliprophylaxe"

— Erheben Sie bei allen Patienten eine Medi-kamentenanamnese.

— Legen Sie zusammen mit dem Stations- oder Oberarzt die perioperative Vorge-hensweise bei antikoagulierten Patienten fest.

— Erfragen Sie die abteilungsinternen Vorgehensweisen zur Thromboembolie-prophylaxe.

— Lernen Sie das Thromboembolierisiko ein-schätzen: Welcher Patient benötigt welche Prophylaxe?

— Studieren Sie die S3-Leitlinie zur Prophy-laxe der venösen Thromboembolie.

6.3   Perioperative Schmerztherapie

M. Stumpf, M. Bauer, C. J. Krones

Schmerz (lat. »dolor«, griech. »ἄλγος«, »álgos«) ist eine komplexe subjektive Sinneswahrnehmung, die als akutes Geschehen den Charakter eines Warn- und Leitsignals aufweist und in der Intensität bis zur Unerträglichkeit reichen kann.

Soweit die etwas technokratische Definiti-on. Die Realität stellt sich einfacher dar: Hier ist Schmerz in jeder Form ganz einfach nur unange-nehm, und jeder will ihn meiden.

Für uns Ärzte muss klar sein, dass die Angst vor möglichen Schmerzen einen der größten Un-sicherheitsfaktoren darstellt, wenn sich Patienten in unsere Behandlung begeben. Dies gilt natürlich ganz besonders für die chirurgischen Fächer. Schon die etwas banale Assoziation mit den Stereotypen

von Spritze, Blut und Messer kräuseln den meis-ten die Nackenhaare. Diese vage, aber bedrohliche Vorstellung ist ganz direkt mit der Erwartung von Schmerzen begleitet. Deshalb empfindet ein Pa-tient, der sich mit akuten Schmerzen in der Am-bulanz vorstellt, große Dankbarkeit, wenn Sie sein Leiden durch rasche Diagnose und zügige Notfall-operation umgehend verbessern. Bei einem elekti-ven Eingriff sehen die gleichen Patienten das aber schon ganz anders. Hier zählt fast jeder Piekser.

An der irrationalen Furcht vor schmerzhafter Chirurgie ist unser Berufsstand nicht ganz un-schuldig. Lange Zeit galt in den operativen Fächern das Prinzip »Leiden läutert« ja fast als Primat. Schmerzen waren als Nebenprodukt der therapeu-tischen Bemühungen nicht zu vermeiden und sig-nalisierten dem Patienten den Weg von der Erkran-kung zur Heilung. Es galt eben die Zähne zusam-menzubeißen – und so führte die Schmerztherapie auf chirurgischen Stationen traditionell ein eher kümmerliches Dasein.

Diese nachlässige und vielleicht auch etwas missachtende Haltung gegenüber den Schutzbe-fohlenen lässt sich mit den modernen therapeu-tischen und ethischen Ansprüchen der ärztlichen Tätigkeit natürlich überhaupt nicht mehr in Ein-klang bringen. Die Vorstellung davon, was ein Pa-tient in ärztlicher Behandlung an Schmerzen aus-halten darf, kann oder muss, hat sich in den letzten Jahrzehnten radikal gewandelt. Sie sollten es des-halb von Anfang an vermeiden, die alten Weishei-ten »Medizin muss bitter schmecken« oder »Nur wenn's weh tut, hilft's« in Ihr sprachliches oder gar handwerkliches Repertoire aufzunehmen. Der sen-sible Umgang mit der Empfindung »Schmerz« ist ärztliche Pflicht, wie wir auch die Ängste unserer Patienten jederzeit ernst nehmen müssen.

Das klingt ja alles naheliegend und ganz ein-fach, doch die alltäglichen Abläufe in der Chir-urgie stumpfen fast ganz zwangsläufig ab. Die oft lebensbedrohlichen Krankheitsbilder, drastische Eingriffsformen und kontraststarke anatomische Ansichten verführen schnell dazu, vermeintlich einfache Beschwerden ordentlich zu unterschät-zen. Doch der Patient im Eingriffsraum Nummer drei mit der Schnittwunde am linken Daumen, der so ein unglaubliches Theater beim Setzen der Lokalanästhesie gemacht hat, empfindet nicht den

Leberkapselspannungsschmerz der ausgedehnt tumorkranken Dame in der Nachbarkabine, er interessiert ihn wahrscheinlich nicht mal. Der blutende und schmerzhafte Daumen ist im Moment sein Universum. Der Mann will nicht zur Disziplin erzogen werden, sondern schnelle Linderung. Und vielleicht ist diese Schnittwunde das Schlimmste, was ihm jemals zugestoßen ist. Also lassen wir uns in jeder Behandlung ganz auf das Individuum ein, denn nur seine Welt zählt.

Der professionelle Umgang mit Schmerzen hat nicht nur viel Leiden gelindert, sondern auch drastische Heilungsverbesserungen erzielt. Viele Eingriffe in der Tumorchirurgie sind ohne eine perfektionierte Schmerztherapie gar nicht durchführbar. Ganz konsequent geht der Trend zum »schmerzfreien Krankenhaus«, man versucht jede Behandlung oder Operation mit für den Patienten minimalen Beeinträchtigungen ablaufen zu lassen. Und das ist gut so. Alle wissenschaftlichen Daten unterstreichen, dass Patienten mit postoperativen Schmerzen mehr Komplikationen und eine verzögerte Wundheilung aufweisen. Dazu sinken Patientenkomfort und -zufriedenheit, und am Ende verlängert sich auch noch der Krankenhausaufenthalt.

Eine adäquate Schmerztherapie zu vernachlässigen ist also auch medizinisch völlig kontraproduktiv. Zudem sind die Möglichkeiten der Schmerzprophylaxe und -therapie heute so breit gefächert und so simpel, dass es schon als fachliche Inkompetenz eingestuft werden muss, wenn ein Patient heutzutage bei seiner Behandlung übermäßige Schmerzen erleiden muss.

Die Behandlung von Schmerzen ist also essenzieller Bestandteil unseres Fachgebiets. Der Patient mit Ösophagusresektion wird ohne thorakale Periduralanästhesie nur sehr schwer atmen, der Patient mit Hüftgelenkersatz nicht laufen und die Patientin mit Darmoperation kaum verdauen können. Sie werden Ihre Patienten ohne Schmerzmittelgabe nicht erfolgreich behandeln. Unter diesen Bedingungen sollte man die wichtigsten Prinzipien der Schmerztherapie als angehender Chirurg natürlich kennen. Moderne Medizin läuft interdisziplinär ab, aber wenn man schon für jedes Zwacken einen Kollegen rufen muss, wird es schnell peinlich.

Das Ganze ist, wie Sie noch sehen werden, auch wirklich kein Buch mit sieben Siegeln, sondern eher

simpel. Chirurgische Patienten werden deshalb von den behandelnden Chirurgen mit aller Sachkenntnis selbständig schmerztherapiert. Ein laxer Umgang mit dieser Thematik oder eine Dauer-Hotline zu den Kollegen der Anästhesie und Schmerztherapie wird auch bei Vorgesetzten kaum zu positiven Reaktionen führen. In komplexen Situationen, zum Beispiel bei chronischen Schmerzsyndromen oder der Anlage und Pflege von periduralen Schmerzkathetern (PDK), sind die Kollegen der Anästhesie wertvolle und unverzichtbare Partner. Den täglichen und routinemäßigen Umgang mit Schmerzmitteln sollten wir aber schon selbst drauf haben.

Es führt also kein Weg daran vorbei. Auch als Chirurg müssen Sie ab und an Tabletten sortieren. Wir wollen Ihnen deshalb im Folgenden einige Grundlagen, aber auch Tipps und Tricks an die Hand geben. In den meisten Kliniken gibt es heute auch Behandlungsstandards, die Ihnen als Richtlinie für die korrekte Schmerztherapie dienen. Meist sind diese Informationen im Intranet hinterlegt, oft gibt es auch eine Info-Karte für die Kitteltasche. In Ermangelung dessen konsultieren Sie die S3-Leitline zur »Behandlung akuter perioperativer und posttraumatischer Schmerzen«, da steht auch alles drin.

Auf dem kurzen Weg ist es natürlich auch erlaubt, die erfahrene Stationsschwester um Rat zu fragen. Die kennt ihren Medikamentenschrank, die hauseigenen Prinzipien und die gängigen Dosierungen sicher ganz genau.

6.3.1 Was ist Schmerz und wie wird er gemessen?

Unser oberstes Ziel im Thema »Schmerz« bleibt es, ihn zu behandeln. Wir müssen ihn nicht verstehen, wir müssen nicht mitleiden, und wir müssen ihn eigentlich auch nicht erklären. Diesen Fragen kann der Interessierte bei Bedarf irgendwann einmal nachgehen. Um akute Situationen zu lösen – und genau darum geht es in der Chirurgie – ist es viel wichtiger zu akzeptieren, dass sich das **Schmerzempfinden** des Patienten **ganz individuell** ausprägt. Es wird durch eine emotionale Bewertung, frühere Schmerzerfahrungen und die situative Einordnung moduliert. Die Empfindung ist auch ganz wesentlich von der individuellen Situation und den Umständen abhängig. Mit anderen Worten: Jeder Mensch erlebt und wertet Schmerz anders.

Hat ein Patient mit einer über Jahre andauernden Krebserkrankung am Anfang kritische Situationen und Eingriffe mit viel Ruhe und Selbstdisziplin gemeistert, so kann sich diese Patience doch verbrauchen. Im Langzeitverlauf entsteht dann oft eine sehr große Sensibilität und Empfindlichkeit, die selbst Blutentnahmen zu einem kleinen Staatsakt werden lassen. Unerwartete Schmerzattacken zum Beispiel im Rahmen eines Traumas können als Schockfolge bei dem einen jedes Schmerzempfinden nahezu ausschalten und bei dem anderen zu einer fast hysterischen Überempfindlichkeit führen. Kinder aus Krisengebieten wirken aufgrund ihrer negativen Erfahrungen manchmal fast abgebrüht, während das behütete deutsche Wohlstandskind schon die Fiebermessung als aggressiven Akt empfinden kann.

Jeder ist in seiner Leidensfähigkeit etwas anders getaktet. Also halten wir uns nicht mit persönlichen Bewertungen auf. Vermeiden Sie ernsthafte Diskreditierungen nach dem Motto »Der ist ja ein Weichei!« oder »Die ist aber eine echte Heulsuse«. Diese Klassifizierungen braucht man manchmal als Ventil, aber in der Therapie dürfen sie natürlich keine Rolle spielen.

Jede Schmerzangabe des Patienten muss stattdessen zunächst ernst genommen und nach allen Regeln der ärztlichen Diagnostik abgeklärt werden. Dies gilt natürlich insbesondere für Patienten nach operativen Eingriffen. Inadäquate oder mit den Standardmitteln nicht beherrschbare Schmerzen nach Operationen fordern immer und reflexartig den Ausschluss aller möglichen Komplikationen. Sonst ist der Simulant aus dem dritten Stock am Ende plötzlich verstorben.

Die vollkommen subjektive Wahrnehmung von Schmerz fordert zur kontrollierten Einschätzung den Versuch einer objektiven Graduierung. Hier hat es sich bewährt, die Intensität in Form einer numerischen, visuellen oder verbalen Ratingskala zu messen. Der Schmerzcharakter kann zudem in freien Begriffen ergänzt werden. Bei Kindern wendet man eine eher altersgerechte Schmerzmessung mit der »Smiley-Analogskala« an. Der kleine Patient sollte unbedingt selbst befragt werden. Zusätz-

liche Äußerungen wie ein Weinen, der Gesichtsausdruck und die Motorik werden im freien Text berücksichtigt.

In allen Altersstufen stärkt die Messung von Vigilanz, Atmung, Herzfrequenz und Blutdruck die objektivierte Einschätzung. Die **reine Fremdeinschätzung** durch ärztliches oder pflegerisches Personal ist dagegen **nicht ausreichend**, denn auch auf dieser Seite fließen persönliche Empfindungen, Gefühle und Lebenseinstellungen mit ein und spielen eine große Rolle. Die langgediente Stationsschwester, die über 20 Jahre Patienten mit Gelenkersatz betreut, kann vielleicht nur wenig Mitgefühl für den Herrn entwickeln, der zum Zug der Redondrainagen eine schmerzstillende Spritze fordert. Dagegen dreht die Intensivkraft zur Entfernung der Hautklammern unter Umständen die Propofol-Dosierung am Perfusor hoch, um jede Art von Empfindung zu dämpfen.

Beides entspricht sicher einer Fehleinschätzung der realen Situation und folgt eher der Empfindung des Betreuers als der des Betroffenen. Aber genau der ist das Maß der Dinge. Und es kann nicht oft genug betont werden: Der Patient mit Schmerzen hat immer Recht! Lieber einmal zu häufig untersucht, als eine wichtige Ursache zu spät erkannt.

Die anhand einer Ratingskala (◘ Abb. 6.2) eingeschätzten Schmerzwerte sollten in der Krankenakte gut sichtbar dokumentiert werden. Die Kombination von numerischer und qualitativer Einschätzung erleichtert bei festgelegter Zuordnung dabei auch dem Patienten die exakte Beschreibung. Im praktischen Ablauf reicht es aus, wenn eine geschulte Hilfskraft das Befinden täglich abgefragt. Der Patient bekommt die Spannweite von 1 bis 10 und »kein« bis »stärkst vorstellbar« kurz erläutert und gibt seine Beurteilung ab. Widersprüchliche Angaben können hinterfragt und sofort geklärt werden. Am Ende steht eine mess- und vergleichbare Zahl, die die Unwägbarkeit der Subjektivität weitgehend verloren hat. Die Effekte sind nachhaltig, alle Seiten profitieren. Die Patienten fühlen sich ernst genommen. Man glaubt ihnen und ist bemüht, Hilfe zu leisten. Die Therapeuten erhalten einen Wert, der ihnen eine vergleichende Einschätzung erlaubt. Das erleichtert es, die Verhältnismäßigkeit der Mittel einzuhalten.

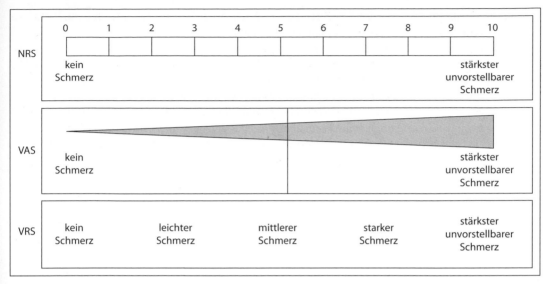

◘ Abb. 6.2 Numerische Ratingskala (NRS), visuelle Analogskala (VAS) und verbale Ratingskala (VRS) zur Messung der Intensität postoperativer Schmerzen. (Aus Schwenk u. Schinkel 2011)

6.3.2 Maßnahmen zur perioperativen Schmerzprophylaxe

Bevor die Schmerzfasern aus allen Rohren feuern, bis Körper und Seele brennen, kann man natürlich auch noch präventiv handeln. Neben der rein medikamentösen Schmerztherapie gibt es weitere Faktoren, die den Patientenkomfort und die Rekonvaleszenz positiv beeinflussen. Klug eingesetzt, mindern diese Faktoren ganz unmittelbar das Schmerzausmaß und den Verbrauch an Schmerzmitteln und fördern die Heilung.

In einem chirurgischen Lehrbuch ist hier zuallererst die **Reduktion des Zugangstraumas** zu nennen. Auf breiter Front wird dies heute durch die minimalinvasive Chirurgie praktiziert. Durch diese operativen Verfahren wird in der Regel der postoperative Schmerzmittelverbrauch deutlich reduziert, obwohl der eigentliche Eingriff an den inneren Organen der Gleiche bleibt. Die Größe des Zugangs durch die Bauchdecke ist hier für die Schmerzintensität oft entscheidend. Aber auch wenn ein offenes Operationsverfahren gewählt werden muss oder soll, kann man durch eine kluge Schnittführung den postoperativen Verlauf in Bezug auf Schmerz und Immobilität positiv beeinflussen. So verursacht jeder quer verlaufende Schnitt

als Zugang zur Bauchhöhle weniger Schmerzen als eine mediane Laparotomie. Ganz schlecht schneiden hier pararektale oder transrektale Schnitte ab. Sie sollten heutzutage deshalb weitgehend vermieden werden. Übrigens wurde die ganze, heute für den Patienten so segensreiche, Fast-Track-Chirurgie unter Anwendung von Querschnitten etabliert. »Große Chirurgen – große Schnitte« gehört der Vergangenheit an. Wählen Sie die Operationszugänge stattdessen mit Weitsicht und Augenmaß.

Auch die postoperative **Injektion von Lokalanästhetika** in das Operationsgebiet übt nicht nur nach aktueller Studienlage einen positiven Effekt auf das postoperative Schmerzniveau aus. Dieser eigentlich doch ziemlich naheliegende Effekt wird leider vielfach noch deutlich unterschätzt, obwohl der Aufwand gering ist. Proktologische oder inguinale Operationen, aber auch Strumaresektionen oder die Laparoskopieinzisionen lassen sich problemlos mit Lokalanästhetika versorgen. Sie schalten damit die Haut und die Unterhaut als Schmerzfokus aus. Probieren Sie's aus – es lohnt sich!

Eine erhebliche Erweiterung der operativen Möglichkeiten bietet der Einsatz eines **Periduralkatheters (PDK)**. Ein PDK wird bei Bedarf kurz vor der Operation gelegt. Er erlaubt die kontinuierliche Applikation von Lokalanästhetika in den Periduralraum, das heißt direkt an das Rückenmark zwischen äußerem und innerem Blatt der Dura mater. Der Katheter wird vor der Narkoseeinleitung beim noch wachen Patienten vom Anästhesisten gelegt und sofort bestückt. Dadurch lassen sich unter Allgemeinanästhesie bereits intraoperativ Schmerzmittel sparen. Die Schmerzafferenzen werden bereits auf Rückenmarksniveau ausgeschaltet und es kommt zu einer Symphathikolyse. Der Körper wird getäuscht und empfindet den Eingriff nicht als Aggression, auf die er mit Abwehrmechanismen reagieren muss. Es kommt also nicht zu einem erhöhten Sympathikotonus, der alle intestinalen Funktionen zugunsten der lebenswichtigen Organerhalte dämpft, sondern zu einer Steigerung des Parasympathikus. Die intestinalen Organe arbeiten im Erfolgsfall dann trotz des invasiven Eingriffs in gewohnter Weise weiter. Insbesondere der Magen-Darm-Trakt transportiert, verdaut und scheidet weiter aus, was für Heilung und Erholung von zentraler Bedeutung ist. Die Schmerzarmut erleichtert auch die frühe postoperative Mobilisation, senkt das Risiko postoperativer Lungeninfektionen und steigert den Patientenkomfort. Ein PDK wird deshalb perioperativ für zumeist mehrere Tage belassen.

Das Verfahren wird sehr erfolgreich bei großen Abdominal- und Thoraxeingriffen eingesetzt und reduziert in Konsequenz seines Wirkprinzips den Verbrauch anderer Schmerzmedikamente erheblich. Thorakoabdominelle Eingriffe sind im Idealfall mit einem PDK schmerzfrei. Bei Operationen im kleinen Becken muss wegen der Anatomie des Rückenmarks und der Cauda equina allerdings immer additiv auch ein systemisches Analgetikum eingesetzt werden. Der Einsatz des Periduralkatheters ist auch ein wesentlicher Bestandteil des Konzeptes der »Fast-Track-Rehabilitation«.

Eine anderer, sehr sinnvoller, aber deutlich seltenerer Einsatzbereich des PDK sind schmerzhafte Rippenserienfrakturen. Der Einsatz des PDK hebt in diesen Fällen die Schonatmung auf, was das Risiko einer Pneumonieentwicklung deutlich senkt.

Zu Ihren Aufgaben im Zusammenhang mit dem PDK: ▶ Kap. 7.8.6.

Nach kleineren Eingriffen oder Traumata wird die **lokale Kälteanwendung** als angenehm und schmerzlindernd empfunden. Das erste, was neurotischen Fußballspielern auf ihre malträtierten Millionen-Beine gesprüht wird, ist Eisspray. Das gleiche Prinzip trifft natürlich auch auf das Distorsionstrauma aus der Dorfdisco zu, dass nachts um 3.30 Uhr in Hotpants und High Heels in Ihre Notaufnahme wankt. Hinlegen, Eispack drauf und dann die Formalien klären. Die Wirkung setzt schnell ein, hält aber nur begrenzt an. Man hat dann jedoch genug Zeit, die nächsten Maßnahmen zu ergreifen. Und so ein Eispack beschäftigt auch. Man fühlt sich respektiert und versorgt. Wir behandeln also Körper und Geist.

Die **Physiotherapie** besitzt in der perioperativen Therapie je nach Eingriff einen variablen Stellenwert und verfolgt dementsprechend verschiedenste Wirkprinzipien. In der Unfallchirurgie und Orthopädie beüben die Therapeuten nach mechanistischen und physiologischen Prinzipien ganz gezielt die verletzten oder operierten Anteile des muskuloskeletalen Systems. Dieser naheliegende Einsatzbereich lehrt Gangbild, Muskelaufbau oder Haltungsformen und mindert so ganz gezielt lokale Schmerzen durch Förderung der Mobilität. Auch bei akuten wie chronischen Rückenschmerzen werden diese Ziele verfolgt.

In der Abdominalchirurgie lehrt die Krankengymnastik bereits präoperativ das bauchmuskelschonende Aufrichten nach Laparotomie. Postoperativ werden die Patienten pulmonal trainiert und aus dem Bett geführt. Auch wenn der Gang über den Stationsflur am Arm einer sportiven Physiotherapeutin häufig eher an einen Spaziergang mit einem hübschen Kurschatten erinnert als an eine rehabilitative Übung, darf der Effekt gar nicht unterschätzt werden. Alle Maßnahmen mindern Fehlhaltungen, Verspannungen und Immobilität und lindern so schmerzinduzierende Zustände. Und auch hier werden Körper und Seele behandelt.

Alle invasiven Maßnahmen benötigen eine **Vorbereitung**. Als Minimalmaßnahme bekommt der Patient kurz erklärt, was jetzt gleich passiert. Aber nicht: »Ich lege jetzt einen Zugang – es wird stark bluten«, sondern: »Wir ziehen jetzt die Drainage – geht ganz schnell, keine Sorge.« Aggressivere Maßnahmen lassen sich bequem unter angepasster Analgesie durchführen. Machen Sie es sich nicht selbst schwer. Es macht keinen Spaß, wenn man zwei Kollegen verbraucht, um den armen Patienten bei der »Quälerei« festzuhalten, und dann anschließend den Seelsorger bemüht, damit der Patient das gerade erlittene Trauma auch verarbeiten kann. Ist doch Quatsch, der ganz Schrank ist voll mit Analgetika. Viel eleganter kündigt man bei der Visite die Maßnahme an, lässt ein Analgetikum verabreichen, führt die Visite fort und schreitet dann nach Einsetzen der analgetischen Wirkung zur heroischen Tat.

Bei allen Einsätzen in der Schmerzbehandlung darf man schließlich eines auf keinen Fall vergessen: die **suggestive Kraft** des Arztes. Der weiße Kittel verleiht dank Image und Nimbus so viel Energie, dass es reine Verschwendung wäre, diese nicht positiv einzusetzen. Die Wirkmechanismen sind eigentlich einfach, aber der gezielte Einsatz will gelernt sein. Barmherzigkeit und Handlungsstärke sind die Pfunde, mit denen wir wuchern, distanzierte Kühle und Zögerlichkeit ist das, was wir meiden. Sie müssen grundsätzlich Sicherheit verströmen und keine Angst verbreiten. »Keine Sorge, wir wissen, was wir tun, wir kümmern uns um Sie«, ist genau das, was wir auch selber hören und spüren wollen.

Die Arzt-Patienten-Beziehung basiert auf einer riesigen Portion Vertrauen. Der Patient will nicht allein sein. Schwindet das Vertrauen, steigt zur Angst fast parallel die Schmerzsensibilität. Natürlich ist suggestive Kraft für den Neustarter fast noch ein Fremdwort. Wenn Klein-Captain-America sich im Zimmer aufbaut und Großtaten verkündet, dabei aber aufpassen muss, vor Aufregung und Ungeschick nicht mit dem Ärmel an der Türklinke hängen zu bleiben, dann wirkt das auch, aber nicht in die richtige Richtung. Am Anfang ist man bescheiden, aber aufmerksam. Agieren Sie verlässlich. Wenn Sie ein Analgetikum ankündigen, dann machen Sie richtig Punkte, wenn auch tatsächlich in den nächsten 2 Minuten jemand damit anrückt. Gönnen Sie dem Patienten in der Berichterstattung über Schmerzen für die wenigen Minuten Ihre ganze Aufmerksamkeit. Signalisieren Sie, dass Sie ihn ernst nehmen. Und dann wird gehandelt, und zwar sofort.

Suggestives Potenzial, ohne das es in der Chirurgie niemals geht, kommt dann im Verlauf. Bis zum großen braungebrannten Mann, der verkündet: »Ich habe Sie geheilt« ist es noch ein weiter Weg. Aber er lohnt sich.

6.3.3 Welches Schmerzmedikament gebe ich wann und wie?

Nach den vielen Vorbemerkungen sind Sie nun fest gewillt, jede missliebige Schmerzempfindung adäquat zu therapieren. Bravo, für angehende Chirurgen ist das schon ein großer Schritt. Aber die Spannbreite zwischen Wehwehchen und Vernichtungsschmerz ist ungeheuer breit. Sie brauchen jetzt handfeste Antworten auf die Fragen was, wann und wie.

Zunächst richtet sich die **Wahl des Analgetikums** nach der zu erwartenden Schmerzstärke. Es macht wenig Sinn, ein frakturiertes Sprunggelenk in der Akutphase mit ASS plus C zu behandeln, ebenso wie der verstauchte Fuß kein Morphin benötigt. Ein weiteres Kriterium ist die **Applikationsform**. Kein Mensch erhält gerne Spritzen, alle ziehen orale Medikamente vor. Aber wenn der Gastrointestinaltrakt nicht funktioniert, weil der Magen nicht entleert oder der Darm aton ist, sind Tabletten und Tropfen natürlich eher wirkungslos. Schließlich geht es auch noch um die **Schnelligkeit des Wirkeintritts**. Eine Ureterkolik braucht in der nächsten Minute Linderung, da ist ein Schmerzpflaster natürlich deplatziert. Chronische Schmerzpatienten oder Tumorkranke benötigen häufig medikamentöse Dauerspiegel. Hier sind Depotpräparate indiziert.

Verpassen Sie bitte vor der Gabe außerdem nicht, sich über mögliche **Allergien** zu informieren. Gerade bei der i.v.-Applikation kann es sonst zu üblen Überraschungen kommen. Kurze Frage, dann kann es losgehen. **Besonderheiten** gelten natürlich bei Schwangeren, stillenden Patientinnen und Kindern. Sind Sie sich in diesen speziellen Situationen unsicher, nehmen Sie Kontakt mit den Kollegen der jeweiligen Fachabteilung auf. Eine kurze Anfrage per Telefon reicht da oft aus.

Wenn Sie Ihre Schmerzmittelgabe grundsätzlich mit einer kurzen Erklärung begleiten, nutzen Sie zusätzlich Ihre suggestive Kraft. Auf der einen Seite mindern Sie Ängste bei invasiven Verfahren wie dem PDK. Dabei helfen auch Hinweise auf eine routinierte und gängige Praxis (»Das erhalten auch sehr viele Gebärende«) oder die angestrebten positiven Effekte (»Im Idealfall sind Sie schmerzfrei, und wenn der Darm gut arbeitet, können Sie auch sehr schnell wieder etwas essen«). Zusätzlich bekommen die anonymen und oft übel schmeckenden Tabletten oder Tropfen durch Ihre Erläuterung auch einen Charakter. »Sie erhalten von uns jetzt ein Morphin-Präparat, das wird sicher helfen.«

Komplizierte Einstellungen verlangen auch deshalb eine Beschreibung, damit eine ausreichende Compliance erreicht wird. Die Disziplin, regelmäßig Tabletten zu nehmen, erweist sich in großen Untersuchungen grundsätzlich als schlecht. Das verhält sich im Krankenhaus nicht anders. Gerade Kombinationstherapien muss man also »verkaufen«: »Das ist ein Depotpräparat, das nehmen Sie nur am Morgen, denn das hält den ganzen Tag und trimmt den Schmerz erst mal grundsätzlich runter. Die Tropfen nehmen Sie bitte nach Erhalt immer sofort, wir wollen nicht, dass der Wirkspiegel unterschritten wird. Und wenn es ganz arg wird, dann fordern Sie bei den Schwestern Ihre Reserve an. Das gibt's dann zusätzlich.«

In der **kombinierten Schmerztherapie** nutzt man übrigens synergetische Effekte. Die früher eher verpönte Kombination unterschiedlicher Präparate gehört heute zum Standard. Dadurch ergänzen sich unterschiedliche Wirkprinzipien, ohne dass die Wirkstoffe um den gleichen Rezeptor oder Enzymweg konkurrieren. Morphinrezeptoren sitzen im Gehirn. Ihre Menge ist natürlich begrenzt. Wenn also einmal alle Rezeptoren besetzt sind, kann man die Analgesie durch eine Dosiserhöhung nicht mehr steigern. Kombinierte Behandlungen verhindern in gleicher Weise auch Überdosierungen, da das Einzelpräparat durch die Synergie mit dem Rest niedriger berechnet werden kann. In der klassischen Form findet man im Krankenhaus die parallele Gabe von Morphinen, peripher wirksamen Analgetika und Entzündungshemmern.

Und noch etwas: Bei Schmerzen müssen Sie nicht sparen. Sie sollen natürlich auch keinen Patienten unnötig zudröhnen, denn bei allen Substanzen gibt es lebensgefährliche Komplikationen. Schmerztherapie ist aber auch nichts zum Kleckern. Im Zeitalter der alles durchdringenden Ökonomisierung der kurativen Medizin fällt es nicht immer leicht, die Bedürfnisse des Patienten im Fokus zu behalten. Scherzmittel besitzen zusätzlich noch diesen anrüchigen Gout von Rausch, Sucht und Gefahr. Da wird gerne mal gegeizt. Ihre Patienten sind aber keine Pseudoindianer auf der Suche nach dem Schwitzhüttenritual. Die Damen und Herren auf Ihrem Flur verlangen Linderung. Also ran, und zwar in abgestufter Reihenfolge:

Bei leichten Schmerzen werden **Nichtopioidanalgetika** bevorzugt, bei mittelstarken bis stärksten Schmerzen zusätzlich ein **Opioidanalgetikum** gegeben. Eine Kombinationstherapie ist immer besser als eine Dosiserhöhung. Allgemein gilt, das Analgetika wegen des höheren Komforts peroral gegeben werden. Wenn dies nicht möglich ist, da Nahrungskarenz oder Darmatonie stören, verabreicht man die Präparate i. v. oder – noch besser, da langsamer anflutend – als Kurzinfusion. Grundsätzlich sind nur wenige Medikamente für die perioperative Schmerztherapie erforderlich; spielen Sie also nicht unnötig mit zu vielen Präparaten, nur weil die »Rote Liste« so unerträglich dick ist. Die Beschränkung auf eine klar festgelegte Medikation erleichtert die Umsetzung der Standards enorm.

Als Basismedikation bei **Abdominalschmerzen, Spasmen der Hohlorgane** und **Weichteilschmerzen** bietet sich als peripheres Analgetikum Metamizol in einer Dosierung von normal 4×500 mg und maximal 4×1000 mg täglich an. Alternativ steht Paracetamol in der gleichen Dosierung zur Verfügung, bietet jedoch eine deutlich geringere Wirkstärke. Aber **Achtung**: Metamizol kann Schweißausbrüche und Übelkeit auslösen, zusätzlich sind Agranulozytosen beschrieben. Paracetamol ist dagegen lebertoxisch.

Bei **Periostschmerzen** greift man gerne auf Antiphlogistika wie Diclofenac oder Ibuprofen zurück. Ibuprofen kann in der Stärke von 3×400 mg bis maximal 3×800 mg täglich verwendet werden. Stellen Sie bei diesen Präparaten die Indikation zur **Ulkusprophylaxe** mit H_2-Hemmer (Ranitidin) oder Protonenpumpeninhibitor (PPI, Pantozol) aus medizinischen und juristischen Gründen großzügig.

Ist bis jetzt immer noch keine ausreichende Schmerzreduktion zu erreichen, kommen zusätzlich **Opioidanalgetika** zum Einsatz. Opioide der Stufe II nach WHO (Tramadol, Tilidin) werden postoperativ eher selten gegeben, weil bei höheren Dosen oft relevante Nebenwirkungen wie Übelkeit und Erbrechen auftreten. Günstiger sind meist WHO-Stufe-III-Opioide in angepasster niedriger Dosierung, Standardsubstanz ist **Piritramid** (z. B. Dipidolor). Bei Überdosierung ist hier auf eine Atemdepression zu achten. Dabei bietet sich eine **patientenkontrollierte Analgesie** (PCA-Pumpe) mit Dipidolor an. Diese Pumpe kann der Patient selbstständig nach Bedarf betätigen, da ein automatischer Stopp die Überdosierung verhindert. Alternativ kann bei entsprechender Überwachung eine Kurzinfusion mit Dipidolor durchgeführt werden (5–7,5 mg in 250 ml NaCl über 30 min).

Patienten mit Periduralkatheter (PDK), patientenkontrollierter epiduraler Analgesie (PCEA) und Regionalanästhesiekathetern (RAK) werden in den meisten Häusern von den Kollegen der Anästhesie betreut. Aber auch hier gilt, dass die Indikation zur Anlage des Katheters und die Entscheidung über dessen Entfernung dem behandelnden Chirurgen obliegen und deshalb in enger Ansprache zwischen den beiden Fachabteilungen erfolgen sollten. Meist gibt es auch hierfür Standards in den jeweiligen Häusern.

Zum Schluss noch eine ganz wichtige Bemerkung zur **Schmerztherapie in der Notaufnahme**:

Ausgeprägte oder stärkste Abdominalschmerzen sind ein Leitsymptom des akuten Abdomens. Sie werden oft immer noch – aus Angst, hierdurch wichtige klinische Befunde zu maskieren und eine Fehleinschätzung zu provozieren – nicht therapiert. Diese unterlassene Hilfeleistung ist durch nichts begründbar, medizinisch falsch und belastet den Patienten völlig unnötig. In belastbaren Untersuchungen ließ sich nachweisen, dass eine frühe Analgesie die korrekte klinische Diagnosestellung nicht beeinträchtigt. Die Gabe eines Analgetikums sollte in der Akutsituation also immer zu den ersten Dingen gehören, die Sie anordnen.

> **Checkliste »Perioperative Schmerztherapie«**
> - Machen Sie sich mit dem Klinikstandard der Schmerztherapie vertraut (Intranet).
> - Lernen Sie die Schmerzmessung mit der Analogskala.
> - Klären Sie Ihre Patienten über die eskalierende Schmerztherapie auf.
> - Ordnen Sie die Schmerzmedikation an und überprüfen Sie die Verabreichung.

6.4 Prävention und Behandlung von Infektionen

M. Stumpf, M. Bauer, C. J. Krones

Die pauschale Identifikation von Krankheitserregern als Ursache der postoperativen Infektionen hat im 19. Jahrhundert die Chirurgie revolutioniert. Gemeinsam mit der Entdeckung der Narkose machte die Asepsis im Operationssaal die Entwicklung der modernen Chirurgie überhaupt erst möglich. Wurde Semmelweis noch beschimpft und verlacht, urteilte Theodor Billroth Ende des 19. Jahrhunderts zielsicher:

» Alle Chirurgen tragen jetzt die antiseptische Uniform, das Individuelle tritt gewaltig in den Hintergrund. Mit reinen Händen und reinem Gewissen wird der Ungeübteste jetzt weit bessere Resultate erzielen als früher der berühmteste Professor der Chirurgie. «

Auch wenn sich der Personenkult im der Chirurgie entgegen Billroths Erwartungen gehalten hat, ist die Keimbekämpfung nicht nur unverändert von zentraler Bedeutung, vielmehr gewinnt sie unter Berücksichtigung der multiresistenten Stämme noch drastisch an Schärfe.

Trotz aller Fortschritte sind auch heute noch Infektionen – neben pulmonalen und thromboembolischen Ereignissen – die häufigste Ursache für bedrohliche postoperative Komplikationen. In Deutschland werden jährlich ca. 6,4 Millionen operative Eingriffe durchgeführt, dabei stellen die postoperativen Wundinfektionen die dritthäufigste nosokomiale Infektionsart dar. Postoperative Wundinfektionen sind aber mit einer erhöhten Letalität, einer deutlich verlängerten Liegedauer und erheblichen Mehrkosten assoziiert.

Diese Zusammenhänge dokumentieren die Bedeutung der korrekten Behandlung von Infektionen und noch viel mehr die Notwendigkeit fundierter Kenntnisse über die Prävention solcher Komplikationen. Denn selbstverständlich ist es besser, eine Komplikation durch umsichtiges Handeln zu vermeiden, als sie kompetent zu therapieren. Sie alle kennen die Berichte von »Killerbakterien« im Krankenhaus, welche in den letzten Jahren durch die Presse gingen. Wir werden zunehmend mit aufmerksamen und teilweise auch ausgesprochen verängstigten Patienten konfrontiert, welche die große Sorge mitbringen, in der Klinik von solchen Keimen befallen zu werden. Hier müssen Sie neben der fachlichen Sorgfalt auch die Aufgabe schultern, die verunsicherten Patienten sachlich zu informieren.

Verursacht werden diese Resistenzen aber in erster Linie durch unsachgemäße und unnötige Antibiotikagabe, also durch uns Ärzte selbst. Im Folgenden möchten wir Ihnen deshalb unbedingt einen Einblick in die Grundkenntnisse der Prävention und Behandlung von Infektionen geben. Denn gerade der Anfänger neigt dazu, Antibiosen eher unreflektiert einzusetzen. Da stimmen dann mal die Indikationen nicht, in anderen Fällen wird zu spät abgesetzt, oder die Dosis killt neben den Bakterien auch die Organe des Wirts. Wenn aber der Antbiotikaeinsatz zeitlich mit dem Besuch des Pharmareferenten korreliert, dann läuft was falsch.

6.4.1 Patienteneigene Risikofaktoren

Postoperative Infektionen können durch hygienische Maßnahmen deutlich reduziert werden. Allerdings gibt es auch Risikofaktoren, die nur schlecht beeinflussbar sind, weil der Patient sie selbst mitbringt. Es schadet übrigens nicht, die Betroffenen bereits präoperativ ganz freundlich auf diese Risiken hinzuweisen. Dann wird im Eintrittsfall auch nichts verwechselt.

Bereits bei der Anamnese während des Aufnahmegespräches erkennt der aufmerksame Diagnostiker erste Hinweise auf patienteneigene Risikofaktoren. Das ist auch nicht so schwer, wird aber gerne unterschätzt. An dieser Stelle sei der Hinweis erlaubt, dass auch ein seitenlanger Arztbrief der internistischen Fachabteilung, die den Patienten zur Operation zu Ihnen verlegt, Sie nicht von der eigenen Anamnese entbindet. Gerade die im Folgenden angesprochenen Risikofaktoren sollten Sie neben Fragen zur Medikation, nach Voroperationen und nach Allergien in Ihr Routineprogramm aufnehmen.

In der Praxis reichen ein paar einfache Fragen. Die chirurgische Anamnese bleibt also kurz und knapp. Es kann sich aber lohnen, jeden Bereich doppelt abzudecken, indem Sie die Vorerkrankungen und die Medikation separat abfragen. Nicht jedem ist klar, was er wogegen einnimmt, und dann wird häufig etwas vergessen.

- Bei einem bekannten **Diabetes mellitus** ist schon grundsätzlich mit einer Beeinträchtigung der Abwehrfunktion und somit einem nachweislich erhöhtem Infektionsrisiko zu rechnen. Die Situation verschärft sich, je schlechter der Diabetes eingestellt ist. Neben der Befragung helfen der Blutzuckerwert sowie der HbA_{1c}-Spiegel, die zusammen eine stabile Einschätzung der Stoffwechselsituation in den letzten 2–3 Wochen erlauben.
- Auch **Rauchen** und übermäßiger **Alkoholkonsum** konnten in großen Studien als Risikofaktor für das Auftreten von Wund- und Heilungsstörungen ermittelt werden. Das wundert wenig, wird im Rahmen kleinerer Komplikationen aber auffallend selten thematisiert. Diese Lasten hat der Patient jedoch ganz allein mitgeschleppt und muss sie selbst verantworten. Also lassen wir Sie auch bei ihm. Nicht vorwurfsvoll, aber eindeutig.
- Ein noch gängigeres Phänomen ist das Übergewicht. Immer mehr Mitbürger leiden unter starker **Adipositas**. Diese weltweite Entwicklung, die nach den Industrienationen jetzt auch die Schwellenländer erreicht hat, prägt sich unglücklicherweise im Brot-, Wurst- und Bier-Land Deutschland besonders stark aus. Dabei kann bereits eine subkutane Fettschicht ab 3 cm das Wundinfektionsrisiko erhöhen. Da sind wir auch nicht schuld. Ein zarter Hinweis im Nebensatz reicht aus.

- Ein reduzierter Allgemeinzustand führt ebenfalls zu einem erhöhten Infektionsrisiko. Er tritt gehäuft bei Patienten im **fortgeschrittenen Alter**, einer **malignen Grunderkrankung** oder bei **Mangelernährung** auf. Diese Faktoren sind häufig zum Operationszeitpunkt jedoch nicht mehr zu beeinflussen, da sie entweder zu lange bestehen – wie bei alten Menschen mit Mangelernährung – oder Problem der Grunderkrankung selbst sind – wie in der Onkologie. Wahloperationen sollte man aber in verbesserungsfähigen Zuständen nicht durchführen. Hier bringt man sich selbst ganz unnötig in Not.

- Patienten, die bereits mehrere Krankenhausaufenthalte hinter sich haben oder in einer Senioreneinrichtung leben, sind immer häufiger mit **multiresistenten Erregern** besiedelt. Diese Keimbesiedlung ist selbst zunächst nicht krankmachend, aber die Übertragung und Infektion Dritter führt zu lebensgefährlichen Verläufen. Um die weitere Ausbreitung multiresistenter Keime zu verhindern, ist es wichtig, möglichst alle Übertragungswege auszuschalten. Zunächst müssen die Keimträger identifiziert werden. Dies geschieht in stringenter Konsequenz am besten schon bei der (Not-)Aufnahme mittels eines Nasenabstrichs. Im Anschluss müsste der Patient bis zum Erhalt eines negativen Ergebnisses isoliert werden. Dieses sehr strenge Verfahren wird zum Beispiel in den Niederlanden praktiziert, und ganz zwangsläufig liegt die Rate der multiresistent besiedelten Patienten in niederländischen Krankenhäusern niedriger als im umgebenden Ausland. In vielen Krankenhäusern in Deutschland gehören diese Untersuchungen heute auch bereits zur Routine, ein flächendeckender Standard hat sich jedoch noch nicht etabliert. Sie können vorsorgen, indem Sie bei Patientenkontakt grundsätzlich Handschuhe tragen und sich danach die Hände desinfizieren.

6.4.2 Perioperative Risiken und Präventionsmaßnahmen

Während des operativen Eingriffs gibt es eine Menge an Faktoren, die das Auftreten von Infektionen beeinflussen. Ihre Umsetzung ist oft ganz einfach und verlangt oft lediglich etwas Geschick und Disziplin.

Eine übermäßig verlängerte **präoperative stationäre Verweildauer** oder ein unnötig **verzögerter Operationszeitpunkt** können das Auftreten von postoperativen Infektionen begünstigen. Das Risiko einer iatrogenen Keiminvasion durch Katheter steigt mit der Länge der Liegedauer. Gleiches gilt für die Übertragung von Krankenhauskeimen durch das medizinische Personal. Und auch die lange parenterale Ernährung oder Bagatellantibiosen verschieben die natürliche Keimbesiedlung ungünstig. Also: Patienten idealerweise immer so einplanen, dass sie möglichst am nächsten Tag operiert werden können. Das will sowieso fast jeder.

Eine nicht sachgerechte **präoperative Haarentfernung** führt aufgrund von Mikroverletzungen zu einem erhöhten Wundinfektionsrisiko. Die klassischen Einmalrasierer, mit denen sich wegen der schlechten Klingen freiwillig kein Mensch selbst verletzen würde, sind mittlerweile nicht mehr erlaubt. Sie bereiten über oberflächliche Verletzungen Eintrittspforten vor und heben zudem die obere Epithelschicht mit ab, sodass Keime aus tieferen Epidermiskrypten nach oben gelangen. Enthaarungscremes können zu starken Hautirritationen führen und sind ebenfalls obsolet. Zum Einsatz kommen dürfen nur Elektrorasierer, die Einmalscherköpfe tragen. Mittlerweile existieren aber auch harte Daten, die von einer Rasur ganz abraten, da sich Haare leichter desinfizieren lassen als das wellenförmige Hautprofil.

Im Operationstrakt sowie in Funktionsbereichen wie der Endoskopie oder der Intensivstation tragen Sie die **farblich markierte Bereichskleidung**. Über die Keimarmut dieser grünen, blauen oder roten, schlecht geschnittenen »Schlafanzüge« kann man sicher streiten, denn Farbe allein hilft natürlich nicht. Die bunte Absetzung vom üblichen Klinikweiß dient eher dazu, die Disziplin zu stärken, in diesen Bereichen außerhalb von Besuchen nicht in anderer Bekleidung zu arbeiten. Bei sterilen Tätigkeiten oder auch bei eigenen Nasen-Rachen-Infekten trägt man den **Mund-Nasen-Schutz**. Er verhindert die Verbreitung von Tröpfcheninfektionen. Auch hier geht es natürlich um Disziplin. Es ist übrigens nicht cool, die Nase über den Mundschutz hängen zu lassen, sondern falsch. Gar nicht erst angewöhnen, sieht auch völlig dämlich aus. Die **OP-Haube** komplettiert das Ganze und verhindert nicht nur das Herabfallen von Haaren in den Arbeitsbereich, sondern dient auch zum eigenen Haarschutz. Die Haare gehören dabei komplett unter die Mütze, auch wenn sich der Kopfschmuck viel schicker arrangieren ließe. Uhren und anderer Schmuck sind mittlerweile übrigens verpönt. Das gilt leider auch für Surfsouvenirs, Freundschaftsbänder oder sogar Eheringe.

Die korrekte **chirurgische Händedesinfektion** wird innerhalb weniger Tage in Fleisch und Blut übergehen. Dabei hilft am Anfang noch mal ein Blick auf die Waschtafeln, die in jedem Waschraum aushängen. Wichtig ist die lückenlose Einreibetechnik, die je nach Händedesinfektionsmittel zwischen 1,5 und 3 Minuten betragen sollte. Die Behandlung eliminiert die transiente Flora und reduziert dazu noch den residenten Teil. Das früher übliche »Schrubben« der Hände mit Bürsten und Seife ist mittlerweile verlassen. Hiermit schädigen Sie Ihre Haut nicht nur mittel- bis langfristig, sondern vermehren die Anzahl an Keimen auf der Oberfläche durch Herauskratzen aus der Tiefe. Mit Seife gewaschen wird nur noch bei offensichtlichen Verschmutzungen der Hände.

Insgesamt sollten Sie als angehender Chirurg auf eine intakte, saubere Haut und kurze, rundgeschnittene und saubere Fingernägel achten. Künstliche Fingernägel, Nagellack und Schmuck sind tabu. Die Hände sind nachvollziehbar die Visitenkarte des Chirurgen!

Wenn Sie hautempfindlich sind, sollten Sie ist auf einen **regelmäßigen Hautschutz** achten. Die häufige Desinfektion schädigt den natürlichen Hautschutzmantel wie auch die natürliche Hautflora. Dazu kommt der gestörte Feuchtigkeitshaushalt während des Tragens der Handschuhe. Nicht selten sind übermäßig trockene Haut, brüchige Nägel, lokale Allergien oder Ekzeme die Folge. Hier ist gezielt Pflege gefragt. Testen Sie als erstes unterschiedliche Desinfektionsmittel. In jedem Haus

sind verschiedene Präparate im Angebot. Vermeiden Sie auf jeden Fall übermäßige mechanische Reize wie zum Beispiel das schon angesprochene Bürsten, das wirklich nur an den Nägeln angewandt werden sollte. Bei Bedarf setzt man zusätzlich Handcremes ein – diese sollten dann auf jeden Fall frei von Parfum-, Duft- und Konservierungsstoffen sein. Unsere Haut ist schon genug gestresst.

In diesem Zusammenhang ist auch wichtig, die **OP-Handschuhe** erst anzulegen, wenn die Hände luftgetrocknet sind. Achten Sie darauf, dass nur intakte Handschuhe auch eine Erregerbarriere aufweisen. Demzufolge wechseln Sie die Handschuhe, wenn diese beschädigt sind, sofort – auch zu Ihrem eigenen Schutz.

Vor der Operationsfeldabdeckung erfolgt die **antiseptische Behandlung** der Haut des **Patienten**; dazu werden alkoholbasierte Präparate verwendet. Man wird Ihnen die in Ihrem Haus übliche Anwendung im OP zeigen. Ganz wichtig ist dabei, darauf zu achten, dass der Patient nicht nach dem Abwaschen in einer Flüssigkeitsansammlung zu liegen kommt. Durch Kriechströme beim Kauterisieren kann es zu Hautschädigungen mit massiven Verbrennungen kommen. Das ist nicht bloß schmerzhaft und peinlich, sondern auch ein echter Schadensfall und gibt großen Ärger.

Einen der wichtigsten Faktoren zur Vermeidung von Infektionen und Komplikationen stellt das Beherrschen der chirurgischen Technik dar. **»Technical skill«** ist hier das entscheidende Stichwort. Es hat sich bewährt, schon bei den ersten Gehversuchen auf kleine, aber mitunter entscheidende technische Details zu achten. Ein exaktes chirurgisches Handling wird während Ihrer gesamten Karriere Ihre Ergebnisse beeinflussen.

Was meinen wir damit? Hier geht es nicht nur darum, sich nicht aus Ungeschicklichkeit mit dem Stethoskop selbst zu würgen oder die Nadel bis zum Anschlag in die eigene Hand zu rammen. Das gibt es auch, aber dann ist die chirurgische Karriere eh schon zu Ende, bevor sie richtig angefangen hat. Wichtiger ist zum Beispiel das Schlagwort »*atraumatisches Operieren*«. Und was bedeutet das wiederum? Es geht darum, möglichst wenige Kollateralschäden an den nicht unmittelbar zu entfernenden Organen zu setzen.

Dies beginnt mit dem Hautschnitt, der beim offenen Operieren immer in ausreichender Größe gewählt werden sollte. Ist der Schnitt zu klein, wird man Schwierigkeiten haben, den Situs übersichtlich darzustellen und auch zügig arbeiten zu können. Zum Faktor Zeit später noch mehr. Bei der Laparoskopie ist der Zugangsweg naturgemäß viel kleiner, aber auch hier ist darauf zu achten, dass z. B. die Hautinzisionen groß genug gewählt werden, sodass die Trokare nicht die Haut quetschen und so Wundheilungsstörungen Vorschub leisten. Weiter geht's mit der Durchtrennung des subkutanen Fettgewebes. Hier ist es gerade bei adipösen Patienten extrem wichtig, dass das Gewebe geradlinig, zügig und senkrecht zur Faszie durchtrennt wird. Ein kulissenförmiges Schneiden muss unbedingt vermieden werden, da man ansonsten nicht-durchblutete Areale von Fettgewebe produziert – ein fast sicherer späterer Infektionsherd. Übrigens ist kürzlich eine große Metaanalyse veröffentlicht worden, in der gezeigt werden konnte, dass die Anwendung des elektrischen Messers (Kauter) bei der Durchtrennung der Bauchdecke dem normalen Skalpell in allen Belangen überlegen ist (OP-Zeit, Blutung, Infektrate; Ly et al. 2012). Also: Nach dem Hautschnitt geht das Messer zurück an die Schwester! Da war schon wieder der Hinweis auf zügiges Arbeiten ...

Weiterhin sollte man meiden, das Gewebe unnötig mit der Pinzette oder gar mit den Fingern zu traktieren, oftmals genügt es, das Gewebe mit einer Branche der Pinzette wegzuhalten und es nicht zwischen den beiden Branchen einzuquetschen. Alles kleine Details, deren penible Beachtung am Ende bessere Ergebnisse produzieren.

»Wo Blut, da Leben!«, so wurde in grauer chirurgischer Vorzeit oft eine übermäßig blutige Operation vom verantwortlichen Chirurgen apostrophiert. Dies gehört für alle Zeiten der Vergangenheit an. Auch hier hat uns die Beschäftigung mit wissenschaftlichen Untersuchungen weitergebracht. Jeder Blutverlust ist beim Operieren, wenn irgend möglich, zu vermeiden. Ein postoperativ niedriger Hb-Wert oder eine Transfusion erhöhen die Infektions- und Komplikationsrate signifikant. Also ist *blutarmes Operieren* höchstes Gebot. Auch bei großen Eingriffen ist eine routinemäßige Transfusion nicht mehr zu akzeptieren. Selbst bei einer Gastrektomie oder Pankreasresektion sollte heute in der Regel nach der OP nur Spülflüssigkeit im Sauger stehen. Das klappt dann später aber nur, wenn man diese Prinzipien schon bei der Leistenhernien- oder Schilddrüsenoperation lernt und verinnerlicht. Vom Kleinen ins Große – wie immer. Tennisspielen lernt man nicht auf dem Court 1 in Wimbledon.

Jetzt kommen wir aber zum Faktor *Zeit*. Es ist gut belegt, dass eine längere oder besser übermäßig lange Operationszeit zu mehr Infekten und anderen Organkomplikationen führt. Geschwindigkeit kann natürlich umso eher realisiert werden, je mehr Erfahrung und chirurgisches Können am Tisch vorhanden sind. Dies bedeutet aber nicht, dass man durch schnelle, hektische Handlungen und Bewegungen Zeit herausholen sollte. Sehr schnelle Operateure zeichnen sich nur selten durch besonders virtuose Handbewegungen aus. Das überlassen wir den Hütchenspielern auf der Zeil in Frankfurt oder dem Kurfürstendamm in Berlin. Das Geheimnis liegt viel eher in einem stringenten und hoch standardisierten Ablauf jedes Eingriffs. Mit anderen Worten sollten Sie wissen, was Sie tun müssen – und zwar im Voraus. Im Idealfall ist allen Beteiligten klar, welcher Schritt als nächstes folgt. Dies geht natürlich nur bedingt bei sehr komplexen Eingriffen oder beim Auftreten von unvorhergesehenen Ereignissen. Aber es gilt in jedem Fall für alle Standardeingriffe, und zwar auch die großen. Ein berühmter Aachener Chirurg hat immer doziert: »Operieren ist wie Tanzen« – man sollte sich mit seinem Partner im Idealfall am OP-Tisch blind verstehen. Klappte das nicht, galten wir nicht als A- und auch nicht als B-Team, sondern als C-Team. Dem ist nichts hinzuzufügen.

Neben dem Einfluss, den Sie als Operateur ganz allein auf das Ergebnis haben, lassen sich aber auch noch weitere technische Hilfsmittel einsetzen, damit Ihr chirurgisches Handeln nicht von negativen Ereignissen überflutet wird. Und die sollte man sich auch konsequent zunutze machen. Zwei Punkte in Kürze: Immer an die OP-Checkliste und das präoperative »Team-Time-Out« denken.

Die Anwendung dieser **Checkliste**, die die wichtigsten Grundlagen wie die Patientenidentifikation, die Erkrankung, den Operationsort, wichtige Nebenerkrankungen oder Allergien, aber auch die Narkoselage und die Verfügbarkeit aller notwendigen Geräte stichwortartig checkt, zeigt in randomisierten Studien einen signifikant positiven Einfluss auf die Komplikationsrate.

Das früher viel belächelte »Team-Time-Out« gehört in guten Kliniken heute zum Standard. Vorreiter war übrigens das Flugwesen. Chirurgen sind eben doch lernfähig.

Dazu **heizen** Sie auf. Kalte Operationssäle sind nämlich schlecht, vor allem für Ihre Patienten. Die **Hypothermie** des Körpers während eines längeren Eingriffes beeinflusst negativ den Entzündungsprozess und führt zu einem erhöhten Risiko für Wundinfektionen. Daher sollten die Patienten bei allen Eingriffen mit Wärmematten und -decken vor einer Unterkühlung geschützt werden. Dazu stellt man die Temperatur im Saal immer auf über 21 °C. Schwitzen beim Operieren ist keine Schande und hält auch noch schlank. Also keine Rücksicht auf die Befindlichkeiten der Anästhesie, sondern stattdessen Karibikatmosphäre. Ist auch kuscheliger.

6.4.3 Perioperative Antibiotikaprophylaxe

Der kluge und überlegte Einsatz von Antibiotika ist heute wichtiger denn je. Im Zeitalter zunehmend multiresistenter Keime ist ein laxer Umgang mit diesem Thema vor allem als Chirurg nicht mehr verantwortbar.

Grundsätzlich ist es besser, Infektionen zu vermeiden als sie zu therapieren. Man nutzt hierzu auch das Mittel der perioperativen Prophylaxe. Die Rationale ist, dass man bei Eingriffen, die potenziell eine Keimverschleppung hervorrufen können (z. B. Kolonresektionen), während der OP durch eine einmalige Antibiotikagabe die nicht zu verhindernde Keimausschwemmung sofort bekämpft. Entscheidend ist, dass es bei einer einmaligen Dosis bleibt und die Antibiose nicht zur Beruhigung des Operateurs weitergegeben wird. Eine Verlängerung der Prophylaxe hat nachweislich nur Nachteile: Sie verhindert keine Infektion, sondern führt stattdessen zur verstärkten Resistenzentwicklung!

Im Folgenden etwas trockene Grundlagen hierzu:

Es ist hilfreich, einen Blick in die Standards Ihrer Klinik oder stellvertretend die Empfehlungen der Paul-Ehrlich-Gesellschaft (PEG) oder des Robert Koch-Instituts (RKI) zu werfen. Entscheidend ist aber auch das Wissen um die lokale Resistenzlage an Ihrem Haus, von welcher dann die Auswahl der entsprechenden Antibiotika abhängt.

Dabei müssen Sie die folgenden Punkte berücksichtigen:
1. Was ist das Ziel der perioperativen Antibiotikaprophylaxe?
2. Bei welchen Patienten ist eine Antibiotikaprophylaxe indiziert?

Dabei kann es helfen, eine der existierenden Wundklassifikationen heranzuziehen. Hierbei werden die Eingriffe in sauber (aseptisch), bedingt aseptisch (sauber/kontaminiert), kontaminiert und infiziert (schmutzig) eingeteilt.

- **Saubere** Eingriffe finden in einem kontaminierten OP-Gebiet mit primärem Wundverschluss zum Beispiel bei der Versorgung einer Leistenhernie oder der Implantation einer Endoprothese statt. Hier ist eine Antibiotikaprophylaxe nur bei Einbringen von bestimmten Fremdmaterialien sinnvoll.
- **Sauber-kontaminiert** nennt man Eingriffe am Gastrointestinaltrakt, die keine signifikante Kontamination beinhalten. Dazu gehören unter anderem Appendektomien oder Cholezystektomien. Eine Prophylaxe ist hier in der Regel nicht indiziert.
- Bei **kontaminierten** Eingriffen mit offener Wunde und auch Eröffnung des Gastrointestinaltraktes mit Austritt von Stuhl ist eine präoperative Antibiotikagabe dagegen immer sinnvoll, da sich allein durch die mechanische Behandlung des Darms eine Keimverschleppung nicht vermeiden lässt.
- Bei **infizierten** Eingriffen mit bakterieller Infektion, Abszess oder Kontamination mit Stuhl wie bei der Darmperforation ist eine Antibiose unverzichtbar. Sie muss in der Regel dann auch über die reine Operationszeit hinaus fortgesetzt werden.

Der *ideale Zeitpunkt* der Antibiotikagabe liegt bei 30–60 min vor Beginn der Operation und erfolgt daher in der Regel im Rahmen der Narkoseeinleitung durch den Anästhesisten. Die Prophylaxe besteht in einer *Einmalgabe*, der nur bei längeren Eingriffen (>3 h) ein zweite Dosis folgt.

Wenn die Antibiotikagabe postoperativ nötig ist, dann nur, weil z. B. eine Peritonitis vorlag. Ansonsten gilt: Ist die Ursache beseitigt, so ist keine Komplikationsprophylaxe nötig. Damit erzeugt man nur Resistenzen. Viele Antibiotika sind zudem mit organtoxischen Nebenwirkungen belastet, die man völlig unnötig einkauft. Der Einsatz eines Antibiotikums muss immer rational überlegt und begründbar sein!

Die *Auswahl* des Antibiotikums orientiert sich an dem zu erwartenden Erregerspektrum und heute immer mehr an der örtlichen Resistenzlage. Dabei müssen Sie auch berücksichtigen, wo die kleinen Killer herstammen. Die Flora variiert nämlich sehr stark. Es macht einen großen Unterschied, ob die Infektionsgefahr von der Hautflora wie bei Osteosynthesen in der Traumatologie oder von Enterokokken im Rahmen der Kolonchirurgie stammt.

6.4.4 Postoperative Risikofaktoren und Präventionsmaßnahmen

Das Risiko einer Wundinfektion steigt mit der **Liegedauer** und der **Zahl der Drainagen**. Offene Drainagen sollten gemieden werden, es folgt kein routinemäßiger Wechsel der Auffangbehälter und wenn nötig, dann sollten dabei keimarme Handschuhe getragen werden.

Der erste **Verbandswechsel** sollte in der Regel **nach 24–48 h** erfolgen. Durchgeblutete oder durchfeuchtete Verbände müssen sofort gewechselt werden, der Verbandswechsel sollte grundsätzlich unter **aseptischen Bedingungen** durchgeführt werden, eine antiseptische Behandlung ist nur bei infizierten Wunden indiziert. Achten Sie auf eine gute Vorbereitung und das Bereithalten aller notwendigen Verbandsmaterialien. Wenn man 20-mal hin und her laufen muss, um Nachschubmaterial zu organisieren, kann nichts mehr sauber bleiben. Lassen Sie sich bei komplexen Verbänden von Studenten, Kollegen oder der Schwester helfen. Verursachen Sie bitte kein Chaos am Patienten oder im Zimmer. Und Verbandsmaterial oder verschmutze Pflaster gehören wie die Patientenakte und die Fieberkurve nicht ins Bett! Der Ablauf des Verbandswechsels wird von jedem Patient sehr genau wahrgenommen. Man wird so sicher auch Rückschlüsse auf Ihre Arbeitsweise im OP ziehen. Wirrköpfe wirken nicht souverän, sondern verbreiten Angst. Also immer geplant und ruhig auftreten.

Bei **unklaren Wundverhältnissen**, in deren Beurteilung Sie nicht sicher sind, ziehen Sie einen erfahrenen Kollegen hinzu. Die Wundrötung auf der Haut kann unter Umständen das erste Zeichen einer Anastomoseninsuffizienz oder beginnenden Sepsis sein. Vielleicht ist sie aber auch nur eine Reaktion auf den Klebestreifen des Pflasters.

Ach ja: Und am Anfang Ihrer Karriere halten Sie vor dem **Entfernen von abdominellen Drainagen** immer Rücksprache mit dem Operateur (► Kap. 7.6).

Und noch eine wichtige Bemerkung: Achten Sie auf die konsequente Anwendung der **Händedesinfektion**. Nach jedem Patientenkontakt müssen Sie sich die Hände desinfizieren. Viele Patienten sind heute sensibilisiert und auch gut über die Notwendigkeit der Händedesinfektion aufgeklärt und achten hier zu Recht sehr genau auf das Verhalten ihrer behandelnden Ärzte.

Mit gleicher **Sorgfalt** behandelt man den **Verbandswagen**. Er muss immer sortiert und aufgefüllt sein. Man muss nicht auf jede noch so abstruse Eventualität vorbereitet reagieren können. Dann ist die Karre bald völlig überladen und man findet nichts mehr. Aber die Standardprodukte müssen vorgehalten werden. Die Materialien werden dabei mit frischen Handschuhen angereicht. Also nicht mit den gleichen Handschuhen das Pflaster abfummeln, am besten auf die Kurve legen, den Wagen durchwühlen, nichts finden, ins Schwesternzimmer rennen und dabei schön die Tür auflassen, mit den selben Handschuhen dort alles derangieren und dann freudestrahlend den neuen Verband platzieren. Alles falsch – da steht jedem Hygieniker die Nackenfalte senkrecht.

6.4.5 Umgang mit Infektionen

So weit, so gut! Aber auch, wenn alle oben ausgeführten Hinweise in Fleisch und Blut übergegangen sind und Sie vermeintlich alles richtig gemacht haben, wird es trotzdem nach Operationen noch zu Infekten kommen. Im Folgenden deshalb einige Tipps und Hinweise zum Management des unerwünschten Ereignisses.

Als erstes ist es wichtig, nicht selten »überlebenswichtig« für Ihren Patienten, die drohende oder vorhandene **Infektion** zeitnah zu **erkennen**. Ist eine oberflächlich infizierte Wunde noch relativ einfach durch Inspektion zu erkennen, so ist dies bei Anastomoseninsuffizienzen oder anderen intraabdominellen Infekten schon weitaus schwieriger und deshalb auch gefährlicher.

Anzumerken sei an dieser Stelle außerdem, dass es selbst mit dem einfachen Draufschauen manchmal nicht so gut funktioniert. Wenn man nämlich den Verband bei der Visite einfach drauflässt, obwohl der Patient Fieber oder Schmerzen hat, wird's mit der rechtzeitigen Diagnose wohl nicht klappen. Also: Im Zweifel auch den noch so kunstvollen Verband immer runternehmen und die Wunde inspizieren. Ist man sich nicht sicher, hilft der Ultraschall mit gezielter Punktion oft weiter. Im Zweifel die Wunde in einigen Stunden erneut beurteilen, Entzündungswerte kontrollieren und natürlich – wie immer bei aufkommender Unsicherheit – sich nicht scheuen, den Erfahreneren hinzuzuziehen.

Ist die Wunde dann wirklich infiziert, wird sie in aller Regel großzügig **eröffnet**, **gespült** und **gesäubert**. Meist reicht dann ein feuchter Verband, der 1- bis 2-mal täglich gewechselt wird. Bei komplexen Infekten oder nekrotischen Arealen muss ein ausführliches **Debridement** im OP erfolgen. Bei großen oder verschmutzen Wunden kann hier die Vakuumversiegelung in all ihren heute verfügbaren Spielarten gute Dienste leisten (► Kap. 7.1). Eine eröffnete und im Verlauf saubere Wunde benötigt zunächst keine antibiotische Therapie, es sei denn, es ist Fremdmaterial in Form von Kunststoffnetzen oder Osteosynthesematerial im Spiel.

Erweist sich eine **Antibiotikagabe** als unumgänglich, so stellt sich die Frage, mit welchem Medikament wir die Therapie durchführen. Es gibt gute Daten, die belegen, dass der Einsatz von Anti-

biotikagaben mit der Zeitnähe des letzten Besuchs des Pharmavertreters korreliert. Das ist natürlich Mist, denn das Antibiotikum darf nicht vom Werbekuli abhängen! Idealerweise erfolgt die Antibiotikatherapie **resistenzgerecht**, das heißt man kennt den Keim, hat die Resistenzen ausgetestet und therapiert gezielt. Um so handeln zu können, benötigen wir einen Keimnachweis. Deshalb muss bei jeder infizierten Wunde ein Abstrich entnommen werden. Bei hohem Fieber mit Verdacht auf eine Bakteriämie gehören zur Keimsammlung auch immer Blutkulturen. Die entsprechenden Ergebnisse werden jedoch in der Regel einige Tage auf sich warten lassen. So lange können aber Sie und vor allem Ihr Patient nicht warten. Was tun?

Hier kommt die **kalkulierte Antibiose** zur Anwendung, das heißt man versucht abzuschätzen, welches Keimspektrum für die Infektion am ehesten verantwortlich sein könnte und wählt danach ein möglichst wahrscheinlich wirksames Antibiotikum aus. In diesem Zusammenhang spielt die Art der Operation und die örtliche Resistenzlage eine Rolle. So wird man nach einer Sprunggelenksosteosynthese eher Hautkeime als Infektionsursache erwarten, nach einer Kolonresektion eher Keime aus der Darmflora. Die initiale Therapie wird also kalkuliert begonnen.

Die Wahl des Mittels richtet sich auch immer nach der Schwere des klinischen Bildes. Ist ein Patient hoch septisch, die Ursache eher unklar, wird man mit einer möglichst breiten, alle potenziellen Keime abdeckenden Therapie einsteigen. Bei lokal begrenzten Infekten und klinisch stabilem Patienten kann man auf die ganz schweren Geschütze verzichten, um die Resistenzentwicklung nicht weiter zu beschleunigen.

Und nochmal: Eine eröffnete, gespülte und am Ende saubere subkutane OP-Wunde bedarf in der Regel keiner Antibiotikatherapie!

Nach Erhalt der Erregeraustestung wird die **Therapie** dann »deeskaliert«, d. h. es wird eine weniger breite, aber zielgerichtet wirksame Antibiose resistenzgerecht eingesetzt.

Am Rande ein Wort zur Applikationsform: Bei vielen heute gängigen Antibiotika ist die Tablette durch gleiche Wirkspiegel wie die i.v.-Form gekennzeichnet. Voraussetzung hierzu ist aber natürlich ein wacher Patient mit normaler Darmtätigkeit!

Bei den meisten postoperativen Infekten ist die Antibiotikatherapie alleine allerdings nicht zielführend. Es muss in der Regel auch der Herd und damit die **Ursache der Infektion beseitigt** werden. Ist dies wie oben beschrieben bei Wundinfekten noch recht einfach zu erreichen, so ist bei intraabdominellen Infektionen durch Nahtinsuffizienzen oder Abszesse meist eine rechtzeitige **Reoperation** für den Patienten die überlebenswichtige Option. Nur so kann durch rechtzeitige Behebung der Ursache eine Katastrophe verhindert werden. Entscheidend ist hier das rechtzeitige Erkennen der drohenden oder vorhandenen Gefahr. Dies kann im Abdomen durchaus schwierig sein. Ohne alle Eventualitäten hier ausführen zu können, einige wichtige Bemerkungen aus der Praxis.

Als oberster Grundsatz: **Im Zweifel immer eine Klärung** der Situation erzwingen. Wenn man sich beim nachmittäglichen Besuch beim Patienten über die Situation nicht im Klaren ist, immer sofort den Oberarzt informieren und die entsprechende Diagnostik mit Sonographie, CT, Endoskopie oder Kontrastmittelröntgen in die Wege leiten. Niemals bis zum nächsten Tag warten – hier können wenige Stunden über das Schicksal des Patienten entscheiden. Ist die Situation so immer noch nicht zu klären, muss man im Zweifel erneut operieren, um eine Komplikation auszuschließen.

Die ersten Anzeichen können trügerischerweise sehr diskret sein. Plötzlich auftretende Bauchschmerzen oder trübe Drainagen sprechen noch für sich. Aber auch eine neue Bewusstseinstrübung beim Älteren oder ein plötzlich derangierter Blutzuckerspiegel müssen als mögliche erste Anzeichen einer septischen Problematik ernst genommen werden. Also nicht zaudern, sondern handeln. Sie müssen die Klärung erzwingen!

> **Checkliste »Prävention und Behandlung von Infektionen«**
> — Befassen Sie sich zunächst mit dem Klinikstandard im Intranet, wenn es um Prävention und Behandlung von Infektionen geht.
> — Lernen Sie patienteneigene Risikofaktoren kennen und erkennen.
> — Machen Sie sich mit dem Management der perioperativen Antibiotikaprophylaxe vertraut.
> — Prüfen Sie immer zuerst, ob eine postoperative Antibiotikatherapie auch wirklich indiziert ist.

6.5 Postoperative Mobilisation/ Physiotherapie

M. Stumpf, M. Bauer, C. J. Krones

Moderne Chirurgie unterscheidet sich ganz besonders von der unserer Väter, wenn man sich die postoperative Nachbehandlung ansieht. Wurden bis vor wenigen Jahrzehnten, teilweise gar bis vor Jahren Patienten tagelang zur Genesung ins Bett oder, noch schlimmer, auf die Intensivstation verfrachtet, hat hier ein radikaler Sinneswandel stattgefunden. Früher hatten »große chirurgische Kliniken« 300 und mehr Betten, und die waren gefüllt mit sich langsam erholenden Patienten. Der Patient mit Leistenbruch durfte 1 Woche nicht aufstehen, der Gallenpatient 7 Tage nichts essen, die Patientin mit Wirbelsäulenverletzung musste 8 Wochen im Streckverband auf dem Rücken liegen. Dies geschah beileibe nicht aus ökonomischem Kalkül, um die Stationen zu füllen, vielmehr fehlten oft die entsprechenden Methoden, oder die Sorge um nicht heilende Wunden oder Nähte verhinderten eine rasche Rekonvaleszenz.

Hier ist die moderne **Osteosynthese** ein eindrucksvolles Beispiel für den medizinischen Fortschritt. War die Diagnose ›Schenkelhalsfraktur‹ früher für alte Patienten durch die notwendig werdende Immobilisation bis zur Knochenheilung mit einer erheblichen Morbidität und Mortalität behaftet, können die Patienten heute dank der operativen Versorgung sofort das Bett verlassen, aktiv mobilisiert werden und so Komplikationen wie Pneumonien, Kontrakturen und Lungenembolien verhindert werden. Ganz zu schweigen vom Kraftverlust nach sechswöchiger Bettlägerigkeit. Diese Patienten konnten nur selten wieder in ihre häusliche Umgebung zurückkehren.

Hand in Hand mit dieser positiven Entwicklung geht natürlich der enorme Fortschritt und die Bedeutung der Physiotherapie.

Ein weiteres Beispiel, das erst vor ein paar Jahren »erfunden wurde« und die Viszeralchirurgie revolutioniert hat, ist das sogenannte »**Fast-Track-Konzept**«. Hier hat durch ganz neue Denkansätze ein weitreichender Paradigmenwechsel stattgefunden. Leider wird oft fälschlicherweise vermutet, Fast-Track bedeute eine schnelle, oftmals als »blutig« apostrophierte Entlassung mit dem hauptsächlichen Ziel, das DRG-System unter finanziellen Aspekten ideal auszuschöpfen. Diese Annahme ist rundweg falsch.

Das revolutionäre Fast-Track-Konzept wurde von der Arbeitsgruppe um Hendrik Kehlet in Dänemark allein mit dem Ziel entwickelt, Patienten nach großen abdominellen Eingriffen schneller wieder auf die Beine zu bringen, ihren Komfort zu erhöhen, die Schmerzen zu minimieren und die Komplikationen zu senken.

Alle früheren Grundsätze werden hierbei über den Haufen geworfen: Der Patient muss vor Darmeingriffen nicht mehr abführen, er bekommt ein ausgeklügeltes Schmerztherapiekonzept (z. B. PDK), er darf sofort das Bett verlassen, er kann am nächsten Tag am Tisch normal essen. Wider sämtliche alten Traditionen, nach denen Patienten nach großen operativen Eingriffen erst einmal ans Bett »gefesselt« wurden, weiß man heute, dass eine frühe, manchmal sofortige Mobilisation der Patienten entscheidende Vorteile mit sich bringt. So werden Patienten nach Kolonresektionen spätestens am Tag nach der Operation voll mobilisiert und nehmen ihre Mahlzeiten möglichst am Tisch sitzend ein. Entgegen aller Kritik: Es funktioniert – und dass es funktioniert, wurde auch noch wissenschaftlich durch randomisierte Studien belegt, was in der Chirurgie durchaus nicht immer selbstverständlich ist. Das Konzept beweist seine Überle-

genheit in den Kliniken, die es konsequent anwenden, täglich eindrucksvoll in der Praxis.

In modernen chirurgischen Behandlungskonzepten kommt also der frühen Mobilisation des Patienten und dem Einsatz der Physiotherapie entscheidende Bedeutung zu. Diese Konzepte verlangen ein hohes Maß an Disziplin und Engagement vom Pflegepersonal, von den Krankengymnasten – heute Physiotherapeuten – und auch von Ihnen als Stationsarzt. Häufig ist es notwendig, dem Patienten zu erklären, warum diese frühe, teilweise anstrengende Mobilisation für die weitere Genesung von wesentlicher Bedeutung ist. Es konnte in zahlreichen Studien gezeigt werden, dass für den Erfolg dieses Therapiekonzeptes eine umfassende Information und Aufklärung des Patienten ausgesprochen wichtig ist. Hier hat es sich bewährt, bereits beim Aufklärungsgespräch den Patienten den postoperativen Ablauf zu erläutern und ihm zu erklären, wann er nach dem Eingriff das Bett wieder verlassen soll oder muss. Eine enge Patientenführung ist also auch hier hilfreich.

Dazu braucht man auch eine adäquate **Schmerztherapie**, ohne die eine frühe Mobilisation unmöglich ist. Ein Patient mit Schmerzen wird nur schwer am ersten Tag aus dem Bett steigen. Hier ist eine enge Kooperation zwischen Ärzten, Pflegepersonal und Physiotherapie sowie dem Schmerzdienst unabdingbar.

Bei großen Eingriffen sollte **bereits präoperativ** mit der Physiotherapie begonnen werden, damit der Patient nach dem Eingriff die entsprechenden Techniken bereits beherrscht. Wichtig ist hier zum Beispiel das präoperative **Atemtraining** zur Pneumonieprophylaxe vor thorakalen und kombinierten Eingriffen. Bereits am Aufnahmetag wird den Patienten ein Atemtrainer zur Verfügung gestellt und dessen Handhabung erläutert. Auch die Anordnung der postoperativen Physiotherapie kann bereits präoperativ erfolgen. Idealerweise sind diese Abläufe für die jeweiligen Operationen in entsprechenden Klinikstandards festgelegt.

Postoperativ ist ein entsprechendes regelmäßiges Atemtraining außerordentlich wichtig. Dies geschieht anfangs in der Regel mittels Unterstützung durch die Physiotherapie. Von Bedeutung ist aber auch das regelmäßige und selbständige Üben des Patienten. Hierauf sollten sie bei jeder Visite hinweisen und die Bedeutung nachhaltig erläutern. Das geht wieder nur mit offener und zugewandter Kommunikation. Also dranbleiben. Am ersten postoperativen Tag ist das Spiel noch lange nicht gewonnen.

Das **Aufstehen** erfolgt anfangs in der Regel mit Hilfe des Pflegepersonals oder der Physiotherapie, dann zunehmend selbstständig. Bei der heute oftmals nicht mehr allzu üppigen personellen Ausstattung in manchen Kliniken ist es gerade bei älteren Patienten durchaus sinnvoll, nach Möglichkeit auch die Angehörigen zu motivieren, mit den Patienten regelmäßig »einige Runden« auf dem Flur zu drehen. So erschließt man oft ganz ungeahnte Ressourcen, denn die meisten Angehörigen sind sehr willige Helfer auf dem Weg der Genesung.

Man muss sich einfach klarmachen, dass bei Immobilisation die Muskulatur extrem schnell abgebaut wird und anschließend nur mit viel Mühe und intensivem Training wieder aufgebaut werden kann. Die meisten von Ihnen werden sich vielleicht an eine Situation erinnern, wo sie wegen einer Grippe oder Ähnlichem einige Tage das Bett hüten mussten. Danach verspüren schon jungen Menschen einen relevanten Kräfteverlust. Da kann man in etwa abschätzen, wie sich ein 80-jähriger Patient nach einer mehrstündigen OP und 3 Tagen Intensivaufenthalt fühlen muss. Wenn dieser Patient dann noch wegen eines nicht funktionierenden PDK oder nicht adäquater anderweitiger Schmerztherapie noch mal ein paar Tage nur das Bett hütet, sind die Komplikationen vorprogrammiert. So geht es ohne Hilfe von der einen Kiste in die nächste. Und dann für immer.

Postoperativ mutieren Sie also zum Trainer und tun alles dafür, dass Ihre Patienten so früh wie möglich aus dem Bett kommen und aktives Muskeltraining beginnen. Geht nur mit aktivem Training.

Nach heutigem Verständnis der pathophysiologischen Zusammenhänge gibt es kaum noch Patienten, welche aus medizinischen Gründen nicht sofort das Bett verlassen dürfen oder sollen. Hier kann man also wenig falsch machen. Auf die Belastungsvorgaben nach traumatologisch-orthopädischen Operationen sollte man aber natürlich achten. Hier muss man insbesondere die Unterscheidung von übungs- und belastungsstabilen Versorgungen kennen. Übungsstabile Gelenke dürfen nur bewegt, aber nicht belastet werden. Belastungsstabile Osteosynthesen oder Endoprothesen vertragen dazu noch eine axiale Last, wobei der Operateur die tatsächliche Tragkraft oft dezidiert in Kilogramm festlegt.

Bei der **Nachbehandlung von Frakturen** oder anderen orthopädischen Eingriffen ist natürlich auch eine enge Kooperation mit der Physiotherapie wichtig. Es muss geklärt werden, in welchem Umfang eine Belastung der jeweiligen Extremität erfolgen kann und darf. Auch hier sollten idealerweise entsprechende Standards existieren und nachvollziehbar sein. Besteht hier im Einzelfall Unsicherheit, empfiehlt es sich dringend, das Belastungs- und Bewegungsausmaß mit dem jeweiligen Operateur individuell zu klären. Nur er kennt ggf. bei der Operation aufgetretene Besonderheiten, die ein Abweichen von den üblichen Regelungen erforderlich machen. Generell gilt es ansonsten auch hier, jede unnötige länger dauernde Immobilisation zu vermeiden, um das Auftreten postoperativer Komplikationen zu minimieren.

Das neue Verständnis von früher Mobilisation und Belastung hat die chirurgische Behandlung und vor allem die Ergebnisse revolutioniert. So konnten allein durch diesen Paradigmenwechsel die Komplikationsraten durch Thrombosen, Lungenembolien, Infektionen und nicht zuletzt auch die Zahl der Todesfälle drastisch reduziert werden. Kaum zu glauben, dass wir dafür so lange gebraucht haben. Ist doch so einfach, oder?

Checkliste »Postoperative Mobilisation/ Physiotherapie«

- Lernen Sie die Denkansätze der Fast-Track-Rehabilitation kennen.
- Beachten Sie: Bereits präoperativ sollte mit dem Atemtraining begonnen werden.
- Denken Sie daran: Unnötige Immobilisation ist unbedingt zu vermeiden.
- In der Traumatologie ist das Belastungsausmaß im Zweifel immer mit dem Operateur abzusprechen.

Zitierte Literatur

Ly J, Mittal A, Windsor J (2012) Systematic review and meta-analysis of cutting diathermy versus scalpel for skin incision. Br J Surg 99:613–620

Ruthmann O, Seitz A, Richter S, et al. (2010) Perkutane endoskopische Gastrostomie. Chirurg 81: 247–254

Schwenk M, Schinkel B (2011) Perioperative Schmerztherapie. Chirurg 82: 539–556

Weiterführende Informationen

- ### Zu 6.1

[1] Arbeitsgemeinschaft der wissenschaftlichen medizinischen Fachgesellschaften: www.awmf.org

[2] Braga M, Ljungqvist O, Soeters P, Fearon K, Weimann A, Bozzetti F (2009) ESPEN Guidelines on Parenteral Nutrition: surgery. Clin Nutr 28: 378–386

[3] Casaer MP, Mesotten D, Hermans G, Wouters PJ, Schetz M, Meyfroidt G, Van Cromphaut S, Ingels C, Meersseman P, Muller J, Vlasselaers D, Debaveye Y, Desmet L, Dubois J, Van Assche A, Vanderheyden S, Wilmer A, Van den Berghe G (2011) Early versus late parenteral nutrition in critically ill adults. N Engl J Med 365: 506–517

[4] Deutsche Gesellschaft für Ernährungsmedizin: www.degem.de

[5] European Society for Clinical Nutrition and Metabolism: www.espen.org

[6] Osland E, Yunus RM, Khan S, Memon MA (2011) Early versus traditional postoperative feeding in patients undergoing resectional gastrointestinal surgery: a meta-analysis. J Parenter Enteral Nutr 35: 473–487

- ### Zu 6.2

[7] Arbeitsgemeinschaft der wissenschaftlichen medizinischen Fachgesellschaften: www.awmf.org

[8] Chen TH, Matyal R (2010) The management of antiplatelet therapy in patients with coronary stents undergoing noncardiac surgery. Semin Cardiothorac Vasc Anesth 14: 256–273

[9] Douketis JD (2011) Perioperative management of patients who are receiving warfarin therapy: an evidence-based and practical approach. Blood 117: 5044–5049

[10] Di Minno MND, Prisco D, Ruocco AL, Mastronardi P, Massa S, Di Minno G (2009) Perioperative handling of patients on antiplatelet therapy with need for surgery. Intern Emerg Med 4: 279–288

[11] Heir JS, Gottumukkala V, Singh M, Yusuf SW, Riedel B (2010) Coronary stents and noncardiac surgery: current clinical challenges and conundrums. Prev Cardiol 13: 8–13

- ### Zu 6.3

[12] Attard AR, Corlett MJ, Kidner NJ, Leslie AP, Fraser IA (1992) Safety of early pain relief for acute abdominal pain. BMJ 305: 554–556

[13] Deutsche Interdisziplinäre Vereinigung für Schmerztherapie (DIVS) e.V.: S3-Leitline Behandlung akuter perioperativer und posttraumatischer Schmerzen, AWMF-Register Nr.041/001. www.awmf.org/uploads/tx_szleitlinien/041-001_S3_Behandlung_akuter_perioperativer_und_posttraumatischer_Schmerzen_aktualisierte_Fassung_04-2009_05-2011.pdf

- ### Zu 6.4

[14] Cruse PJ, Foord R (1973) A five year prospective study of 23.649 surgical wounds. Arch Surg 107: 206–210

[15] Engelke M, Oldhafer KJ (2010) Prävention postoperativer Wundinfektionen. Chirurg 81: 577–586

[16] Maier S, Kramer A, Heidecke CD (2010) Vermeidung und Therapie postoperativer Infektionen. Allgemein- und Viszeralchirurgie up2date 6: 325–344

[17] Paul-Ehrlich-Gesellschaft (PEG): www.p-e-g.org

[18] Robert Koch-Institut: www.rki.de

Basic Skills

D. Vallböhmer, U. Fetzner, G. Schiffer, O. Guckelberger, J. Theisen, W. Schröder

7.1 Verbandsmaterial

D. Vallböhmer

Sie können davon ausgehen, dass Sie schon in den ersten Tagen auf der chirurgischen Normalstation mit dem Thema Wundversorgung konfrontiert werden. Das kann ein einfacher Pflasterwechsel bei einer reizlosen chirurgischen Wunde sein, ebenso aber auch die Versorgung einer chronischen Problemwunde.

Stellen Sie sich folgenden Super-GAU vor: Es ist Chefvisite, und Sie laufen ein wenig unbeteiligt mit, bis der Patient mit der sekundär heilenden Laparotomie visitiert wird. Dass dessen stark sezernierende Wunde offensichtlich seit mehreren Tagen nicht neu verbunden wurde, erregt den Unmut Ihres Chefs, Betroffenheit bei Ihrem Oberarzt und demütiges Schweigen beim Stationsarzt. Es wird ein Exempel statuiert und Ihr Chef erlaubt sich, den Verbandswechsel selbst vorzunehmen. Als Jüngster in der Riege werden Sie aufgefordert, bitte umgehend alles Nötige hierfür ranzuschaffen. Die Schwester ruft Ihnen noch schnell zu, wo sich der Schrank mit allem Nötigen befindet, aber dann nimmt das Drama seinen Lauf. Bevor Sie den Schrank öffnen, stellen Sie sich innerlich die Frage, was wohl mit dem ›Nötigsten‹ gemeint ist und erstarren fast, als Sie die schier unüberschaubare Produktpalette im Schrankinneren erblicken, von denen ihnen die meisten Namen und Kisten unbekannt sind. Am Ende des Verbandswechsels sind Sie dreimal zwischen Patient und Schrank hin- und hergelaufen und haben nicht nur den Unmut Ihres Chefs erheblich gesteigert, sondern sich – wie auch Sie meinen – bis auf die Knochen blamiert. Der ›Neue‹ kennt ja nicht mal das ›Nötigste‹. Lassen Sie es nicht so weit kommen und lesen Sie dieses Kapitel weiter.

Sie sehen an diesem Beispiel, dass Sie nicht lange warten können, bevor Sie sich mit den gängigen Verbandsmaterialien Ihrer Station vertraut machen. Sollte diese peinliche Situation dennoch eintreten, bitten Sie diskret die anwesende Schwester oder den Pfleger, Sie zu begleiten. Sie werden Ihnen schon aus der Klemme helfen, da sie genau wissen, bei welcher Wunde welches Verbandsmaterial zum Einsatz kommt.

☐ **Tab. 7.1** Klassifikation und Indikation von Wundmaterialien

Wundmaterialien	Indikation
Antiseptika – Polihexanid (z. B. Lavasept) – Octenidin/Phenoxyethanol (z. B. Octenisept) – Povidon-Iod (z. B. Betaisodona)	– Bei infizierten Wunden zur Desinfektion
Inaktive Wundauflagen – Mullkompressen – Vliesstoffauflagen – Gaze – Folienverbände	– Primäre Wundheilung – Sekundäre Wundabdeckung in Kombination mit interaktiven Wundauflagen
Interaktive Wundauflagen – Hydrogele,-kompressen – Alginate – Hydrokolloide – Siberhaltige Wundauflagen *Sonderform:* (Bio-)Aktive Wundauflagen	– Einsatz in allen Phasen der sekundären Wundheilung – Bei stark infizierten Wunden
Vakuumverband (VAC)	– Tiefe, stark sezernierende Wunden – Laparostoma

Dennoch sollten auch Sie wissen, welche Utensilien Sie bei einem Verbandswechsel einer einfachen und einer komplizierten Wunde benötigen. Hier die Checkliste:

- Unterlagen und Abdecktücher,
- Einmalhandschuhe und/oder sterile Handschuhe,
- Wundversorgungsset (zumeist als Einmalverpackung auf Station steril verpackt vorrätig), welches Schere, Pinzette, Nadelhalter und Kompressen bzw. Tupfer enthält,
- Spülflüssigkeit (z. B. Kochsalzlösung) zur Wundsäuberung,
- Antiseptika zur Wunddesinfektion,
- (interaktive) Verbandsmaterialien in Abhängigkeit von der Wunde.

Während in ▶ Abschn. 7.3 die Grundprinzipien der Wundbeurteilung und -versorgung näher erläutert werden, soll hier auf die vielen zur Verfügung stehenden Verbandsmaterialien eingegangen werden. In diesem ›Urwald‹ von Materialien sind, wie das Beispiel zeigt, schon so einige Kollegen verloren gegangen. Damit Ihnen das nicht passiert, finden Sie hier zunächst eine Klassifikation der häufigsten Wundauflagen mit Indikation und entsprechender Anwendung (◘ Tab. 7.1). Ihre Aufgabe wird darin bestehen, die Klassifikation zunächst zu lernen und dann alle Verbandsmaterialen, die auf ihrer Station zur Anwendung kommen, einer dieser Gruppen zuzuordnen. Nur dann wird es ihnen gelingen, sich rasch einen Überblick zu verschaffen.

In der modernen Wundbehandlung kommen folgende Gruppen von Verbandsmaterialien zum Einsatz:

1. Antiseptika,
2. inaktive Wundauflagen,
3. interaktive Wundauflagen,
4. Vakuumversiegelung.

7.1.1 Antiseptika

Wichtig ist zu wissen, dass bei nichtinfizierten Wunden eine Säuberung mit Antiseptika unnötig, ja sogar kontraindiziert ist. Bei jeder primär heilenden Wunde ist die Wundsäuberung – wenn überhaupt nötig – mit sterilem Kochsalz ausreichend. Antiseptika kommen nur bei infizierten Wunden zum Einsatz und haben eine desinfizierende Wirkung – möglichst gegen ein breites Erregerspektrum und ohne die Entwicklung von Resistenzen zu fördern. Eine Vielzahl von Produkten wurde in den letzten Jahren wieder vom Markt genommen, da sie zwar die gewünschte desinfizierende Wirkung hatten, aber vor allem zur Störung der Wundheilung führten. Zu den Klassikern dieser Gruppe gehören Polyhexanid (z. B. Lavasept), Octenidin/Phenoxyethanol (z. B. Octenisept) und PVP-Iod-Präparate (z. B. Betaisodona).

Alle Substanzen sind auch zur Anwendung auf Schleimhäuten geeignet, können jedoch auch zu allergischen Reaktionen führen.

Achten Sie bei der Benutzung von PVP-Iod-Präparaten auf Schilddrüsenerkrankungen, da das Iod über die Haut bzw. Schleimhaut resorbiert wird und eine Hyperthyreose induzieren kann. Deswegen sind diese Präparate bei chronischen Wunden auch nur bedingt geeignet.

7.1.2 Inaktive Wundauflagen

Konventionelle Wundauflagen wie Mullkompressen oder Vliesstoffauflagen werden auch als inaktiv bezeichnet, da sie keinen Einfluss auf das Wundmilieu haben. Ihre einzige Aufgabe besteht darin, das Sekret der Wunde aufzunehmen, ohne ein spezifisches Mikromilieu auf zellulärer Ebene zu schaffen. Diese Wundauflagen kommen bei jeder nichtinfizierten Wunde zur Anwendung, die – nach gängiger Redensart – ein wenig ›austrägt‹, also serös sezerniert.

Die Vorteile der inaktiven Wundauflagen sind klar. Sie sind einfach in der Handhabung, haben eine hohe Saugkraft und kosten wenig. Ihr entscheidender Nachteil ist aber, dass der Wundgrund ausgetrocknet wird und mit der Mullkompresse verklebt. Deswegen haben diese Verbandsmaterialien bei jeder sekundär heilenden Wunde nichts mehr verloren.

Wenn Sie dennoch einen solchen Wundverband wechseln müssen und die Kompresse am Wundgrund klebt, nehmen Sie steriles Kochsalz, befeuchten die Kompresse und warten so lange, bis sich diese von selbst löst. Nur nicht mit Gewalt abziehen! Bei zu schneller Entfernung ist der Verbandswechsel für den Patienten oft schmerzhaft, und die Wundheilung wird insgesamt protrahiert.

Um diesen negativen Effekt zu vermeiden, gibt es sog. nichthaftende Wundauflagen. Hierzu gehören die Gazeverbände, die zusätzlich mit einer PVP-Iod-haltigen Salbe imprägniert sein können, oder Silikonwundauflagen (z. B. Mepithel).

Alternativ können primär und sekundär heilende Wunden auch mit selbstklebenden Folienverbände aus Polyurethan abgedeckt werden, die in allen Wundheilungsphasen insbesondere als Schutz vor Sekundärinfektionen eingesetzt werden und mehrere Tage über der Wunde belassen werden können. Da diese Produkte durchsichtig sind, ist außerdem eine Beurteilung der Wunde möglich.

Ein weiterer Vorteil ist, das sich die Patienten mit dieser Folie waschen und duschen können.

7.1.3 Interaktive Wundauflagen

Interaktive Wundauflagen sind heutzutage aus dem modernen Wundmanagement nicht mehr wegzudenken. Im Gegensatz zu inaktiven Wundauflagen verändern interaktive Wundauflagen das Wundmilieu und bewirken eine beschleunigte Wundheilung unter Erhaltung einer feuchten Wundumgebung. Dabei erfüllen interaktive Wundauflagen vielfältige Anforderungen:
- Schaffung eines feuchten Wundmilieus mit Förderung der Granulation,
- Absorption von Exsudat einschließlich Keime und Detritus,
- Schutz vor Sekundärinfektion,
- atraumatischer und schmerzfreier Verbandswechsel.

Das Angebot an interaktiven Wundauflagen ist schier unendlich vielfältig und nicht alle Produkte besitzen die gleichen Eigenschaften, sodass sie auch in Kombination eingesetzt werden. Einige Produkte existieren deshalb auch in verschiedenen Anwendungsformen, etwa der Gel- und der Kompressenform. Häufig wird eine interaktive Wundauflage auch mit einer sekundären Wundabdeckung, einem Folienverband oder auch nur einer einfachen Mullkompresse kombiniert.

Die wichtigsten und häufigsten Produkte dieser Gruppe sind:
- **Hydrogele:** dreidiminsionale Netze aus hydrophilen Polymeren,
- **Alginate:** zelluloseähnliche Polysaccharide aus Algenfasern mit hoher Calciumkonzentration,
- **Hydrokolloide:** hydrophobe Matrix mit Einlagerung von Zellulose und Gelatin.

Diese drei Produkte können in allen Phasen der Wundheilung gut eingesetzt werden. Da sie in der Lage sind, eine relevante Menge des Wundexsudates und des abgestorbenen Zellmaterials aufzunehmen, quellen sie auf – oft zu einer weichen Masse –, ohne dabei ihre eigentliche Funktion einzubüßen. In der Regel können diese Wundauflagen mehrere Tage belassen werden, bevor ihre resorptive Kapazität erschöpft ist. Wenn das nicht ein wirklicher Vorteil für den Patienten und auch für Sie ist!

Zwar ist der Verbandswechsel für Ihren Patienten nicht unbedingt ein optisches Genusserlebnis, aber er kann schmerzfrei durchgeführt werden.

Noch ein Hinweis: Das eigentliche Ergebnis der Wundheilung wird erst nach Entfernung des aufgequollenen Materials und einer vollständigen Wundsäuberung sichtbar. Sie können genau die vom Wundrand beginnende Epithelialisierung des mit Granulationsgewebe bedeckten Wundgrundes beobachten. Es ist immer wieder faszinierend zu sehen, wie der Körper sich zu helfen weiß.

Zwei besondere Gruppen sollen hier noch kurz erwähnt werden.
1. Bei stark infizierten und verschmutzen Wunden kommen sog. **Silberverbände** zum Einsatz, die aus zwei Schichten eines silberbeschichteten Polyethylennetzes bestehen. In Kontakt mit der Extrazellularmatrix werden Silberkristalle freigesetzt, die nahezu alle bekannten Bakterien, aber auch andere Mikroorganismen wie Pilze und teilweise auch Viren inaktivieren.
2. Die zweite Gruppe sind (bio-)aktive Wundauflagen, die Komponenten des Extrazellularraums beeinflussen. Sie werden vor allem bei Problemwunden eingesetzt, bei denen auch nach längerer Behandlung mit anderen Wundauflagen keine Abheilung zu verzeichnen ist. Diese Wundauflagen, die immer mit einem Sekundärverband abgedeckt werden müssen, bestehen aus Hyaluronsäure, Kollagenprodukten oder anderen Wachstumsfaktoren. Das Prinzip dieser Verbände ist, die chemotaktische Migration von Entzündungszellen, insbesondere Fibroblasten, in die Wunde zu fördern und die Angioneogenese zu stimulieren und damit den Prozess der sekundären Wundheilung zu beschleunigen.

Sie können sich vorstellen, dass das sicherlich nicht die billigsten Produkte sind.

7.1.4 Vakuumversieglung (VAC-System)

Das VAC-System (Vacuum Assisted Closure; Vakuumverband) wird heutzutage bei vielen Problemwunden verwendet, insbesondere bei großen, immer sekundär heilenden Wunden. Das System besteht aus einem der Wunde angepassten, schwarzen Polyurethanschwamm, einer wasserdampfdurchlässigen, die Wunde fixierenden Folie und einer Drainage, die mit einer Vakuumpumpe verbunden ist (◘ Abb. 7.1). Der Polyurethanschwamm hat eine hohe Saugkraft, wirkt stark wundsäubernd und granulationsfördernd. Die darauf aufgebrachte Folie fixiert den Schwamm und versiegelt die Wunde. So entsteht ein abgeschlossenes Wundkompartiment mit einem feuchten Wundmilieu. Das Schwamm-Folien-Konstrukt ist über eine Drainage mit einer Vakuumpumpe verbunden, die die Applikation eines subatmosphärischen Drucks mit einer Sogstärke zwischen 50 und 200 mmHg aufrechterhält. So wird das Wundexsudat über den Schwamm aus der Wunde entfernt und in einem an der Pumpe befestigten Behälter gesammelt.

Zwei wesentliche Effekte der Vakuumtherapie haben einen positiven Einfluss auf die Behandlung von Problemwunden:

- Durch den Unterdruck im Wundkompartiment besteht ein Zug auf die Wundränder, der die Wundkontraktion und somit den Wundverschluss fördert.
- Die kontinuierliche Drainage des Wundsekretes erzeugt ein optimales Wundmilieu, welches die Bildung von Granulationsgewebe begünstigt.

Anzumerken ist, dass diese Wundapplikation sehr aufwendig und auch teuer ist und zurzeit fast ausschließlich im stationären Bereich eingesetzt wird.

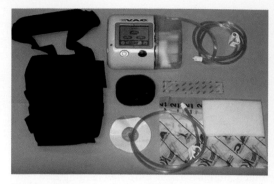

◘ **Abb. 7.1** Vakuumpumpe mit Wundschwamm und übrigen Utensilien. (Aus Dissemond 2008)

Checkliste »Verbandsmaterial«

- Merken Sie sich die Liste der benötigten Utensilien für einen einfachen und einen komplizierten Verbandswechsel.
- Prägen Sie sich die Unterschiede zwischen inaktiven, interaktiven und (bio-)aktiven Wundauflagen ein.
- Lernen Sie auf Ihrer Station exemplarische Produkte der interaktiven Wundauflagen Hydrogele, Alginate und Hydrokolloide kennen.
- Machen Sie sich mit dem Aufbau eines VAC-Systems vertraut.

7.2 Ruhigstellende Verbände: Gips und Cast

U. Fetzner, G. Schiffer

Wäre dieses Buch vor 40 Jahren oder früher erschienen, so würde der folgende Abschnitt vermutlich einen der wichtigsten darstellen – und das aus 2 Gründen: 1. wegen der **Häufigkeit**, mit der Sie dann mit dem Thema Gips zu tun hätten und 2. aufgrund der gravierenden **Risiken** für Berufsanfänger, in diesem Zusammenhang etwas falsch zu machen. Denn bei Frakturen wurde früher fast immer gegipst. Und entsprechend viele Fehlermöglichkeiten gab es auch für die jungen Ärzte.

Wer kennt sie nicht, die mahnenden Geschichten von zirkulär angelegten Verbänden bei frischen Frakturen und sich wenig später ausbildenden Kompartmentsyndromen. Oder Tatsachenberichte, nach denen der diensthabende Arzt oder die Ärztin trotz mahnender Anrufe der Stationsschwester nachts nicht das Bereitschaftsdienstzimmer verließ, sondern telefonisch Opiate für Patienten mit unerträglichen Schmerzen unter dem Gips anordnete. Und von der versäumten Wiedereinbestellung ambulanter Patienten zur Gipskontrolle am Folgetag haben Sie sicher auch schon gehört.

All dies sind natürlich auch weiter wichtige Themen; aus 2 Gründen stehen sie heute jedoch nicht mehr im Mittelpunkt des Geschehens:

Erstens wird entsprechend den modernen Behandlungsprinzipien nicht mehr so viel gegipst, vielmehr haben operative Osteosyntheseverfahren häufig diesen Platz eingenommen. Es wird mehr genagelt, fixiert und geschraubt. Einst nur den kostbaren Sportlern zur schnelleren Regeneration vorbehalten, erhält heute jeder, der sie benötigt, auch seine Osteosynthese. Die konservative Behandlung erzielt häufig nicht vergleichbar gute funktionelle Ergebnisse wie eine operative Behandlung und weist durch die Immobilisation (unter Umständen viele Wochen) ganz eigene Risiken auf.

Und noch ein zweiter Grund: Früher gab es im Wesentlichen die Chirurgie und die Neurochirurgie, die sich in den letzten zwei Dekaden jedoch in verschiedenste chirurgische Disziplinen aufgespalten haben. Daraus folgt, dass Sie mit Gips und Cast (s. unten) nur noch in der Unfallchirurgie und Orthopädie zu tun haben. Vielleicht auch noch in der Allgemeinchirurgie, wenn Sie in einer Abteilung der Grund- und Regelversorgung sogenannte »gesamtchirurgische« Dienste in der Notaufnahme und auf den Stationen abdecken müssen. Andere Indikationen für ruhigstellende Verbände außerhalb der Unfallchirurgie und Orthopädie sind selten. In der Allgemeinchirurgie wird bei Vorliegen einer starken Entzündung eine Extremität gelegentlich auch ruhiggestellt, zum Beispiel bei einem Erysipel, einem Insektenstich oder einem Abszess. Auch in der plastischen Chirurgie werden zur besseren Wundheilung zuweilen ruhigstellende Verbände verwendet. Aber diese Details lernen Sie noch kennen.

7.2.1 Indikationen

Die grundsätzlichen Indikationen für ruhigstellende Verbände sind:

- Immobilisation bei Frakturen und Gelenkverletzungen,
- Entzündung an den Extremitäten,
- Schutz vor mechanischer Beanspruchung nach Operationen,
- als unterstützende Maßnahme zur Schmerztherapie und Wundheilung bei ausgedehnten Weichteilverletzungen.

Konservative Frakturbehandlung

Bleiben wir aber für unsere Common-Trunk-Unfallchirurgen und die gemeinsamen »Dienstemacher« bei der wichtigsten und häufigsten Indikation für ruhigstellende Verbände, der konservativen Frakturbehandlung.

Die **Vorteile** der konservativen Behandlung durch Ruhigstellung der Fraktur liegen im fehlenden Operations- und Narkoserisiko, und hier insbesondere der Vermeidung einer Infektion durch den operativen Zugang (Ausnahme: Extensionsdrähte). Allerdings kommt das Verfahren heutzutage nur noch für einfache, wenig dislozierte, nach Reposition gut stehende und geschlossene Frakturen in Frage.

Konrad Böhler, der Vater der konservativen Frakturbehandlung, prägte hierzu einen heute noch gültigen Merksatz: »**Konservativ kann ich die Frakturen behandeln, welche ich reponieren und retinieren kann!**«

Als klassisches Beispiel mag hier die distale Radiusfraktur herhalten: Die extraartikuläre Fraktur ohne dorsale Trümmerzone kann reponiert und retiniert werden in einem Unterarmgips. Die Fraktur mit dorsaler Trümmerzone ist zwar im Aushang reponierbar, hier kommt es jedoch regelhaft im Gips zu einer erneuten Dislokation, die Retention ist also nicht möglich und daher auch keine konservative Behandlung.

Die Immobilisierung durch den ruhigstellenden Verband birgt aber auch ihre eigenen **Gefahren**. Diese sind:

- Dekubitus/Druckschäden an Haut, Muskulatur und Nerven mit der Notwendigkeit einer engmaschigen Verbandskontrolle,

- reversibler oder auch irreversibler Funktionsverlust durch Muskel-, Knochen-, Knorpel- oder Kapselatrophie,
- Thromboembolierisiko mit der Notwendigkeit einer Antikoagulation.

Im **Kindesalter** werden Frakturen hingegen häufiger konservativ behandelt, da das wachsende Skelett viele (nicht alle!) Fehlstellungen besser auszugleichen vermag. Aus gleichem Grunde sind die Ruhigstellungszeiten bei Kindern kürzer: Die Knochen heilen schneller. Auch beobachtet man praktisch keinen Immobilisationsschaden wie bei Erwachsenen. Ein kindlicher Ellenbogen verträgt eine sechswöchige Gipsbehandlung recht problemlos, beim **Erwachsenen** führt dies zu einer hochgradigen Bewegungseinschränkung, unabhängig von der zugrunde liegenden Verletzung. Der funktionellen Nachbehandlung (Rehabilitation) kommt insbesondere beim Erwachsenen erhebliche Bedeutung zu.

Es kann außerdem nie häufig genug erwähnt werden: Keine Ruhigstellung der unteren Extremität oder Bettruhe ohne **niedermolekulares Heparin** oder **orale Antikoagulation** (▶ Kap. 6.2)!

Alle ruhigstellenden Verbände, selbst Gipsverbände, bieten immer noch Bewegungsspielraum und sind daher einer »inneren« Fixation (z. B. Osteosynthese) meist unterlegen.

Hinsichtlich des Materials lassen sich zwei große Gruppen ruhigstellender Verbände unterscheiden: die Gipsverbände und der Cast.

7.2.2 Gipsverbände

Der folgende Abschnitt wird Ihnen nur einen ersten Eindruck von der Fülle verschiedener Gipstechniken vermitteln können. Sollten Sie also zur Gruppe der Unfallchirurgen gehören, so ist es zwingend notwendig, während des Common Trunks – noch besser während der ersten 100 Tage Ihrer Weiterbildung – einen Gipskurs zu besuchen. Solche Kurse werden im Einzugsgebiet von großen Krankenhäusern regelmäßig angeboten und oft auch von der Industrie unterstützt. Nutzen Sie zusätzlich jede Gelegenheit, Ihren oft erfahrenen Pflegekräften beim Gipsen und Tapen über die Schul-

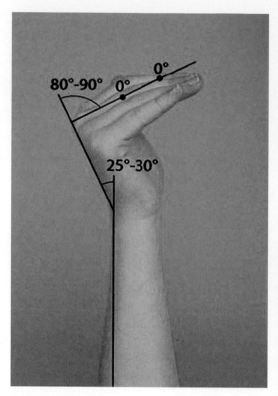

◘ Abb. 7.2 Intrinsic-Plus-Stellung der Hand. (Aus Schleikis 2007)

tern zu schauen. Sie arbeiten häufig schon viele Jahre im Gipsraum und können Ihnen als Neuling so manches beibringen. Denken Sie daran: Der Tag, an dem Sie alleine in der Ambulanz stehen oder im OP von Ihrem Oberarzt aufgefordert werden, »mal eben schnell noch einen Gips 'dranzumachen«, kommt schneller, als Sie sich vorstellen.

Gips ist eine harte, unelastische Substanz. Mittels Gipsbandagen (Longuetten, Binden) werden die Frakturregion und die angrenzenden Gelenke ruhiggestellt. Die betreffende Extremität sollte in **Funktionsstellung** bandagiert werden. Ein Sprunggelenk wird daher in 90°-Stellung, ein Handgelenk in leichter Extension eingegipst. Beim Ellbogen wird mittlerweile eine leichte Streckstellung (110°) angestrebt. Vorsicht bei der Hand: Hier ist, wenn möglich, immer die sogenannte Intrinsicplus-Stellung mit Flexion von möglichst 90° in den Metakarpophalangealgelenken und eine Streckung der Langfinger (◘ Abb. 7.2) zu wählen – in dieser Stellung sind die Seitenbänder der Fingergelenke maximal gespannt, sodass sie während der

Ruhigstellung nicht schrumpfen und einen Immobilisationsschaden induzieren können. Eine längere Ruhigstellung in Streckstellung endet fatal für den Patienten!

Die sorgfältige Polsterung durch einen Stoffstrumpf, Watte, Schaumstoff, Gelkissen oder Kreppapier ist wichtig. Diese Materialien werden direkt auf die Haut aufgelegt. Sonst drohen Dekubitus, Nerven- oder Gefäßschäden. Man unterscheidet den Gipsschienenverband, den zirkulären, den geschalten und den gespaltenen Gips: Beim Schienenverband (◨ Abb. 7.3) wird eine Gipsschiene anmodelliert und mit Binden fixiert. Je nach Größe und Gewicht des betroffenen Körperabschnittes muss die Dicke des Gipses gewählt werden. Die Gipsschiene ist die häufigste Akutversorgung.

Umwickelt man die Gliedmaße mit Gipsbinden, so entsteht ein zirkulärer Gips, der zwar mehr Stabilität bietet, aber auch größere Gefahren birgt (s. unten). Wird der zirkuläre Gips nach dem Aushärten auf einer Seite oder auf beiden Seiten aufgesägt, entsteht ein gespaltener respektive geschalter Gips.

Merken Sie sich, dass es ist ein **Behandlungsfehler** ist, bei einer **frischen Fraktur** einen geschlossenen, zirkulären (»ungespaltenen«) Gipsverband anzulegen. Hierbei besteht die Gefahr, dass es durch die Schwellung zu einem Druckanstieg im betreffenden traumatisierten Kompartment kommt. Folgen sind Durchblutungsstörungen, Nervenschäden und Drucknekrosen der Muskulatur (Kompartmentsyndrom). Indiziert ist vielmehr die Anlage eines Gipsschienenverbandes oder die sofortige Längsspaltung des zirkulären Gipses und (lockeres) Umwickeln mit einer elastischen Bandage. Erst nach Abschwellen einige Tage später soll ein zirkulärer Gips angepasst werden. Dieser bietet dann eine größere Stabilität und einen höheren Tragekomfort, erst recht, wenn er aus Kunststoff gefertigt wird (► Abschn. 7.2.3).

Ruhigstellung, Kühlung und Hochlagern lindern den Schmerz und fördern den Schwellungsrückgang. Einen Tag nach Anlage ist eine erneute Gipskontrolle obligat. Der Patient wird nach Schmerzen in der eingegipsten Extremität befragt, und Durchblutung, Motorik sowie Sensibilität werden klinisch kontrolliert (»DMS-Kontrolle«).

Auch wir können leider den Spruch nicht aus der Welt schaffen: »Ein Patient mit Beschwerden an der mit Gips versorgten Extremität hat immer Recht!« Diese Beschwerden des Patienten mit Gips sind immer ernst zu nehmen und stets Anlass für eine genaue klinische Untersuchung! Schon beim leisesten Zweifel erfolgt die Gipsabnahme, die Kontrolle auf Druckstellen und Wunden. Das gilt für die ambulanten Patienten genauso wie für die stationären. Betreuen Sie stationäre Patienten mit Gips, Cast oder anderen ruhigstellenden Verbänden, so sind Sie verpflichtet, täglich die Durchblutung, Motorik und Sensibilität zu untersuchen und zu dokumentieren.

7.2.3 Cast

Eine Alternative zum Gipsverband ist der Cast (engl. Guss), auch Kunststoffgips genannt, der aus Kunststoffmaterialen besteht (in der Regel wasserpolymerisierende, thermoplastische, glasfaserverstärkte Polyester mit Polypropylen). Seine Entwicklung verlief rasch; immer mehr verdrängt er den Gipsverband. Eindeutige Vorteile sind die bessere Röntgenstrahlungsdurchlässigkeit, die Wasserresistenz, die schnelle Aushärtung, das geringere Gewicht und für die Damen und vor allem für Kinder (aber auch die Herren!) eine breite Palette an verschiedenen Farben.

Beim Cast-Verband handelt es sich ebenso um einen festen, ruhigstellenden Verband. Somit gelten alle auch beim Gipsverband genannten **Verhaltensregeln**, von denen die wichtigsten sind: kein zirkulärer Verband bei frischen Frakturen und Verletzungen und regelmäßige Kontrolle von Durchblutung, Motorik und Sensibilität (DMS).

Auch ein Cast kann natürlich als Schiene oder zirkulär angelegt werden. Aufgrund der höheren Kosten des Cast-Materials hat es sich in vielen Kliniken durchgesetzt, in der Akutsituation eine »Weißgips«-Schiene anzulegen. Läuft die Behandlung später dann auf eine längere Ruhigstellung hinaus, wird nach definitiver Abschwellung bzw. Abheilung von Wunden oder OP-Nähten ein zirkulärer Cast angelegt.

Sie sehen also: Die bloße Aufforderung »Mach mal einen Gips« an das Ambulanzpersonal ist

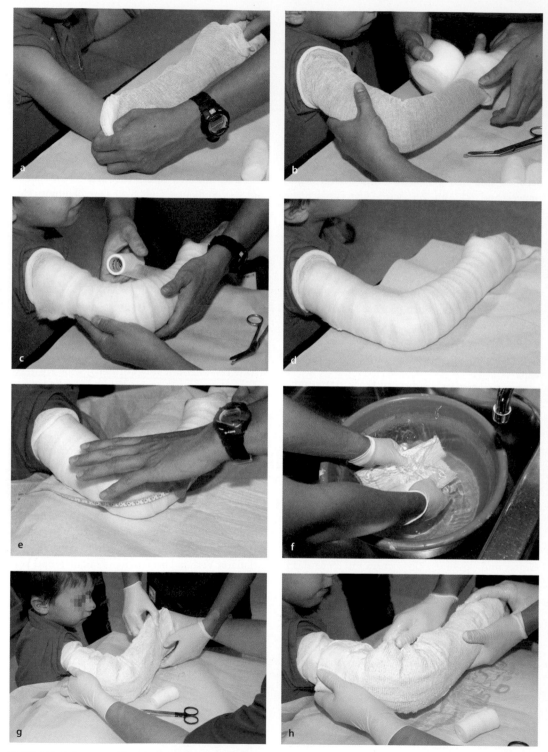

■ Abb. 7.3 Anlage einer Oberarmgipsschiene. (Aus Dietz 2011)

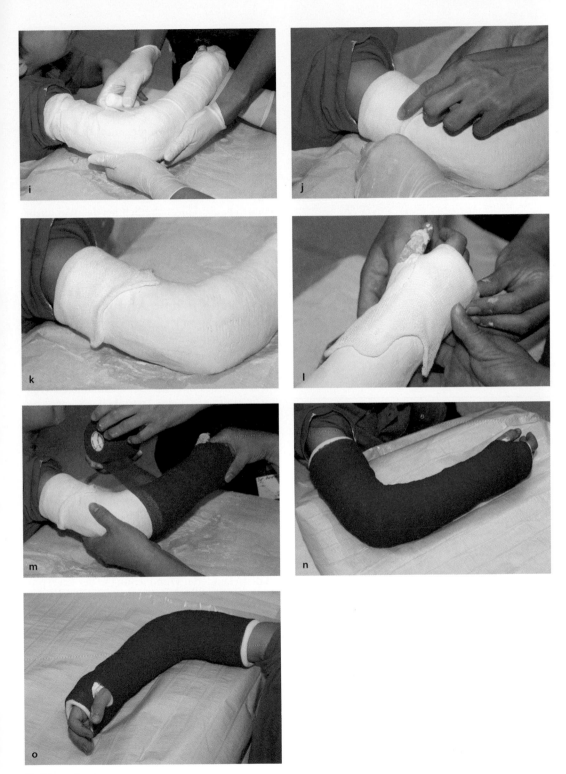

Abb 7.3 Fortsetzung

absolut insuffizient. Mit einem guten Gips können Sie allerhand erreichen, mit einem schlechten viel Schaden anrichten!

> **Checkliste »Ruhigstellende Verbände«**
> - Belegen Sie zeitnah einen Gipskurs.
> - Legen Sie bei frischen Frakturen oder Verletzungen keine zirkulären Verbände an.
> - Ordnen Sie bei Ruhigstellung der unteren Extremität eine Antikoagulation an.
> - Kontrollieren Sie nach Anlage eines ruhigstellenden Verbandes regelmäßig Durchblutung, Motorik und Sensibilität (DMS).
> - Denken Sie dran: Ein Patient mit Beschwerden der ruhiggestellten Extremität hat immer recht!

7.3   Wundversorgung und Wundbeurteilung

O. Guckelberger, U. Fetzner

Fast jeder chirurgische Patient hat eine Wunde. Der erste Anruf im Nachtdienst: »Schnell, der Patient blutet aus der Wunde!« wird nicht lange auf sich warten lassen. Bereiten Sie sich also auf die ersten Wundbeurteilungen und -versorgungen vor und vermeiden Sie so die eine oder andere Tachykardie – sowohl blutungsbedingt beim Patienten als auch durch Aufregung bei Ihnen selbst.

Im Alltag der ersten 100 Tage werden Sie jedoch überwiegend mit zwei unspektakulären Typen von Wunden konfrontiert: die Erstversorgung einer traumatischen, kontaminierten Bagatellwunde bei Patienten in der Notaufnahme und die Versorgung einer postoperativen, aspetischen Wunde bei Patienten auf Ihrer Station. Diese Wundversorgung und -beurteilung fallen typischerweise in den Aufgabenbereich der jungen Assistentin oder des jungen Assistenten und sind am Anfang bestens geeignet, den chirurgischen Blick zu schärfen. Wundheilungsstörungen sind eine erhebliche Belastung für den Patienten und das Gesundheitssystem. Seien Sie sich Ihrer Verantwortung bewusst, denn allzu häufig werden Ihre Stations- oder Oberärzte nicht selbst die Wunden begutachten, sondern sich auf Ihr Urteil verlassen.

Deshalb ist es ohne jeden Zweifel eine Ihrer wichtigsten Aufgaben, den physiologischen Prozess der Wundheilung bei diesen beiden Wundarten kontinuierlich zu beobachten und zu unterstützen sowie Wundheilungsstörungen frühzeitig zu erkennen und die notwendigen Behandlungsschritte einzuleiten. Grund genug, in diesem Abschnitt nochmals die wichtigsten Aspekte einer ungestörten und pathologischen Wundheilung zu repetieren, die dann sicherlich bei der Wundbeurteilung und der Wundversorgung, aber auch der Dokumentation helfen.

7.3.1   Wundheilung und Wundheilungsstörungen

Eine Restitutio ad integrum, also eine narbenlose Abheilung, ist nur bei sehr oberflächlichen Schürfungen oder Verbrennungen ersten, seltener auch zweiten Grades möglich. Bei allen anderen Wunden kommt es zu einer Defektheilung mit einem reparativen Ersatz durch Narbengewebe. Wiederholen Sie an dieser Stelle die verschiedenen Phasen der physiologischen Wundheilung (exsudative, proliferative und reparative Phase) und den zeitlichen Ablauf aus einem der klassischen chirurgischen Lehrbücher. Dieses Wissen ist essenziell zur Wundbeurteilung. Es ist wichtig für Sie zu wissen, dass die Abläufe bei der primären und sekundären Wundheilung eigentlich identisch sind, dass die verschiedenen Phasen nur zeitlich verschoben und bei der sekundären Wundheilung in der Regel protrahiert sind.

Primäre Wundheilung Die Wundränder von chirurgischen Wunden oder sauberen Schnittwunden können Sie primär adaptieren. Sie heilen dann – bei Ausbleiben von Wundheilungsstörungen – unter Ausbildung einer nur sehr schmalen Narbe ab. Auch die primäre Wundheilung ist somit im eigentlichen Sinne keine Restitutio ad integrum. Dennoch: Die primär heilende Wunde bedarf keiner weiteren Unterstützung, sie heilt von alleine.

Diagnostizieren Sie auf Ihrer Visite eine Wundheilungsstörung bei einer primär verschlossenen

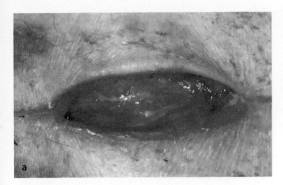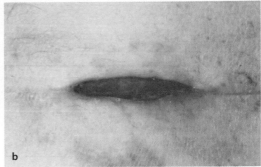

Abb. 7.4 Sekundär heilende Wunde: a saubere Wundverhältnisse mit beginnender Granulation, b Wunde nach 3 Wochen Behandlung vor Sekundärnaht mit guter Retraktion und Granulation. (Aus Nerlich u. Berger 2003)

Wunde, so ist zumeist die Wiedereröffnung und Überführung in eine sekundäre Wundheilung (☐ Abb. 7.4) notwendig.

Sekundäre Wundheilung Auch sekundär heilende Wunden heilen in der Regel von selbst, allerdings können Sie den Prozess der Wundheilung durch geeignete chirurgische Maßnahmen erheblich beschleunigen. Damit ist schon ein wichtiger Aspekt vorweggenommen. Die sekundäre Wundheilung dauert erheblich länger und kann mehrere Wochen, bisweilen auch Monate in Anspruch nehmen. Stark kontaminierte Wunden, insbesondere Bisswunden, dürfen nicht primär verschlossen werden, sie werden alle bereits bei der Erstversorgung einer sekundären Wundheilung zugeführt. Hier wird der Defekt temporär mit einem Granulationsgewebe verschlossen, um dann in Abhängigkeit von der Wundart als Defektheilung zu enden oder – seltener – vollständig zu reepithelialisieren.

Jetzt aber zu den beiden häufigsten Wundtypen, mit denen sie es in den ersten 100 Tagen zu tun haben werden: die traumatische, kontaminierte und die chirurgische, postoperative Wunde.

Die traumatische, kontaminierte Wunde

Diese Wunden werden Ihnen noch oft den Nachtschlaf rauben, wenn der Betrunkene gegen die Laterne gelaufen ist und dann mit einer klaffenden und blutenden Platzwunde über der Augenbraue lallend bei Ihnen in der Notaufnahme sitzt.

Die wichtigste Klassifikation der traumatischen Wunden unterscheidet offene von geschlossenen Wunden. **Offene Wunden** sind natürlich leicht zu identifizieren. Das Ausmaß **geschlossener Wunden** zu diagnostizieren, kann dagegen schon schwieriger sein. Geschlossene Wunden umfassen Kontusion, Prellung, Ruptur und Quetschung.

Weitere Unterschiede der Wunden betreffen den Kontaminationsgrad und die Morphologie der Wundränder. Die besonderen Merkmale und Richtlinien zur chirurgischen Versorgung der verschiedenen Wundarten finden Sie in ☐ Tab. 7.2.

Jeder Behandlung einer Wunde geht zunächst die präzise Beurteilung voraus. Bei diesen unversorgten Wunden definieren Sie zuerst die Wundart und rufen sich die Merkmale und Besonderheiten aus der ☐ Tab. 7.2 ins Gedächtnis. Denken Sie in Anhängigkeit von der anatomischen Lokalisation der Wunde an Begleitschäden von Nerven, Gefäßen und inneren Organen. »Ich sage nur: UNFALLMECHANISMUS!« war ein richtungsweisendes Zitat eines unfallchirurgischen Lehrers. Der geneigte Leser wird diese Aussage richtig zu betonen wissen, dadurch wird ihre Bedeutung nachdrücklich unterstrichen.

Bei der Inspektion der nichtversorgten akuten Wunde beurteilen Sie dann die Wundränder, die Wundtiefe, den Wundgrund und das Ausmaß der Kontamination sowie die Blutungsneigung. Auch der initiale Nachweis von Fremdkörpern ist von Bedeutung für das weitere Prozedere, da diese bei der weiteren Wundversorgung vollständig entfernt müssen und somit den präparatorischen Aufwand erheblich steigern können. Bei manchen Wunden sind Fremdkörper offensichtlich (☐ Abb. 7.5), bei anderen sind sie erst nach eingehender Inspektion zu identifizieren.

◘ Tab. 7.2 Traumatische Wundarten mit Merkmalen und Art der Versorgung

Wundarten	Merkmale	Art der Versorgung
Schnittwunde	Glatte, selten auch klaffende Wundränder, wenig bis stark kontaminiert	Versorgung in Abhängigkeit vom Zeitintervall und der Kontamination
Stichwunde	Hohe Keimbelastung, u. U. Penetration der Körperhöhlen	Offene Wundbehandlung, sorgfältige Exploration/Inspektion, ggf. bildgebende Diagnostik
Platzwunde	Unregelmäßige Wundränder, Neigung zu Nekrosen und Infekten	Wunddesinfektion und Débridement, meist primäre Naht möglich
Schürfwunde	Oberflächlicher Abrieb der Epidermis, stark kontaminiert	Wundreinigung und Desinfektion, offene Wundbehandlung
Quetschwunde, Kontusion, Prellung	Schädigung tieferer Gewebeareale bei intakter Dermis	Regeneration möglich, strenge konservative Beobachtung zur frühen Erkennung von Komplikationen (Nekrose, Superinfektion)
Bisswunde	Hohe Keimbelastung durch menschlichen/tierischen Speichel	Offene Wundbehandlung (Ausnahmen: z. B. Gesicht), spezielle Maßnahmen bei V. a. HIV-, Tetanus-, Tollwut- oder Hepatitisexposition
Verbrennung	Schädigungen Grad I–IV (Rötung bis Nekrose)	Konservative Behandlung mit Kühlung und Infektionsprophylaxe, bei Grad IV Nekrosektomie, ggf. Intensivtherapie

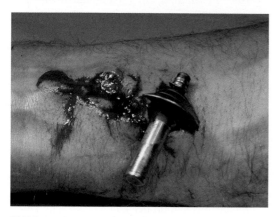

◘ Abb. 7.5 Riss-Quetsch-Wunde mit Fremdkörper (Fräskopf) am Unterarm

Erstversorgung traumatischer Wunden

Das Ziel der Wundbehandlung ist die rasche Wundheilung unter Vermeidung des Auftretens von Wundheilungsstörungen. Sie erfolgt, wenn immer möglich, unter aseptischen Bedingungen, was bei den meisten Patienten mit Bagatellwunden wegen der begleitenden Kontamination nur bedingt umsetzbar ist.

Die unmittelbaren Maßnahmen der Behandlung bestehen in einer keimfreien Abdeckung, bei blutenden Wunden zusätzlich in einer Blutstillung durch einen Druckverband. Bei Extremitätenverletzungen ist die Verwendung eines Tourniquets (›Abbinden‹) obsolet. Penetrierende Fremdkörper (◘ Abb. 7.5) werden zunächst belassen, da sie gelegentlich Läsionen größerer Blutgefäße komprimieren und es nach Entfernung derselben zu Blutungen kommt, die dann auch schnell versorgt werden müssen. Gehen Sie gedanklich vor der Entfernung von Fremdkörpern die tiefer gelegenen anatomischen Schichten durch.

Haben Sie andere Begleitverletzungen ausgeschlossen, dann geht es an die eigentliche Wundbehandlung, die chirurgische Wundversorgung (nach Friedrich), die wenn möglich einem standardisierten Ablauf folgen sollte:

1. Reinigung und Desinfektion der Wunde,
2. Lokalanästhesie,
3. Wundinspektion,
4. Wunddebridement (Exzision der Wundränder),
5. Wundadaptation mit Wundnaht,

6. steriler Verband/Ruhigstellung,
7. Überprüfung des Tetanusschutzes.

Lernen Sie diesen Ablauf auswendig und arbeiten Sie die Liste bei der Versorgung Ihrer ersten chirurgischen Wunden Punkt für Punkt ab. Hierzu noch einige Anmerkungen.

Gereinigt wird zunächst die umliegende Haut mit alkoholischen Präparaten. Bei starker Behaarung erfolgt auch eine Rasur. Die eigentliche Wundreinigung kann dann oder nach Lokalanästhesie erfolgen, das hängt von der Lokalisation der Wunde ab. Offene Hand- und Fußverletzungen werden in einer Schüssel mit verdünnter Betaisodona-Lösung desinfiziert.

Für die Wundbehandlung müssen sie auch die Art der **Anästhesie** festlegen. Die meisten chirurgischen Wunden können problemlos in Lokalanästhesie versorgt werden. Die gebräuchlichen Substanzgruppen sind Aminoamide (Lidocain, Mepivacain, Prilocain oder Bupivacain), die sich insbesondere hinsichtlich ihrer Wirkungsdauer unterscheiden. Schauen Sie sich die in Ihrer Klinik verwendeten Substanzen genau an, da einige mit vasokonstriktiven Katecholaminen kombiniert sind und daher nicht überall am Körper injeziert werden dürfen. Es gehört zu Ihren Aufgaben, mögliche Allergien gegen diese Substanzgruppe vorher beim Patienten zu erfragen. Wichtig ist auch zu wissen, dass die Wirkung von Lokalanästhetika in entzündeten Geweben aufgrund einer lokalen Azidose vermindert ist. Bei größeren Verletzungen mit kontaminierten Wunden, die ein ausgedehntes Wunddébridement erfordern, ist unter Umständen eine Allgemeinanästhesie notwendig. Spätestens hier sollten sie einen chirurgischen Facharzt konsultieren.

Nach ausgiebiger Hautdesinfektion und steriler Abdeckung führen Sie die Wundbehandlung nun unter **aseptischen Bedingungen** durch, das bedeutet für Sie Händedesinfektion, Tragen von OP-Haube, Mundschutz und sterilen Handschuhen. Von kontaminierten oder infizierten Wunden wird ein Abstrich für die mikrobiologische Untersuchung gewonnen.

Die folgende **Wundreinigung und -desinfektion** ist obligat. Verwenden Sie hierzu sterile physiologische Kochsalzlösung oder ein für die Schleimhautdesinfektion geeignetes Desinfektionsmittel. Bei vielen Wunden lässt sich erst jetzt eine vollständige **Inspektion** auf Fremdkörper oder auch Begleitverletzungen vornehmen.

Blutungen lassen sich meist durch Kompression stillen. Lassen Sie sich ruhig einige Minuten Zeit; so lange dauert auch die physiologische Blutungszeit. Oder die Blutung sistiert durch die Hautnaht, denn auch hiermit wird Kompression ausgeübt (► Abschn. 7.4). Beide Formen der Blutstillung sind probate Methoden, bei kleinen arteriellen Blutungen aus der Dermis ist jedoch die Kompression durch Naht erfolgversprechender und auch schneller.

Das **Nahtmaterial** zum primären Wundverschluss richtet sich nach der Lokalisation der Wunde (s. auch ► Abschn. 7.4 und Kap. 8.4). Im Gesicht können einfache Platzwunden nach Reinigung auch nur mit einem Steristrip-Pflasterverband oder einem Hautkleber versorgt werden – eine Wundversorgung, die insbesondere bei kleinen Kindern und deren Müttern sehr geschätzt wird.

Kann nach den Empfehlungen der ◘ Tab. 7.2 kein primärer Wundverschluss erfolgen, dann führen Sie ein sorgfältiges **Débridement** zum Beispiel mit dem scharfen Löffel durch und begradigen die Wundränder mit Schere oder Skalpell. Bei der unkomplizierten Wunde mit primärem Verschluss ist eine sterile Kompresse oder auch nur ein Pflasterverband ausreichend. Die Funktion des Verbandes beschränkt sich hier auf den mechanischen Schutz und eine sekundäre Infektionsprophylaxe. Im Falle einer offenen Wundbehandlung sind die Anforderungen an die modernen Verbandsstoffe sehr viel weitgehender und vielseitiger. Sie reichen von der Aufrechterhaltung eines feuchten Milieus bis hin zur Proteolyse oder gar Erzeugung eines bakteriziden Milieus (► Abschn. 7.1.3).

Wichtig ist, dass Sie bei jedem Patienten mit einer offenen Wunde den Status zum Tetanusimpfschutz eruieren. Lässt sich der Impfstatus nicht zweifelsfrei erfragen, ist immer eine Simultanprophylaxe mit Tetanustoxoid und Tetanusimmunglobulin durchzuführen. Die aktuellen Empfehlungen zur Dosierung werden durch die Ständige Impfkommission (STIKO) des Robert-Koch-Institutes festgelegt.

Bei sekundär heilenden Wunden steht immer die Sanierung des Wundinfektes im Vordergrund, die durch entsprechende Verbandsmaterialien unterstützt wird. Ist der Infekt einer sekundär heilenden Wunde saniert – der Wundgrund zeigt ein ›sauberes‹ Granulationsgewebe, die Wundsekretion sistiert – kann zur Beschleunigung der Wundheilung ein **sekundärer Wundverschluss** mit Anfrischung der Wundränder und adaptierenden Wundnähten ins Auge gefasst werden. Auch ein Vakuumverband (► Abschn. 7.1.4) kann die Wundheilung beschleunigen und den Wundgrund für eine Sekundärnaht konditionieren.

Die postoperative, aseptische Wunde

Wie oben beschrieben, wird die Erstversorgung von traumatischen, kontaminierten Wunden bald zu Ihren Routineaufgaben gehören, vor allem in den Nachtdiensten der Notaufnahme. Noch häufiger allerdings sind Sie mit der Wundbeurteilung von ›normalen‹ operativen Wunden auf der Station konfrontiert. Diese Wundvisiten gehören zu Ihrem Tagesgeschäft. Für die ersten Runden tun Sie gut daran, sich einen erfahrenen Kollegen oder auch eine Pflegekraft als Begleitung auszuwählen.

Bei der typischen postoperativen Wunde steht die Frage nach einer Wundinfektion im Mittelpunkt des Geschehens. Folgen Sie hier den klassischen deskriptiven Zeichen einer Infektion und gehen Sie diese Punkt für Punkt durch:

- Schwellung (Tumor),
- Rötung (Rubor),
- Schmerz (Dolor) und
- Überwärmung (Calor).

Sie werden am Anfang sehen, dass es gar nicht so einfach ist zu entscheiden, ob nun ein Wundinfekt vorliegt oder nicht. Tatsächlich ist es so, dass die Übergänge einer unkomplizierten Wundheilung ohne Nachweis einer Infektion zur infizierten Wunde fließend sind und hier ein großes Maß an klinischer Erfahrung notwendig ist, um eine sichere Zuordnung zu treffen.

Finden Sie klinische Zeichen einer Wundinfektion, so steht die wohl schwerste Entscheidung Ihrer noch jungen Karriere an: Eröffnung der Wunde und Überführung in eine sekundäre Wundheilung oder konservative Therapie? Sie machen nichts

falsch, wenn Sie einen solchen Befund Ihrem Stations- oder Oberarzt demonstrieren.

In der Regel kann bei fehlender Wundsekretion und fehlender Fluktuation im Subkutangewebe eine abwartende Haltung angenommen und eine antibiotische Therapie erwogen werden.

Zeigt sich eine **putride Sekretion**, so muss die Wunde zumindest partiell eröffnet werden. Hier neigt der Berufsanfänger dazu, die Wunde nicht ausreichend weit zu eröffnen und so den Sekretabfluss nur unzureichend zu fördern. Das Problem ist damit nicht gelöst. Gewinnen Sie einen Abstrich für die mikrobiologische Diagnostik. Sekundär eröffnete Wunde müssen in jedem Falle mit steriler Kochsalzlösung ausgespült werden, und zwar so lange, bis das zurückfließende Sekret klar aus der Wunde herausläuft. Erst dann ist die Wundreinigung effizient. Abschließend wählen Sie einen geeigneten Verbandsstoff aus, in der Regel ein Alginat mit Kompressenverband (► Abschn. 7.1.3). Bei ausgedehnten Infektionen muss auch eine operative Wundrevision erwogen werden.

Versorgen Sie sekundär heilende Wunden im weiteren Verlauf, so ist das Ausmaß und die Qualität der Sekretion – serös, blutig oder putride – von entscheidender Bedeutung. Seien Sie aber gewarnt, dass einige der modernen Verbandsstoffe sich in der Wunde verflüssigen und eine putride Sekretion vortäuschen. Gewinnen Sie auch hier in regelmäßigen Abständen von 5–7 Tagen Abstriche für die Mikrobiologie. Nun folgt das bekannte Prozedere: Tragen steriler Handschuhe, sterile Abdeckung, Wundreinigung und -desinfektion. Tiefe Wundtaschen können mit Hilfe einer Knopfkanüle oder auch eines Katheters ausgespült werden. Wählen Sie nun erneut den geeigneten Verbandsstoff aus (► Abschn. 7.1).

Ein weiterer Tipp: Vor einer aufwendigen Wundversorgung ist eine entsprechende **analgetische Therapie** als flankierende Maßnahme – in der Regel ein Morphin-Derivat – ein Muss! Berücksichtigen Sie hierbei den Wirkungseintritt des Präparates und legen Sie den Zeitpunkt für den Verbandswechsel fest.

Beim routinemäßigen Verbandswechsel einer einfachen postoperativen Wunde sind Einmalhandschuhe ausreichend. Ist der Wundverband mit der Wunde verklebt, ist es notwendig, diesen zunächst mit steriler Kochsalzlösung ›einzuweichen‹. Nach Entfernung des alten Verbandsmaterials haben Sie die Gelegenheit, die Wunde nach den oben genannten Kriterien zu inspizieren. Am Ende der Wundvisite stellt sich die Frage: Wird ein neuer Verband benötigt? Sie erinnern sich an die Funktion des Verbandsstoffes bei einer primär verschlossenen Wunde? Mechanischer Schutz und Infektionsprophylaxe. Beides kann je nach Lokalisation der Wunde weiterhin notwendig sein. Ein neuer Verband ist jedoch nicht immer obligat. Auch hier gilt als Faustregel: Eine trockene Wunde kann in Abhängigkeit von der Lokalisation ohne Verbandsstoff belassen werden.

Ein besonderes Augenmerk verdienen Wunden, unter denen sich Fremdmaterialien befinden (Herniennetze, osteosynthetische Implantate, Gefäßprothesen, Schrittmacher).

Nicht alle postoperativen Wunden müssen täglich neu verbunden werden. So verbleibt bei chirurgischen Wunden der erste Verband für 48 Stunden auf der Wunde, es sei denn, der Verbandsstoff ist von serösem oder blutigen Sekret durchtränkt. Die modernen Okklusiv- oder Kolloidverbände können ebenfalls für mehrere Tage belassen werden, ebenso die Vakuumverbände (► Abschn. 7.1.4). Bei erheblicher Sekretion müssen jedoch auch diese Verbände frühzeitig erneuert werden. Sie neigen dann zur Undichtigkeit. Beginnen Sie Ihre Wundvisite also mit einer Inspektion des Verbandsstoffes. Danach folgt die Beurteilung der umgebenden Weichteile.

An dieser Stelle noch ein sehr wichtiger Hinweis: Hinter einer **Wundheilungsstörung** einer abdominellen Wunde verbirgt sich nicht selten ein Platzbauch, d. h. dass der eigentliche Verschluss des Abdomens durch die Fasziennähte insuffizient ist. Sie müssen also überprüfen, ob der Faszienverschluss intakt ist. Hierfür ist es bei partiell eröffneter Wunde oft erforderlich, mit einem sterilen Handschuh unter das Subkutangewebe zu gehen und die Faszie einschließlich Nahtmaterial zu palpieren. Wenn Sie hier eine Dehiszenz oder eindeutig Darm tasten, ist in aller Regel die Indikation zur operativen Revision gegeben. Verbinden Sie die Wunde steril und informieren Sie Ihren Stationsoder Oberarzt.

Diesen akuten postoperativen, aseptischen Wunden werden die **chronischen Wunden** gegenübergestellt, die meistens ihre Ursache in einer lokalen Minderperfusion in Kombination mit Druckeinwirkung haben. In der Praxis werden Ihnen am häufigsten Dekubitalulzera begegnen. Sie sind mit einer hohen Morbidität und sogar Mortalität assoziiert und entstehen genauso häufig auf chirurgischen wie auf internistischen Stationen. Diese Wundarten erfordern in erster Linie die konsequente Druckentlastung, dies in Kombination mit einer lokalen Infektionsbekämpfung bis hin zur Nekroseabtragung.

Viele Krankenhäuser haben dementsprechend pflegerische Dekubitus-Dokumentationssysteme eingerichtet. Lassen Sie sich diese zeigen und erklären, und nehmen Sie hier die Hinweise des Pflegepersonals ernst. Da Dekubitalulzera an den körperabhängigen Partien fast ausschließlich bei immobilisierten Patienten vorkommen, bedeutet das für Ihre tägliche Arbeit, dass der Patient hier regelmäßig inspiziert, also gedreht werden muss. Das macht Arbeit – insbesondere bei adipösen Patienten – und ist bei den Visiten nicht sonderlich beliebt. Es führt aber kein Weg daran vorbei, wenn Sie den Anspruch haben, Ihre Patienten zu kennen.

Viele Ihrer Patienten auf Station weisen möglicherweise einen oder mehrere **Risikofaktoren** für **Wundheilungsstörungen** jedweder Art auf. Diese Risikofaktoren werden unterteilt in lokale und systemische Faktoren:

- lokal: Spannung auf Wundrändern, Hämatomoder Serombildung, Kontamination,
- systemisch: Diabetes mellitus, Herzinsuffizienz, allgemeine Immunschwäche, Cortison- oder Zytostatikatherapie, Mangelernährung, Nikotinabusus, Alter.

Hat Ihr Patient einen oder mehrere dieser Risikofaktoren, so müssen Sie in Ihrer Beurteilung besonders alert sein und im Zweifel eher eine Wundheilungsstörung vermuten.

Eine weitere Frage, mit der Sie häufig konfrontiert werden, ist, ob der Patient **duschen** und somit die frische Wunde nass werden darf. Auf diese Frage gibt es so viele Antworten wie Krankenhäuser und Pflegemittelhersteller. Erkundigen Sie sich nach dem Standard Ihres Hauses. Als allgemeine

Empfehlung kann aber gelten: Bei unkomplizierten Wunden darf der Patient 48–72 Stunden nach primärem Wundverschluss duschen, im Zweifel mit einem speziellen Folienverband. Baden ist nicht erlaubt, da die Wunde einweicht und der Säureschutzmantel der Haut reduziert und damit das Infektionsrisiko gesteigert wird. Von speziellen Produkten zur **Narbenpflege** wird von Chirurgen meistens abgeraten. Auch hiernach fragen viele Patienten.

Sie haben Ihre Wundvisite erfolgreich beendet. Herzlichen Glückwunsch! Allerdings müssen Sie das Ganze jetzt noch dokumentieren. Diese **Wunddokumentation** besteht grundsätzlich aus 3 Teilen. Der erste Teil ist deskriptiv und ermöglicht auch anderen Kollegen, die aktuelle Wundsituation im Verlauf einzuschätzen. Im zweiten Teil folgt die eigentliche Beurteilung, nämlich ob es sich um einen unauffälligen oder einen pathologischen Heilungsverlauf handelt. Beides kann kurz und prägnant sein, sollte aber die resultierende Wundbehandlung verständlich machen, die den dritten Teil der Dokumentation beansprucht. Seien Sie entsprechend kritisch mit Ihren Befunden und schreiben Sie nicht routinemäßig auf »Reizlose Wunde«. Zur Verlaufsbeobachtung bei chronischen oder komplizierten, ausgedehnten Wunden kann es sinnvoll oder gefordert sein, die Wunden regelmäßig zu fotografieren und in der (elektronischen) Patientenakte zu dokumentieren.

> **Checkliste »Wundversorgung und Wundbeurteilung«**
> - Repetieren Sie die Phasen der primären und sekundären Wundheilung.
> - Lernen Sie den Ablauf der Erstversorgung einer Bagatellwunde.
> - Erarbeiten Sie sich die Kriterien zur Beurteilung einer postoperativen Wunde.
> - Wissen Sie Bescheid über die Risikofaktoren von Wundheilungsstörungen.
> - Berücksichtigen Sie die Aspekte der Wunddokumentation im Stationsalltag.

7.4 Chirurgische Naht- und Knotentechnik

O. Guckelberger, U. Fetzner

So manches Mal werden Sie einem erfahrenen Chirurgen neidvoll zugeschaut haben, mit welcher Leichtigkeit und Geschwindigkeit er seine Knoten führt und dabei noch den OP mit lustigen Anekdoten unterhält. Wenn Sie dann an Ihre ersten eigenen mühevollen Knotenübungen denken, vielleicht war das im praktischen Jahr, dann dämmert es Ihnen sicherlich, dass der Weg zur perfekten Technik wohl doch noch ein weiter ist. Und nehmen wir es vorweg: Nähen und Knoten werden sie *nicht* mit diesem Buch erlernen. Das haben sie auch nicht erwartet, oder? Wie soll man auch beim Lesen eine manuelle Fertigkeit erwerben!

Ihre Frage lautet also: Was muss ich in den ersten 100 Tagen lernen, und wie stelle ich das an? Genau darum geht es in diesem Kapitel; Sie sollen einen Plan und ein erstes Zwischenziel kennen, an dessen Ende die Perfektion dieser manuellen Tätigkeit steht. Ein wichtiger Aspekt, den Sie sich dabei vor Augen halten sollten: Sie werden nicht verhindern können, sich mit diesen grundlegenden Techniken zu beschäftigen, denn sie sind unabdingbare Voraussetzung Ihrer gesamten chirurgischen Tätigkeit.

Ihr Plan zur Erlernung chirurgischer Naht- und Knotentechniken umfasst eigentlich nur 3 wesentliche Schritte:

Schritt 1 Sie brauchen einen liebevollen und begnadeten Vormacher, der Ihnen in Ruhe die Grundtechniken zeigt und Ihnen so lange zur Seite steht, bis Sie die elementaren Bewegungsabläufe verinnerlicht haben. Sie wissen selbst, dass dies im klinischen Alltag nicht immer so einfach ist, deswegen ist es dringend ratsam – am besten schon vor Antritt ihrer neuen Stelle – einen Knoten- und Nahtkurs zu besuchen. Hier wird Ihnen die notwendige Zeit zugestanden, die Motorik des Knotens und Nähens zu lernen.

Auch wenn Sie diesen ein- oder zweitägigen Kurs dann erfolgreich absolviert haben, werden im operativen Alltag schon bald neue Fragen zur Technik auftauchen. Deswegen fahren Sie gut, wenn Sie in Ihrer Abteilung einen Kollegen erwählen, der Sie auf diesem Weg weiterbegleitet. Da hilft es Ihnen allerdings nicht, wenn Sie einen Jung-Kollegen ansprechen. Sie kennen die Geschichte von dem Blinden und dem Einäugigen?

Schritt 2 Wenn Sie die Grundtechniken geistig verarbeitet haben und dann auch noch umsetzen können, gibt es nur eins: üben, üben, üben! Die Operationen, denen Sie zugeteilt werden, sind für eine sichere Handhabung nicht ausreichend. Das bedeutet, dass es in den ersten 100 Tagen keine Schublade oder Türklinke in Ihrem Umfeld ohne »Knotenbändchen« gibt, an welchem Sie nicht ihre Knotenlust auslassen. Nicht Geschwindigkeit ist entscheidend, sondern die exakte Umsetzung des Gelernten. Lassen Sie sich von der OP-Leitung Ihres Krankenhauses Nahtmaterial mit abgelaufener Haltbarkeit geben oder solches, das versehentlich im OP geöffnet wurde, aber noch ohne Patientenkontakt war. Achten Sie aber darauf, dass die Nadeln sachgerecht entsorgt werden.

Rekapitulieren Sie die Hinweise zum Nahtmaterial (▶ Kap. 8.4). Für die ersten Übungen am Knotenbrett oder der Türklinke ist geflochtenes Nahtmaterial mit ausreichender Stärke empfehlenswert. Die Knoten halten einfach besser als bei monofilen Fäden.

Schritt 3 Und jetzt kommt der wichtigste Schritt auf dem Weg zur Perfektion: Üben Sie sich in Geduld und lassen Sie sich nicht von kleinen Rückschlägen entmutigen. Der Satz »Das lerne ich nie!« gehört nicht zu Ihrem Repertoire. Akzeptieren Sie auch Tage, an denen Sie nicht zu Ihrer sonst so gewohnt bestechenden Form auflaufen. Die Lernkurve eines ›normalen‹ Assistenten ist am Anfang natürlich steil, flacht aber am Ende, wenn es dann um die letzten Raffinessen des Knotens und Nähens geht, deutlich ab. Bis zur technisch perfekten Gefäß- oder Nervennaht unter dem Operationsmikroskop oder dem laparoskopischen intrakorporalen Knoten haben Sie noch ein paar Jahre des Weges zu gehen, vielleicht sogar mehr als ein ganzes Jahrzehnt. Vorausgesetzt, Sie halten der Chirurgie die Treue.

Wichtig ist jetzt, dass Sie die Grundtechniken lernen und mit großem Engagement versuchen, diese zur Perfektion zu bringen. Hier die Liste der

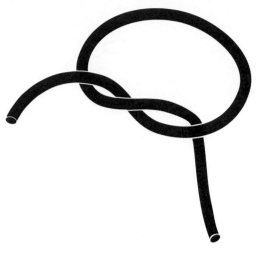

◘ **Abb. 7.6** Schlinge

Naht- und Knotentechniken, mit denen Sie in den ersten 100 Tagen beginnen:
- Schlingknoten in Einhandtechnik,
- Instrumentenknoten,
- Hauteinzelknopfnaht in Rückstichtechnik nach Donati und Allgöwer,
- fortlaufende intrakutane Hautnaht.

7.4.1 Knotentechniken

Was jetzt kommt, müssen Sie langsam und sicherlich mehrfach lesen, um das Geschriebene in die Tat umsetzen zu können.

Grundlage eines Knotens ist die halbe **Schlinge** (auch Halbknoten genannt), die aus einer einfachen Fadenumschlingung mit einfachen Kreuzen der beiden Fadenenden besteht (◘ Abb. 7.6). Dieser Halbknoten kann in der sog. Einhandtechnik mit dem Zeige- oder Mittelfinger angelegt werden. Werden die beiden Fadenenden bereits vor dem Anlegen des Halbknotens gekreuzt oder aber die Hände nach Anlegen des Halbknotens gekreuzt geführt, kommt die Schlinge ›gerade‹ oder ›gestreckt‹ zu liegen. Diese elementare Technik kann natürlich mit der rechten oder/und der linken Hand durchgeführt werden (◘ Abb. 7.7).

Wenn mindestens zwei solcher Schlingen übereinander gelegt werden, spricht man von einem **Knoten**. Das Anlegen von zwei *gleichläufigen* Schlingen führt dazu, dass der Knoten am fixier-

7

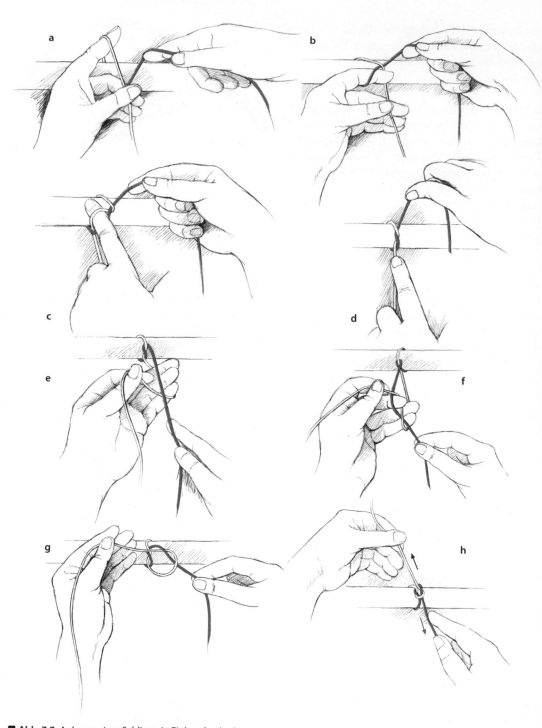

■ **Abb. 7.7** Anlegen einer Schlinge in Einhandtechnik

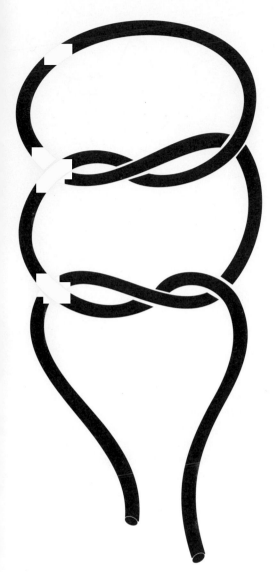

Abb. 7.8 Schifferknoten

den Text gedanklich nachzuvollziehen und Punkt für Punkt mit den Abbildungen zu üben. Wenn Sie bereits einen Knotenkurs besucht haben, ist es sicherlich einfacher, die Abbildungen zu verstehen. Die folgenden Tipps können Sie sich auch schon am Knotenbrett vergegenwärtigen, ihre eigentliche Anwendung erfahren Sie aber erst im Situs.

— Achten Sie darauf, dass die Schlingen richtig laufen. ›Richtig‹ heißt hier, dass Sie genau wissen, um welches der beiden Fadenenden Sie die Schlinge legen und dann herunterführen. Und das funktioniert nur, wenn die Schlinge mit dem Finger zum Knoten hinabgeführt wird und nicht einfach durch Zug an den beiden Fadenenden. Probieren Sie es aus. Ein leichtes Testobjekt führt beim Zug an den Fadenenden einen lustigen Tanz auf. Bei einer Hautnaht mag das noch nicht wichtig erscheinen, denn Sie werden schwerlich den Patienten vom Tisch ziehen, und eine gute Hautnaht wird auch nicht ausreißen. Knoten Sie jedoch die Ligatur einer feinen Vene, so wird diese abreißen und kräftig bluten. Bei einer perfekten Knotentechnik bewegt sich das Gewebe nicht oder nur minimal.

— Sind die zu nähenden Wundränder nur mit einer gewissen Spannung zu adaptieren, dann empfiehlt es sich, zunächst zwei gleichlaufende Schlingen als sog. Rutschknoten zu legen. Die Reibung des Fadens erlaubt noch ein Herunterführen des Knotens, um die Wundränder mit der gewünschten Spannung zu approximieren; sie sollte jedoch so gewählt werden, dass das erneute Auseinanderweichen der Wundränder verhindert wird. Diesen Knoten sichern Sie dann mit wenigstens einer gegenläufigen Schlinge. Ist die zweite Schlinge bereits gegenläufig angelegt, so resultiert fast unweigerlich ein »Luftknoten« – immer wieder ein willkommener Anlass für freundlich stichelnde Kommentare. Es gibt jedoch auch Situationen, in denen »Luftknoten« erwünscht sind wie zum Beispiel bei Fixierungsnähten von Drainagen an der Haut, um Hautnekrosen zu verhindern.

— Beachten Sie auch, dass bei monofilem Nahtmaterial mehr als 3 (bis zu 6) gegenläufige Schlingen benötigt werden, damit der Knoten auch wirklich hält.

ten Fadenende bewegt werden kann (sog. Rutschknoten oder Schiebeknoten). Zwei *gegenläufige* Schlingen fixieren und sichern den Knoten gegen unbeabsichtigtes Lösen. Dieser Knoten wird auch als Schifferknoten bezeichnet (■ Abb. 7.8). Diese Knotentechnik kann auch mit einem Nadelhalter durchgeführt werden, man spricht dann von einem Instrumentenknoten (■ Abb. 7.9a-d).

Und mehr ist es eigentlich auch nicht, aber das ist schwer genug. Schauen Sie sich jetzt in aller Ruhe die Abbildungen an und versuchen Sie

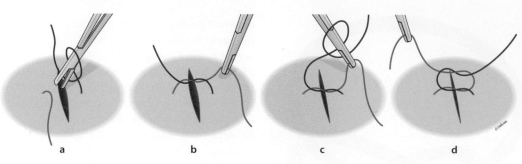

◘ Abb. 7.9a-d Instrumentenknoten. (Mit freundlicher Genehmigung der Covidien Deutschland GmbH)

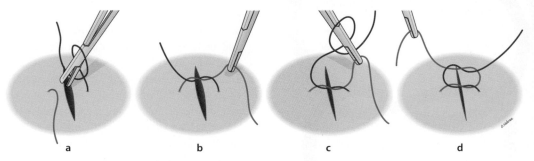

◘ Abb. 7.10 Hautnähte: a Einzelknopfnaht, b Donati-Naht, c Allgöwer-Naht. (Aus Siewert 2006)

7.4.2 Nahttechniken

Nahttechniken beinhalten, dass Sie jetzt mit einer Nadel und Instrumenten arbeiten – in der Regel einem Nadelhalter und einer (chirurgischen) Pinzette. Und bevor Sie sich jetzt sofort in die Übungen stürzen, führen Sie sich die korrekte Haltung beider Instrumente noch einmal vor Augen. Das gilt insbesondere für den Nadelhalter, der mit Daumen und 4. (oder auch 5.) Finger geführt und mit dem Zeigefinger stabilisiert wird (► Kap. 8.5).

Wenn Sie anfangen zu nähen, also Wundränder jeglicher Art zu adaptieren, werden hierbei zwei wesentliche Ziele verfolgt:

1. eine anatomisch exakte, stabile und spannungsfreie Adaptation der Wundränder ohne Beeinträchtigung der Gewebeperfusion,
2. ein atraumatischer Umgang mit den zu adaptierenden Wundrändern.

Atraumatisch bedeutet in diesem Zusammenhang, dass Sie schonend mit dem zu nähenden Gewebe umgehen. Da sind viele Kleinigkeiten, die Sie beachten müssen, die aber am Ende das Risiko von Wundheilungsstörungen erheblich reduzieren. Hierzu gehört, dass die Nadel senkrecht zur Hautoberfläche wie auch senkrecht zum Wundrand eingestochen wird und der Stichkanal dem Radius der Nadel folgt. Hierbei wird die Nadel ausschließlich mit dem Nadelhalter geführt, die Pinzette dient lediglich beim Umgreifen zur Stabilisierung der Nadel.

Atraumatisch bedeutet auch, dass das Gewebe mit der Pinzette nicht gequetscht wird, da durch diese iatrogen induzierten Nekrosen die Perfusion kompromittiert wird. Gerade der Einsteiger neigt dazu, die Wundränder mit der Pinzette zu maltretieren, und oftmals sieht man die Abdrücke der Pinzettenzacken in der Dermis. Unnötig, denn auch mit wenig Druck, oftmals mit einer ›offen‹ geführten Pinzette lassen sich die Wundränder für die Naht ausreichend exponieren.

Der einfache Wundverschluss der Haut erfolgt zunächst in **Einzelnahttechnik** (◘ Abb. 7.10a). Die Vorteile sind eine gute Adaptation und die Option, bei einem Wundinfekt einzelne Nähte lösen zu können (► Abschn. 7.3). Modifikationen dieser Einzelknopfnähte sind die Rückstichtechnik nach Donati (◘ Abb. 7.10b) und Allgöwer (◘ Abb. 7.10c).

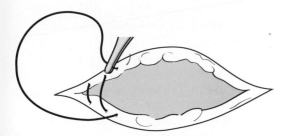

Abb. 7.11 Fortlaufende intrakutane Naht

Beide Techniken erlauben eine anatomisch exakte und mechanisch stabile Adaptation, insbesondere wenn die Wundränder nicht spannungsfrei adaptiert werden können. Der Abstand zwischen zwei Stichen beträgt ungefähr 1 cm. Ist er kleiner, so gefährden Sie die Durchblutung der Wundränder, ist er größer, adaptieren die Wundränder nur ungenügend. Gleiches gilt für den Abstand des Einstiches zum Wundrand, der ungefähr 0,5 cm beträgt.

Wenn Sie mit der Technik der Einzelknopfnähte vertraut sind, können Sie sich an die fortlaufende Naht machen, die intrakutan, das heißt in der Dermis gestochen wird (**□** Abb. 7.11). Die Vorteile dieser Technik liegen auf der Hand. Der fortlaufende Wundverschluss ist für den Geübten schneller angelegt und ergibt das bessere kosmetische Ergebnis. Die anatomisch exakte Adaptation ist jedoch technisch schwieriger auszuführen, und Sie werden bei Ihren ersten Versuchen nicht selten erleben, dass an den Enden kleine ›Eselsohren‹ übrigbleiben. Hinzu kommt, dass ein konstanter Adaptationsdruck der Wundränder nicht immer einfach über der ganzen Länge der Wunde zu nähen ist und somit die mechanische Stabilität geringer ist als bei der Einzelknopfnaht.

Zur Stabilisierung werden deshalb meist zusätzlich sterile **Wundverschlussstreifen** (sog. Steristrip-Pflasterverband) aufgebracht. Problematisch ist dieser Hautverschluss auch, wenn bei einem Infekt die Wunde partiell eröffnet werden muss. Hierbei wird der fortlaufende Faden nach Wundspreizung mit Skalpell oder steriler Schere zunächst durchtrennt, dann werden beide Enden ›gefangen‹ und auf der Haut am oberen und unteren Wundpol mit einem Pflasterverband fixiert.

An dieser Stelle noch der kurze Hinweis, dass Hautwunden häufig auch mit **Klammern** verschlossen werden. Diese Technik ist einfach und schnell durchführbar und daher häufig die Methode der Wahl bei den nächtlichen Operationen. Kosmetisch sind die Ergebnisse, insbesondere wenn der Abstand zwischen den Klammern zu eng gewählt wird, eher zweifelhaft. Daher hat diese Technik in exponierten Körperregionen wie Gesicht oder Händen nichts verloren.

Der Vollständigkeit halber zu erwähnen ist hier eine weitere Methode, die Sie ebenfalls in Ihrem Repertoire haben sollten: die Anwendung eines **Gewebeklebers** (Histoacryl), der bei kleineren nichtinfizierten Wunden zu einem kosmetisch guten Ergebnis führt. In der Nähe des Auges muss allerdings die ätzende Wirkung des Gewebeklebers beachtet werden.

Bei all Ihren Bemühungen denken Sie daran, dass auch noch heute gilt: Die äußerlich sichtbare Narbe ist die Visitenkarte des Chirurgen. Sie können viel Lob Ihrer Patienten, aber auch deren Unmut erfahren.

7.4.3 Entfernung von Nahtmaterial

Wer näht, muss das Nahtmaterial auch irgendwann wieder entfernen, es sei denn, die Wunde wurde mit resorbierbarem Nahtmaterial verschlossen. Der Zeitpunkt dafür variiert je nach Körperregion zwischen wenigen Tagen – wie zum Beispiel im Gesicht – und bis zu zwei Wochen – wie am Unterschenkel. Der entscheidende Faktor ist hier die mechanische Belastung, der die Nähte ausgesetzt sind. Bei primärer Wundheilung wird also das nichtresorbierbare Nahtmaterial in diesem Zeitfenster entfernt, um so das bestmögliche kosmetische Ergebnis zu erreichen. Erkundigen Sie sich hier nach den Standards Ihrer Abteilung.

Merken Sie sich dabei: Das Nahtmaterial muss vollständig entfernt werden, da sich sonst Fremdkörpergranulome bilden können. Das ist bei den Einzelknopfnähten manchmal gar nicht so einfach, wenn der Knoten zu fest zugezogen wurde und ›eingewachsen‹ ist, d.h. unter dem Hautniveau zu liegen kommt. Noch schwieriger wird dies in einer behaarten Körperregion. Der Klassiker ist hier die aufgeplatzte Augenbraue, die mit einem dünnen (5-0) monofilen Faden versorgt wurde: Leicht passiert es, dass Sie, anstatt den Faden zu fassen, mit der

Pinzette immer wieder an den Haaren des Patienten herumzupfen.

Machen Sie sich die Arbeit leichter und sprühen Sie vor Entfernung des Nahtmaterials mit einem Antiseptikum ein, sodass sich geronnene Blutkrusten lösen und der Knoten gut mobil und sichtbar wird. Erst dann können Sie sicher mit einer feinen Schere oder einem spitzen Skalpell den Faden unter dem Knoten durchtrennen und vollständig entfernen. Natürlich durchtrennen Sie nur einen der beiden Fäden, denn sonst haben Sie ja nur den Knoten in der Hand. Das ist aber sicherlich schon jedem passiert und wird wohl auch Ihnen nicht erspart bleiben. Wenn es soweit ist – souverän bleiben und nicht versuchen, den Rest des Fadens zu bergen.

Die Entfernung eines fortlaufenden Fadens ist einfach, indem Sie den Faden an einer Seite durchtrennen und zur anderen Seite ziehen. Sie müssen aber sicher sein, dass es nur 1 Faden ist und nicht 2, die in der Mitte der Wunde miteinander verknotet wurden und jetzt unter einem Steristrip-Pflasterverband versteckt sind. Je länger die fortlaufende Naht, desto mehr Kraft brauchen Sie, um den Faden zu entfernen. Hierbei kann es schon einmal vorkommen, dass der Faden reißt und Sie den langen intrakutanen Faden doch bergen müssen. Das bedeutet, dass die Wunde an einer Stelle über eine Länge von weniger als 1 cm – eventuell sogar unter Lokalanästhesie – wieder eröffnet wird, bis Sie den Faden identifiziert haben, um einen zweiten Versuch zu starten.

Bei Blutungen aus den Stichkanälen wird die Wunde am Ende noch einmal trocken verbunden.

Noch irgendwelche Fragen? Warten Sie Ihre ersten Erfahrungen ab, denn es gibt eine Fülle von kleinen technischen Schwierigkeiten, die auch Sie, wie alle Chirurgen vor Ihnen, durchlaufen werden. Werden Sie nur nicht ungeduldig, denn die Lösung all dieser Probleme ist einfach: Do it again!

> **Checkliste »Chirurgische Naht- und Knotentechnik«**
> - Üben Sie sich in Geduld beim Erlernen der Naht- und Knotentechniken.
> - Melden Sie sich für einen Naht- und Knotenkurs an.
> - Lernen Sie manuelle Knoten in Einhandtechnik mit der rechten und linken Hand.
> - Lernen Sie Einzelknopfhautnähte (mit Rückstichtechniken) und die fortlaufende (intrakutane) Hautnaht.
> - Achten Sie auf vollständige Entfernung von Naht- und Klammermaterial.

7.5   Zugänge und Katheter

D. Vallböhmer

Zugänge und Katheter – eine riesiges Feld Ihrer ersten 100 Tage, auf dem Sie Punkte sammeln oder auch verlieren können. Warum? Zunächst ein Klassiker aus dem klinisch-chirurgischen Alltag. Sie werden in einem Ihrer ersten Nachtdienste von einer Stationsschwester angefunkt, da ein Patient für die systemische Antibiose einen intravenösen Zugang braucht. Kein Problem, denken Sie, das beherrschen Sie und fragen deswegen auch gar nicht weiter nach, warum diese Anfrage in den frühen Morgenstunden an Sie gerichtet wird. Sie freuen sich, dass die Schwester alles gerichtet hat und gehen noch schlaftrunken in das Patientenzimmer. Doch schon beim ersten Stauen merken Sie, dass hier schon mehrere Kollegen tätig waren. Beide Arme des kachektischen Patienten mit einer auffallend dünnen Haut sind mit blauen Flecken überzogen. Sie geben sich zwei Versuche – erfolglos. Und entscheiden sich dann, an der unteren Extremität weiterzusuchen. Ihr Unmut wächst. AT-Strümpfe ausziehen, erneut stauen – und zum Glück werden Sie fündig, sodass die nächste Punktion erfolgreich ist. Nur jetzt kein Fehler bei der Fixation! Die Antibiose läuft an, und Sie verlassen das Feld in der Hoffnung, dass dieser Zugang für die nächsten Stunden bis zur Übergabe nicht mehr Ihr Problem wird. »Nach mir die Sintflut«, denken Sie und gehen wieder ins Bett. Doch schon eine Stunde später geht wieder der Funk.

Haben Sie auch schon erlebt, dass die scheinbar einfachsten Maßnahmen Sie an den Rand eines Nervenzusammenbruchs bringen können? Hierzu zählen sicherlich die gängigen Zugänge und Katheter, die zu Ihren Patienten gehören wie die Diagnose. In diesem Abschnitt wollen wir uns deshalb mit den häufigsten befassen – hier der Überblick:

- periphervenöse Verweilkanüle,
- zentralvenöser Zugang,
- Portkatheter,
- Magensonde,
- Harnblasenkatheter.

7.5.1 Die periphervenöse Verweilkanüle

»Können Sie bitte noch bei drei Patienten eine Braunüle legen?« Selbst wenn Sie diesen Satz schon häufig in Ihrem Praktischen Jahr gehört haben, wird er Ihnen auch in den ersten 100 Tagen Ihres Berufslebens nicht erspart bleiben. Das Anlegen von Braunülen gehört nun mal zu Ihrem Job, jedoch gibt es jetzt einen relevanten Unterschied: **Sie** entscheiden jetzt, bei welchem Patienten eine Braunüle aus medizinischen Gründen notwendig ist oder ob eine neue Braunüle bei vermeintlicher Infektion der Einstichstelle wirklich gelegt werden muss. Sie werden feststellen, dass Sie mit der Indikationsstellung vorsichtiger werden, wenn Sie selbst derjenige sind, der erneut zustechen muss. Mit der Punktionstechnik (◘ Abb. 7.12) sind Sie nach der Ausbildung im Praktischen Jahr sicherlich bestens vertraut, aber es gibt einige wichtige Details, die hier noch einmal erwähnt werden sollen.

Machen Sie sich zuallererst Gedanken zur **Indikation** eines periphervenösen Zugangs. Jeder Patient mit instabilen Vitalfunktionen wird mit mindestens einer peripheren Verweilkanüle versorgt. Das ist eine Conditio sine qua non! Bei allen anderen Patienten müssen Sie sich die Frage stellen, ob ein periphervenöser Zugang überhaupt notwendig ist oder ob der Patient auch vollständig oralisiert werden kann. Umgekehrt gilt natürlich, dass eine vollständig parenterale Infusionstherapie immer

◘ Tab. 7.3 Periphere Venenverweilkatheter – Farbkodierung und Flussraten

Farbkodierung	Flussrate [l/h]	Größe [Gauge]
Blau	2	22
Rosa	3,5	20
Grün	6	18
Orange	20	14

über einen zentralvenösen Katheter und niemals über eine alleinige Braunüle erfolgt.

Wählen Sie den medizinischen Erfordernissen entsprechend eine geeignete **Größe** der Braunüle. Bei einem Notfall ist eine ›blaue‹ Braunüle zwar besser als gar kein Zugang, entspricht aber nicht den Erfordernissen. Sie wissen sicherlich, dass der Außendurchmesser der Braunüle – wie bei allen anderen Kanülen auch – in Gauge gemessen wird und darüber die maximale Flussrate definiert ist (◘ Tab. 7.3). Je höher der Gauge-Wert, desto geringer ist der Außendurchmesser. Sie müssen hier alle Größen und die dazugehörigen Farbkodierungen sicher kennen.

Vermeiden Sie wenn immer möglich als Punktionsort die V. cubitalis in der Ellenbeuge. Das Risiko, dass die Infusion hier nicht sicher läuft oder die Kanüle knickt und disloziert, ist durch die Abwinkelung des Ellenbogengelenkes bei einem mobilen Patienten einfach zu groß.

Vergessen Sie nicht, die Braunüle nach Anlage sicher zu fixieren. In den meisten Kliniken finden Sie hierfür durchsichtiges Braunülenpflaster. Wenn nicht vorhanden oder nicht greifbar, gilt die alte Regel, um die Punktionsstelle zwei Längs- und zwei Querpflaster anzubringen. Sie sehen an dem oben beschriebenen klinischen Beispiel, wie viele qualvolle Minuten Sie dem Patienten, sich und den Kollegen durch eine sichere Fixierung ersparen.

Und am Schluss noch die wichtigste Frage. Was tun, wenn es einfach nicht gelingen will, einen periphervenösen Zugang sicher zu platzieren? Zunächst sollten Sie nach drei Fehlpunktionen innehalten und nicht, von Ehrgeiz besessen, eine Kanüle nach der anderen aus der Verpackung reißen. Sagen Sie dem Patienten, dass die Venenverhältnisse

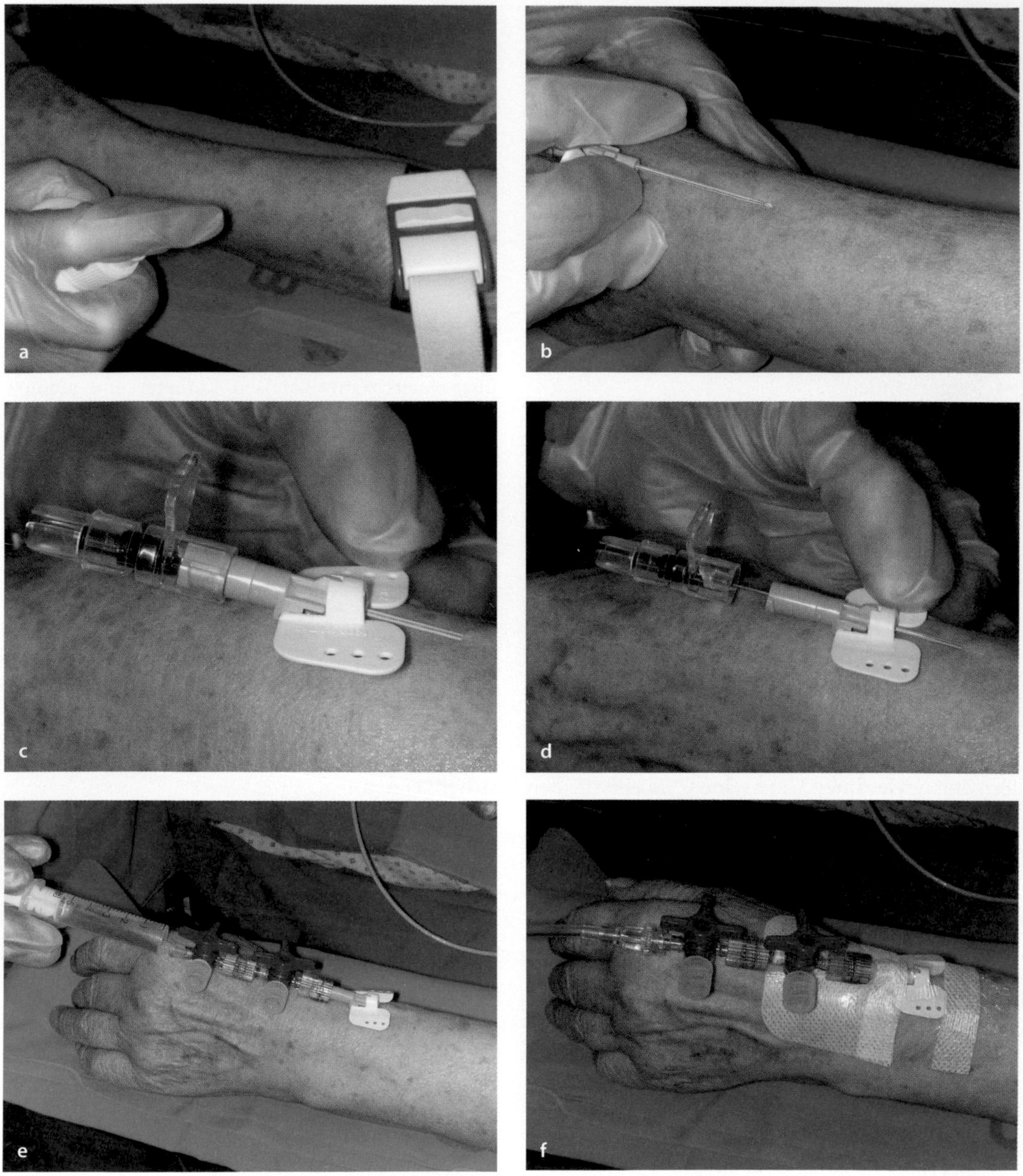

7

◘ **Abb. 7.12** Venenpunktion: **a** Anlage eines Venenstaubandes, Aussuchen der Vene und Besprühen der Punktionsstelle mit Desinfektionslösung; **b** Einstich der Venenverweilkanüle; **c** erfolgreiche Punktion der Vene, sichtbar an der Blutfüllung der Sichtampulle am Ende der Venenverweilkanüle; **d** Herausziehen des Mandrins aus der Venenverweilkanüle (wenige Millimeter genügen) und Vorschieben der Venenverweilkanüle in Richtung des Gefäßverlaufs; **e** Nach Abdrücken an der Kanülenspitze wird der Mandrin gänzlich entfernt und es folgt die Injektion einer isotonischen Kochsalzlösung mit Sichtprüfung der Punktionsstelle auf Paravasat; **f** Fixation der Venenverweilkanüle mit Sichtfensterpflaster und Anschluss der vorgespülten Infusionsleitung. (Aus Rücker 2012)

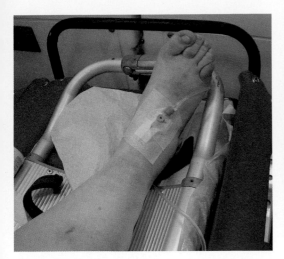

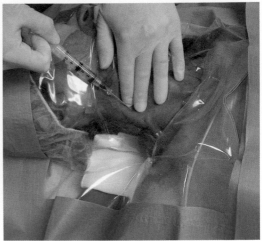

am Arm schwierig sind und Sie ihm nicht unnötig Schmerzen zufügen wollen. Es ist keine Schande, einen anderen Kollegen zu bitten, zwei oder drei weitere Versuche zu unternehmen.

Machen Sie sich jedoch im Laufe der ersten 100 Tagen auch mit Punktionen an anderen anatomischen Regionen wie Hals oder Fuß vertraut (◘ Abb. 7.13). Nutzen Sie jede Gelegenheit, hier zunächst unter Anleitung Erfahrung zu sammeln. Wenn auch der zweite Kollege erfolglos kapituliert, überlegen Sie mit Ihrem Stationsarzt oder dem zuständigen Oberarzt, ob ein zentralvenöser Katheter indiziert ist.

7.5.2 Der zentralvenöse Katheter (ZVK)

Auf einer peripheren Station sind zentralvenöse Katheter Fluch und Segen zugleich, aber aus dem perioperativen Management sind sie nicht mehr wegzudenken. Die Anlage dieser Katheter lernen Sie üblicherweise während Ihrer intensivmedizinischen Weiterbildung; dies gehört zu den Grundtechniken, die Sie am Ende des Common Trunk sicher beherrschen müssen. Während der ersten 100 Tage geht es aber weniger um die Technik der Anlage als um die sichere Handhabung dieser Katheter.

Zentralvenöse Katheter werden typischerweise nach Punktion der V. jugularis interna (◘ Abb. 7.14) oder V. subclavia in Seldinger-Technik eingebracht und kommen mit ihrer Spitze in der oberen Hohlvene zu liegen. Sie werden als ein- bis dreilumige Kather hergestellt, in den meisten Kliniken werden zweilumige Modelle verwendet. Der Innendurchmesser dieser Katheter wird im Gegensatz zu den peripheren Verweilkanülen nicht in Gauge, sondern in French angegeben.

Die wichtigste **Indikation** für einen zentralvenösen Katheter auf einer chirurgischen Normalstation ist immer noch die temporäre parenterale Ernährung bei Patienten mit großen viszeralchirurgischen Eingriffen oder einem komplizierten postoperativen Verlauf. Sie werden aber schnell merken, dass ein solcher Katheter Ihnen noch zwei weitere wesentliche Vorteile bietet:

1. Sie können alle **Medikamente** und auch Blutprodukte problemlos intravenös applizieren.
2. Sie haben einen bequemen Zugang für Ihre geliebten **Blutentnahmen**, vor allem bei Patienten mit schlechtem Venenstatus.

Bei i.v.-Medikamenten ist die Applikation übrigens immer sicherer als Kurzinfusion in 50 ml NaCl, da Sie hiermit eine unkontrollierte Bolusgabe vermeiden.

Der ZVK ist also gut geeignet für Blutentnahmen. Dabei ist darauf zu achten, dass die ersten

5 ml Blut bei der Entnahme verworfen werden und nach einer Blutentnahme der Katheter mit 5–10 ml steriler Kochsalzlösung durchgespült wird. Zu den hygienischen Grundregeln gehört auch, dass am Ende der Entnahme das offene Katheterende bzw. der konnektierte Dreiwegehahn mit einem Desinfektionsmittel abgesprüht und mit einer neuen Verschlusskappe verschlossen wird. Benutzen Sie bitte nicht die alte Verschlusskappe, die Sie womöglich erst im Bett des Patienten wieder suchen müssen.

Aber mit diesen beiden Vorteilen beginnen auch die Probleme. Merken Sie sich: Das **Risiko** eines *Katheterinfektes* und einer assoziierten *Kathetersepsis* steigt mit jeder Manipulation, die an dem Katheter vorgenommen wird. Und eine Kathetersepsis ist eine ernste Angelegenheit, da Sie Ihren Patienten in große Schwierigkeiten bringen kann. Jedes Jahr sterben eine klinisch relevante Anzahl chirurgischer Patienten an dieser Komplikation. Deswegen müssen Sie die Anzahl der Manipulationen am ZVK auf ein Minimum reduzieren und gewisse hygienische Standards einhalten. Die wichtigste Regel lautet, dass nur mit Handschuhen an dem ZVK ›gearbeitet‹ wird. Sterile Handschuhe sind hier nicht notwendig, es reichen auch Einmalhandschuhe. Sie sind mitverantwortlich, dass diese Grundregel eingehalten wird und müssen hier – wie so oft – eine Vorbildfunktion übernehmen.

Die zweite wichtige ZVK-assoziierte Komplikation ist die *Thrombose* und möglicherweise auch *Thromboembolie*. Dieses Risiko ist bei Lokalisation in der V. femoralis deutlich erhöht, weshalb die Anlage hier vermieden wird und in einigen Abteilungen sogar kontraindiziert ist. Bei der üblichen Lage in der V. jugularis und subclavia achten Sie bei Ihren Visiten auf Schwellungen des jeweiligen Armes als klinisches Zeichen einer Thrombose, und sichern eine eventuelle Verdachtsdiagnose durch eine Duplexsonographie. Bei Bestätigung muss der ZVK entfernt und eine therapeutische Antikoagulation mit Heparin begonnen werden. Sie brauchen nicht zu befürchten, dass durch das Ziehen des ZVK der Thrombus gelöst und als Embolus in die Lungenstrombahn verschleppt wird.

By the way: Entfernt gehört auch jeder ZVK, bei dem einer der Schenkel mit geronnenem Blut verschlossen ist und nicht mehr benutzt werden kann, da das Risiko von Appositionsthromben erhöht ist.

Typischerweise wird der Verbandswechsel an der Einstichstelle des ZVK vom Pflegepersonal vorgenommen. Hier werden aber Sie gebeten, die Fixation zu überprüfen und auch die Einstichstelle auf eine Wundinfektion zu kontrollieren. In dubio gilt es auch hier, den ZVK zu entfernen, die Katheterspitze mit einer sterilen Schere abzuschneiden und zur mikrobiologischen Untersuchung einzuschicken.

Eine besondere Form des ZKV ist der sogenannte **Sheldon-Katheter**. Er zeichnet sich durch zwei großlumige Schenkel aus, die mit einem blauen und einem roten Ende markiert sind. Diese Katheter werden bei schweren Blutungen mit Massentransfusionen verwendet oder bei der Hämodialyse. Wichtig ist, dass sie aufgrund ihres Lumens mit Heparin geblockt werden. Die notwendige Menge ist auf dem jeweiligen Schenkel in ml angegeben. Dass bedeutet, dass Sie dieses Volumen vor Benutzung des Katheters abziehen müssen, um eine ungewollte systemische Heparinisierung des Patienten zu vermeiden. Sollten Sie in Ihren ersten 100 Tagen einen Patienten mit diesem Kathetermodell betreuen, bedarf es hier einer Einweisung durch einen erfahrenen Kollegen. Eine Luftembolie oder ungewollte Blutung über diesen Zugang kann tödlich enden!

7.5.3 Port-, Hickman-, Broviac-Katheter

Sind Ihnen diese Kathetermodelle geläufig und wissen Sie, worin sie sich unterscheiden? Ein Grundwissen darüber gehört ebenfalls zu den Aufgaben Ihrer ersten 100 Tage, denn in vielen chirurgischen Abteilungen wird die Implantation dieser Katheter eine Ihrer ersten Operationen sein. Alle genannten Modelle sind Sonderformen des ZVK, d. h. sie werden in der Regel über die V. subclavia in Seldinger-Technik eingeführt und kommen ebenfalls mit ihrer Katheterspitze in der oberen Hohlvene am Übergang zum rechten Vorhof zu liegen (► Kap. 1.5.4). Lediglich das angeschlossene System und die Ausleitung aus der Haut unterscheiden diese Katheterformen.

Hickmann- und Broviac-Katheter sind doppel- bzw. mehrläufige zentrale Venenkatheter aus

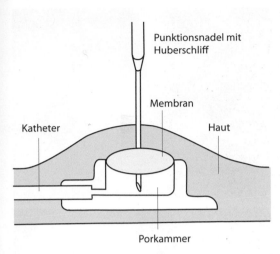

Punktionsnadel mit
Huberschliff

Membran

Katheter

Haut

Porkammer

☐ **Abb. 7.15** Portkatheter

Silikon, die im Gegensatz zum ZVK langstreckig in der Subkutis über dem M. pectoralis getunnelt und ausgeleitet werden. Diese Ausleitung stellt einen Infektionsschutz dar, um eine langfristige Benutzung insbesondere bei parenteraler Ernährung zu gewährleisten. Hickman- und Broviac-Katheter unterscheiden sich lediglich anhand ihres Katheterdurchmessers und der Anzahl der Dacron-Manschetten, die für die Fixierung und das Einwachsen des Katheters im Subkutangewebe wichtig sind.

Deutlich häufiger werden jedoch **Portkatheter** implantiert. Auch diese gehören zur Familie der zentralvenösen Katheter, sind aber mit einer subkutan liegenden Portkammer konnektiert und werden transkutan punktiert (☐ Abb. 7.15). Diese Portkammer hat eine dicke Silikonmembran, die nur mit einer Spezialnadel mit Huberschliff punktiert werden darf. Jede andere Nadel zerstört diese spezielle Silikonmembran. Wichtig für Sie: Die Punktion hat unter strengen aseptischen Kriterien zu erfolgen (Hautdesinfektion und Benutzung steriler Handschuhe!).

Der Portkatheter wird insbesondere bei Patienten mit onkologischer Grunderkrankung zur Durchführung einer Chemotherapie implantiert, kann aber auch für eine parenterale Ernährung benutzt werden.

Grundsätzlich eignet sich dieses Kathetermodell auch für Blutentnahmen. Das wird aber in vielen Abteilungen nicht gerne gesehen, da die Portkammer mit geronnenem Blut verstopfen kann

und das ganze Modell dann nicht mehr funktionstüchtig ist. Für den Patienten bedeutet das eine weitere Operation, also Explantation und Neuimplantation. Sie werden schnell lernen, dass eine Blutentnahme über eine periphere Vene weniger Zeit in Anspruch nimmt als über die Portkammer – wenn man es korrekt macht. Sollten Sie aber in Ihrer Verzweiflung doch eine Blutentnahme über den Portkatheter durchführen, sind Portkammer und Katheter anschließend mit heparinisierter Kochsalzlösung zu spülen.

Ein Hinweis noch: Besonderes unerfreulich kann die Punktion einer Portkatheters bei adipösen Patienten sein, da Sie die Portkammer kaum fühlen und so zwischen zwei Fingern für die Punktion fixieren können. Die Folge: Sie werden den Operateur verfluchen, der die Kammer so ungünstig positioniert hat, dass Sie an der Portkammer vorbeistechen und nicht sicher sind, wo Sie mit der Nadelspitze nun gelandet sind. Für adipöse Patienten gibt es übrigens längere Huber-Nadeln, die aber das Problem auch nicht immer lösen. Im schlimmsten Fall muss vor Benutzung die korrekte Position der Nadel unter Durchleuchtung verifiziert werden.

7.5.4 Magensonde

»Legen Sie doch noch schnell bei dem Patienten eine Magensonde.« Auch das werden Sie in den ersten 100 Tagen sicherlich hören. Im Unterschied zu den Braunülen sind viele Berufsanfänger mit der Anlage von Magensonden nicht vertraut, deswegen zunächst ein Schnellkurs mit Bedienungsanleitung.

Folgende **Materialien** benötigen Sie: Einmalhandschuhe, Magensonde, Lokalanästhetikum/Gleitmittel, Blasenspritze, Stethoskop und Pflaster zur Fixation der Sonde (☐ Abb. 7.16). Vergessen Sie bitte nicht die Moltex-Unterlage und Nierenschale, da es durchaus vorkommt, dass der Patient beim Einführen der Sonde schwallartig erbricht.

Auf geht's mit der **Anlage der Magensonde**: Der Patient ist in sitzender Position und hat den Kopf leicht nach vorne geneigt. Besprühen Sie den Rachenraum mit Lokalanästhetikum und bestreichen Sie die Sonde mit Gleitmittel. Fragen Sie den Patienten vorher, durch welches Nasenloch er bes-

◧ Abb. 7.16 Material für die Anlage einer Magensonde.
(Aus Rücker 2012)

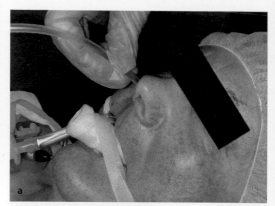

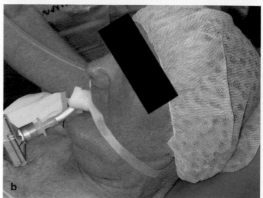

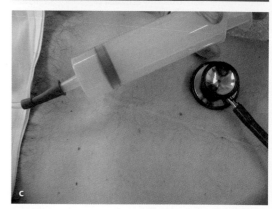

◧ Abb. 7.17 Einlage einer Magensonde. **a** Die mit Gel präparierte Sonde wird in den unteren Nasengang und parallel zum harten Gaumen eingeführt. **b** Der Kopf wird beim Vorschieben leicht nach vorne gebeugt. **c** Überprüfung der Magensondenlage mittels Spülspritze und Stethoskop. (Aus Rücker 2012)

ser atmen kann. Führen Sie die Sonde über dieses Nasenloch ein und schieben Sie sie vorsichtig vor (◧ Abb. 7.17). Der erste Widerstand sind die Nasenmuscheln. Der zweite Widerstand ist die Biegung vom Naso- in den Hypopharynx. Hier etwas mutiger sein, denn dieser Teil ist für den Patienten unangenehm. Beim weiteren Vorschieben fordern Sie den Patienten zum wiederholten Schlucken auf. Damit öffnet sich der obere Ösophagussphinkter, der dritte anatomische Widerstand. Fängt der Patient an zu husten, ziehen Sie die Sonde sofort sicher in den Pharynx zurück, da diese möglicherweise tracheal eingeführt wurde. Lässt sich die Sonde leicht weiterschieben, muss sie jetzt nur noch in den Magen.

Die wichtigste Kennzahl: Der untere Ösophagussphinkter zum Magen ist 40 cm von der vorderen Zahnreihe entfernt. Also die Sonde mindestens 50 cm vorschieben. Überprüfen Sie die korrekte Sondenlage schließlich durch Magensaftaspiration mittels Blasenspritze oder durch Luftinsufflation bei gleichzeitiger Auskultation über dem Epigastrium. Wenn Sie ein »Blubbern« hören, können Sie jetzt den Magen mit der Blasenspritze entleeren. Abschließend konnektieren Sie die Sonde an einen Ablaufbeutel und fixieren sie mittels Pflaster am Nasenrücken. Vergessen Sie nicht diesen letzten Schritt, sonst ist Ihre schöne Arbeit schnell Vergangenheit. Es ist ein beliebter »Patientensport«, Magensonden ohne ärztliche Rücksprache selbständig zu ziehen, und Sie werden erleben, dass man die-

sen Frevel Ihnen anlastet. Ihre beste Versicherung ist deshalb eine gute Fixierung.

Die wesentliche **Indikation** zur temporären Anlage einer Magensonde ist die Entlastung des

Magen-Darm-Traktes, insbesondere bei mechanischem oder paralytischem/postoperativem Ileus.

Es gibt verschiedenste **Modelle** von Magensonden, und Sie müssen sich mit dem Angebot Ihrer Klinik vertraut machen. Bei Einleitung der Narkose wird von den Kollegen der Anästhesie in der Regel eine einlumige Sonde im Magen platziert, die dann bei Narkoseausleitung wieder gezogen wird. Bleibt die Sonde länger liegen, bevorzugen Viszeralchirurgen doppelläufige Sonden. Der erste größere Schenkel dient dem Sekretabfluss, der zweite der Belüftung (d. h. er ist offen), sodass sich der erste Schenkel in den Magenfalten nicht festsaugen kann und somit das Magensekret auch wirklich ableitet. Damit alles funktioniert, muss natürlich der Ablaufbeutel unter dem Bettniveau angebracht sein.

Es gibt noch einige weitere Punkte, die Sie beachten müssen.

— Der Magen produziert täglich bis zu 1500 ml Sekret, in gleicher Menge kommen Galleflüssigkeit und Pankreassekret dazu. Quantität und Qualität des Sekretes können somit erheblich variieren, die Magensonde ist gewissermaßen Ihr ›funktioneller Spion‹ des Magen-Darm-Traktes.

— Vergessen Sie nicht, dass dem Patient in Abhängigkeit von der Fördermenge eine Hypokaliämie droht, die ausgeglichen werden muss.

— Bei Sistieren der Fördermenge kann die Sonde mit 20–40 ml Kochsalz (oder auch Leitungswasser) wieder durchgängig gemacht werden.

— Natürlich können auch Medikamente über die Magensonde appliziert werden, allerdings muss eine ausreichende Motilität des oberen Gastrointestinaltraktes vorhanden sein, sodass diese sicher resorbiert werden.

— Bei einer Fördermenge von weniger als 200 ml/Tag müssen Sie sich die Frage nach der Notwendigkeit der Magensonde stellen und bedenken, dass die liegende Sonde auch das Risiko einer Aspiration deutlich erhöht. Risiko und Nutzen gilt es hier abzuwägen.

— Die normalen Magensonden sind in der Regel nicht für eine enterale Ernährung geeignet, hier gibt es andere Modelle, die jedoch endoskopisch über den Pylorus ins Duodenum eingebracht werden müssen.

7.5.5 Harnblasenkatheter

Die Anlage von Harnblasenkathetern gehört zum kleinen Einmaleins der ersten 100 Tage, auch wenn oder gerade weil dies oft von den Pflegekräften auf Station oder im OP vorgenommen wird. Oft werden Sie nur um Hilfe gebeten, wenn es technische Schwierigkeiten bei der Anlage gibt. In den meisten Fällen liegen dann anatomische Besonderheiten vor. Deshalb hier die wesentlichen Grundlagen zur Anlage eines transurethralen Harnblasenkatheters.

Bei wachen Patienten ist es am Anfang sicherlich ratsam, die ersten Erfahrungen beim gleichen Geschlecht zu sammeln. Respektieren Sie das natürliche Schamgefühl des Patienten. Grundsätzlich ist die Anlage bei Männern schwieriger und komplikationsreicher, weil die Urethra länger und auf dem Weg in die Blase noch eine Prostata im Weg ist. Bei Männern wird deswegen oft nicht der transurethrale, sondern der suprapubische Zugang gewählt. Bei Frauen gilt es, sicher das Ostium der Urethra zu finden, da sich der Katheter sonst in der Vagina verirrt. Sie wären nicht der Erste, dem das passiert.

Weil schwieriger, soll hier die Anlage beim Mann beschrieben werden, die prinzipiellen Schritte sind aber die gleichen. In den meisten Kliniken gibt es mittlerweile sterile **Kathetersets** mit folgendem Inhalt: sterile Handschuhe, Unterlegtuch (bitte nicht vergessen: ein nasses Bett oder ein feuchter OP-Tisch hebt nicht die Stimmung beim Pflegepersonal), Loch-/Schlitz-Abdecktuch, Pinzette, Pflaumen-Tupfer, 10-ml-Blocker-Spritze, Gleitmittel und Desinfektionslösung. Zudem brauchen Sie natürlich einen steril verpackten Blasenkatheter (zumeist Silikonkatheter; in der Regel 12–16 Charrière für Frauen und 14–18 Charrière für Männer) sowie einen Katheterablaufbeutel.

Und nun zum **Vorgehen** (◘ Abb. 7.18): Der Patient ist in Rückenlage. Zunächst öffnen Sie das Katheterset, ziehen die sterilen Handschuhe an und legen die Abdecktücher aus. Dann erfolgt die Desinfektion der Glans (nicht bis zur Peniswurzel!). Anschließend wird 10 ml Gleitmittel in die Urethra instilliert. Mittels einer Pinzette wird jetzt die Katheterspitze in die Harnröhrenöffnung eingeführt und vorgeschoben. Mit der linken Hand, die den Penis sicher umfasst, wird durch leichten Zug nach oben die Harnröhre gestreckt. Bitte beachten Sie:

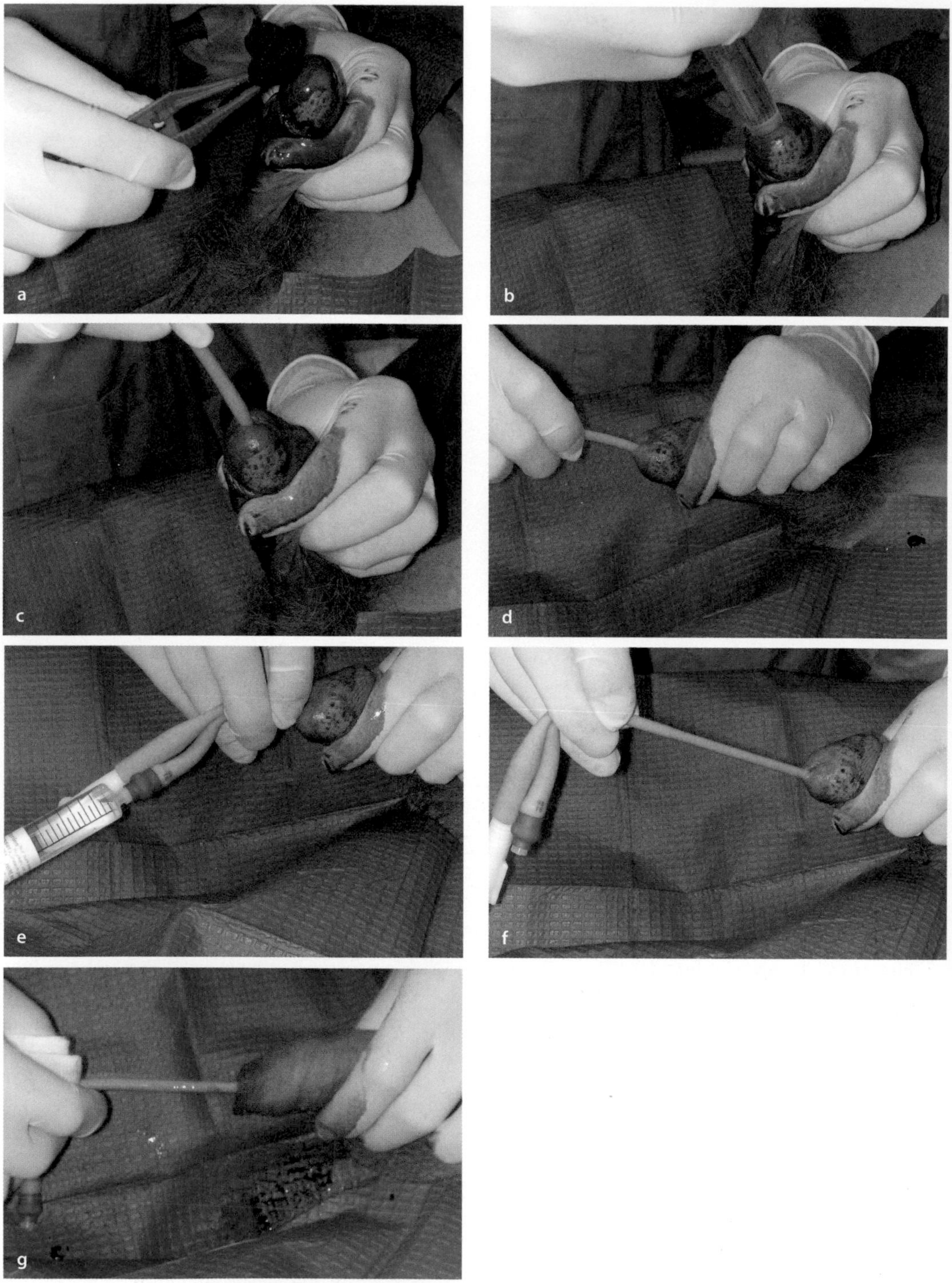

7

◘ Abb. 7.18 Einlage eines Blasenkatheters beim Mann. **a** Desinfektion. Nach Zurückziehen der Vorhaut 3-malige Desinfektion der Glans penis mit dem beigefügten Antiseptikum. **b** Gelapplikation. **c** Aufrichten und Strecken des Penis zum Einführen des Blasenkatheters. **d** Absenken des Penis nach ca. 10 cm zur Überwindung des ersten Richtungswechsels innerhalb der Harnröhre. **e** Blocken des Katheters mit Kochsalzlösung nach Herstellerangaben. **f** Zurückziehen des Katheters. **g** Zurückziehen der Vorhaut. (Aus Rücker 2012)

Jeder Katheterismus hat ohne Gewalt zu erfolgen, da sonst Verletzungen der Harnwege vorprogrammiert sind. Der Katheter wird nach Erreichen der Harnblase (es fließt Urin!) noch mindestens weitere 5 cm vorgeschoben, der Ballon mit der Blockerspritze (je nach Kathetermodell 5–10 ml) aufgefüllt und mit dem Urinbeutel konnektiert. Schließlich muss noch die Vorhaut zurückgestreift werden, um eine Paraphimose zu vermeiden.

Der **Einsatz** von Harnblasenkathetern erfolgt bei vielen Patienten im Rahmen des peri- und postoperativen Managements und dient insbesondere zur Bilanzierung des Flüssigkeitshaushaltes. Bei jeder Visite muss von Ihnen die Urinmenge der letzten 24 Stunden überprüft werden. Als Faustformel gilt eine Ausscheidung von 1 ml Urin pro Minute. Überprüfen Sie dann die Tagesbilanz anhand der dokumentierten Ein- und Ausfuhr.

Beachten Sie die weiteren Grundregeln zum Harnblasenkatheter.

- Bei mobilen Patienten ohne Vorerkrankungen der Nieren oder ableitenden Harnwege gehört der Katheter so schnell wie möglich entfernt. Das bringt Ihren Patienten aus dem Bett. Weiterhin ist jeder Katheter ein infektiologisches Risiko, und Blasenentzündungen können den Patienten hartnäckig verfolgen.
- Sistiert die Urinmenge, gilt es zunächst sonographisch eine Harnverhaltung auszuschließen und dann, wenn notwendig, den Katheter anzuspülen oder zu wechseln. Denken Sie aber auch an ein akutes Nierenversagen, und kontrollieren Sie die Retentionswerte Kreatinin und Harnstoff im Serum.

> **Checkliste »Zugänge und Katheter«**
> - Informieren Sie sich über die gängigen Katheter und Sondenmodelle Ihrer Station.
> - Lernen Sie die verschiedenen Größen (French, Gauge, Charrière) der Katheter und Sonden.
> - Beherrschen Sie Techniken zur Anlage einer Magensonde und eines Harnblasenkatheters.

> - Machen Sie sich mit den häufigen Komplikationen von zentralvenösen Kathetern vertraut.
> - Üben, üben, üben!

7.6 Abdominelle Drainagen

J. Theisen

Sie sind mal wieder allein auf der Station, die Kollegen sind im OP oder anderweitig beschäftigt. Während Sie gerade versuchen, dem Computer mit der für Sie neuen und komplizierten Krankenhaussoftware Herr oder Frau zu werden, kommt die Schwester aufgeregt ins Arztzimmer gelaufen und fordert Sie auf, sofort an das Bett eines Patienten zu kommen. Dieser Patient sei gerade aus dem OP gekommen und würde über die frische Laparotomiewunde viel Blut verlieren. Nach Zurückschlagen der Bettdecke blicken Sie auf das übliche postoperative Durcheinander von Schläuchen und Verbandsmaterialien einer zugeklebten Bauchdecke. Einer dieser Verbände ist vollständig durchgeblutet. Der Patient ist noch etwas schläfrig von der Narkose, und die Schwester drängt von hinten, er müsse sofort zurück in den OP. Alle möglichen Fragen schießen Ihnen durch den Kopf: Blutet der Patient möglicherweise in den Bauchraum und wird in Kürze einen hämorrhagischen Schock entwickeln? Muss ich einen erfahrenen Kollegen rufen oder den Patienten wirklich sofort in den OP zurückfahren?

In dieser Situation gilt es ruhig Blut zu bewahren. Nach wenigen Sekunden entschließen Sie sich, die Blutung genauer zu inspizieren. Während Sie die Schwester bitten, die Vitalparameter zu messen, ziehen Sie sich Handschuhe an, entfernen das Verbandsmaterial und finden eine subkutane Sickerblutung aus der Eintrittsstelle der Drainage. Ihr Puls beruhigt sich langsam. Das haben Sie im PJ schon gesehen. Mit einer gezielten Umstechung lösen Sie bettseitig das Problem und verbinden die frischen Wunde neu. Das ist ja noch einmal gut gegangen, aber Sie stellen sich auch andere Szenarien vor, in denen die falsche Beurteilung einer Draina-

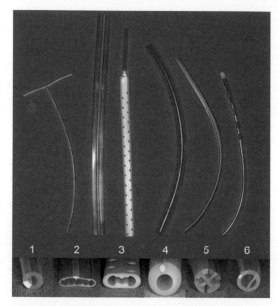

◘ Abb. 7.19 Gebräuchliche Drainagemodelle in Aufsicht und Querschnitt: **1** T-Drainage, **2** Easy-flow-Drainage, **3** Jackson-Pratt-Drainage, **4** Robinson-Drainage, **5** Blake-Drainage, **6** Salem-Drainage. (Aus Hagel u. Schilling 2006)

ge den Patienten in lebensbedrohliche Situationen bringen kann.

Sie merken nach diesem Erlebnis, wie wichtig Grundkenntnisse der verschiedenen Drainagen und der Umgang damit für den Berufseinstieg sind. Sie müssen sich mit diesem Thema beschäftigen, um nicht bei nächster Gelegenheit in tiefem Wasser zu segeln.

Es ist gar nicht so einfach für einen Berufsanfänger, einen Überblick über die schier endlose Zahl verschiedener Drainagesysteme zu gewinnen (◘ Abb. 7.19), aber gewisse Gemeinsamkeiten in der Anwendung und Handhabung sind vorhanden und sollen hier besprochen werden. Grundsätzlich können Sie sich jedoch merken, dass die Indikation für intraabdominelle Drainagen immer strenger gestellt wird und die zunehmende Evidenz in der Literatur aufzeigt, dass ihr Nutzen eher fraglich ist.

Folgende **Drainagetypen** werden in diesem Kapitel näher erklärt:

- Redon-Drainage,
- Robinson-Drainage,
- Easy-flow-Drainage,
- Gallengangsdrainage,
- Pankreasdrainage.

Das ist sicherlich keine vollständige Aufzählung aller Drainagesysteme, aber wenn Sie mit diesen Drainagesystemen zurecht kommen, sind Sie für den Anfang gut aufgestellt.

Zunächst aber noch ein paar grundsätzliche Anmerkungen: Ziel jeder Drainage ist die Ableitung von Sekret, Blut oder Luft aus natürlichen oder pathologischen Hohlräumen nach außen. Basierend auf dem physikalischen Prinzip werden drei Drainagetypen unterschieden:

1. Schwerkraftdrainagen (z. B. Robinson-Drainagen oder Magensonden),
2. kapillare Drainagen (z. B. Easy-flow-Drainagen),
3. Sogdrainagen (z. B. Redon-Drainagen oder Jackson-Pratt-Drainagen).

Um sich die physikalischen Eigenschaften zur Sekretförderung zunutze zu machen, muss der Auffangbehälter bei den **Schwerkraftdrainagen** – in der Regel ein Beutel – unter dem Niveau des Abdomens aufgehängt werden. Die **kapillaren Drainagen** beruhen auf dem physikalischen Prinzip der Kapillar- oder Adhäsionskräfte zur Ableitung von Flüssigkeiten (z. B. Easy-flow-Drainagen). Diese sind meistens etwas kürzer, da sie das Sekret ja auch gegen die Schwerkraft, also ›bergauf‹, in einen Beutel fördern sollen. Die **Sogdrainagen** fördern Wundsekret durch Anlage eines Unterdrucks, der durch ein Vakuum im Auffangbehälter oder eine externe Pumpe wie bei einem klassischen Vakuumverband erzeugt werden kann.

Material Wenn auch Unterschiede bezüglich des physikalischen Grundprinzips bei der Sekretförderung bestehen, so gibt es Gemeinsamkeiten beim Material und in der Anwendung. Die meisten Drainagen werden aus verschiedenen Gummimischungen oder Silikon hergestellt. Drainagen aus Gummi sind deutlich rigider und haben damit ein höheres Risiko, angrenzende Strukturen wie Darm oder Gefäße zu arrodieren, stimulieren aber wesentlich stärker die Bildung von Granulationsgewebe als Silikon. Gallengangsdrainagen zum Beispiel (aufgrund ihrer Form auch als T-Drainagen bezeichnet) bestehen aus einer solchen Gummimischung und induzieren eine starke Granulation um den Drainageschlauch, sodass es zu einer schnellen

Abdichtung an der Austrittsstelle aus dem Ductus choledochus kommt. Silikon als reizarmes Material findet seine Anwendung in der Peritoneal- und in der Pleurahöhle.

Anwendung Abdominelle Drainagen werden oft am tiefsten Punkt der Bauchhöhle eingebracht, um die sich ansammelnden Wundsekrete auch vollständig zu drainieren. Die tiefste anatomische Stelle im Abdomen ist der Douglas-Raum, der deshalb oft für eine ungezielte Drainage der Peritonealhöhle genutzt wird. Ähnlich verhält es sich mit der rechten und linken parakolischen Rinne sowie dem suprahepatischen Raum, wo entsprechend der intraabdominellen Verteilung ebenfalls Ansammlungen von Flüssigkeit zu erwarten sind.

Dem gegenüber stehen die sogenannten Zieldrainagen, die direkt am Ort des Zielobjekts platziert werden, wie zum Beispiel an einer intestinalen Anastomose, einem blind verschlossenen Duodenalstumpf oder am Pankreasschwanz nach Splenektomie.

Wann abdominelle Drainagen entfernt werden, hängt neben der Eingriffsart in erster Linie von der Quantität und Qualität des Sekretes ab. Sicher ist, dass eine Drainage, die pathologisches Sekret wie zum Beispiel putride, gallige oder womöglich stuhlige Flüssigkeit fördert, zumeist in situ bleiben muss, bis die Sekretion komplett versiegt. Erst bei unauffälligem Sekret kann darüber nachgedacht werden, die Drainage zu entfernen.

In Hinblick auf die Sekretmenge vor Entfernung gibt es einen großen operations- und operateurabhängigen Ermessensspielraum; eine Faustformel für den goldenen Zeitpunkt der Entfernung existiert leider nicht. Sie sollten aber wissen, dass jeder Fremdkörper in der Bauchhöhle und somit auch Drainagen die Sekretion seröser Flüssigkeit induzieren und unterhalten. So werden Sie sich am Anfang manchmal wundern, dass selbst Drainagen mit noch großen Fördermengen gezogen werden.

Wichtig ist, dass die Fördermenge jeder einzelnen Drainage über 24 Stunden gut dokumentiert ist. Um den Sekretbeutel nicht täglich wechseln oder leeren zu müssen, kann mit einem wasserfesten Marker am Beutel eine Strichmarkierung vorgenommen werden. Die Bilanz sollte möglichst immer zur gleichen Zeit gezogen werden, am besten

während der Visite. Übervolle Drainagen, die den Ablauf oder die Mobilität behindern, werden aber auch oft von den Pflegekräften entleert. Bestehen Sie hier auf der peniblen Dokumentation in der Kurve: Uhrzeit, Menge, Qualität.

An dieser Stelle noch ein Hinweis zum Entfernen abdomineller Drainagen. Viele Patienten haben Angst vor dem Zug der Drainage, sodass einige Chirurgen die Patienten unmittelbar davor tief einatmen lassen, um vom eigentlichen Geschehen abzulenken. Das ist tricky, denn beim Einatmen kann der Patient auch nicht aufschreien. Dazu muss man nämlich ausatmen. Das schont die Nerven und den Bettnachbarn.

Zum tieferen Verständnis werden die oben gelisteten Drainagen jetzt noch mit Ihren Besonderheiten besprochen.

7.6.1 Redon-Drainage

Die Redon-Drainage wird vor allem im subkutanen Kompartiment sowie in den Faszienlogen der Extremitäten eingesetzt, also ganz überwiegend bei unfallchirurgischen/orthopädischen Operationen oder am Stamm bei adipösen Patienten. Diese nach dem Pariser Kieferchirurgen Henri Redon benannte Drainage zielt darauf ab, mittels multipler Lochungen im vorderen Bereich sowie eines negativen Drucks, der über ein in der Auffangflasche vorherrschendes Vakuum erzeugt wird, Hohlraumbildungen im Subkutangewebe und Faszienlogen durch Sog zu verkleinern. Sekretansammlungen in solchen Hohlräumen, insbesondere wenn sie von schlecht durchblutetem Gewebe gebildet werden, prädisponieren für sekundäre Wundinfekte.

Oben an der Auffangflasche befindet sich ein Gummistopfen, der Ihnen anzeigt, ob das geschlossene Drainagesystem den Unterdruck noch hält oder nicht: Ist der Gummistopfen eingedrückt, so arbeitet das System mit Vakuum, ist der Gummistopfen gestreckt, so ist in der Regel Luft in das geschlossene System eingetreten und die Drainage funktioniert nicht mehr als Sogdrainage. Es lohnt sich immer wieder, nicht nur die Gesamtmenge und Qualität des Sekretes in der Flasche zu überprüfen, sondern auch, ob das System als Vakuumsystem noch arbeitet oder nicht. In der Regel werden diese Drainagen 1–2 Tage belassen und können dann entfernt werden.

Auch präformierte Hohlräume wie Gelenke werden manchmal damit drainiert.

Das Entfernen dieser Redon-Drainage ist eine beliebte Aufgabe, die gerne an den ›Neuen‹ delegiert wird. Natürlich trauen Sie sich nicht zuzugeben, dass Sie das noch nie allein gemacht haben, und fragen sich, wie man hier wohl am besten vorgeht. Mit oder ohne Sog – und wenn ohne, wie das Vakuum entlasten? Normalerweise werden diese Drainagen ohne Sog gezogen, da sich das Ende der Drainage am Gewebe festsaugen und beim Herausziehen zu Verletzungen des angesaugten Gewebes führen kann. Das erzeugt nicht nur Schmerzen, sondern unter Umständen auch Blutungen oder gar echte Verletzungen. Vor dem Herausziehen gilt es also Luft in das System zu lassen und den Unterdruck zu entlasten. Das können Sie entweder durch Diskonnektion der Flasche zum Schlauch oder durch das Einstechen einer Nadel in den Gummistopfen erreichen. Dieser bewegt sich dann wegen des Druckausgleichs zwischen Flasche und Atmosphäre nach oben. Anschließend können Sie – zwar nicht ruckartig, aber doch zügig – die Drainage entfernen und einen leichten Kompressionsverband anlegen. Glückwunsch, wieder mal eine Hürde genommen! Weiter geht's! Jetzt aber ein Stück weiter in die Tiefe, in die Abdominalhöhle.

Wichtig für Sie: Redon-Drainagen haben nichts in der Bauchhöhle zu suchen. Durch den Unterdruck wird Serosa von Dünn- oder Dickdarm angesaugt und kann an diesen Stellen punktuell Perforationen und konsekutiv eine Peritonitis verursachen. Bei zu später Diagnose kann dann der weitere Krankheitsverlauf letal enden.

7.6.2 Robinson- und Easy-flow-Drainagen

Folgendes Szenario soll Ihnen einleitend die Bedeutung der intraabdominellen Drainage verdeutlichen. Auf Ihrer Station liegt ein 55-jähriger Patient, 6. postoperativer Tag nach einer Gastrektomie, bisher unauffälliger Verlauf. Intraoperativ wurden zwei Drainagen platziert, eine an der Anastomose, der Ösophago-Jejunostomie, und eine weitere im Douglas-Raum. Bei der morgendlichen Visite fällt Ihnen zum ersten Mal eine trübe Flüssigkeit in einem der beiden Drainagebeutel auf, die Sekretmenge hat mit 150 ml im Vergleich zum Vortrag nur geringfügig zugenommen. Das Sekret der zweiten Drainage im Douglas-Raum ist weiterhin serös. Der Allgemeinzustand des Patienten ist unverändert gut, nur die Entzündungsparameter im Labor sind deutlich gestiegen. Die laborchemische Analyse des auffälligen Drainagesekrets zeigt hohe Amylase- und Lipasewerte. Ihr erfahrener Stationsarzt weiß sofort, was Sache ist. Bei Verdacht auf eine Anastomoseninsuffizienz ordnet er eine dringliche Endoskopie an; die so diagnostizierte Insuffizienz wird mit Hilfe eines Stents abgedichtet. Zwei Tage später ist das Sekret als Zeichen der suffizienten Abdichtung wieder serös, die Entzündungsparameter fallen wieder.

Dieses klinische Beispiel verdeutlicht Ihnen die Bedeutung intraabdomineller Drainagen. Sie sind das ›postoperative Auge‹, der ›Spion des Chirurgen im Bauch‹ und können helfen, eventuell auftretende Komplikationen frühzeitig anhand von Menge und Qualität des Sekretes zu erkennen. Daher sollten Sie diese Drainagen täglich kontrollieren und Ihren Stations- oder Oberarzt bei Veränderung der Sekretmenge oder der Qualität informieren – und das nicht erst am nächsten Tag, sondern umgehend!

Dabei ist wichtig, dass Veränderungen in der Zusammensetzung des Sekretes nicht nur makroskopisch identifiziert werden, sondern dass diese Flüssigkeiten auch laborchemisch und bakteriologisch untersucht werden, um so gezielt bestimmte Komplikationen rechtzeitig erkennen zu können:

- Wie in unserem Beispiel eingangs erwähnt, lässt sich bei sehr hohen Amylasewerten eine Insuffizienz einer gastrointestinalen Anastomose vermuten.
- Sehr hohe Lipasewerte im Drainagesekret weisen auf eine postoperative Pankreasfistel hin.
- Galliges Sekret spricht für eine Fistel der ableitenden Gallewege und
- der Nachweis von Harnstoff und Kreatinin oberhalb des Serumspiegels für eine Fistel im Bereich der ableitenden Harnwege.

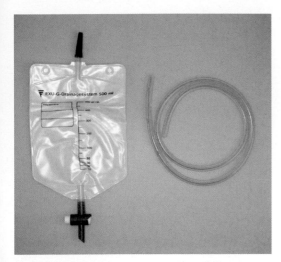

Abb. 7.20 Robinson-Drainage: *rechts* Drainageschlauch (das perforierte Ende wird in den Situs platziert), *links* Auffangbeutel. (Aus Siewert 2006)

Definitive Grenzwerte lassen sich hier nicht immer festlegen. Eher gilt aber, dass bei einer solchen Komplikation diese Werte weit über den Serumspiegeln liegen, da es sich um hoch konzentrierte Flüssigkeiten handelt, die außerhalb des Blutes keinem Verdünnungseffekt unterliegen.

In der Viszeralchirurgie kommen die Easy-flow- oder Robinson-Drainagen häufig zum Einsatz. Robinson-Drainagen (**Abb. 7.20**) folgen der Schwerkraft und leiten so Flüssigkeiten in tiefer gelegene Auffangbeutel. Die Easy-flow-Drainagen nutzen die schon beschriebenen Kapillarkräfte zur Sekretableitung. Eingesetzt wird ein weiches Kunststoffmaterial mit längsgerripptem oder waschbrettartig geformtem engen Innenlumen. Da es sich bei diesen Drainagen nicht um Sogdrainagen handelt, können sie nach Lösen der Fixationsnaht problemlos extrahiert werden.

Apropos Fixation! Es kommt immer wieder vor, dass Drainagen postoperativ wegen unsachgemäßer Nahttechnik akzidentell ›herausfallen‹. Sicherlich nicht wünschenswert, aber meistens ohne schwerwiegende Folgen. Aber Sie ziehen den Unwillen des Operateurs auf sich, wenn Sie von einem solchen Ereignis berichten müssen, und das selbst dann, wenn Sie für die erste Annaht im OP gar nicht verantwortlich sind. Um diese Peinlichkeit zu vermeiden, überprüfen Sie beim Verbandswechsel der Drainagen regelmäßig auch die Fixation. Nein

– nicht immer feste daran ziehen. Das tut doch weh! Mit Sorgfalt und Vorsicht. Dieses Manöver wird umso wichtiger, wenn Drainagen nicht in einem Schritt entfernt, sondern ›rausgekürzt‹ werden. Das bedeutet, dass die Drainage alle 1–2 Tage 1–2 cm zurückgezogen wird und immer wieder fixiert werden muss. Diese Fixierung wird in einigen Abteilungen mit einer Sicherheitsnadel vorgenommen, die an der ursprünglichen ersten Naht befestigt ist. Andere Kliniken legen bei jedem Akt immer wieder eine neue Naht an. Ist vielleicht hygienischer, aber auch schmerzhafter. Elegant vermeiden lässt sich diese Quälerei, indem man die Ursprungsnaht mit einer Schlaufe knüpft und beim ersten Kürzen nicht komplett entfernt, sodass die neue Fixation durch diese Schlaufe geschlungen werden kann.

Die Idee des fraktionierten Rückzugs basiert auf der Annahme, dass sich um die Drainage ein Granulationskanal bildet, der auch nach endgültiger Entfernung der Drainage weiterhin pathologisches Sekret über diesen Kanal nach außen leitet, ohne dass sich dieses im Bauchraum verteilen kann. Der Kanal soll sich dann von innen nach außen schließen, um einen Verhalt zu vermeiden.

Wenn die ersten Perforationen der Drainage auf Hautniveau sichtbar werden, wird die Drainage dann meist vollständig entfernt. Die andere Variante ist, dass ein solche gekürzte Drainage wenige Zentimeter über dem Hautniveau abgeschnitten und mit einem Beutel überklebt wird. Hier ist die sichere Fixierung essenziell, da die Drainage durch die Motilität des Intestinums auch im Bauchraum ›verschwinden‹ kann. Das ist hochnotpeinlich und wohl auch an der Grenze zum Kunstfehler, da die Bergung solcher Drainagen nicht selten mit einer Folgeoperation verbunden ist.

Ein besondere Form abdomineller Drainagen ist die sog. Jackson-Pratt-Drainage, die auch aus Silikon besteht, aber im Gegensatz zur Robinson-Drainage am äußeren Ende mit einem Gummiball konnektiert ist, welcher nach Ablassen von Luft einen Unterdruck aufbaut. Hierbei handelt es sich also um eine Sogdrainage. Allerdings kommt dieser Typ nur noch in wenigen Kliniken zur Anwendung.

Auch hier noch ein Hinweis am Ende: Das Anspülen intraabdomineller Drainagen bedarf einer besonderen Indikation und Anordnung und darf nur unter sterilen Kautelen durchgeführt werden.

7.6.3 Gallengangs- und Pankreasdrainagen

Zu diesen Drainagen eine Anmerkung vorweg: Gallengangs- und Pankreasdrainagen sind in der Chirurgie wie ›heilige Kühe‹ zu behandeln, und das nicht nur in Indien. Warum?

Auch hier zunächst ein klinisches Beispiel. Ein 65-jähriger Patient wird von der chirurgischen Intensivstation nach einer Whipple-Operation am 3. postoperativen Tag auf Ihre Station verlegt. Er ist in klinisch gutem Zustand. Bei der Inspektion des Bauches fallen 3 Drainagen auf, 2 Robinson-Drainagen und 1 Pankreasdrainage, die letzte im rechten Mittelbauch des schlanken Patienten ausgeleitet. Im Beutel der Pankreasdrainage befindet sich 100 ml wasserfarbenes Sekret. Noch am Tag der Übernahme entwickelt der Patient in den Abendstunden Temperaturen >39 °C. Sie informieren Ihren Oberarzt, der sich als erstes erkundigt, wie viel die Pankreasdrainage seit Übernahme gefördert hat. Bei der Inspektion des Beutels stellen Sie fest, dass nach wie vor 100 ml Sekret im Pankreasbeutel sind. Ihr Oberarzt schaut vorbei und spritzt die Pankreasdrainage vorsichtig mit einer 2-ml-Spritze und sterilem Kochsalz an. Eine Stunde später sind bereits 150 ml im Beutel. Das Fieber wird symptomatisch gesenkt, eine i.v.-Antibiose angesetzt, der weitere Verlauf in den nächsten Tagen ist komplikationslos.

Das Besondere an Gallengangs- bzw. Pankreasdrainagen ist, dass diese intraluminal, d. h. in den jeweiligen Gangsystemen liegen. Beide Drainagetypen fördern somit hoch konzentrierte, zum Teil aggressive Sekrete: Galle- und Pankreasflüssigkeit. Entsprechend klein ist der Durchmesser dieser Drainagen, die überwiegend aus granulationsfördernden Gummimischungen bestehen.

Die Fixierung dieser Drainagen ist besonders anspruchsvoll. Fixierende Nähte können bei zu festgezogenem Knoten das Lumen der Drainagen einengen oder verschließen. Häufiger werden diese Systeme jedoch zu locker angenäht, sodass die Gefahr der Dislokation besteht. Sollten Sie sich in der Beurteilung der Annaht nicht sicher sein, so holen Sie sich am Anfang bei den Kollegen Hilfe. Hier muss der Knoten wirklich sitzen. Gemeinsam gelingt es Ihnen dann bestimmt, mit einer neuen Naht unter Mitnahme des alten Fadens eine sichere Fixierung zu erreichen.

Und noch etwas: Schieben Sie niemals eine partiell herausgerutschte Drainage wieder zurück. Zum einen haben Sie keine Ahnung, wo diese Drainage zu liegen kommt, zum anderen können Sie einen vorher sterilen Bereich auf diese Weise drastisch kontaminieren!

Pankreasdrainagen werden in der Regel nur nach Resektionen des Pankreaskopfes in das verbleibende Parenchym eingelegt. Mit der Anlage dieser Drainage wird die aggressive Flüssigkeit mit ihrer hohen enzymatischen Aktivität bis zur lokalen Heilung der Pankreasanastomose temporär nach extern abgeleitet. Dieser Drainagetyp bleibt – geschlossen oder offen – deutlich länger als alle anderen intraabdominellen Drainagen liegen, oft mehrere Wochen. Beim Versuch, die Drainage zu ziehen, zeigt sich manchmal ein kleiner Widerstand. Das kommt meistens von einer monofilen Naht, die diesen Schlauch am Organ noch fixiert. Diese Drainagen muss man also als Freshman nicht unbedingt selbst rausziehen, da kann man auch mal den Operateur anrufen. Und wenn der wirklich gut ist, nimmt er Ihnen diese diffizile Arbeit zumindest beim ersten Mal ab.

Hier schnell noch ein kleiner Tipp fürs ganze Leben: Wenn man jemanden um Hilfe bittet, dann sollte man ihn anschließend bei der Maßnahme auch begleiten. Sonst lernt man es nämlich nie. Also nicht am Schreibtisch verschanzen, sondern die Aktion vorbereiten und assistieren. Macht Eindruck auf den Vorgesetzten und lehrt.

Gallengangsdrainagen werden wegen ihrer Form oft auch als T-Drainagen bezeichnet. Das Entfernen dieser Drainage läuft stufenweise ab. Zunächst wird sie häufig im Bett hochgelegt. Das führt dazu, dass der größte Anteil der Flüssigkeit wieder durch den Gallengang neben der Drainage fließt. Somit kann ein ausreichender Abfluss nach intraluminal getestet werden. Läuft das problemlos, dann wird am nächsten Tag der Schlauch »geklemmt« oder »abgestöpselt«, also verschlossen. Wenn auch diese Maßnahme erfolgreich ist, wird der Schlauch gezogen. Auch hier ist unter allen Umständen auf sauberes Arbeiten zu achten, damit eine bakterielle Kontamination verhindert wird.

Soweit ein erster Streifzug durch das Thema ›abdominelle Drainagen‹, der Ihnen sicherlich helfen wird, die ersten Hürden zu meistern.

> **Checkliste »Abdominelle Drainagen"**
> — Informieren Sie sich über die physikalischen Prinzipien von Schwerkraft-, Kapillar- und Sogdrainagen.
> — Lernen Sie die sichere Beurteilung von serösen und pathologischen Sekreten (nekrotisch, prutride, gallig, stuhlig).
> — Eignen Sie sich den Umgang mit Drainagen an: fixieren, kürzen und entfernen.
> — Lernen Sie die Gallengangs- und Pankreasdrainagen mit ihren Besonderheiten kennen.

7.7   Thorakale Drainagen

O. Guckelberger, U. Fetzner

Um das Thema Thoraxdrainagen wirklich verstehen zu können, ist es unerlässlich, die wesentlichen physiologischen und auch pathophysiologischen Aspekte der Spontanatmung sowie die intrathorakalen Druckänderungen während eines Atemzyklus zu rekapitulieren. Dabei sollen hier nur kurz die wichtigsten Begriffe nochmals aufgefrischt werden.

Während der spontanen Inspiration wird im Pleuraspalt ein progredienter Unterdruck erzeugt, der dafür verantwortlich ist, dass die Lunge mit ihren elastischen Gerüstfasern der Bewegung des knöchernen Thorax und dem Zwerchfell folgt. Am Ende der Exspirationsphase hingegen ist ein Überdruck im Pleuraspalt entstanden. Auch wenn Sie während der ersten 100 Tage nur spontan atmende Patienten betreuen, sollten Sie wissen, dass sich diese Druckgradienten bei der vollständig maschinellen Beatmung in Abhängigkeit vom Atemzyklus umkehren.

Ein **Pleuraerguss** – unabhängig von seiner Ätiologie – beeinträchtigt die Ausdehnung der Lunge (sog. Dystelektase/Atelektase) und resultiert funktionell in einem erhöhten Shuntvolumen mit einer verminderten arteriellen Oxygenierung. Beim **Pneumothorax** wird durch Lufteintritt in den Pleuraraum der bestehende Unterdruck aufgehoben, die Lunge kollabiert durch die Kontraktion ihrer elastischen Elemente. Ein *Spannungspneumothorax* entsteht, wenn über einen Ventilmechanismus während der Inspiration Luft in die Pleurahöhle gelangt, die während der Exspiration nicht mehr entweichen kann. Somit resultiert ein progredienter Überdruck in der betroffenen Thoraxhälfte, der über eine Verlagerung der mediastinalen Organe (sog. Mediastinalshift) den Patienten vital gefährdet.

Jede thorakale Drainage zielt darauf ab, die Physiologie des Atemzyklus mit seinen Druckverhältnissen und die Morphologie des Pleuraspaltes wiederherzustellen. Machen Sie sich aber bewusst, dass eine unsachgemäße Handhabung dieser Drainage genau das Gegenteil bewirken kann und zu einer akuten Gefährdung ihres Patienten führt. In dubio ist es deshalb dringend und immer ratsam, hier einen erfahrenen Kollegen zu Rate zu ziehen.

Die Physiologie ist Ihnen nun also wieder vertraut. Als Grundwissen für die ersten 100 Tage sollten Sie dann verinnerlichen:

> **»** Thoraxdrainagen werden je nach Indikation (Erguss oder Luft) In 2 unterschiedlichen Positionen eingebracht (Bülau- oder Monaldi-Position) und müssen zur Aufrechthaltung ihrer Funktion an ein Zwei- oder Mehrkammersystem mit atmosphärischem oder Unterdruck angeschlossen werden. **«**

Ziel dieses Kapitels ist es, dass Sie diesen Satz am Ende verstanden haben. Jetzt also der Reihe nach.

7.7.1   Indikationen

Im Gegensatz zu vielen anderen Drainagen in der Chirurgie (► Abschn. 7.6) haben Thoraxdrainagen keine diagnostische Funktion, sondern verfolgen immer einen therapeutischen Zweck. Die wesentlichen Indikationen lassen sich in zwei großen Gruppen zusammenfassen.

Die erste Gruppe ist der **Pleuraerguss**, der in Abhängigkeit von der Qualität des Sekretes in
- serösen,
- hämorrhagischen oder
- prutriden/purulenten Erguss

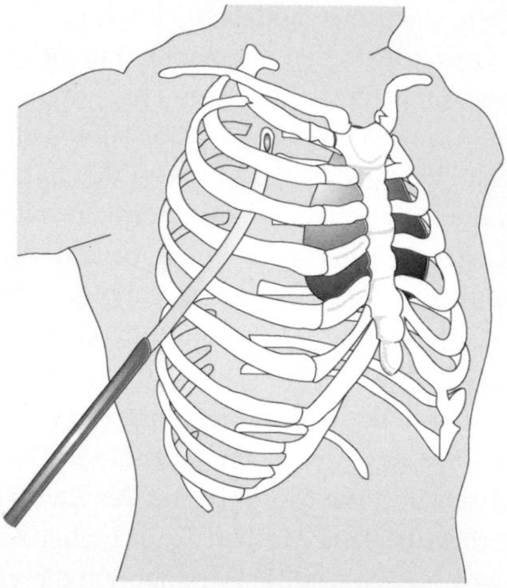

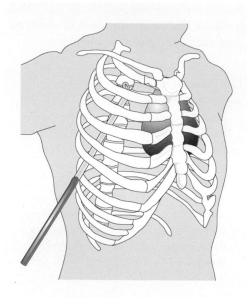

■ **Abb. 7.21** Thoraxdrainage in Monaldi-Position. (Aus Larsen 2012)

■ **Abb. 7.22** Thoraxdrainage in Bülau-Position. (Aus Larsen 2012)

unterteilt wird. Der letztere wird auch als *Thorax-empyem* bezeichnet. Jeder Erguss im Pleuraspalt führt unweigerlich ab einem gewissen Volumen zur Kompression der Lunge mit entsprechender Reduktion des funktionellen Lungenvolumens. Die morphologischen Veränderungen der Lunge werden als *Dystelektase* bzw. *Atelektase* bezeichnet.

Die zweite wesentliche Indikation für eine Thoraxdrainage ist der **Pneumothorax**, der hinsichtlich seiner Ätiologie als

- traumatischer,
- iatrogener oder
- spontaner Pneumothorax

klassifiziert wird. Am weitaus häufigsten werden Sie Patienten mit einem iatrogenen Pneumothorax nach ZVK-Anlage über die V. subclavia oder nach Thorakotomie/Thorakoskopie zu betreuen haben. Alle anderen Ursachen eines Pneumothorax sind eher selten. Auch beim Pneumothorax wird durch die Kontraktion der elastischen Lungenfasern die Vitalkapazität der Lunge reduziert.

Bei beiden Indikationen zielt die Anlage einer Thoraxdrainage also darauf ab, die funktionelle Kapazität der Lunge wiederherzustellen.

7.7.2 Typen und Positionen thorakaler Drainagen

Zu Beginn Ihrer ärztlichen Tätigkeit wird von Ihnen gefordert, die korrekte Lage einer Thoraxdrainage zu überprüfen, Qualität und Quantität des Sekretes zu beurteilen und Thoraxdrainagen korrekt zu entfernen. Dennoch sollten Sie auch mit den Grundsätzen der Anlage dieser Drainagen vertraut sein, um mögliche postinterventionelle Komplikationen zu verstehen.

Es werden 2 typische Positionen für die Anlage einer Thoraxdrainage unterschieden: die Monaldi- und die Bülau-Position. Wenn Sie sich jetzt die beiden wesentlichen Indikationen, Pleuraerguss und Pneumothorax, vor Augen führen, ist die korrekte Position der Drainage chirurgisch simpel:

- Luft beim Pneumothorax sammelt sich im kranialen Anteil der Thoraxhöhle an und wird auch dort drainiert: eine Drainage in der sog. **Monaldi-Position** (2. Interkostalraum in der Medioklavikularlinie; ■ Abb. 7.21).
- Das Sekret des Pleuraergusses hingegen sammelt sich kaudal im Sinus phrenicocostalis an und wird dort abgeleitet: eine Drainage in der

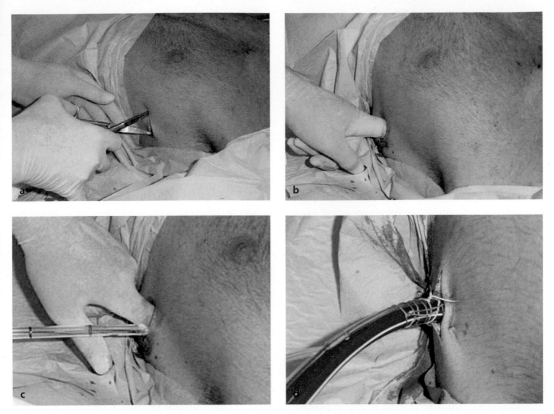

Abb. 7.23 Anlage einer Bülau-Drainage: **a** Präparation mit einer stumpfen Schere, **b** Austasten der Pleurahöhle, **c** Einführen der Thoraxdrainage, **d** Annaht der Thoraxdrainage. (Aus Scholz 2008)

sog. **Bülau-Position** (5./6. Interkostalraum in der vorderen Axillarlinie; ◘ Abb. 7.22).

Natürlich gibt es von dieser einfachen Regel auch Abweichungen, aber für den Anfang ist das Ihre Leitschiene. Ausnahmen sind der *Seropneumothorax*, also eine Kombination beider Indikationen, der in der Regel über eine Drainage in Bülau-Position suffizient entlastet wird. Abgekapselte Ergüsse erfordern zuweilen eine atypische Lokalisation der thorakalen Drainage, die dann oft CT-gezielt eingebracht wird. Und manchmal sprechen auch kosmetische Gründe gegen die Anlage einer Drainage in Monaldi-Position.

Merken Sie sich schon jetzt, dass – von Notfallsituationen abgesehen – die Anlage einer Drainage in Bülau-Position immer unter Ultraschallkontrolle erfolgt. Nur so lassen sich Verletzungen parenchymatöser Organe des Abdomens (Leber und Milz) sicher vermeiden.

Für das weitere Verständnis ist eine Klärung der Begriffe wichtig, da in diesem Zusammenhang immer wieder Missverständnisse entstehen. Eben haben wir die 2 verschiedenen *Postitionen für die Anlage der Drainage* vorgestellt. Des Weiteren unterscheidet man dann 2 *Drainagetypen*:

- **Bülau-Drainage** (großlumige Silicondrainage, 14–28 Charrière), die offen über eine Minithorakotomie platziert wird,
- **Pleuracath** (kleinlumige Silicondrainge, 10 Charrière), die über einen Mandrain platziert wird.

Beide Drainagetypen können sowohl in Bülau- als auch Monaldi-Position eingeführt werden. Das häufigste ist aber sicherlich eine **Bülau-Drainage** in Bülau-Position zur Drainage eines Ergusses. Deshalb hier eine Kurzbeschreibung (◘ Abb. 7.23):

Die Anlage einer Thoraxdrainage in Bülau-Position hat immer unter aseptischen Bedingungen zu erfolgen, das bedeutet, Sie benötigen Mundschutz, sterile Handschuhe, sterilen Kittel und Abdecktücher. Bevor Sie aber loslegen, ist eine Ultraschalluntersuchung obligat, die Ihnen neben der Ausdehnung des Ergusses als wesentliche Leitstruktur das Zwerchfell zeigt. Sie wollen die Drainage ja oberhalb des Zwerchfells platzieren. Typischerweise wird die Drainage im 5. Interkostalraum (ICR) in der mittleren Axillarlinie angelegt. Hier dient die Mamille als Landmarke, doch anatomische Varianten insbesondere von Frauen erschweren oft die Orientierung. Viel sicherer ist es, die spätere Punktionsstelle im Rahmen der Sonographie mit einem wasserfesten Stift zu markieren.

Zu diesem Zeitpunkt sollte der Patient seinen Arm bereits hinter den Kopf gelegt haben und auch in dieser Position halten, bis die Drainage sicher platziert ist. Ist der Patient wegen Schmerzen oder Luftnot dazu nicht in der Lage oder ist er unkooperativ oder unruhig, bitten Sie jemanden vom Pflegepersonal um Hilfe. Im Idealfall hält eine Hilfsperson, die auf der gegenüberliegenden Seite steht, den Arm über dem Kopf des Patienten fest. Diese Position in der Nähe des Kopfes kann auch für eine beruhigende Ansprache genutzt werden, immerhin stechen Sie gleich in den Brustkorb. Das ist für jeden ein mit Angst besetzter Vorgang. Nach Markierung und sterilem Abdecken wird die spätere Punktionsstelle mit einem Lokalanästhetikum infiltriert. Unterspritzt werden nicht nur Haut und Unterhaut, sondern auch die Pleura, der Rippenunterrand und das angrenzende Periost. Seien Sie großzügig, die Anlage einer Thoraxdrainage ist bei unzureichender Anästhesie ein äußerst schmerzhafter Vorgang. Bei Kindern oder unkooperativen Patienten kann die parallele Gabe einer i.v.-Analgetikum/Sedativum-Kombination sinnvoll sein. Dann nutzt man ein Anästhesie-Stand-by. Während Sie das Lokalanästhetikum applizieren, können Sie abschließend im gleichen Vorgang den Erguss probeweise punktieren. Sie bestätigen damit die korrekte Position und gewinnen einen ersten Eindruck vom Charakter des Sekrets. Das Punktat kann man bei Bedarf auch als mikrobiologische Probe verwenden.

Die Einwirkzeit der Lokalanästhesie nutzen Sie dann in aller Ruhe für Ihre weiteren Vorbereitungen. Am besten decken Sie einen kleinen sterilen Tisch mit dem notwendigen Instrumentarium und

der Bülaudrainage, die Sie sich später steril anreichen lassen. Es erfolgt dann eine Wischinfektion im Bereich der geplanten Minithorakotomie und das Abdecken mit einem Lochtuch oder einer Vierecksabdeckung. Die Hautinzision wird in den Hautspaltlinien parallel zu den Rippen geführt. Da man die Drainage zur Vermeidung einer späteren Pleuraleckage in einem Kulissenverlauf legt, liegt die Inzision etwas unterhalb des späteren Pleuradurchtritts. Sie muss zudem mindestens 2 cm messen, damit Sie nach Spreizung der Zwischenrippenmuskulatur den Pleuraraum sicher mit dem Zeigefinger austasten können. Anschließend drängen Sie mit einer stumpfen Schere die Thoraxwandmuskulatur (M. serratus anterior und Interkostalmuskulatur) mit kleinen spreizenden Bewegungen auseinander, bis Sie auf die Pleura gelangen. Die Schere wird dabei durch den palpierenden Zeigefinger der linken Hand gesichert, um ein abruptes Abgleiten in den Thorax zu vermeiden. Diese Präparation ist für den Anfänger sicher ungewohnt, da der Interkostalraum eng ist und Sie noch kein Gefühl haben, wann denn nun endlich die Pleura kommt.

Der Eintritt in den Thoraxraum erfolgt dann immer am Oberrand der Rippe, da die Interkostalgefäße ja in der knöchernen Rinne am Unterrand verlaufen. Wenn Sie die Pleura parietalis erreichen, spüren Sie einen kleinen federnden Widerstand an der Scherenspitze. Nun perforieren Sie die Pleura mit geschlossen Branchen und spreizen diese leicht. Wenn sich schon jetzt Erguss entleert, sind Sie sicher im richtigen Kompartiment. Allerdings stimmt dann die Kulissenform nicht, doch jetzt gibt es kein Zurück mehr. Spreizen Sie die Pleura so weit, bis Sie mit dem Zeigefinger den Pleuraspalt digital austasten können. Bei kleinen Ergüssen können Sie fühlen, wie Ihnen die Lunge gegen den Finger atmet.

Wichtiger ist es aber jetzt, Adhäsionen und Verwachsungen auszuschließen, denn sonst liegt die Bülau-Drainage wenige Augenblicke später vielleicht intraparenchymal mitten in der Lunge. Und das ist sehr gefährlich. Mit Hilfe einer Kornzange oder dem in die Drainage zurückgezogenen Führungsdorn wird die Drainage dann in den Thorax geschoben. Am Ende dieses Manövers müssen alle Perforationstellen der Drainage sicher im Pleuraspalt liegen.

Danach wird die Drainage mit dem vorbereiteten Ablaufsystem konnektiert. Achten Sie darauf, dass der Schlauch dabei nicht, der Schwerkraft folgend, wieder herausrutscht. Abschließend erfolgt dann die Fixation mit einem monofilen Faden mindestens der Stärke 2-0, mit der gleichzeitig die Hautinzision verschlossen wird. Dann kommt der Verband, und fertig sind Sie. Der Erfolg Ihrer Arbeit wird immer durch Röntgenthoraxbild dokumentiert.

Zwei Hinweise zum Schluss: Keine Bülaudrainge ohne i.v.-Zugang und Sauerstoffsonde auf der Nase! Denn in seltenen Fällen können Patienten, wenn sich bei der Anlage ein Pneumothorax entwickelt, respiratorisch dekompensieren.

Der zweite Drainagetyp ist der **Pleuracath**, welche in fertigen Punktionssets vom Hersteller geliefert wird. Der entscheidende Unterschied ist der, dass dieser Drainagetyp über eine geschliffene Hohlnadel ›blind‹, d. h. nicht unter digitaler Palpation in den Thorax eingebracht wird. Pleuracaths können grundsätzlich in Bülau- und auch Monaldi-Position eingebracht werden. Eine klassische Indikation ist die Entlastung eines Pneumothorax nach ZVK-Anlage oder auch der seröse Erguss. Punktionsort ist wie oben bereits beschrieben der 2.–3. Interkostalraum in der Medioklavikularlinie. Beachten Sie, dass bei einer Punktion zu weit medial das Risiko besteht, die A. thoracica interna zu verletzen. Auch hier wird unter streng aseptischen Kautelen gearbeitet. Ein Ultraschall ist natürlich nicht notwendig. Was wollen Sie auch sehen außer Luft?

Und so geht's: Festlegen und Markieren des Punktionsortes in Monaldi-Position, Injektion von genügend Lokalanästhetikum, Vorpunktion mit derselben Nadel und Aspiration von Luft, steriles Abdecken mit Lochtuch, Stichinzision mit einem 11-Skalpell, Punktion mit der Hohlnadel (und dem einliegenden Katheter) bis nach intrathorakal, Vorschieben des Pleuracaths bis zur ersten Markierung, Zurückziehen und Entfernen der Hohlnadel, Konnektion des Katheters mit dem vorbereiteten Ablaufsystem, Positionieren der Drainage bei ca. 10 cm, Annaht, Pflasterverband – und schon sind Sie fertig. Auch hier gilt: i.v.-Zugang, Sauerstoffsonde und Röntgenthorax.

Natürlich wissen wir, dass die ersten Versuche, die immer unter Anleitung erfolgen sollten, nicht so einfach sind wie hier dargestellt. Die Hauptgefahr besteht darin, dass Sie mit dieser großlumigen, wirklich scharfen Hohlkanüle unbeabsichtigt zu schnell in die Thoraxhöhle vordringen und andere Organe verletzten. Hierzu zählt in Monaldi-Position das Lungenparenchym, was bei ausgedehntem Pneumothorax allerdings eher selten ist. Schwieriger ist es, diesen Drainagetyp in Bülau-Position einzubringen, da der Punktionsweg in der Regel länger ist. Mit der scharfen Hohlkanüle können Sie nicht nur Leber und Milz verletzen, Sie erreichen durchaus von links thorakal auch den linken Ventrikel (**cave**: Linksherzdilatation beim Hypertoniker!). Deshalb sollte der Erguss schon ausreichend groß sein, wenn Sie diesen Drainagetyp in Bülau-Position verwenden.

Eine Anmerkung noch: Evakuieren Sie bei einem ausgedehnten, länger bestehenden Pleuraerguss innerhalb kurzer Zeit ein sehr großes Volumen von mehr als 1500 ml, so droht ein Postexpansionslungenödem. Diese Patienten müssen zusätzlich hämodynamisch überwacht werden, da der pleurale Erguss aus dem intravasalen Volumen ›nachlaufen‹ kann. Verzichten Sie in jedem Fall auf ein Ablaufsystem mit Unterdruck.

7.7.3 Ablauf- und Saugsysteme

Jede Thoraxdrainage muss an ein Ablaufsystem angeschlossen werden, das bei Bedarf mit einem Saugsystem zur Aufrechterhaltung eines Unterdrucks kombiniert werden kann. Es gibt eine Unmenge verschiedener Ablauf- und Saugsysteme, die aus ein- bis vierkammerigen Sytemen bestehen und im Wesentlichen die historische Entwicklung nachzeichnen. Zum Verständnis dieser Systeme sind jetzt wieder Ihre physiologischen Kenntnisse gefragt.

Das **Einkammersystem** (Abb. 7.24a) ist ein einfaches Wasserschloss, das den Austritt von Luft oder Sekret aus dem Pleuraspalt ermöglicht und umgekehrt den Eintritt von Luft in die Thoraxhöhle während der Inspirationsphase verhindert. Das ist nach wie vor das Grundprinzip aller thorakalen Ablaufsysteme, welches aber weitreichende Modifi-

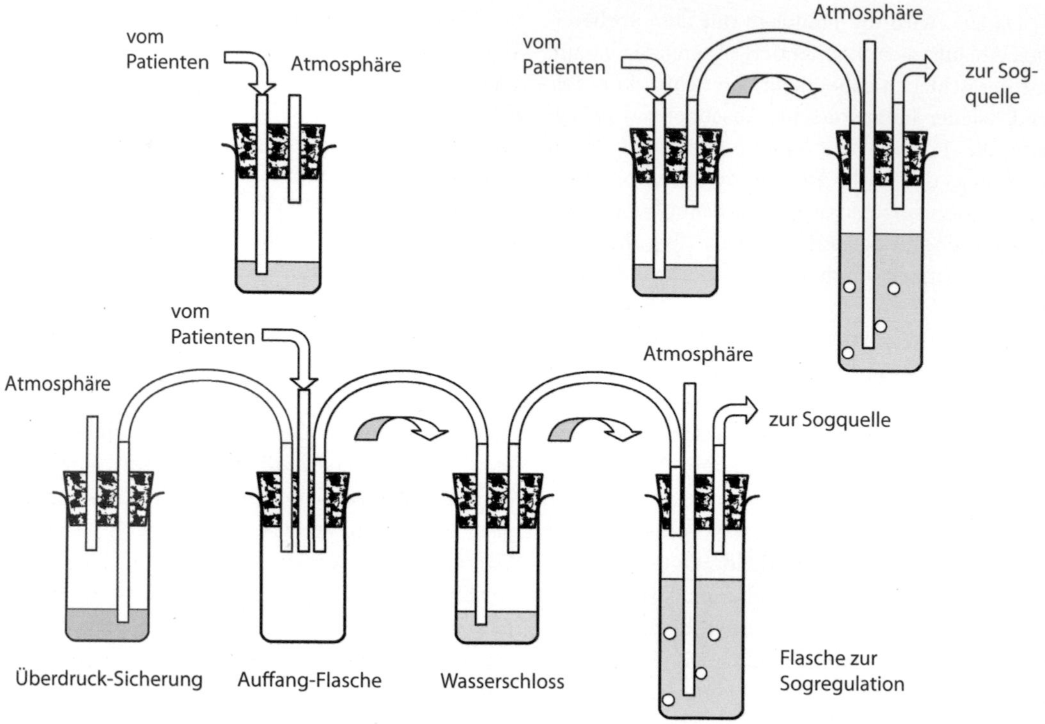

Abb. 7.24 a Einkammersystem, **b** Zweikammersystem, **c** Dreikammersystem (+ blau: Vierkammersystem). (Aus Burchardi 2011)

kationen erhalten hat. Je mehr Sekret sich im Wasserschloss sammelt, desto höher muss der Druck im Pleuraspalt sein, damit weiteres Sekret oder Luft austreten kann. Deshalb ist das Einkammersystem heute als obsolet anzusehen.

Das **Zweikammersystem** (■ Abb. 7.24b) gleicht diesen Nachteil aus und schaltet dem Wasserschloss eine sog. Sekretfalle voran. Der wesentliche Nachteil des Einkammersystems wird hierdurch kompensiert, jedoch lässt sich der anliegende Unterdruck nur schwer bestimmen und unterliegt erheblichen Schwankungen.

Im **Dreikammersystem** (■ Abb. 7.24c) wird dem Wasserschloss zusätzlich eine Druckkontrollkammer nachgeschaltet. Hier kann der erzeugte Unterdruck eingestellt und kontrolliert werden. Allerdings korreliert der erzeugte Unterdruck nicht sehr gut mit dem im Pleuraspalt erzeugten Unterdruck, und ein persistierendes Fisteln der Lunge lässt sich nur ungenau beurteilen.

Im **Vierkammersystem** wird deshalb der Sekretfalle noch ein U-Rohr mit Manometerfunktion

vorangeschaltet (■ Abb. 7.24c). Hier lässt sich der im Pleuraspalt anliegende Unterdruck exakt ablesen und das persistierende Fisteln deutlich und sicher erkennen.

Moderne Systeme haben elektronische Pumpen mit integrierten Alarmsystemen, was die Kontrolle und Einstellung erleichtert (■ Abb. 7.25). Zusätzlich sind die Flüssigkeiten des Wasserschlosses und der Saugkammer unterschiedlich farblich markiert. Kommt es zu einer Vermischung und damit Verfärbung der Flüssigkeiten der verschiedenen Kammern, so ist eine ordnungsgemäße Funktion nicht mehr gewährleistet, und das System sollte gewechselt werden.

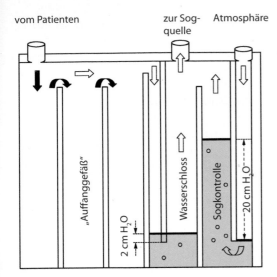

vom Patienten   zur Sog-   Atmosphäre
quelle

„Auffanggefäß"   2 cm H$_2$O   Wasserschloss   Sogkontrolle   20 cm H$_2$O

Abb. 7.25 Prinzip eines All-in-one-3-Flaschen-Drainage-systems. (Aus Burchardi 2011)

7.7.4 Beurteilung einer Thoraxdrainage

Lassen Sie sich ausführlich in die in Ihrer Abteilung verwendeten Ablauf- und Saugsysteme einweisen, denn Fehlfunktionen dieser Systeme bergen erhebliche Risiken für die Patienten. Und auch die Handhabung der thorakalen Ablauf- und Saugsysteme ist im klinischen Alltag nicht immer ganz einfach. Nehmen Sie sich die Zeit und beobachten Sie beim tiefen Ein- und Ausatmen des Patienten den Flüssigkeitsspiegel im transparenten Drainageschlauch. Bei der tiefen Inspiration bewegt sich der Spiegel zum Thorax hin, da während dieser Phase des Atemzyklus ein Unterdruck im Pleuraspalt aufgebaut und somit die Flüssigkeit im Drainageschlauch angesaugt wird. Umgekehrt verhält es sich während der Exspiration: Der Flüssigkeitsspiegel bewegt sich vom Patienten weg. Dieses physiologische Hin- und Herpendeln der Drainageflüssigkeit im transparenten Schlauchsystem wird als **Spielen** der Drainage bezeichnet und kennzeichnet die intrapleuralen Druckänderungen während eines Atemzyklus. Es zeigt Ihnen an, dass die Drainage korrekt im Pleuraspalt liegt.

Beobachten Sie, wie während der Exspiration Luftblasen durch die Flüssigkeit im Drainageschlauch wandern und zur Blasenbildung in der ersten Kammer (in der Regel die Sekretfalle) führen, so spricht man vom **Fisteln** der Drainage. Das bedeutet, dass entweder die Luft aus dem Pleuraspalt noch nicht vollständig drainiert ist oder eine persistierende Verletzung der Pleura viszeralis, in seltenen Fällen auch des Tracheobronchialsystems, besteht. Über diese Verletzung tritt dann während der Inspiration Luft in den Pleuraspalt aus, die anschließend während der Exspiration über die Drainage nach außen abgeleitet wird.

Lassen Sie sich beide Phänomene auf einer Intensivstation zeigen, um die Funktion sicher zu beurteilen. Der Normalzustand ist: Die Drainage spielt und fistelt nicht! Und genau dieser Satz steht in Ihrer täglichen Dokumentation zur Thoraxdrainage. Jetzt wissen Sie über die Funktion Bescheid.

Der kritische Geist sucht natürlich noch nach anderen Quellen der Luftblasen, insbesondere wenn die ursprüngliche Indikation ein Pleuraerguss war: Undichter kutaner Drainagekanal? Dislokation der Thoraxdrainage? Undichte Steckverbindung zwischen Thoraxdrainage und Schlauchsystem? Es wurden auch schon Thoraxdrainagen bei der Fixierung angestochen! Das alles muss von Ihnen sicher überprüft werden, bevor Sie zu dem Schluss kommen, dass eine echte parenchymatöse Fistel vorliegt.

Bei allen Manipulationen wie zum Beispiel dem Wechsel eines Ablaufsystems können Sie die Thoraxdrainage kurzfristig abklemmen – dies aber nur mit geeigneten Instrumenten (sog. Thoraxklemmen mit einem glatten Maul), um mögliche Beschädigungen des Silikons der Drainage zu vermeiden.

Problematisch sind immer **Transporte** jedweder Art bei Patienten mit Thoraxdrainage und Ablaufsystem. Es gilt: Thoraxdrainagen sollten hierfür nicht mit einer Schlauchklemme verschlossen werden! Dieses Vorgehen birgt ein relevantes Risiko eines Spannungspneumothorax. Muss für einen Transport des Patienten das Saugsystem vom zentralen Vakuumanschluss diskonnektiert werden, so reicht bei einem modernen *Vierkammersystem* das Wasserschloss aus, um einen Pneumothorax zu verhindern; für einige Zeit (je nach Herstellerangaben) hält es sogar den Unterdruck im Pleuraspalt aufrecht.

Soll ein Patient mit einem *Zweikammersystem* transportiert werden, so besteht immer die Gefahr, dass das Saugsystem während des Transportes umkippt und somit das Wasserschloss unwirksam wird. Hier kann ein sog. Heimlich-Ventil helfen, welches zwischen Thoraxdrainage und Ablaufsystem eingebracht wird. Das Heimlich-Ventil ist gewissermaßen ein Wasserschloss in klein: Luft kann aus dem Thorax raus, aber keine wieder rein. Damit sind Sie mit Gürtel und Hosenträger auf der sicheren Seite!

Neben der Beurteilung der Funktion des Ablauf- und Saugsystems ist auch die **Dokumentation** des geförderten Sekretes nach Qualität und Quantität obligat. Das normale Sekret wird als serös klassifiziert, alle anderen Sekretarten sind zunächst als pathologisch einzustufen. Hierzu gehören der hämorrhagische und purulente Erguss, der makroskopisch trübe erscheint. Die wichtigste Differenzialdiagnose ist hier der sehr seltene Chylothorax.

7.7.5 Entfernen von Thoraxdrainagen

Ein vollständiges Sistieren der Sekretion werden Sie bei einer funktionierenden Drainage nie beobachten können. Bei einer konstant geringen Fördermenge von weniger als 100–150 ml pro 24 Stunden ist deshalb die Entfernung der Thoraxdrainage indiziert, wenn ein Pleuraerguss oder ein Hämatothorax die Indikation zur Anlage war. Zeigt sich jedoch bei der Röntgenkontrolle ein persistierender Erguss, lässt sich das gewünschte Ergebnis häufig durch eine Mobilisation der liegenden Drainage erzielen.

Bei einem Pneumothorax muss vor Entfernung der Drainage die vollständige Ausdehnung der Lunge ohne ein anliegendes Vakuumsystem im Röntgenthorax dokumentiert sein.

Steht nach all diesen Überlegungen die Indikation zur Entfernung der Thoraxdrainage fest, dann schlägt Ihre Stunde. Bereiten Sie sich auf die Maßnahme vor, legen Sie die benötigten Materialien bereit und überlegen Sie sich die einzelnen Schritte vorab. Es empfiehlt sich, die erste Entfernung unter fachkundiger Anleitung durchzuführen.

Lösen Sie zunächst die Fixierung der Drainage. Die Entfernung der Thoraxdrainage erfolgt dann in tiefer Exspiration (Valsalva-Manöver), da hier ein positiver intrapleuraler Druck herrscht und somit das Risiko eines Pneumothorax minimiert wird. Ist keine elegante Tabaksbeutelnaht vorgelegt, die Sie während des Ziehens der Drainage anziehen und knoten können, so muss die Drainage gezogen und schnell ein Tupfer (z. B. mit desinfizierender Salbe) auf den Drainagekanal gepresst werden. Alternativ kann auch vor Zug der Drainage eine U- oder Tabaksbeutelnaht vorgelegt werden (Lokalanästhesie!). Erst wenn Sie einen luftdichten Verschluss erreicht haben, erlauben Sie dem Patienten das Weiteratmen. Zum Abschluss legen Sie einen luftdichten Dachziegelverband an, den Sie für 2 Tage belassen. Damit ist ein ausreichender Wundverschluss zu erreichen. Zum Ausschluss eines Pneumothorax nach Entfernung der Thoraxdrainage ist eine Röntgenkontrolle ungefähr 2 Stunden später obligat.

Das Vorgehen bei einer Einmalpunktion eines thorakalen Ergusses wird Ihnen im nächsten Kapitel erklärt (▶ Abschn. 7.8). Lesen Sie jetzt noch einmal den Satz am Anfang dieses Abschnitts, der Ihr notwendiges Grundwissen über thorakale Drainagen zusammenfasst. Er sollte Ihnen nun schon vertrauter vorkommen. Schreiben Sie sich die Punkte zusammen, die Sie im klinischen Alltag noch nicht gesehen und kennengelernt haben und arbeiten Sie diese in den nächsten Wochen ab. Viel Erfolg!

Checkliste »Thorakale Drainagen"
- Lernen Sie die Lokalisationen und Indikationen von Thoraxdrainagen in Bülau- und Monaldi-Position kennen.
- Legen Sie die ersten Thoraxdrainagen (Bülau-Drainage und Pleuracath) immer unter Anleitung eines Facharztes.
- Lassen Sie sich in die Ablauf- und Saugsysteme Ihrer Abteilung einweisen.
- Lassen Sie sich die Phänome ›Spielen und Fisteln‹ einer thorakalen Drainage zeigen.
- Machen Sie sich vertraut mit dem Ablauf der Entfernung einer Thoraxdrainage sowie mit der abschließenden Beurteilung des Röntgenthorax.

7.8   Punktionen

O. Guckelberger, U. Fetzner, G. Schiffer

Kennen Sie den Klassiker »House of God« von Samuel Shem? Eine überaus unterhaltsame Lektüre für die ersten 100 Tage, die Sie nach einem langen Kliniktag amüsiert entspannen lässt.

» Es gibt keine Körperhöhle, die sich nicht mit einer 14er Kanüle und einem guten, starken Arm erreichen lässt. «

Dieser ironische Leitsatz ist für einen ambitionierten Berufseinsteiger sicherlich nicht nur Ermunterung, sondern auch Warnung zugleich. Denn es gilt: Jede Punktion ist eine invasive Maßnahme und birgt als solche ein Risiko für Komplikationen. Voraussetzungen für eine Punktion sind deshalb zunächst eine richtige Indikation, eine angemessene Aufklärung und dann natürlich eine technisch einwandfreie Durchführung. Wenn dennoch Komplikationen auftauchen – und das werden sie – kann das schicksalhaft sein, aber die großen Fehlerquellen muss man vorher ausschalten.

Bevor es in die technischen Details geht, gilt eine weitere Vorbemerkung Ihrem Eigenschutz: **Selbstverletzungen bei Punktionen bergen ein hohes Infektionsrisiko**, und zwar weit höher als das Risiko durch Stichverletzungen im OP, da Sie bei den Punktionen in der Regel mit Hohlkanülen arbeiten. Hohlkanülen führen nach dem Einstich immer Flüssigkeit, die dann bei der Selbstverletzung schnell übertragen wird. Hier gilt also besondere Vorsicht bei der Entsorgung der Arbeitsmaterialien! Alle spitzen Einmalinstrumente werden nach dem Einsatz in geeigneten und zugelassenen Sammelbehältern entsorgt. Erliegen Sie nicht der Versuchung, die Nadeln oder Skalpelle stattdessen wieder in ihre ach so schicken Schutzhüllen zu versenken. Das sieht zwar cool aus und geht auch 10-mal gut, aber beim 11. Versuch landet die Nadel im Daumen, und zwar ausgerechnet nachdem Sie gerade den Aszites bei einem Patienten mit Leberzirrhose und Hepatitis C punktiert haben.

Aus dem gleichen Grund werden spitze Gegenstände auch nicht an andere Personen übergeben, so hilfreich sich Ihnen auch die vielen Praktikantenhände in vorauseilendem Gehorsam entgegen-

strecken. Damit verlagert man das Risiko doch nur von der einen Hand in die andere.

Tragen Sie zudem bei allen Aktionen immer Handschuhe, auch beim Aufräumen.

Von der Vielzahl möglicher Punktionen kann in diesem Kapitel nur eine Auswahl abgehandelt werden. Wir konzentrieren uns für die ersten 100 Tage Ihrer chirurgischen Tätigkeit auf:
- die Punktion von venösen und arteriellen Gefäßen,
- die Aszitespunktion der Bauchhöhle,
- die Pleurapunktion,
- die Punktion des Kniegelenkes,
- die Punktion des Periduralraumes zur Anlage eines PDK.

7.8.1   Punktion periphervenöser Gefäße

Wir wollen wirklich nicht langweilen. Wahrscheinlich können Sie mittlerweile versiert und sicher Blut abnehmen. Die Befüllung der Röhrchenpalette verbraucht auf manchen internistischen Stationen ja oft den halben PJ-Alltag. Dennoch erlauben wir uns einige Anmerkungen zu der einfachsten aller Punktionen. Sie sind der Aufgabe nämlich nur scheinbar entwachsen, denn Sie stellen jetzt das Back-up für die neue Generation der PJler. Die täglichen Blutentnahmen werden Sie so schnell nicht verlassen.

Zunächst die Basics: Die Desinfektion erfolgt mit den üblichen Sprühflaschen. Eh klar. Aber schon bei der Einwirkzeit gibt es die ersten Fehler. Die soll nämlich echte 30 Sekunden betragen. Das ist tatsächlich lang, wenn man die Zeit mit Nichtstun absitzt. Der Trick ist allerdings einfach: erst desinfizieren, dann stauen, dann Utensilien zusammensetzen und dann punktieren.

Für die venöse Blutentnahme stehen heute verschiedenste Kanülen- und Röhrchensysteme zur Verfügung. Die meisten Neuentwicklungen sollen insbesondere den Eigenschutz erhöhen, was aber die Handhabung nicht immer trivial macht. Machen Sie sich vor der Anwendung mit dem System vertraut, das erspart peinliche Fehlversuche im Patientenzimmer. Vergewissern Sie sich vor der Punktion auch, welche Röhrchen Sie für welche La-

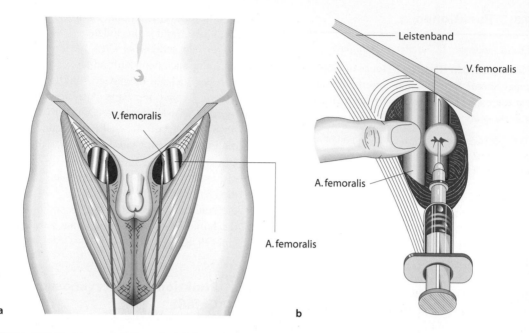

V. femoralis

Leistenband

V. femoralis

A. femoralis

A. femoralis

a   b

◘ **Abb. 7.26** Punktionstechnik der rechten V. femoralis. (Aus Rossaint 2012)

boruntersuchungen befüllen müssen. Der Patient wird es Ihnen danken, wenn er keinen 2. Versuch über sich ergehen lassen muss.

Die Extremität wird proximal der Punktionsstelle gestaut, gelegentlich können das Tieflagern und ein wiederholter Faustschluss die Venenfüllung vor der Punktion verbessern. Bei sehr schwierigen Verhältnissen hilft das Beklopfen nach dem Stauen; eine Vasodilatation und damit eine verbesserte Venenfüllung kann auch durch warme Tücher oder Besprühen mit Nitrospray erzielt werden. Mit einer gewissen Erfahrung werden Sie merken, dass der Palpationsbefund einer gestauten Vene (prall-elastischer Widerstand) ganz bestimmt verlässlicher ist als die reine Inspektion der peripheren Vene.

Standard für die venöse Blutentnahme ist die Punktion der **V. cubitalis**. Die Haut wird rasch mit der Hohlnadel in einem ca. 30°-Winkel durchstochen und die Vene in ihrem Verlauf punktiert. Manche Systeme sind bereits mit einem definierten Unterdruck versehen, der sowohl einen übermäßigen Sog verhindert als auch zu einer definierten Füllung des Röhrchens führt. Bei alternativen Produkten wird der Sog mittels Stempelzug selbst erzeugt. Gelingt Ihnen die Befüllung nicht im ers-

ten Anlauf, so müssen Sie für den zweiten Versuch übrigens ein frisches Röhrchen verwenden, denn die Teilfüllung führt immer zu einem Missverhältnis zwischen Blut und den vorgegebenen Inhaltsstoffen.

Nach erfolgreicher Entnahme lösen Sie die Stauung, bevor Sie die Kanüle aus dem Blutgefäß ziehen, sonst kommt es zu kleinen blutenden Springbrunnen oder hässlichen Hämatomen. Danach komprimiert der Patient die Punktionsstelle für einige Minuten – Pflaster – Ende. Alles nicht so schwer. Aber Blutentnahmen müssen auch wirklich zur Routine werden. Sonst steht man jeden Tag schon morgens vor dem Berg Sinai, und das kann auf die Dauer nicht gut gehen.

Wenn Sie auch noch die folgenden Tipps beherrschen, können Sie dieses Kapitel dann wirklich schließen.

- Bei polizeilich angeordneten Blutentnahmen erfolgt eine alkoholfreie Desinfektion der Haut. Die Beamten bringen in der Regel das ganze Material mit. Übrigens sind Sie zu dieser Blutentnahme nicht verpflichtet! Handeln Sie hier deshalb niemals ohne das Einverständnis des Verdächtigen.

- Bei Venen, die im Subkutangewebe nur sehr locker fixiert sind (»Rollvenen«), ist ein Spannen der Haut von zentral nach peripher hilfreich.
- Bei Kindern kann die Punktion durch vorheriges Auftragen einer Salbe mit Lokalanästhetikum erleichtert werden. Man muss dabei aber natürlich die Einwirkzeit beachten.
- Langes Stauen, eine zu kleine Kanüle oder ein zu hoher Unterdruck im Röhrchensystem führen insbesondere durch Hämolyse zu verfälschten Laborergebnissen (Hyperkaliämie!).
- Die Kompression nach der Punktion eines antikoagulierten Patienten erfordert deutlich mehr Geduld; Hämatome sind ansonsten vorprogrammiert.
- Bei schlechtem peripheren Venenstatus ist die Punktion der V. femoralis (◘ Abb. 7.26) eine gute Alternative. Dazu wird die A. femoralis unterhalb des Leistenbandes palpiert und medial davon die V. femoralis punktiert. Eine lange Kompression nach Entfernung der Kanüle ist allerdings zwingend.
- Die Punktion von Dialysefisteln oder -shunts für die Blutentnahme ist absolut untersagt.
- Injektionen in periphervenöse Gefäße erfolgen ausschließlich über eine Verweilkanüle/Braunüle.

7.8.2 Punktion arterieller Gefäße

Zur Durchführung einer Blutgasanalyse ist außerhalb von kapillären Blutentnahmen eine arterielle Punktion erforderlich.

Typischerweise erfolgt diese an der distalen **A. radialis**, einfach weil sie von allen peripheren Arterien am besten zu palpieren und zu komprimieren ist. Vor der Punktion ist allerdings die Durchführung des Allen-Tests obligat, um die Funktion des arteriellen Hohlhandbogens zu überprüfen: Man verwendet – wenn möglich – die nichtdominante Extremität des Patienten. Durch eine Blutdruckmanschette werden Aa. radialis und ulnaris komprimiert. Anschließend öffnet und schließt der Patient die Faust bis zum Abblassen der Hand. In einem nächsten Schritt wird die A. radialis auf Höhe des Handgelenkes mit zwei Fingern komprimiert, der Druck aus der Manschette abgelassen

und somit die A. ulnaris selektiv freigegeben. Bleibt die Hand nach 10 Sekunden immer noch blass, ist von einer unzureichenden Kollateralisierung auszugehen. Eine Punktion der A. radialis verbietet sich dann, denn ein endgültiger Verschluss durch eine Punktionskomplikation würde eine komplette Ischämie der Hand bedeuten.

Die Desinfektionsmittelflasche erfüllt bei der Punktion der A. radialis eine doppelte Funktion. Nach der Hautdesinfektion benutzen Sie die Flasche als Unterlage, um das Handgelenk maximal zu überstrecken. Fixieren Sie die Hand dann mit einem Klebestreifen, damit der Patient sie ruhig und entspannt in der überstreckten Position halten kann. Verwenden Sie heparinisierte Fertigspritzen mit möglichst kleinlumigen Kanülen. Punktieren Sie die Arterie nun direkt dort, wo Sie sie am besten palpieren können. Dies erfolgt nach Punktion der Haut mir einem leichten Unterdruck, indem Sie den Stempel der Spritze geringfügig zurückziehen. Der Einstichwinkel misst wieder 30° zum Gefäßverlauf. Bedenken Sie dabei, dass die Gefäßwände von Arterien dicker sind als die von Venen, das Lumen hingegen kleiner.

Sie benötigen für die Blutgasanalyse ungefähr 1 ml Blut. Nach der erfolgreichen arteriellen Blutentnahme ziehen Sie die Kanüle schnell aus dem Gefäß und komprimieren die Punktionsstelle für einige Minuten mit einem Tupfer. Das kann man hier nicht dem Patienten überlassen. Fixieren Sie den Tupfer anschließend mit Pflasterstreifen im Sinne eines Druckverbandes, aber nicht zirkulär: Denn die A. ulnaris soll ja offen bleiben. Nach der erfolgreichen Punktion muss die Spritze von Luft befreit und luftdicht verschlossen werden. Verwenden Sie hierzu nicht die Schutzhülle der Kanüle, sondern einen geeigneten Verschlussstopfen, der den Fertigspritzen in der Regel bereits beiliegt.

Die Durchführung der Blutgasanalyse erfolgt an sog. Point-of-Care-Geräten, die Sie zumeist im OP-Bereich oder auf einer Intensivstation finden. Fragen Sie Ihre Kollegen nach dem Standort des Gerätes und seiner Bedienung.

Als alternativer Punktionsort kommt die **A. femoralis** in Betracht. Hierbei palpieren Sie das Gefäß unterhalb des Leistenbandes zwischen Zeige- und Mittelfinger und stechen proximal davon mit der Kanüle ein. Der Rest läuft dann wie am Handgelenk. Auch diese Technik sollten Sie sich unbedingt mindestens einmal zeigen lassen.

Und noch eine letzte Anmerkung: Jede Injektion in eine Arterie – von was auch immer – ist strengstens untersagt! Solche Maßnahmen können zum vollständigen und irreversiblen Verschluss sämtlicher peripheren arteriellen Äste führen. Die fatale Folge ist immer die Amputation!

7.8.3 Aszitespunktion der Bauchhöhle

Mit der Punktion der Bauchhöhle wird es jetzt schon etwas spannender, allein weil die möglichen Komplikationen sehr gravierend sein können. Aber es ist – im Verhältnis zu Armpunktionen – sicher auch ein anderes Gefühl, einfach in den Bauch zu stechen.

Wie schon ausgeführt, brauchen wir zuerst allerdings eine eindeutige Indikation, bevor wir mit der Nadel schwungvoll loslegen. Eine Aszitespunktion kann diagnostisch oder therapeutisch begründet sein. Je nach Indikation erfolgt sie dann als Einmalpunktion oder endet mit der Implantation eines Katheters.

Das Wichtigste vorweg: Keine Aszitespunktion ohne **Ultraschallbegleitung**!

Nach der klinischen Untersuchung überzeugen Sie sich zunächst im Ultraschall, dass dem ausladenden Abdomen auch wirklich intraabdominelle Flüssigkeit zugrunde liegt und keine Darmstauung oder -bewegungsstörung. Hierfür liegt der Patient zunächst auf dem Rücken. Beim Nachweis freier Flüssigkeit wird er dann um 30° zu Ihnen gekippt. Damit testen Sie, ob der Aszites im Abdomen frei ausläuft. Bei gekammertem Ascites ist eine diagnostisch motivierte Probenentnahme noch möglich, eine therapeutische Punktion verläuft dagegen zwangsläufig frustran.

Im Rahmen der Sonographie können Sie dann auch den Punktionsort wasserfest markieren. Die Darmschlingen sollten der Bauchwand hier natürlich nicht direkt anliegen, sondern frei flottieren. Typischerweise liegt der Punktionsort im rechten oder linken Unterbauch. Berücksichtigen Sie bei der anschließenden Punktion auch den Verlauf der epigastrischen Gefäße, die beidseits paramedian den Unterbauch senkrecht durchkreuzen. Ihre Ver-

letzung kann zu einem großen Rektusscheidenhämatom führen, das oft sogar operativ ausgeräumt werden muss.

Ähnlich wie bei der Einmalpunktion der Pleura kann die Aszitespunktion mit einer großlumigen Venenverweilkanüle oder einem vorgefertigten Punktionsset erfolgen. Das hängt auch davon ab, ob ein Katheter in situ bleiben soll.

Die Punktion selbst läuft natürlich unter streng aseptischen Bedingungen ab – die Infektion von Aszites ist wegen der flächigen Eintrittspforte des Peritoneums für die oftmals schwerkranken Patienten sehr gefährlich. Wir gehen so vor:

1. Sprühdesinfektion an markierter Stelle,
2. Injektion von Lokalanästhetikum mit diagnostischer Vorpunktion; dabei Länge der Punktionsstrecke merken,
3. nochmalige Desinfektion und Abdeckung mit einem Lochtuch,
4. Punktion mit dem Katheterset oder der Braunüle unter Aspiration; der Patient soll die Bauchdecken dabei locker lassen,
5. die ersten 50–100 ml werden für laborchemische oder mikrobiologische Untersuchungen asserviert,
6. nach Abschluss der Punktion wird die Braunüle entfernt oder das Dauerdrainagesystem angeschlossen.

Manchmal führt der zu starke Stempelsog oder die lokale Abnahme der intraabdominellen Füllung zur Aspiration von Darmwand oder Omentum majus, selbst wenn das Abdomen noch voll mit Aszites ist. Hier können eine Katherdrehung oder eine Lageänderung des Patienten helfen. Alternativ entschließen Sie sich zu einer passiven Drainage.

Fixieren Sie abschließend den Katheter mit einer Naht (2-0, monofiler Faden) und einem trockenen Verband.

Die **Komplikationsrate** von Aszitespunktionen ist grundsätzlich gering. Drei unangenehme Folgen sollten Sie aber kennen:

- Blutungen sind meistens Folge einer Gefäßverletzung; oft sind die Vasa epigastricae beteiligt, aber auch aus Peritonealvenen kann es sickern. Entweder blutet es in die freie Bauchhöhle, in die Rektusscheide oder in die Bauchdecken. Im einfachen Fall ändert sich die Sekretfarbe und

-konsistenz von bernsteinfarben nach hämorrhagisch. Erreicht die Drainage die Blutung aber nicht, fällt die Diagnose deutlich schwerer. Manchmal merkt man dies erst durch eine Kreislaufdepression; hilfreich sind auch Sono- und Hb-Kontrollen. Und noch ein Hinweis: Aszites stört die Blutgerinnung! Im Verdachtsfall muss man also zügig reagieren.

▬ Die Perforation von Hohlorganen (Dünn- oder Dickdarm) tritt noch seltener auf. Sollten Sie Stuhl oder Darmgas aspirieren, ziehen Sie die Kanüle einfach ganz zurück. Die meisten Fehlpunktionen von Darmanteilen schließen sich wie eine Kulisse spontan, da man den Darm fast immer tangential und nicht senkrecht trifft. Allerdings muss der Patient aufmerksam beobachtet werden. Tritt ein akutes Abdomen auf, muss der Schaden operativ behoben werden. Eine Antibiotikaprophylaxe besitzt keine Evidenz.

▬ Berücksichtigen muss man schließlich auch noch die Volumenverschiebung. Wenn Sie mehrere Liter Aszites ablaufen lassen, kann als Folge einer konsekutiven Umverteilung von intravasalem Volumen nach intraabdominell ein Volumenmangelschock auftreten. Die Lösung ist einfach: Große Mengen an Aszites werden immer fraktioniert abgelassen. Falls das Kind aber schon im Brunnen schwimmt, hilft nur die Volumensubstitution. Die Gabe von kristalloiden und kolloidalen Lösungen sowie Eiweiß wird sehr unterschiedlich gehandhabt, sodass hier keine allgemeingültigen Richtlinien genannt werden können. Das gilt insbesondere für Patienten mit Leberzirrhose und Aszites. Fragen Sie einfach nach den Standards Ihrer Abteilung.

7.8.4 Einmalpunktion der Pleurahöhle

Die Einmalpunktion der Pleurahöhle kann aus diagnostischen oder therapeutischen Gründen erforderlich sein. Man führt sie typischerweise am sitzenden, nach vorn übergebeugten Patienten durch. Die Punktionsstelle liegt oft in Verlängerung der Skapulaspitze, richtet sich im Einzelfall aber wie am Abdomen immer nach dem Ergebnis der So-

nographie. Markieren Sie die tiefstmögliche Punktionsstelle und überprüfen Sie dabei auch die Lungenverschieblichkeit in In- und Exspiration. Dann geht's los.

Wir gehen wieder so vor:
1. Sprühdesinfektion an markierter Stelle,
2. großzügige Injektion von Lokalanästhetikum inklusive der Infiltration von Pleura und angrenzendem Periost am Oberrand der Rippe,
3. diagnostische Vorpunktion; die Punktionsstrecke ist am Thorax zumeist deutlich kürzer; das Punktat wird bei Bedarf zur Aufarbeitung benutzt,
4. nochmalige Desinfektion und Abdeckung mit einem Lochtuch,
5. Punktion mit dem Katheterset oder der Braunüle unter Aspiration,
6. Wechsel auf das Drainageset; nach Entfernen des Mandrins muss der Punktionskatheter weitere 5 mm vorgeschoben werden, damit er nicht aus der Pleura rutscht,
7. Anschluss des Drainagesystems.

Während der Punktion sollte der Patient große Atemexkursionen vermeiden; die ganze Zeit die Luft anzuhalten schafft kaum einer. Viel Ruhe erzeugt man, wenn eine Hilfsperson sich am Kopf des Patienten platziert und ihn am Oberkörper festhält. Das schafft Sicherheit und Vertrauen. Nach der Punktion kann der Patient natürlich normal weiteratmen.

Sie können jetzt mit einer Spritze den Erguss evakuieren oder – besser – ein vorgefertigtes Punktionsset benutzen. Solch ein Set besteht typischerweise aus einer Punktionskanüle mit Mandrin und einem geschlossenen Drainagesystem. Über ein Rückschlagventil wird das Pleurasekret zunächst mit einer großen Spritze aspiriert und dann in einem Sekretbeutel aufgefangen. Diese Sets eignen sich insbesondere für die therapeutische Einmalpunktion größerer Pleuraergüsse.

Wie am Abdomen darf man übrigens die Drainagemenge nicht überziehen, da man sonst ebenfalls Volumenverschiebungen induziert. In einer Sitzung lässt man also maximal 1000–1500 ml ab. Entfernen Sie die Punktionskanüle zum Schluss in Exspiration. Ein normaler Pflasterverband ist dann ausreichend. Jede Pleurapunktion wird zuletzt mit einer Röntgenkontrolle des Thorax abgeschlossen. Zur Anlage thorakaler Drainagen verweisen wir auf ▶ Abschn. 7.7 – da steht alles dazu drin.

7.8.5 Punktion des Kniegelenkes

Die Punktion von Gelenken kann zur Diagnostik oder Therapie von Ergüssen, aber auch zur Applikation von Medikamenten wie zum Beispiel Lokalanästhetika oder Corticosteroiden eingesetzt werden. In Erweiterung der Vorsichtsmaßnahmen bei Punktionen von Pleura und Abdomen sind **streng aspetische Bedingungen bei Gelenkpunktionen** von noch größerer Bedeutung. Steriler als steril geht eigentlich nicht, aber ein postinterventionelles, iatrogenes Empyem der Gelenkhöhle stellt eine schwerwiegende Komplikation dar, die oft trotz aufwendiger Behandlung in einem chronischen Schaden mündet. Der aktuelle Sportdirektor des FC Bayern München, musste seine Karriere mit knapp über 30 aus diesen Gründen früh beenden.

Die Deutsche Gesellschaft für Unfallchirurgie und Orthopädie und die Arbeitsgemeinschaft der Wissenschaftlichen Medizinischen Fachgesellschaften haben deshalb strenge und ausführliche Richtlinien zur Gelenkpunktion verfasst. Man kann zusammenfassen, dass die sterilen Kautelen mit denen einer richtigen Operation vergleichbar sind. Lassen Sie sich also nie zu einer Punktion zwischen Tür und Angel überreden, das kann nur schlecht ausgehen. Zu handeln nach dem Motto: »Mein Orthopäde macht das auch immer, jetzt ist das Knie wieder dick, und ich will doch morgen in den Urlaub fahren!« ist nicht das Richtige! Behalten Sie immer Ihre Trias von Punktionen vor Augen: Indikation, Aufklärung, technische Durchführung. Und seien Sie bei Punktionen von Gelenken ganz besonders kritisch.

Eigentlich kann man in jedes Gelenk stechen – die liegen ja so wunderbar weit oben. Von den vielen Möglichkeiten führen wir aber exemplarisch nur das Kniegelenk auf, da es sicher auch am häufigsten punktiert wird. Die beiden wichtigsten Indikationen sind hier der entzündliche und der traumatische (hämorrhagische) Gelenkerguss.

Eine Kniepunktion dürfen Sie nur in einem Raum durchführen, der auch mindestens für klei-

nere invasive Eingriffe geeignet und zugelassen ist. In einer Ambulanz ist dies oft der aseptische Eingriffsraum, in dem Sie auch komplexe Wundversorgungen vornehmen. Ein ambulanter Operationsraum ist selbstverständlich auch geeignet. Punktieren Sie niemals ein Knie im Patientenzimmer oder auf dem Flur! Sie müssen wegen der Infektanfälligkeit auch sicher sein, dass vorher kein septischer/infektiöser Patient in diesem Raum behandelt wurde.

Bei der Kniepunktion sollten sich nur so viele Personen wie nötig im Raum aufhalten. Schließen Sie die Türen und akzeptieren Sie keinen »Durchgangsverkehr« – Praktikanten oder der lokale Förderverein haben hier nichts zu suchen. Aus den gleichen Gründen trägt man Mundschutz und Haube sowie auch einen sterilen Kittel. Dann geht's los, und zwar super-steril:

1. Patientenknie in leichter Beugestellung gelagert,
2. sterile Händedesinfektion,
3. steriles Tuch als Unterlage, dann mehrfache Sprühdesinfektion mit langer Einwirkzeit (mindestens 1 Minute je nach Präparat); eine Rasur ist wegen der entstehenden Mikroverletzungen der Haut nicht zu empfehlen,
4. Infiltration der Punktionsstelle mit einem Lokalanästhetikum,
5. nochmalige Hautdesinfektion – viel hilft hier ausnahmsweise viel,
6. alle Materialen auf einem sterilen Tisch präsent – eine Hilfsperson anwesend,
7. auf dem Tisch:
   - ausreichend dicke Kanüle (20 G oder 21 G), bei sehr korpulenten Patienten lange Kanüle,
   - steriles Lochtuch,
   - sterile Spritzen (je nach erwarteter Punktionsmenge),
   - sterile Tupfer oder Kompressen.
8. Punktion von lateral: Ertasten Sie dazu den kranialen Patellarand – die Punktionsstelle liegt ca. 1,5 cm lateral und kranial davon; man punktiert also den kranialen Rezessus,
9. Vorschieben der Punktionsnadel unter Aspiration; die Gelenkkapsel stellt einen harten Widerstand dar,
10. Abschluss mit sterilem Pflaster,

11. korrekte Beschriftung der Proben, und ab damit!

Überlegen Sie sich vorher, was mit dem Punktat geschehen soll: Mikrobiologische Untersuchung? Pathologische Untersuchung? Zellzählung zum Infektausschluss? Geht nur einmal und direkt nach der Punktion. Später kann man auch alles in den Ausguss spritzen – die Aufarbeitung ist gar nicht mehr zu verwerten. Die benötigten Behältnisse müssen also vorher bereitstehen.

Eigentlich gilt: Wenn Sie eine Punktion durchführen, sollten Sie allein aus forensischen Gründen das gewonnene Material zumindest mikrobiologisch untersuchen lassen, und zwar auch dann, wenn nicht der Verdacht auf einen Infekt besteht. Dies ist der einzige Weg, um später nachzuvollziehen, wann eine Infektion in einem Gelenk erstmals nachgewiesen wurde. Und im Umkehrschluss können Sie nur auf diesem Weg zweifelsfrei nachweisen, dass eine Infektion bereits vor Ihrer Punktion vorhanden war.

7.8.6 Punktion des Periduralraumes zur Anlage eines PDK

Viele viszeral- und thoraxchirurgische Patienten tragen in den ersten postoperativen Tagen zur Schmerztherapie einen Periduralkatheter (PDK; s. auch ▶ Kap. 6.3.2). Die Punktion selbst ist noch eine Nummer zu groß für Sie und steht nicht auf der To-do-Liste Ihrer ersten 100 Tage. Aber das Management sollte Ihnen als verantwortlicher Stationsarzt trotzdem geläufig sein, auch wenn in den meisten Kliniken die Kontrolle, Versorgung und Pflege des PDK-Systems der Anästhesie obliegt. Dazu müssen Sie auch Hinweise auf eine relevante Dysfunktion erkennen können.

Die präoperative Planung und Aufklärung über die Anlage eines PDK erfolgt im Rahmen der Prämedikation durch die Anästhesie. Man kann sich allerdings nicht darauf verlassen, dass jeder Anästhesist aus dem geplanten Eingriff selbständig erkennt, ob ein PDK sinnvoll oder gar notwendig ist. Idealerweise fordert man zur Prämedikation bereits die Anlage eines PDK mit an. Das sollte zumeist klappen, aber eine zusätzliche Kontrolle ist noch besser. Manchmal lehnen Patienten nach der Risikoaufklärung die Anlage nämlich ab. Das mag auch mal an der apokalyptischen Grundhaltung mancher Anästhesisten liegen, mögliche Risiken weit mehr zu betonen als die großen Vorteile, ändert aber nichts daran, dass der Patient am OP-Tag keinen PDK erhalten kann. Den Ärger trägt dann der Stationsarzt, also Sie. Kontrollieren Sie deshalb am Vorabend, ob der Patient zugestimmt hat und aufgeklärt worden ist.

Kehrt der Patient postoperativ mit PDK auf Ihre Station zurück, dann konzentriert sich Ihre Beobachtung auf rein klinische Parameter. Die Bestückung des Katheters, die Kontrolle der Lage und der Verbandswechsel an der Einstichstelle übernimmt der Schmerzdienst der Anästhesie. Sie behalten dagegen die klinischen Auswirkungen im Auge. Reicht die Schmerzmittelgabe aus, damit der Patient tief durchatmen und mobilisiert werden kann? Funktioniert der Darm? Ist die Sensomotorik der Beine erhalten? Deutliche Wundschmerzen weisen auf eine zu geringe Laufrate oder eine Katheterdislokation hin. Kribbeln, ein Taubheitsgefühl in den Beinen oder Lähmungserscheinungen sprechen für eine Überdosierung. Spontane, heftige, meist gürtelförmige Rückenschmerzen können Folge eines sehr seltenen, aber auch sehr gefährlichen epiduralen Hämatoms sein.

Alle Erscheinungen verlangen ein sofortiges Handeln. Im einfachsten Fall informieren Sie den Schmerzdienst, der in guten Kliniken dann auch sofort reagiert. Doch nicht jeder Kollege sieht die Dringlichkeit vielleicht so wie Sie. Seien Sie Ihren Patienten deshalb ein guter Anwalt: Informieren Sie den Schmerzdienst sofort und bitten Sie freundlich, aber eindeutig um zügige Erledigung.

> **Checkliste »Punktionen«**
> — Beachten Sie: Jede Punktion von Körperhöhlen und Gelenken erfordert eine einwandfreie Indikation, eine Aufklärung und eine technisch korrekte Durchführung.
> — Lassen Sie sich jede Punktion einer Körperhöhle von einem Fachmann demonstrieren.
> — Jeder Punktion von Körperhöhlen geht eine Ultraschalluntersuchung voraus.
> — Arbeiten Sie immer unter aseptischen Bedingungen!!!
> — Take care of yourself!

7

7.9   Stomatherapie

J. Theisen

Es gibt kaum einen chirurgischen Eingriff, der von Patienten als so emotional belastend angesehen wird wie die drohende Anlage eines Stomas. Das liegt daran, dass Patienten diesen Eingriff im Vergleich zu anderen als entstellend empfinden und Angst haben, durch ein Stoma sozial isoliert zu werden. Und genau deswegen sind Sie als Arzt hier in ganz besonderem Maße gefordert. Die Patienten sachgerecht zu informieren und gleichzeitig mitfühlend aufzuklären, nach dem Eingriff dann in der Versorgung des Stomas gut anzuleiten – das ist Ihre Aufgabe. Vielleicht bedeutet es, dass Sie Ihre eigenen Aversionen gegenüber den zugegebenermaßen nicht immer attraktiven optischen und olfaktorischen Reizen überwinden müssen. Aber Ihre Bemühungen werden belohnt! Denn Sie werden merken, wie dankbar Ihre Patienten sind, wenn Sie von Ihnen rund um das Thema ›Stoma‹ sicher geführt werden.

In vielen chirurgischen Abteilungen arbeiten Stomaschwestern oder -pfleger, die sich sehr professionell auf die Versorgung von Stomata spezialisiert haben. So unentbehrlich diese Pflegekräfte im klinischen Alltag sind, so wenig entbindet es Sie aus oben genannten Gründen von Ihrer Pflicht, sich profundes Grundwissen über Stomata anzueignen.

Es ist Ihnen im Studium und wie auch im Praktischen Jahr sicherlich nicht entgangen, dass es verschiedene Typen von Stomata gibt. Praktisch kann jedes Hohlorgan des Körpers irgendwie auf Hautniveau ausgeleitet werden, vorausgesetzt, das Organ hat eine ausreichende Länge, ohne dass durch die Ausleitung die Vaskularisation kompromittiert wird. Dieses Prinzip gilt sogar für den Ösophagus und auch den Ureter. Das sind aber eher seltene Formen, die beiden wichtigsten und auch häufigsten Typen sind das Dünndarm- und Dickdarmstoma (Kolostoma).

Für Sie ist es wichtig zu wissen, dass sich Dünn- und Dickdarmstoma unterscheiden hinsichtlich ihrer Indikation, der chirurgisch-technischen Anlage, der möglichen Komplikationen, aber auch der postoperativen Versorgung.

7.9.1   Indikation zur Stomaanlage

Zum Verständnis der verschiedenen Indikationen für Stomaanlagen zunächst zwei wichtige Informationen:
— Dünn- und Dickdarmstomata können endständig oder doppelläufig angelegt werden. Endständig bedeutet, dass die Kontinuität des Dünn- oder Dickdarms vollständig aufgehoben und der orale Schenkel einlumig ausgeleitet ist. Doppelläufige Stomata sind einfach zu identifizieren, sie haben zwei Lumina. Hierbei ist die Kontinuität des Dünn- oder Dickdarms an der Hinterwand erhalten, und oraler und aboraler Schenkel werden an gleicher Stelle ausgeleitet. Die beiden Schenkel werden auch als »zuführend« (oral) und »abführend« (aboral) bezeichnet.
— Für beide Stomata gilt, dass sie sowohl elektiv (geplant) aber auch im Rahmen einer notfallmäßigen/dringlichen Laparotomie (ungeplant) angelegt werden können.

Die wesentlichen Indikationen sind:
1. **Protektives Stoma:** doppelläufiges Ileo- oder Kolostoma (meistens elektiv, seltener notfallmäßig) zum Schutz einer aboral des Stomas lokalisierten Anastomose, die technisch schwierig war, fraglich gut vaskularisiert ist oder bei Risikopatienten angelegt wurde.

2. **Ableitendes Stoma:** doppelläufiges Jejuno, Ileo- oder Kolostoma (meistens notfallmäßig, seltener elektiv), welches zur Stuhlableitung vor einem Passagehindernis (manifester oder drohender mechanischer Ileus) oder einer aboral lokalisierten intestinalen Fistel angelegt wird.
3. **Stoma nach Diskontinuitätsresektion:** Kolostoma (am häufigsten Descendostoma), seltener Ileostoma, bei welchem nach Resektion eines Dickdarmsegmentes die intestinale Passage nicht rekonstruiert (also anastomosiert), sondern der aborale Schenkel ›blind‹ verschlossen und der orale endständig ausgeleitet wird.

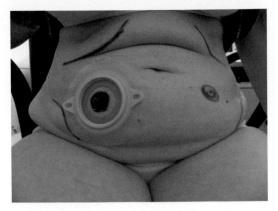

Abb. 7.27 Markierung möglicher Stomalokalisationen. (Aus Jauch 2013)

Versuchen Sie, alle Stomata, die Ihnen in den ersten 100 Tagen begegnen, einer dieser 3 Gruppen zuzuordnen. Alle anderen gehören in die Rubrik ›Sonstiges‹ und sind selten.

Viele Stomata werden nur temporär angelegt. Das bedeutet, dass sie nach einem gewissen Zeitintervall wieder zurückverlegt werden und damit die normale Passage wieder hergestellt wird. Das Zeitintervall ist abhängig von der Grunderkrankung. Ein protektives Ileostoma nach anteriorer Rektumresektion kann bereits nach wenigen Wochen zurückverlegt werden, eine endständiges Descendostoma nach Hartmann-Operation bei perforierter Sigmadivertikulitis mit ausgedehnter Peritonitis wird oft erst nach einigen Monaten wieder an den Rektumstumpf angeschlossen.

7.9.2 Anlage des Stomas

Schlecht angelegte Stomata sind für den Patienten eine soziale Katastrophe und enden häufig in aufwendigen operativen Revisionen. Deswegen sind sowohl die korrekte Lokalisation des Stomas als auch die Anlage selbst von entscheidender Bedeutung.

Dünn- und Dickdarmstomata werden meistens durch den M. rectus ausgeleitet, und zwar an den Lokalisationen der Bauchdecke, wo eine einfache und sichere Versorgung mit den verschiedenen Beutelsystemen auch durch den Patienten selbst möglich ist. Deshalb muss am Tag vor der Anlage in unterschiedlichen Körperhaltungen des Patienten – das bedeutet im Liegen, Stehen und Sitzen –

die Stelle lokalisiert und markiert werden, die das gewährleistet (Abb. 7.27). Einen Patienten ohne Stomamarkierung in den OP zu fahren ist ein grober Fehler. Diese Markierung wird immer mit einem wasserfesten Textmarker (kein Kugelschreiber) am Tag vor der Operation durchgeführt und orientiert sich insbesondere an den abdominellen Hautfalten, die sich in den verschiedenen Positionen verschieben können. Ein Stoma, welches in einer tiefen Hautfalte zu liegen kommt, führt dazu, dass die Basisplatte für den Stomabeutel nicht suffizient aufgeklebt werden kann. Probleme an der Haut sind vorprogrammiert. Die Markierung berücksichtigt außerdem die knöchernen Begrenzungen des Abdomens, das Becken und den Rippenbogenrand, da auch hier die Basisplatte nicht sicher angebracht werden kann. Lassen Sie sich diese Technik von einer Stomaschwester zeigen. Oft werden sogar 2 Stellen markiert, die dem Operateur bei schwierigem Situs dann zur Auswahl stehen.

Um ein **Dünndarmstoma** sicher versorgen zu können, muss es – wie der Chirurg sagt – »prominent« angelegt werden (Abb. 7.28). Prominent bedeutet hier, dass die Öffnung des Stomas deutlich über dem Hautniveau ist und der meist flüssige Stuhl des Dünndarms in ein Beutelsystem abgeleitet wird, bevor das enzymatisch aggressive Dünndarmsekret mit der Haut in Kontakt kommt und diese mazeriert. Diese prominente Anlage wird erreicht, indem der Dünndarm mehrere Zentimeter vor das Bauchdeckenniveau gebracht, dann zirkulär evertiert und mit dem evertierten Rand an der

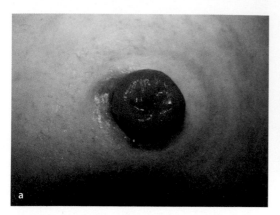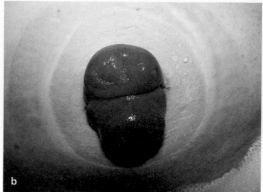

◨ Abb. 7.28 a Prominentes endständiges Ileostoma, **b** prominentes doppelläufiges Ileostoma. (Aus Jauch 2013)

Haut mit Einzelknopfnähten eingenäht wird. Leider ist eine solche Anlage technisch nicht immer möglich, insbesondere bei adipösen Patienten, bei denen aufgrund der Schichtdicke der Bauchwand die Länge des Mesenteriums (oft nur als ›Meso‹ bezeichnet) nicht ausreicht, um den Dünndarm vor die Bauchhaut zu ziehen. Für alle Beteiligten, Chirurg wie Patient, eine schwierige Situation.

Ein **Kolostoma** wird nicht – wie das Dünndarmstoma – prominent, sondern knapp über dem Hautniveau eingenäht. Das hängt mit der andersartigen Konsistenz des Stuhls zusammen, der nicht mehr enzymatisch aktiv und bereits eingedickt ist.

Sie werden die verschiedenen chirurgischen Techniken zur Anlage eines Dünn- oder Dickdarmstomas im Laufe ihrer Common-Trunk-Weiterbildung sicherlich lernen.

Noch ein Begriff, den Sie kennen müssen: Bei der Anlage eines doppelläufigen Stomas wird die Brücke zwischen oralem und aboralem Schenkel mit einem sog. **Reiter** gesichert. Dabei handelt es sich um einen wenige Zentimeter langen Plastikstab, der verhindert, dass das frisch eingenähte Stoma unter das Hautniveau absinken kann. Dieser Reiter wird um den 10. postoperativen Tag gezogen; ein Job für Sie! Dafür müssen Sie an der einen Seite des Reiters einen Verrieglungsmechanismus in Längsachse des Plastikstabes umklappen und zur anderen Seite den Reiter dann entfernen. Für das Einnähen der Stomata wird in aller Regel resorbierbares Nahtmaterial genommen, sodass Sie keine Fäden entfernen müssen.

7.9.3 Stomakomplikationen

Es gibt eine Vielzahl möglicher Komplikationen, viele als Folge einer nicht korrekten chirurgischen Technik. In den ersten 100 Tagen ist es wichtig, dass Sie die funktionellen Störungen eines Stomas sicher diagnostizieren. Zum besseren Verständnis zunächst ein klinisches Beispiel:

Bei einem 70-jährigen Patienten wurde vor 9 Tagen eine tiefe anteriore Rektumresektion mit Anlage eines protektiven Ileostomas durchgeführt. Die Schwester ruft Sie, da der Patient somnolent wirkt, tachykard ist und einen systolischen Druck von 90 mmHg hat. Der postoperative Verlauf war bisher unkompliziert, der Patient vollständig enteralisiert, die Infusionstherapie ab dem 3. postoperativen Tag beendet. Die Schwester berichtet, dass sie den Stomabeutel mit flüssigem Stuhl schon mehrmals pro Schicht entleeren musste. Der Gewichtsverlauf in der Kurve weißt einen Verlust von 2 kg in den letzten 3 Tagen auf. Die Diagnose ist offensichtlich. Der Patient ist als Folge von Flüssigkeitsverlusten über das Ileostoma dehydriert. Nach Legen einer Braunüle gleichen Sie mit Infusion von 1,5 l NaCl das Volumendefizit aus. Der Zustand Ihres Patienten bessert sich zusehends, sodass Sie sich von ihm am späten Nachmittag in einem stabilen Zustand verabschieden können.

Dünndarmstomata sind tückisch, und die Patienten bedürfen Ihrer intensiven Beobachtung. Warum? Wie das klinische Beispiel zeigt, können die **Flüssigkeitsverluste** über ein Ileostoma beträchtlich sein. Die Folgen sind einleuchtend. Durch die

Dehydratation drohen ein akutes prärenales Nierenversagen – insbesondere bei vorgeschädigter Nierenfunktion – und durch Anstieg des Hämatokrits thromboembolische Komplikationen. Sie erinnern sich an die Virchowsche Trias?

Weiterhin gilt: Je höher das Dünndarmstoma angelegt ist, desto ausgeprägter ist der Flüssigkeitsverlust, da die zur Verfügung stehende Resorptionsfläche bei einem Jejunostoma geringer ist als bei einem Ileostoma. Ein Jejunostoma mit einer vorgeschalteten Restlänge von 120 cm wird in aller Regel in einem Kurzdarmsyndrom enden, ein Krankheitsbild, das Sie ohne parenterale Ernährung nicht in den Griff bekommen. Aus diesem Grunde ist es bei jedem Dünndarmstoma zwingend notwendig zu wissen, wie viel Länge Dünndarm oral des Stomas für die Resorption zur Verfügung stehen. Diese Information ist aus jedem guten OP-Bericht zu entnehmen. Ansonsten muss die Länge mittels Kontrastmittel unter Durchleuchtung, der sog. Sellink-Passage, bestimmt werden. Diese funktionellen Probleme treten nicht bei einem Dickdarmstoma auf, da hier das Wasser aus dem Stuhl resorbiert wird.

Sie verstehen jetzt auch, warum einige Chirurgen bei dem o. g. Patienten ein protektives Kolostoma anstelle eines Ileostomas anlegen. Aber auch das Kolostoma hat Nachteile. Im späten postoperativen Verlauf sind **Stomahernie und -prolaps** typische Komplikationen, die häufiger beim Kolostoma beobachtet werden. Da Prolaps und Hernie weitere Folgekomplikationen wie Blutung und Obstruktion nach sich ziehen, müssen diese in der Regel operativ korrigiert werden. Weiterhin ist die Rückverlagerung eines Kolostomas im Vergleich zum Ileostoma technisch aufwendiger und weist eine höhere Morbidiät auf.

Es gibt noch weitere Komplikationen, die Sie erkennen lernen müssen. Unter einer geklebten Basisplatte können vor Abschluss der Wundheilung die Fäden ausreißen und das Stoma sich **retrahieren** (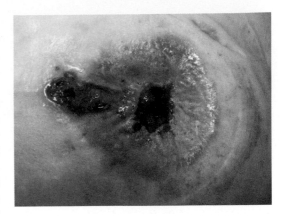 Abb. 7.29), im schlimmsten Falle bis unter die Bauchdecken nach intraabdominell. Die Folgen können Sie sich ausmalen. Es entsteht ein subkutaner Abszess oder eine Phlegmone der Bauchwand, was bei zu später Diagnostik zu einem septischen Krankheitsbild führt. Noch schlimmer ist es, wenn der Stuhl nach intraabdominell fließt und hier eine lokale Peritonitis zur Folge hat.

Abb. 7.29 Stomaretraktion mit Hautläsionen. (Aus Jauch 2013)

Die Schwierigkeit besteht darin, diese Komplikation zu entdecken! Bei jeder Visite schauen Sie durch den durchsichtigen Beutel auf ein stuhlverschmutztes Stoma, freuen sich, dass es fördert – ohne jedoch die eigentliche Komplikation zu entdecken. Das geht nur, wenn Sie sich die Mühe machen, das Stoma ohne Beutelsystem zu beurteilen. Das wird oft von der Pflege übernommen, aber jedes Stoma sollte mindestens 2-mal, das erste Mal frühpostoperativ, das zweite Mal vor Entlassung, persönlich gesehen werden. Nur so schärfen Sie Ihren Blick für diese Komplikation. Droht das Stoma sich zu retrahieren, weil einzelne Fäden dem Zug nicht standgehalten haben und ausgerissen sind, ist die Therapie einfach. Sie müssen das Stoma ›fangen‹, das bedeutet den ausgerissenen Teil der Zirkumferenz mit durchgreifenden Nähten wieder fixieren. Das können Sie in der Regel bettseitig machen. Achten Sie darauf, dass sich im subkutanen Fettgewebe keine ›Taschen‹, also Hohlräume gebildet haben, die Ausgangspunkt eines peristomalen Abszesses werden.

Bei der Inspektion des Stomas ohne Ablaufsystem achten Sie auf zwei weitere Punkte. Wenn Sie die Mukosa des Stomas mit einer Kompresse gesäubert haben, können Sie sehr gut die **Durchblutung** beurteilen. Wenn Zweifel an der Vaskularisation des Stomas bestehen, nehmen Sie eine 1-Kanüle und stechen oberflächlich in die Mukosa. Ein gut durchblutetes Stoma zieht eine hellrote Blutfahne.

Der zweite Aspekt ihrer Inspektion betrifft die umgebende Haut, die bei schlecht sitzenden Basisplatten insbesondere durch Dünndarmsekret **Ekzeme** aufweist. Diese können für den Patienten äußerst schmerzhaft sein und müssen Sie veranlassen, den korrekten Sitz der Basisplatte zu überprüfen. Die entzündlichen Hautveränderungen sind oft schwer zu behandeln und bedürfen einer besonderen Hautpflege unter der Basisplatte. Nehmen Sie hier Kontakt mit einer Stoma-Pflegekraft auf.

7.9.4 Versorgung des Stomas

Der erste und wichtigste Grundsatz bei der Versorgung ist, dass die Öffnung der Hautschutzplatte genau mit der Öffnung des Stomas abschließen muss – nicht mehr und nicht weniger. Ist die Öffnung zu groß, kommt es zur Unterminierung der Basisplatte mit Hautschäden, ist sie zu eng, sind Einschnürungen und Blutungen aus der Mukosa die Folge. Deshalb werden die Größe des Stomas und damit die Öffnung in der Hautschutzplatte mit Hilfe einer Schablone bestimmt. Wichtig zu wissen ist, dass der Durchmesser des Stomas in den ersten 4 Wochen nach Anlage kleiner wird und so die Öffnung der Basisplatte angepasst werden muss.

Welche Materialien legen Sie sich also für die Versorgung des Stomas zurecht? Hier die notwendige Liste:
- Basisplatte mit Beutelsystem:
Diese beiden Komponenten der Stomaversorgung gibt es als ein- oder zweiteiliges System. Das einteilige System bietet einen höheren Tragekomfort für den Patienten, weil es flacher ist, hat aber den Nachteil, dass es technisch schwieriger anzubringen ist. Die Basishautschutzplatte gibt es in einer planen Version, bei eingezogenen Stomata auch in einer konvexen Form, um die Hautunebenheiten auszugleichen. Legen Sie sich beides zurecht und entscheiden Sie sich in Abhängigkeit von den lokalen Gegebenheiten.
- Mullkompressen, pH-neutrale Seife, Rasierer, NaCl:
Vor Aufbringen der neuen Platte muss die Haut gereinigt und, wenn notwendig, auch rasiert werden. Verwenden Sie aus hygienischen Gründen keine Waschlappen oder Zellstofftücher, die Fussel bilden.
- Schablone und Schere.

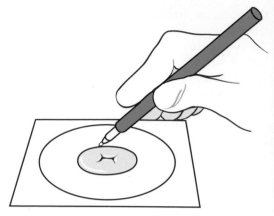

◘ Abb. 7.30 Anfertigen der Stomaschablone. (Adaptiert nach Heuwinkel 2006)

- Moltextücher, Abfallbeutel, Einmalhandschuhe.

Und so wird es dann gemacht: Ziehen Sie Einmalhandschuhe an. Nach Entfernen des alten Systems in den vorbereiteten Abfallbeutel wird mit der ersten Mullkompresse die Mukosa des Stomas von Stuhlresten befreit und dann mit einer zweiten Kompresse die Haut von zurückgebliebenen Klebestoffen gesäubert. Kleine Blutungen aus der Mukosa sistieren von selbst. Es folgt die Reinigung der Haut mit Wasser und wenn nötig der pH-neutralen Seife. Auf keinen Fall dürfen Benzine und Alkohole zur Hautreinigung verwendet werden, da die Haut hierdurch austrocknet und anfälliger für Infektionen wird.

Jetzt inspizieren Sie Stoma und Umgebung. Irgendwelche Komplikationen, die oben beschrieben wurden? Mit Hilfe der Schablone bestimmen Sie die Größe der Öffnung und schneiden das entsprechende Loch in die Basisplatte (◘ Abb. 7.30). Gehen Sie mit dem Finger einmal am ausgeschnitten Rand entlang, um scharfe Kanten zu glätten. Die Haut muss trocken sein, wenn Sie die Basisplatte nach Entfernen der Schutzfolie aufkleben. Hier bitte keine Kompromisse eingehen, auch wenn während Ihrer Beschäftigung mit der Schablone flüssiger Stuhl aus dem Stoma austritt und Sie wieder von vorne anfangen müssen.

Die Basisplatte wird dann sicher fixiert und für einige Sekunden angedrückt und an die Haut anmoduliert. Abschließend wird der Verschlussring des Beutels mit der Basisplatte konnektiert (Klickmechanismus!) und dabei der Beutel so angebracht, dass der Stuhl seitlich ablaufen kann. Einige Stomata werden zusätzlich mit einem Gürtel gesichert. Vergessen Sie nicht am Ende der Prozedur, den Abfallbeutel mit dem alten System sicher zu verknoten und zu entsorgen.

Alles verstanden? Keine Hexerei, Sie müssen es nur einige Male üben.

7.9.5 Aufklärung des Patienten

Wie am Anfang bereits dargestellt, ist die Stomaanlage für den Patienten eine große Belastung, und er wird viele Fragen an Sie haben. Die wichtigsten Bereiche betreffen Ernährung, Reisen, Sport- und Freizeitaktivitäten.

Für Stomapatienten gilt der Grundsatz, dass es keine speziellen Ernährungsvorschriften gibt und jeder Patient seine eigenen Erfahrungen zur Bekömmlichkeit einzelner Lebensmittel sammeln muss. Dennoch gibt es einige allgemeine Hinweise, die das Ziel, eine normale Stuhlkonsistenz zu erreichen, deutlich erleichtern:

- Es empfiehlt sich, mit den Mahlzeiten nur geringe Mengen Flüssigkeit einzunehmen, um die intestinale Passage nicht zu beschleunigen, sodass genügend Zeit für die enzymatische Verdauung und Resorption bleibt. Deswegen kann es helfen, die Mahlzeiten auf 5–6 kleinere Portionen über den Tag zu verteilen.
- Die Aufnahme von Ballaststoffen sollte nur langsam und in kleinen Mengen erfolgen. Das gilt insbesondere für Patienten mit Ileostoma.
- Blähende Lebensmittel wie Lauch, Zwiebeln, Kohlarten, Hülsenfrüchte, frisches Brot oder kohlensäurehaltige Getränke sind eher zu meiden.
- Gerucherzeugende Lebensmittel wie Eier, Fleisch, Käse oder Pilze gehören ebenfalls nur bedingt auf den Speiseplan. In diesem Zusammenhang können Sie aber auf Aktivkohlefilter verweisen, die in einige Beutelsysteme integriert sind und olfaktorische Belästigungen auf ein Minimum reduzieren. Zusätzlich lohnt es sich, in den ersten Wochen den exakten Spei-

seplan zu dokumentieren, um den ›Übeltäter‹ ausfindig zu machen.
- Zur Eindickung des Stuhls helfen Reis, Kartoffeln, trockenes Brot und Teigwaren.

Jeder Patient mit einem Stoma hat große Sorge, dass sich außerhalb der eigenen vier Wände der ›große Unfall‹ ereignet und sein Beutelsystem undicht wird oder sich komplett verabschiedet. Allen Stomaträgern ist deswegen zu raten, für diesen Fall gerüstet zu sein und am Arbeitsplatz, in der Sport- oder Reisetasche, im Auto, also überall dort, wo er unterwegs ist, ein Ersatzsystem (Beutel und Versorgung), unter Umständen auch mit einem neuen Satz Kleidung, zu deponieren. Allein das Wissen um eine solche Lösung beruhigt den Patienten.

Machen Sie Ihren Patienten auch klar, dass nach einer gewissen Zeit der Gewöhnung alle Aktivitäten ohne Einschränkung möglich sind. Selbst beim Schwimmen lösen sich gut geklebte Basisplatten nicht. Lediglich aktives Bauchmuskeltraining ist nicht anzuraten, da das Risiko für die Entwicklung einer Hernie und eines Prolaps gesteigert wird.

Vor Entlassung müssen Sie kritisch die Liste anderer Medikamente Ihres Patienten durchgehen und sich die Frage stellen, ob durch die neue intestinale Passage eine ausreichende Resorption sichergestellt ist. Hier ist im Zweifel ein internistischer Kollege zu Rate zu ziehen. Zu guter Letzt informieren Sie Ihre Patienten auch über Selbsthilfegruppen wie die »Deutsche ILCO e.V.«, die für das Leben außerhalb der Klinik mit Rat und Tat von Betroffenen zur Seite stehen.

Checkliste »Stomatherapie«

— Markieren Sie die Stomalokalisation prä-
operativ an der Bauchwand.
— Inspizieren Sie jedes neu angelegte Stoma
zweimal bis zur Entlassung ohne Beutel-
system.
— Überprüfen Sie bei Dünndarmstomata
den Flüssigkeitshaushalt kritisch (**cave:**
Dehydratation!).
— Gehen Sie bei der Stomaversorgung
besonders sorgfältig mit der peristomalen
Haut um.
— Führen Sie mit dem Patienten vor der
Entlassung ein beratendes Gespräch über
seine Ernährung.
— Vermitteln Sie Kontakte zu Selbsthilfe-
gruppen.

Zitierte Literatur

Braun Dexon GmbH (1975) Der Wundverschluss im OP. Mel-
sungen

Burchardi H, Larsen R, Marx G, Muhl E, Schölmerich J (2011) Die
Intensivmedizin, 11. Aufl. Springer, Heidelberg

Dietz H-G (2011) Traumatologie des Kindes- und Jugendalters.
Springer, Heidelberg

Dissemond J (2008) Vakuumtherapie chronischer Wunden in
der Dermatologie. Hautarzt 59: 642–648

Hagel C, Schilling M (2006) Zugangswege zur Bauchhöhle und
Möglichkeiten der Drainage. Chirurg 77: 383–394

Heuwinkel-Otter A, Nümann-Dülke A, Matscheko N (2006)
Menschen pflegen, Bd 2. Springer, Heidelberg

Jauch KW, Mutschler W, Hoffmann J, Kanz KG (2013) Chirurgie
Basisweiterbildung. In 100 Schritten durch den Common
Trunk, 2. Aufl. Springer, Heidelberg

Larsen R (2012) Anästhesie und Intensivmedizin für die Fach-
pflege, 8.Aufl. Springer 2012

Nerlich M, Berger A (2003) Tscherne Unfallchirurgie – Weichteilverletzungen und -infektionen. Springer, Heidelberg

Rossaint R, Werner C, Zwißler B (2012) Die Anästhesiologie, 3.
Aufl. Springer, Heidelberg

Rücker G (2012) Bildatlas Notfall- und Rettungsmedizin, 2. Aufl.
Springer, Heidelberg

Schleikis A (2007) Gips und synthetischer Gipsverband, 2. Aufl.
Steinkopff, Darmstadt

Scholz B, Aul A, Kleinschmidt S (2008) Anlage einer Thoraxdrainage – Indikation und Technik. Notfall Rettungsmed 11:
325-331

Siewert JR (2006) Chirurgie, 8. Aufl. Springer, Heidelberg

Weiterführende Informationen

- **Zu 7.1**

Kujath P, Michelsen A (2009) Wunden – von der Physiologie
zum Verband. cme.aerzteblatt.de/kompakt 2009: 10a

Willy C (2005) Die Vakuumtherapie: Grundlagen, Indikationen,
Fallbeispiele, praktische Tipps. Lindqvist Book Publishing,
Stockholm

- **Zu 7.2**

Largiadér F, Saeger D, Trentz O (2008) Checkliste Chirurgie,
9.Aufl. Thieme, Stuttgart, New York

Paquet K-J, Fetzner U, Kraus K (2008) Unfallchirurgie/Trauma-
tologie. In: Schaps W, Kessler O, Fetzner U (Hrsg) GK 2
kompakt: Chirurgie, Orthopädie, Urologie. Springer, Berlin
Heidelberg

Rössler H, Rüther W (2005) Orthopädie und Unfallchirurgie, 19.
Aufl. Elsevier, München

- **Zu 7.3**

Deutsche Gesellschaft für Wundbehandlung: www.dgfw.de

Wild T, Auböck J (2007) Manual der Wundheilung. Springer,
Heidelberg

- **Zu 7.4**

Schumpelick V (2012) Kurzatlas Chirurgie. Thieme, Stuttgart

Jauch K-W, Mutschler W, Hoffmann JN (2012) Chirurgie Basisweiterbildung. Springer, Heidelberg

- **Zu 7.5**

Van Aken H, Reinhart K, Zimpfer M, Welte T (2006) Intensivmedizin, 2. Aufl. Thieme, Stuttgart

- **Zu 7.7**

Schneider P, Kruschewski M, Buhr HJ (2004) Thoraxchirurgie.
Springer, Heidelberg

Hachenberg T, Welte T, Fischer S (2010) Anästhesie und Inten-
sivtherapie in der Thoraxchirugie. Thieme, Stuttgart

Largiadér F, Saeger D, Trentz O (2008) Checkliste Chirurgie,
9.Aufl. Thieme, Stuttgart, New York

- **Zu 7.8**

Schumpelick V (2012) Kurzatlas Chirurgie. Thieme, Stuttgart

Largiadér F, Saeger D, Trentz O (2008) Checkliste Chirurgie, 9.Aufl. Thieme, Stuttgart, New York

AWMF-Leitlinien »Hygienemaßnahmen bei intraartikulären Punktionen und Injektionen«. www.awmf.org/leitlinien/detail/ll/029-006.html

Burchardi H, Larsen R, Marx G, Muhl E, Schölmerich J (2011) Die Intensivmedizin, 11. Aufl. Springer, Heidelberg

- **Zu 7.9**

Selbsthilfegruppe: www.ilco.de

Intraoperatives Management

N. Hennes, D. Vallböhmer, A. Kirschniak, F. A. Granderath

8.1   Hygiene und Sterilität

N. Hennes

Ja, Sie haben recht: Was jetzt kommt, ist ein bisschen trocken – aber für die Arbeit im OP auch überaus wichtig. Wie wichtig, erkennt man gleich an zwei Dingen: Postoperative Wundinfekte gehören unter operierten Patienten zu den häufigsten nosokomialen, d. h. im Krankenhaus erworbenen Infektionen überhaupt. Da man diesen Umstand beeinflussen kann, gibt es umfangreiche Empfehlungen und Richtlinien des Robert-Koch-Instituts zu diesem Themenkomplex, u. a. zur Händehygiene, Desinfektion und Prävention nosokomialer Infektionen.

Diese Empfehlungen sollen hier natürlich nicht im Detail besprochen werden, das bleibt dem verregneten Herbstsonntag vorbehalten. Aber einige Grundlagen zu dem Thema MUSS JEDER, der im OP arbeitet, kennen und deren Einhaltung nicht nur bei sich, sondern auch bei allen anderen beachten und einfordern.

8.1.1   Desinfektion und Sterilisation

Zunächst sollte man sich des Unterschiedes zwischen Desinfektion und Sterilisation bewusst werden. Im Prinzip geht es bei beiden um die gleiche Sache, nämlich die Reduktion krankheitserregender Organismen, nur mit einem unterschiedlichen Effizienzgrad. Die Methoden der Desinfektion erreichen in definierten Versuchen eine Keimreduktion um den Faktor 10^5, während bei der Sterilisation die Abtötung oder Elimination aller Mikroorganismen sowohl in aktiver als auch in inaktiver Form erreicht werden soll.

Mit dieser Faustregel kann man sich gut herleiten, wann desinfiziert und wann sterilisiert wird: Geht es um »Keimarmut« in Bereichen, wo naturgemäß nicht mehr zu erzielen ist (Hände, Vorbereitung des Operationsgebietes, Flächen im OP), spricht man von Desinfektion. Geht es hingegen um möglichst absolute »Keimfreiheit« in Bereichen, die auch entsprechend behandelt werden können (Strahlen, Dampf oder Druck), spricht man von Sterilisation.

8.1.2   Einschleusen

Mit diesem Wissen gewappnet betreten wir nun den OP. Dies geschieht in aller Regel durch eine OP-Schleuse. Um nicht gleich am ersten Tag gegen lokale Gepflogenheiten zu verstoßen, macht es Sinn, sich durch einen Kollegen einweisen zu lassen. Zweck der OP-Schleuse ist das Ablegen der bisherigen Kleidung, denn diese gilt als kontaminiert. Sie wird im ersten Schleusenraum abgelegt und dann im zweiten Schleusenraum ausgetauscht durch farbige und damit einem Bereich eindeutig zuzuordnende **OP-Bereichskleidung**. In den meisten Kliniken ist es verboten, diese Kleidung außerhalb des dafür vorgesehenen Bereichs zu tragen. Auch wenn zahlreiche Verstöße gegen dieses Verbot offensichtlich sind: Diese Regel hat ihren Sinn und sollte befolgt werden.

Noch ein viel diskutierter Hinweis zu **Uhren und Schmuck**: Nicht nur aus hygienischen Gründen, sondern auch gemäß den Vorgaben der Berufsgenossenschaft zur Arbeitssicherheit werden im ersten Schleusenraum auch Uhren und Schmuck abgelegt. Es ist selbstverständlich, dass diese persönlichen Dinge eingeschlossen werden. Hat man noch keinen eigenen Schrank, muß man um Hilfe bitten. Vor dem Anlegen der Bereichskleidung sollte gemäß den Empfehlungen des RKI ein Handwaschung mit Seife erfolgen: alkoholische Desinfektionsmittel wirken nicht gegen Sporen, diese werden aber durch eine Handwaschung reduziert.

Die Bereichskleidung wird im zweiten Schleusenraum ergänzt durch den Haar- und den Mundschutz. Der **Haarschutz** schützt vor Haarverlust und sollte demgemäß alle Haupthaare bedecken. Der **Mundschutz** verhindert in erster Linie Tröpfcheninfektionen. Er verliert seine Wirksamkeit, sobald er nicht mehr trocken ist. Damit muss er nach jeder OP oder im Falle des Durchfeuchtens oder der Beschmutzung ausgetauscht werden.

Noch ein Tipp für Bartträger: Hier verhindert der Mundschutz auch den Haarverlust. Verschwindet der Bart nicht vollständig hinter 1 Mundschutz, helfen ggf. 2 davon.

Schließlich noch die **OP-Schuhe**: Es gibt im Normalfall Regale oder Aufhängevorrichtungen, in denen die gereinigten OP-Schuhe verfügbar sind.

Erkundigen Sie sich, ob diese namentlich gebunden sind. Wenn ja, fragen Sie nach Schuhen von Kollegen, die in Urlaub oder ausgeschieden sind. Sind die Schuhe nicht namentlich gebunden, können Sie sich frei bedienen.

Wer nun die vorstehenden Zeilen aufmerksam gelesen hat, versteht, dass Bereichskleidung, die ihre Merkmale (Keimarmut, Trockenheit, Sauberkeit) im Laufe des Tages verliert, umgehend ausgetauscht werden muss: z. B. nach dem Toilettengang, beim Durchschwitzen, nach Verlassen des Bereichs (dann muss man sich ohnehin umkleiden, s. oben) oder ganz einfach nach längeren OPs. Das gilt übrigens auch für die Schuhe: Wechseln Sie diese möglichst nach jedem Eingriff.

8.1.3 Allgemeine Verhaltensregeln im OP

Genügt für die Arbeit auf Station die hygienische Händedesinfektion, so ist im OP die sogenannte chirurgische Händedesinfektion erforderlich. Die früher übliche Handwaschung vor jeder OP ist nicht mehr gefordert, es reicht die einmalige Handwaschung am Morgen oder vor Betreten des OP. Nun sind wir darauf vorbereitet, den eigentlichen OP zu betreten.

Der OP-Bereich ist ein sensibler Bereich, das bringt besondere Ansprüche an das Verhalten mit sich. Aus diesem Grunde widmen wir diesen Besonderheiten einen eigenen, ausführlichen Abschnitt (▶ Abschn. 8.2). Ein wesentlicher Grund für bestimmte Verhaltensregeln im OP ist aber die Unterscheidung zwischen sterilen und unsterilen Bereichen. Um hier nicht gleich ins Fettnäpfchen zu treten, empfehlen wir unbedingt, die an dieser Stelle beginnende erste Runde durch den OP nicht allein, sondern von einem Arbeitskollegen geführt vorzunehmen. So erledigt sich auch das obligatorische Vorstellen fast von selbst.

Für die weiteren Besuche im OP gilt aus Gründen der Hygiene: Außer in den dafür vorgesehenen Räumen stellt der OP keinen Aufenthaltsbereich dar. Man bewegt sich hier gerichtet und auf möglichst kurzen Wegen zum Ziel. Lautstärke und Umfang von Gesprächen sollten ein »gesundes« Maß nicht überschreiten. Trifft man einen Kollegen, mit dem man noch ein Schwätzchen halten möchte, so geht man hierzu besser in den Aufenthaltsraum.

Hat man seinen Ziel-OP erreicht, so steht man in der Regel vor einer verschlossenen Türe. Die Türen werden hier nicht über Klinken, sondern über elektrische Türöffner bedient. Lassen Sie sich zeigen, wo diese sind und wie sie zu bedient werden.

Nun stehen Sie im OP. Beachten Sie die Grundregel: Der Bereich der Anästhesie, also dort, wo das Beatmungsgerät steht, ist der unsterile Bereich. Am entgegengesetzten Ende des OP bauen die Schwestern ihre sterilen Tische auf, diesen Bereich meiden Sie besser. Denken Sie daran, dass ein Großteil der Keimübertragungen im Krankenhaus über die Hände des Personal erfolgt – deshalb halten Sie Ihre Hände bei sich und berühren Sie nichts, was Sie nicht berühren müssen. Bewegen Sie sich im OP langsam und kontrolliert, um nicht versehentlich Dinge unsteril zu machen.

8.1.4 Händedesinfektion und steriles Einwaschen

Wenn Sie nun das Glück haben und sich gleich zur OP mit einwaschen dürfen, stehen Sie sofort vor der nächsten Hürde. Lassen Sie sich von Ihrem Kollegen die Waschräume und die dort vorhandenen Spender erklären: Meistens gibt es einen Seifenspender und Spender mit verschiedenen Desinfektionsmitteln. Auch wenn generelle Empfehlungen zur **chirurgischen Händedesinfektion** existieren: Fragen Sie nach den lokalen Besonderheiten.

Mit den nachfolgenden Grundregeln liegen Sie aber nie daneben. Für die chirurgische Händedesinfektion gilt es Folgendes zu beachten:

- Mit Beginn des Waschvorganges bleiben die Hände über den Ellenbogen.
- Die Bedienung der Wandspender erfolgt mit den Ellenbogen.
- Das Desinfektionsmittel wird auf diese Weise in die Mitte der trockenen Hand gegeben.
- Das Desinfektionsmittel wird nun auf Hände und Unterarme bis zu den Ellenbogen verteilt, dabei bleiben die Hände über den Ellenbogen.
- Für die Einwirkzeit von 3 min müssen Unterarme und Hände vollständig benetzt sein.

— Die Fingerspitzen, die Daumen und Handinnenseiten benötigen besonders intensive Behandlung.

Vor dem Ankleiden mit dem OP-Kittel und den Handschuhen müssen die Hände und Arme lufttrocken sein. Dieser Zustand wird über die Verdunstung erreicht und bitte nicht durch »unhygienisches Wedeln« beschleunigt.

Kommt es versehentlich während der Zeit der Desinfektion zu Kontakt der Hände oder Arme mit unsterilen Gegenständen, so beginnt der Vorgang ganz von vorne.

Den ersten Waschgang wird in der Regel ein Kollege begleiten, der Sie dann auch mit in den OP nimmt. Bemühen Sie sich, gleich bei dieser Gelegenheit den Vorgang der **Hautdesinfektion im OP-Gebiet** mitzubekommen. Hier gibt es erhebliche Unterschiede von Abteilung zu Abteilung und von Klinik zu Klinik: Lassen Sie sich auch hier den Vorgang in Ihrer Klinik erläutern.

Dennoch gibt es Grundprinzipien, die in allen chirurgischen Abteilungen eingehalten werden sollten:

— Alle Manipulationen am Patienten sind vor Beginn der Desinfektion abgeschlossen.
— Es gilt zu verhindern, dass durch die nachfolgende Desinfektion Feuchtigkeit entsteht, zum Beispiel durch Herablaufen von Desinfektionsmittel im Bereich der Auflage des Patienten (Gefahr der Verbrennung!). Hierzu ist ein Nässeschutz erforderlich, der nach Abschluss der Desinfektion entfernt werden muss.
— Die Hautdesinfektion erfolgt vor dem Abkleben/Abdecken.
— Für Haut und Schleimhaut werden unterschiedliche Desinfektionsmittel verwendet; lassen Sie sich diese erklären.
— Manche Patienten haben bekannte Allergien auf bestimmte Desinfektionsmittel (Iod!), die dann natürlich nicht verwendet werden dürfen.
— Die Desinfektion des Operationsgebietes beginnt im Bereich des späteren Hautschnittes und geht kreisförmig von diesem weg. Das Gebiet wird in gleicher Weise mindestens dreimal desinfiziert.
— Der zu desinfizierende Bereich ist in jedem Fall ausreichend groß zu wählen, um für eine mögliche Erweiterung der späteren OP vorbereitet zu sein.
— Kommt es zu einer versehentlichen Kontamination des desinfizierten Gebietes während der Desinfektionsmaßnahmen, beginnen diese ganz von vorne.

Noch ein Hinweis zur **Infektionsprophylaxe**: für einige Operationen sind präoperative Antibiosen sinnvoll oder erforderlich. Achten Sie darauf, dass bei diesen Eingriffen die Gabe mindestens 30 min vor dem Hautschnitt (also in der Regel während der Einleitung oder schon auf Station) erfolgt – sonst helfen sie nichts.

Checkliste »Hygiene und Sterilität«
— Lassen Sie sich von Ihren Kollegen den Operationstrakt und hauseigene Regeln erläutern.
— Waschen Sie Sich in Begleitung ein.
— Respektieren Sie lokale Gepflogenheiten.
— Beachten Sie die Sterilbereiche des OP.
— Belesen Sie sich bei Gelegenheit über objektive Richtlinien in Sachen »Hygiene und Sterilität«.

8.2   Verhalten im OP-Saal

N. Hennes

An Ihren ersten Arbeitstagen im Operationsbereich sollten Sie sich Folgendes unbedingt vor Augen halten: Die Menschen, die Sie hier treffen, werden für die nächste Zeit Ihres Lebens und möglicherweise sogar für einige Jahre Ihre unmittelbaren Arbeitskollegen sein.

8.2.1   Wie man sich einführt

Alle, denen Sie über den Weg laufen, arbeiten schon länger hier als Sie. Damit ist es eine vollkommene Selbstverständlichkeit, dass man sich vorstellt: Erläutern Sie kurz, wer Sie sind, welcher Abteilung Sie zugeordnet sind und welche Funktion Sie hier innehaben. Zum Beispiel so:

»Guten Tag! Mein Name ist Peter Müller, ich habe gerade mein Staatsexamen abgelegt und arbeite seit heute in der Chirurgischen Klinik als Assistent – freut mich, Sie kennenzulernen!«

Es gilt die alte Regel: Lieber einmal zu viel vorstellen als einmal zu wenig.

Einige Personen sind aber bei der Vorstellung ein unbedingtes Muss, sollten Sie diesen nicht zufällig über den Weg laufen, so fragen Sie aktiv nach und suchen Sie diese gezielt auf:

- Leitung OP-Pflege,
- Bereichsleitung OP-Pflege für Ihre Subdisziplin,
- Chefarzt und Oberärzte Anästhesie,
- Chefarzt und Oberärzte der anderen operativen Disziplinen.

Gehen Sie davon aus, dass Sie spätestens mit Beginn Ihrer Dienste mit diesen Menschen zusammenarbeiten werden – da macht es Sinn, wenn man Sie schon vorher kennt.

Selbstverständlich stellen Sie sich auch bei Ihren unmittelbaren Assistentenkollegen der Anästhesie und der operativen Fächer vor. Unter den Kollegen ist es aber durchaus üblich, sich erst vorzustellen, wenn man sich bei der Arbeit trifft, da die Anzahl der Mitarbeiter gerade in größeren Häusern erheblich sein kann.

Fragen Sie, wo oder bei wem es in Ihrem Hause noch üblich ist, sich vorzustellen (z. B. Personalchef, Verwaltung, Stationsleitungen). Denken Sie daran: »You will never have a second chance to make the first impression!«, und zweifelsfrei werden Sie in der Zusammenarbeit in allen Bereichen zumindest anfangs der Hilfe bedürfen (▶ Kap. 2 »Kommunikation«).

8.2.2 Integration in ein bestehendes Team

Wenn Sie nun Ihre Arbeit im OP aufnehmen, berücksichtigen Sie, dass Sie in der Regel hier auf gut eingespielte Teams und fest geregelte Abläufe treffen werden. Ihre Aufgabe ist es zunächst einmal, sich in diese Abläufe zu integrieren oder integrieren zu lassen. Die ersten Tage im OP sind norma-

lerweise nicht der Zeitraum für Verbesserungsvorschläge: Beobachten Sie, fragen Sie nach und versuchen Sie zu verstehen.

Fällt Ihnen ein eklatanter Missstand auf, so empfiehlt es sich, diesen im Zweiergespräch etwa mit dem zuständigen Oberarzt idealerweise außerhalb des OP-Raumes – z. B. beim Waschen oder im Anschluss an die OP – zu klären. Verstehen Sie diese Empfehlung nicht falsch: Es geht nicht darum, dass Sie nicht Ihre Meinung sagen dürfen. Es geht vielmehr darum, sich in den ersten Tagen auch auf lange Sicht so gut zu positionieren, dass man auch später noch auf Sie hört und Sie nicht schon von Anfang an »abgestempelt« werden.

8.2.3 Operieren besteht nicht nur aus operieren

Auch wenn Sie Mitarbeiter eines chirurgischen Faches sind – Ihre Arbeit im OP besteht nicht nur im Operieren!

Bemühen Sie sich, schon vor dem Patienten im OP-Saal zu sein. So haben Sie Gelegenheit und Zeit, sich in der Akte noch einmal kurz in die Anamnese zu vertiefen und für ein paar kurze, aber überaus wichtige Checks (▶ Abschn. 3.5 »Qualitätsmanagment«).

Um das Risiko von Patientenverwechselungen oder OP-Verwechselungen zu minimieren, gehört es zu Ihren Aufgaben, in Analogie zur Empfehlung der WHO-Checkliste oder des Aktionsbündnisses für Patientensicherheit sicherzustellen,

- dass es sich um den korrekten Patienten handelt,
- welche OP auf welcher Seite vorgenommen wird,
- ob alle erforderlichen Unterlagen vorhanden und korrekt unterschrieben sind und
- ob vorbereitende Maßnahmen wie z. B. die perioperative Antibiose korrekt erfolgt sind.

Übrigens ein guter Weg, um mit dem betreuenden Anästhesisten und der OP-Pflege ins Gespräch zu kommen!

Sofern Ihr Krankenhaus noch nicht über eine eigene schriftliche Checkliste verfügt, sollten Sie sich diese wenigen Fragen dennoch von vornherein angewöhnen – so kann man dem Patienten, aber auch sich selbst sehr viel Ärger ersparen!

Als Operateur sind Sie verantwortlich für die korrekte Lagerung des Patienten. Lernen Sie also von Anfang an, wie in Ihrer Klinik ein Patient für welche OP gelagert wird (▶ Abschn. 8.3). Auch für diese Schritte sind die OP-Pflege sowie Ihre unmittelbaren Kollegen die Ansprechpartner der ersten Wahl, die Ihnen helfen können, hierbei schnell Routine zu erlangen.

Es gehört zum guten Ton, erst dann zum Waschen zu gehen, wenn die Lagerung abgeschlossen ist – warten Sie also mit dem Einwaschen, bis der verantwortliche Operateur oder ihr älterer Kollege zufrieden ist und gehen Sie gemeinsam zum Waschen.

Nach dem Waschen und Einkleiden mit der sterilen OP-Kleidung werden Sie als Anfänger im Allgemeinen Anweisungen erhalten, wo Sie während der Abdeckphase stehen und wie Sie dann an den Tisch treten dürfen. Folgen Sie diesen Anweisungen – sollte sich im Verlauf herausstellen, dass Ihre Haltung unbequem ist, so warten Sie auf einen günstigen Moment um dies anzusprechen, man wird sich um eine Lösung bemühen.

8.2.4 Assistieren

Wenn man eine Operation nur assistiert, gibt es im Vergleich zum Operateur oft ein ganz natürliches Konzentrationsproblem: Während sich der Operateur zumindest in bestimmten Phasen der Operation trotz Erfahrung konzentrieren muss, besteht Assistenz insbesondere bei nichtminimalinvasiven Eingriffen vor allem in monotoner »Haltearbeit«.

Bemühen Sie sich trotzdem, so gut es geht den technischen Abläufen der OP zu folgen, stellen Sie Ihre Fragen und zeigen Sie Ihr Interesse. Versuchen Sie, im Laufe der Zeit für sich immer schon den nächsten Schritt der OP vorherzusehen. Zeigen Sie sich hilfsbereit, aber stören Sie nicht eingespielte Abläufe: Fragen Sie im Zweifel, ob Ihre Hilfe auch als hilfreich empfunden wird.

Und: Es gibt Zeiten, in denen es besser ist, nicht zu reden. Diese sind in der Regel sehr leicht an steigender Anspannung festzustellen. Respektieren Sie diesen Umstand.

Das »Assistieren« ist ein schier unerschöpfliches Thema, und gerade zu Anfang glaubt man leicht, alles falsch zu machen. Lassen Sie sich nicht frustrieren: Ihr Operateur weiß ja eigentlich, dass Sie »neu« sind und er von Ihnen nicht das Gleiche erwarten kann wie vom Altassistenten. Ganz zu Anfang ist es empfehlenswert, genau die Dinge zu tun, die man gesagt bekommt. Wenn Sie sich dann weiter freischwimmen, versuchen Sie bei Ihrer Assistenz Folgendes zu berücksichtigen: Es ist Ihre Aufgabe, dem Operateur das Operieren so angenehm wie möglich zu machen (er wird sich dafür revanchieren, sobald er assistiert)! Dazu benötigt er **Sicht**, **Licht** und ausreichend **Platz**. Damit sind Ihre primären Aufgaben erklärt. Sorgen Sie für Licht, optimieren Sie die OP-Lampen, aber bitte nur, wenn Sie dafür eine Hand frei haben oder, ohne dass der ganze Situs zusammenfällt, eine Hand frei machen können. Überlegen Sie vor dem Griff zur Lampe, ob in diesem Moment die freie Sicht oder das Licht für den bevorstehenden OP-Schritt wichtiger ist. Und im Zweifel: Fragen Sie, ob Sie das Licht verbessern sollen.

Beim »Hakenhalten« versuchen Sie, alles störende Gewebe so weit beiseite zu halten, dass der gegenwärtige OP-Schritt ausgeführt werden kann. Das Maß an erforderlichem Platz ist bei einer OP durchaus variabel, und »je mehr Platz, desto besser« gilt hier nicht unbedingt. Ist alles in Ordnung, so sollte auch nicht übereifrig versucht werden, noch weiter zu verbessern – denn es kann ja auch wieder schlechter werden.

Bei einfachen Operationen werden Sie schnell feststellen, dass die Abläufe immer wieder gleich sind. Nehmen Sie diesen Rhythmus auf und beginnen Sie zunehmend eigenständig, mit in den Fluss der OP zu kommen. Beachten Sie, dass jeder Operateur gewisse Eigenheiten in diesem Ablauf hat. Versuchen Sie, diese herauszufinden und für die nächste OP zu behalten. Wenn Sie Unterschiede erkannt haben: Fragen Sie nach, warum der eine Operateur in dieser und der andere in jener Weise vorgeht – Sie sollten vom Operateur eine sinnvolle Antwort erhalten können. Das Wissen um diese operateurspezifischen Unterschiede ermöglicht Ihnen nicht nur, bei der nächsten gemeinsamen OP damit positiv aufzufallen, sondern Sie fangen hier an, für Ihre eigene Tätigkeit als verantwortlicher Operateur zu lernen.

Dies ist einer der wesentlichen und vielleicht sehr unterschätzen Besonderheiten des Assistentendaseins: Sie können die verschiedenen Operateure beobachten und vergleichen! Sammeln Sie die verschiedenen Möglichkeiten. Entscheiden Sie, welchen Weg Sie wählen würden und behalten Sie dies für Ihre spätere Tätigkeit als Operateur.

8.2.5 Am Ende der OP

Die OP endet nicht mit der Hautnaht: Üblicherweise helfen Sie zunächst beim Entfernen der OP-Tücher sowie beim Entlagern, Zudecken und Sichern des Patienten. Begleiten Sie den Patienten bis zur Umlagerung in sein Bett. Dies ist nicht lästige Pflicht, sondern ermöglicht Ihnen, die chirurgischen Aspekte dieser Phase (Drainagesicherung beim Umlagern, Drainagesekrete) im Auge zu behalten.

Pflegen Sie auch beim Verlassen des OP einen guten Ton: Verabschieden Sie sich!

8.2.6 Ökonomische Aspekte

Zu Beginn Ihrer Tätigkeit müssen Sie noch einen wichtigen ökonomischen Aspekt verinnerlichen: Die Zeit im OP ist mit das Teuerste in der gesamten Behandlungskette Ihres Patienten. Gehen Sie davon aus, dass jede OP-Minute rund 20 Euro kostet – denken Sie an das vorgehaltene Personal in der Pflege, der Anästhesie und Chirurgie sowie die Medikamente und Infusionen, die unabhängig von chirurgischer Tätigkeit zum Aufrechterhalten von Narkose und Homöostase erforderlich sind. Da diese Zeit so unglaublich teuer ist und wir alle nicht im Schlaraffenland leben, ist jeder gefordert: Achten Sie mit darauf, dass diese Zeit so kurz wie möglich gehalten wird und sogenannte »Leerlaufzeiten« (Patient in Narkose im Saal, Schwestern vor Ort – wer fehlt: die Chirurgen!) gar nicht erst aufkommen.

Zeit sparen kann man dabei zum Beispiel, indem vorausschauend alle notwendigen Dinge wie Lagerungshilfen, Röntgengeräte und -hilfsmittel rechtzeitig vor der OP im Saal sind und alle helfen, die OP-Vorbereitungen so schnell und sicher wie

möglich vorzunehmen! Gleiches gilt natürlich auch für die Abbauphase nach der OP.

Wenn es Ihnen schwer fällt, diesen ökonomischen Aspekt nachzuvollziehen – lernen Sie es: Ökonomisches Verständnis lässt sich aus dem chirurgischen Handeln heutzutage überhaupt nicht mehr heraushalten. Alle Häuser, egal ob kommunal, kirchlich, privat oder in sonstiger Trägerschaft müssen heutzutage mit diesen Daten der Wechselzeiten, OP-Zeiten und Saalbelegungszeiten. arbeiten, da hier bei Optimierung natürlich ein erhebliches Sparpotenzial liegt.

Wenn es Ihnen aber im Moment noch leichter fällt, betrachten Sie es doch so: Narkose ist per se ja nur Mittel zum Zweck der OP und nicht »gesund« – seien Sie bestrebt, diesen Zustand im Sinne Ihrer Patienten so kurz wie möglich zu halten.

Checkliste »Verhalten im OP-Saal«
- Stellen Sie sich vor!
- Lassen Sie sich so viel wie möglich von Ihren Kollegen über die Abläufe in Ihrem OP erklären.
- Versuchen Sie, viel über den Patienten und die bevorstehende Operation zu wissen.
- Reihen Sie sich reflektiert in bestehende Teams ein.
- Assistieren Sie aktiv, aber nicht übereifrig.
- Bleiben Sie beim Patienten, bis dieser im Aufwachraum angekommen ist.
- Verabschieden Sie sich.
- Verschwenden Sie keine OP-Zeit.

8.3 Patientenlagerung

N. Hennes

Ihr Patient wird nach Beginn der Narkose, die üblicherweise in der sogenannten Einleitung erfolgt, mit dem OP-Tisch in den Saal gefahren. Nach dem Einfahren in den OP wird der Tisch auf der OP-Säule positioniert und die Lafette entfernt. Lernen Sie bei dieser Gelegenheit die Tischfernbedienung kennen – es lohnt sich, wenn bei Ihrem ersten Notfall alles etwas schneller gehen muss.

Lagern kann man nicht von allein und man lernt es auch nicht im Studium – seien Sie ein »bekennender Anfänger« und erklären Sie in den ersten Tagen ruhig Ihre Hilfsbedürftigkeit in diesem Punkt. Versuchen Sie aber schnell Eigenständigkeit zu erreichen.

8.3.1 Wer ist für die Lagerung verantwortlich?

Es ist wichtig für Sie zu wissen, dass unsachgemäße Lagerung zu relevanten medizinischen Komplikationen (Nervenschäden, Thrombosen, Kompartmentsyndromen) führen kann und dass solche Lagerungsschäden Haftpflichtansprüchen bedingen können! Somit ist die Lagerung zur OP kein banaler Akt, sondern ein wichtiger Operationsteil, der genauso wie die OP selbst auch dokumentiert werden muss.

Damit stellt sich dann auch gleich die Frage nach der Verantwortlichkeit – insbesondere vor dem Hintergrund der wechselnden Betreuung des Patienten von der Station über Einleitung, OP, Aufwachraum bis zurück zur Station. Hierüber bestehen schon seit langem detaillierte Vereinbarungen der Berufsverbände der Deutschen Chirurgen (BDC) und Anästhesisten (BDA).

Es ist selbstverständlich, dass alle Lagerungsmaßnahmen am Patienten in Absprache der jeweiligen Berufsgruppen erfolgen. Wo es eindeutige räumliche Zuordnungen gibt (Station, Einleitung), trägt die zuständige Abteilung die Verantwortung. Im OP selber können zwar Lagerungsmaßnahmen an den OP-Pflegedienst oder die Anästhesie delegiert werden, die abschließende Kontrolle und Verantwortung aber übernimmt der Operateur! Während der OP ist der Anästhesist verantwortlich für die Lagerung der Extremitäten, die er für die Überwachung der Narkose sowie für die Applikation von Medikamenten und Infusionen benötigt (Kopf und Arme); aber auch hier gilt, dass Absprachen notwendig sind im Hinblick auf Lagerungen, die aus anästhesiologischer Sicht kritisch sind.

Am einfachsten wird man es haben, wenn man bereit ist, hier aktiv Verantwortung zu übernehmen und sich von vornherein selbständig und im Sinne des Patienten um eine fachgerechte Lage kümmert!

8.3.2 Vorbereitung und Durchführung der Lagerung

Die Lagerung beginnt mit der Tischpositionierung: Für bestimmte OPs sind spezielle Tischausrichtungen im Raum erforderlich, oder der Tisch wird in einer bestimmten Weise geknickt. Es schließt sich dann der Anbau der Lagerungshilfen an den Tisch an. Die typischen Hilfen wie z. B. Beinschalen, Armhalterungen, Seitenstützen sollten Sie schnellstmöglich kennenlernen und im Anbau beherrschen. Achten Sie schon zu Beginn der OP darauf, ob alle erforderlichen Hilfen vollständig im Saal vorhanden sind, damit nicht nach Einfahrt des Patienten in den OP wertvolle Zeit verlorengeht. Es müssen ausreichend Polster vorhanden sein, um auf- und anliegende Körperpartien zu schützen.

Beim Anbau der Lagerungshilfen ist auf die Anästhesieverkabelung des Patienten zu achten: Selbstverständlich darf diese weder zerstört werden noch dürfen Leitungen zwischen Lagerungshilfe und Patient eingeklemmt werden. Korrigieren Sie die Lage der Leitungen, wo erforderlich, in Rücksprache mit der Anästhesie.

Den Abschluss der Lagerung bildet das Aufkleben der Neutralelektrode und die Verbindung mit dem HF-Gerät, das Anlegen bzw. Konnektieren einer Blutsperre sowie das Unterlegen von Nässeschutztüchern im zu desinfizierenden Bereich.

Schließlich ist es hilfreich, schon vor dem Desinfizieren die Lampen und ggf. Bildschirme so zu positionieren, dass die OP nachfolgend direkt begonnen werden kann.

Bevor Sie nun den Raum verlassen, um sich zu waschen und nachfolgend zu desinfizieren, achten Sie auf den Wärmeverlust des Patienten; decken Sie ihn mit Wärmedecken oder einem gewärmten Tuch ab.

8.3.3 Risiken von Lagerungen

Es macht wenig Sinn, hier ausführlich auf die Art und Durchführung der verschiedenen Lagerungen einzugehen; als Beispiele sind in ◘ Abb. 8.1 vier unterschiedliche Lagerungsmöglichkeiten dargestellt. Darüber hinaus kann sich der interessierte Leser anhand der reichlich vorhandenen speziellen

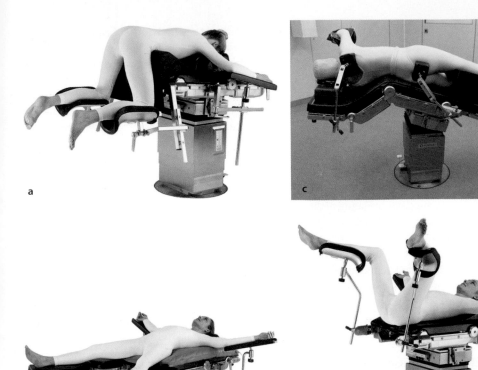

a

b

c

d

☐ **Abb. 8.1** Einige Möglichkeiten der Lagerung: **a** Bauchlagerung, **b** Rückenlagerung, **c** Flankenlagerung, **d** Steinschnittlagerung. (Aus Krettek u. Aschemann 2005)

Literatur eingehender mit dieser Thematik befassen.

Auch dies ersetzt jedoch auf keinen Fall, dass Sie sich mit den Wünschen und Anforderungen Ihrer eigenen Klinik vertraut machen.

Sinn macht es aber, hier einmal etwas ausführlicher auf die Risiken verschiedener Lagerungen einzugehen und wie man diese vermeidet. Nach gängiger Literatur muss man nämlich mit ca. 50 Lagerungsschäden auf 10.000 Narkosen rechnen, wobei der Hauptanteil davon – mit 6–12 je 10.000 – Nervenschäden sind. War man noch vor rund 100 Jahren der Meinung, es handele sich um »Narkoselähmungen«, also Lähmungen *durch* die Narkose, so wissen wir heute, dass diese Lähmungen *während* der Narkose entstehen.

Abgesehen von diesen »typischen« Lagerungsschäden reicht das Spektrum der Komplikationen von der einfachen Hautschürfung oder Reaktion auf Klebstoffe der Tücher bis hin zur Rhabdomyolyse infolge Kompartmentsyndrom mit Multiorganversagen und möglicher Todesfolge!

Besonders gefährdet für Lagerungsschäden sind die Weichteile – insbesondere über Knochenvorsprüngen –, oberflächlich verlaufende Nerven, Gelenke und Bandstrukturen sowie Gefäße.

Risiken für Haut und Weichteile

Berücksichtigen Sie: Der narkotisierte Patient ist unfähig, durch seine eigene Umlagerung schmerzhaftes Aufliegen zu vermeiden. Deshalb ist es erforderlich, alle aufliegenden Anteile des Patienten zu polstern. Besonders exponierte Stellen, wie z. B. die Fibulaköpfchen bei Lagerung in Beinschalen, sollten zusätzlich mit Gelkissen abgepolstert werden. Wer ganz sicher gehen will, polstert alle Lagerungshilfen zusätzlich noch mit Schaumstoffkissen ab, die zusätzlich mit einem Nässeschutz (Transpiration!) abgedeckt sind – hierdurch darf natürlich nicht die Sicherheit der Stütze leiden. Bedenken Sie, dass auch Rücken und Kopf auf weichen Schaumstoffmatten liegen müssen. Dulden Sie selbst bei kurzen Operationen keine Kompromisse.

Bei längeren Operationen und solchen, die mit Umlagerungen einhergehen, sollten Sie vor der OP durch die Bewegung des Tisches sicherstellen, dass der Patient nicht verrutscht. Besonders müssen Sie beachten, dass z. B. angelagerte Hände nicht an oder gar in die Scharniere der Fußhalterungen gelangen, wenn diese bewegt werden! Herrscht hier Unsicherheit, so sollte vor der OP die Lagerung so sicher wie möglich fixiert werden und ggf. die Umlagerung bei der OP nur unter direkter Sicht erfolgen.

Und nochmals: Auch der Schutz vor Auskühlung gehört zur Lagerung.

Risiken für Bänder und Gelenke

Fällt eine Extremität des narkotisierten Patienten, so fällt sie ohne jeden Schutz für das Gelenk – egal ob Schulter oder Hüfte – die Extremität zieht mit ihrem ganzen Gewicht an dem entsprechenden Bandapparat, was zu ernsthaften Verletzungen führen kann. Daher müssen alle Extremitäten während der gesamten Narkose gegen ein Herabfallen durch entsprechende Fixierungsbänder gesichert bleiben. Wird eine Extremität gelöst, so muss diese bis zur endgültigen Fixierung in der OP-Lage ständig betreut bleiben.

Beachten Sie, dass nicht alle Gelenke bei allen Patienten gleich frei beweglich sind. So kann die Einrichtung einer Steinschnittlage nach beiderseitiger Hüftprothese infolge verkürzten Bandapparates sehr schwierig sein – keinesfalls darf die Bewegung der Gelenke in solchen Situationen mit Gewalt oder gegen Widerstand erfolgen, sonst drohen Luxation und Gelenkschädigung.

Risiken für Nerven

Nervenläsionen können durch direkten Druck/Kompression oder Zug geschädigt werden. Neben der direkten Nervenschädigung spielen Ischämien der begleitenden Gefäße eine wichtige Rolle in der Entstehung von Nervenschäden.

Eine **direkte Schädigung** oberflächlicher Nerven, wie z. B. des N. ulnaris oder des N. fibularis, kann durch adäquate Polsterung vermieden werden. Besondere Beachtung verdient aber die **indirekte Schädigung** von Nerven durch Dehnung oder Kompression: So kann der Plexus brachialis durch Zurückfallen des Schultergürtels bei unkorrekter Armlagerung in vorhandenen Engräumen des Schultergürtels Schaden erleiden. Diese Mechanismen sind nicht so offensichtlich wie die zuvor beschriebenen und müssen daher gekannt sein. In ähnlicher Weise führt die Beugung und Außenrotation im Hüftgelenk zu einer Dehnung des N. ischiadicus, was bei einer Steinschnittlage zu berücksichtigen ist.

Risiken für Gefäßschäden

Besondere Beachtung gilt in diesem Zusammenhang der Steinschnittlage (◨ Abb. 8.1d): In dieser Lagerung werden zum Beispiel für gynäkologische oder proktologische Eingriffe die Unterschenkel in Beinschalen platziert. Es erfolgt eine Beugung und Außenrotation im Hüftgelenk, weiterhin eine Beugung im Kniegelenk. Die Beine sind dabei häufig deutlich über dem Tischniveau. Damit muss man schon beim Anlegen der Lagerung mit einer erheblichen Autotransfusion und entsprechend kardialer Belastung rechen, ebenso kann es bei schneller Aufhebung der Lagerung zu einem Volumenmangel kommen! Die Beinposition führt im Bereich der Hüfte zu einer Kompression der V. femoralis und zur Dehnung des N. ischiadicus; bei länger dauernden Eingriffen können hier Thrombosen und Nervenläsionen entstehen. Die Erhöhung der Beine kann, insbesondere bei arterieller Verschlusskrankheit, zu einer deutlichen Minderperfusion der Extremitäten führen. Ischämie und venöser Rückstau führen zur Schwellung und leiten damit das Kompartmentsyndrom ein.

Weil diese Lagerung solche Risiken birgt, sollte eine Modifizierung der Steinschnittlage angestrebt werden, und zwar so, dass die Beine auch in den Beinschalen so normal wie möglich ausgerichtet sind, also eine möglichst geringe oder keine Beugung im Hüft- und Kniegelenk entsteht. Handelt es sich um Operationen, bei denen nur für kurze Zeit eine »echte« Steinschnittlage benötigt wird (z. B.

linksseitige Kolonoperationen), so lässt sich dies problemlos einrichten.

8.3.4 Nach der OP

Machen Sie es sich zum festen Vorsatz, dass der Patient auf gar keinen Fall durch die Lagerung krank werden darf. Überprüfen Sie verantwortlich die Lagerung und stellen Sie sicher, dass auch während der Umlagerungen bei der OP kein Schaden eintritt. Kontrollieren Sie lieber einmal zu viel als zu wenig – im Zweifel auch während der OP. Seien Sie sensibel für Lagerungsschäden. Werden Sie im Aufwachraum auf ein entsprechendes Problem hingewiesen, so nehmen Sie dieses unbedingt ernst! Bitten Sie sofort den verantwortlichen Operateur hinzu. Wägen Sie ab, ob auch andere Ursachen als ein Lagerungsschaden – z. B. Katheteranlagen am Hals mit konsekutiven Hämatomen, Hämatombildungen im OP-Gebiet im Rahmen von Nachblutungen etc. – für die Beschwerden verantwortlich sein können. Veranlassen Sie ggf. Diagnostik (Bildgebung, neurologische Untersuchung), um die Ursache klären zu lassen, und dokumentieren Sie alle Befunde und das gewählte Vorgehen akribisch!

> **Checkliste »Patientenlagerung«**
> — Bemühen Sie sich, die für Ihren Bereich üblichen Lagerungen schnell korrekt zu erlernen.
> — Prüfen Sie vor Beginn aller Maßnahmen die Vollständigkeit der zur Lagerung erforderlichen Utensilien.
> — Seien Sie der »Anwalt des Patienten« und lassen Sie keine Kompromisse zu. Überzeugen Sie sich selbst von der Korrektheit der Lagerung und stellen Sie sicher, dass auch bei möglichen intraoperativen Umlagerungen dem Patienten kein Schaden droht.

◻ Tab. 8.1 Chirurgische Nahtmaterialien

Kriterium	Einteilung	Material/Beispiele
Resorptionsfähigkeit	Resorbierbar	Naturfäden: Catgut Synthetisch: Polydioxanon, Polyglycolsäure
	Nicht resorbierbar	Draht, Seide, Zwirn, Kunststoffe (Polypropylen, Polyamid, Polyester)
Fadenbeschaffenheit	Monofil	Polypropylen
	Polyfil	Polyester
Fadenstärke	USP-System	10/0 (0,020–0,029 mm) – Mikrochirurgie 5/0 (0,100–0,149 mm) – Gefäßnaht 3/0 (0,200–0,249 mm) – Darmnaht 1 (0,400–0,499 mm) – Fasziennaht

8.4 Nahtmaterialien und Nadeln

D. Vallböhmer

8.4.1 Nahtmaterialien

Während Ihrer ersten Einsätze im Operationssaal oder in der Ambulanz werden Sie eine Vielzahl von unterschiedlichen Nahtmaterialien kennenlernen. Auch wenn Sie zunächst denken, dass Sie hier nie einen richtigen Überblick bekommen, so lassen sich chirurgische Nahtmaterialien sehr übersichtlich anhand folgender 3 Kriterien einteilen (◻ Tab. 8.1):

1. Resorptionsfähigkeit,
2. Fadenbeschaffenheit,
3. Fadenstärke.

Im OP sind die verschiedenen Fäden im sogenannten Nahtkabinett gelagert, einem Wagen, der mobil in und aus dem OP gefahren werden kann und in dem alle gebräuchlichen Fäden übersichtlich verstaut sind. Schauen sie hier nach, welches Nahtmaterial bei Ihnen im OP verwendet wird. Es wird

Ihnen nicht erspart bleiben, die wichtigsten Fäden mit den gebräuchlichen Handelsnamen zu lernen. Eine einfache Übung mit großer Wirkung, wenn Sie mit am Tisch stehen und sich schon am Anfang Ihres Berufslebens in diesem Punkt auskennen lernen.

Resorptionsfähigkeit Das wohl wichtigste Kriterium zur Klassifikation von Nahtmaterial ist die Resorptionsfähigkeit. Das Nahtmaterial lässt sich in resorbierbare und nichtresorbierbare Fäden unterteilen. Charakteristisch für resorbierbares Nahtmaterial ist der zunehmende Verlust der Reißkraft über Tage/Wochen bis hin zur kompletten Resorption. **Resorbierbare Fäden** verwendet man in Gewebebereichen, die passager adaptiert werden müssen und wo nach Resorption des Nahtmaterials die Reißfestigkeit vom Gewebe selbst erbracht wird. Dies ist der der Fall bei Subkutannähten, Darmanastomosen oder Gefäßligaturen. Dabei wird vor allem synthetisches, resorbierbares Material verwendet wie Poliglecapron (z. B. Monocryl), Polyglactin (z. B. Vicryl) oder Polydioxanon (z. B. PDS). Diesem Typ von Nahtmaterial ist gemeinsam, dass es durch Hydrolyse in bis zu 180 Tagen vollständig abgebaut wird.

Im Gegensatz dazu verwendet man **nichtresorbierbares Nahtmaterial** für die langfristige Unterstützung der Gewebefestigkeit, vor allem in Bereichen mit hoher mechanischer Belastung. Hierbei stehen Kunststoffe (z. B. Prolene oder Ethilon), Seide oder Draht zur Verfügung. Ein typisches Beispiel für den Einsatz von nichtresorbierbarem Nahtmaterial ist die Versorgung einer Leistenhernie nach Shouldice, bei der das körpereigene Gewebe mit einem Polypropylenfaden (z. B. Prolene) adaptiert wird.

Fadenbeschaffenheit Anhand der Fadenbeschaffenheit unterscheidet man zwischen monofilem und polyfilem Nahtmaterial. Im Gegensatz zum monofilen Faden besteht der polyfile aus multiplen verzwirnten Einzelfäden. **Monofile Fäden** (z. B. Monocryl oder Prolene) bieten den Vorteil einer glatten Oberfläche, fehlenden Dochtwirkung im Gewebe und guter Gleiteigenschaft beim Knoten. Ihr Nachteil liegt jedoch in einer gewissen Steifigkeit und schlechterem Sitz insbesondere des ersten

Knotens. Das werden Sie schnell merken, wenn Sie diese Fäden knoten. Es bedeutet für Sie, dass Ihre Knotentechnik exakt angewandt werden muss, um die gewünschte Adaptation zu erzielen.

Polyfile Fäden (z. B. Vicryl) bieten den Vorteil einer einfacheren technischen Handhabung, der Knoten hält meistens. Durch die Rauigkeit des Materials kann jedoch eine unerwünschte Dochtwirkung auftreten, das bedeutet, dass durch die Kapillarwirkung der Einzelfäden Sekret angesaugt wird und eine Infektion im adaptierten Gewebe begünstigt.

Hier ein kleiner Tipp: Beginnen Sie ihre Knotenübungen mit einem polyfilen Faden. Erst wenn Sie die Technik mit diesem Material sicher beherrschen, wechseln Sie auf einen monofilen Faden. Sie werden sich wundern, wie unterschiedlich das Fadengefühl ist. Alle Knotenübungen sollten Sie mit Handschuhen durchführen, um die reale Situation im Situs so weit wie möglich zu simulieren.

Fadenstärke Natürlich erfordern die unterschiedlichen Anwendungsbereiche bei chirurgischen Nähten eine angepasste Fadenstärke. Die Fadenstärke wird übrigens nicht metrisch, sondern nach dem USP-System (United States Pharmacopeia) angegeben, wobei die Stärke mit N(/0) bezeichnet wird. Ein niedriger Wert entspricht hierbei einem stärkeren Faden (z. B. Stärke 2 für eine Fasziennaht), ein höherer Wert einem dünneren Faden (z. B. 5/0 für eine Gefäßnaht).

Am Anfang ist es sicherlich sinnvoll, Knotenübungen mit einem Faden der Stärke 0–2 zu beginnen. Fäden der Stärke 6/0 und dünner werden Sie bei doppelten Handschuhen kaum spüren, und es erfordert schon eine gewisse Ausdauer, auch dieses Nahtmaterial zur Zufriedenheit Ihres Oberarztes suffizient zu knoten. Auch hier gilt: Übung macht den Meister.

8.4.2 Chirurgische Nadeln

Die Wahrscheinlichkeit, dass Sie sich im Verlaufe Ihrer chirurgischen Weiterbildung mit einer chirurgischen Nadel stechen oder auch durch einen Kollegen am OP-Tisch gestochen werden, ist groß. Also sollen Sie kurz einen Überblick darüber er-

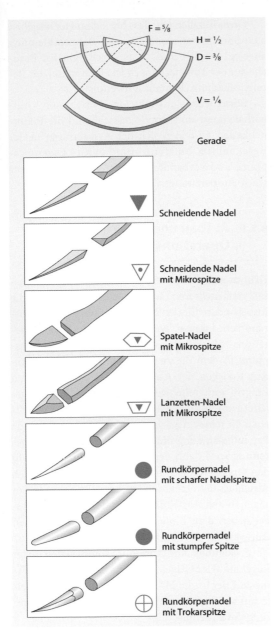

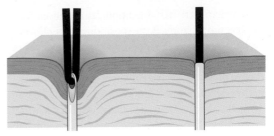

○ **Abb. 8.3** Traumatische (links) und atraumatische Nadel (rechts). Bei letzterer ist der chirurgische Faden ohne Kaliberschwankung direkt an die Nadel angefügt. (Aus Siewert 2006)

○ **Abb. 8.2** Nadelübersicht mit Nadelspitze, Querschnitt und Symbol. (Mit freundlicher Genehmigung der Covidien Deutschland GmbH)

halten, womit Sie sich stechen und in welchem Fall eine relevante Infektionsgefahr besteht.

Chirurgische Nadeln unterscheiden sich durch ihre Form (gerade oder gebogen), die Nadelspitze (Rundspitze oder Trokarspitze) und den Durchmesser (halbrund oder drittelrund) (○ Abb. 8.2).

Unterschiedlich ist auch die Art, wie Nadel und Faden verbunden sind. Hier gibt es chirurgische Nadeln mit Langloch oder Federöhr zum Einfädeln des Fadens oder sogenannte atraumatische Nadeln, bei denen der Faden mit der Nadel adaptiert ist (○ Abb. 8.3). Die letztere Variante ist heutzutage die am häufigsten verwendete Nadel.

Wenn Sie sich denn zum ersten Mal gestochen haben, die gute Nachricht vorweg: Das Risiko, dass Sie sich bei einer Stichverletzung eine Infektionskrankheit einhandeln, ist sehr gering. Das liegt daran, dass chirurgische Nadeln keine Hohlnadeln sind – wie die Kanülen zur Blutentnahme – und damit deutlich weniger infektiöses Material in die Stichwunde gelangen kann.

Als typische Infektionskrankheiten sind vor allem die Hepatitis B und C sowie die HIV-Infektion zu nennen. Die meisten von Ihnen sind gegen Hepatitis B geimpft und haben bei entsprechend hohem Titer einen ausreichenden Impfschutz bei Nadelstichverletzungen. Es bleibt also ein Infektionsrisiko für Hepatitis C und HIV, und hier ist die Übertragungswahrscheinlichkeit mit 3 % für die Hepatitis C und unter 0,3 %für HIV gering.

Passiert es und Sie stechen sich mit einer chirurgischen Nadel während der Operation, ziehen Sie die Handschuhe aus und führen sofort eine ausgiebige Desinfektion der Stichwunde durch. Anschließend wird Ihnen ein erfahrener Kollege sagen, wie das weitere Prozedere in der Klinik festgelegt ist. Im Vordergrund steht die Dokumentation der Nadelstichverletzung und unter Umständen eine Blutentnahme vom Patienten wie auch von Ihnen für eine entsprechende infektiologische Untersuchung. Wirklich aktiv werden müssen sie nur bei einer bekannten HIV-Infektion des Patienten. Hier ist eine umgehende Postexpositionsprophylaxe innerhalb der ersten Stunden nach Nadelstichverletzung einzuleiten.

Es bleibt aber festzuhalten, dass eine Nadelstichverletzung zwar ein geringes Infektionsrisiko darstellt, aber so weit wie möglich durch technisch sorgfältiges Arbeiten vermieden werden sollte.

Checkliste »Nahtmaterialien und Nadeln«
- Lernen Sie die Unterscheidungskriterien von Nahtmaterialien.
- Machen Sie sich mit dem Nahtkabinett des OP vertraut.
- Führen Sie Knotenübungen durch, zunächst mit polyfilen und dann mit monofilen Fäden.
- Vermeiden Sie Stichverletzungen.
- Lernen Sie den Ablauf der Postexpositionsprophylaxe.

8.5 OP-Ausstattung und operatives Instrumentarium

A. Kirschniak, F. A. Granderath

Das erste Mal, wenn man vor der Milchglastür mit der Aufschrift »OP – kein Zutritt« steht und diese Schwelle schließlich überschreitet, bleibt wohl jedem Chirurgen im Gedächtnis. Dieser Bereich des Krankenhauses ist ausschließlich dem dort arbeitenden Personal und den Patienten vorbehalten. Hier gelten ganz besondere Regeln bezüglich des Miteinanderarbeitens und der Hygiene.

In der Regel gibt es Schleusen für den Patienten, wo er vom Pflegepersonal der Station an das Personal im Operationsbereich übergeben wird. Dort erhält der Patient eine Haarhaube und wird auf den Operationstisch gelagert. Dann wird er in den Einschleusungsraum für den eigentlichen Operationssaal gebracht, wo die Vorbereitungen für die Narkose beginnen. Die Einschleusung des Personals erfolgt in der Regel über die schon oben (▶ Abschn. 8.1.2) beschriebenen Umkleidekabinen. Betritt man dann den Operationsbereich, muss der Mundschutz durchgehend getragen werden.

Grundsätzlich gilt, dass bei jedem Herausgehen aus den Operationsbereich die Bereichskleidung abgelegt werden muss. Das gleiche gilt für Besuche auf der Toilette, danach ist ein Wechsel der Bereichskleidung ebenfalls notwendig.

Einschleusung, Umkleide, Waschraum, Aufenthaltsraum und Operationssaal sind die Räumlichkeiten, in denen sich der Assistenzarzt in der Regel aufhält. Im Hintergrund gibt es Lagerungsräume und Vorbereitungsräume für die Sterilgüter sowie Aufbereitungsmöglichkeiten.

8.5.1 Aufbau und Struktur des Operationssaales

Grundsätzlich besteht der Komplex »Operationssaal« aus mehreren räumlichen Untereinheiten, die insbesondere für den Neuling im Einzelfall verwirrend sein können. Neben dem eigentlichen Operationssaal befindet sich regelhaft ein Einleitungsraum, in dem die zu operierenden Patienten von den Kollegen der Anästhesie auf den operativen Eingriff vorbereitet werden und die Narkose eingeleitet wird. Je nach Klinik wird dort gegebenenfalls auch die dem vorgesehenen Eingriff entsprechende Patientenlagerung durchgeführt. Nach der Vorbereitung wird dann der intubierte Patient direkt in den Operationssaal transportiert. Unmittelbar nach Abschluss der Operation wird der Patient über den sogenannten Ausleitungsraum, der sich in der Regel neben dem Einleitungsraum befindet, in den Aufwachraum der Anästhesie gebracht.

Einleitungs- und Ausleitungsraum gelten in der Regel als »Hoheitsgebiet« der Abteilung für Anästhesie. Hier ist die Mitarbeit von chirurgischer Seite nur auf Zuruf vonnöten, zum Beispiel zur Lagerung des Patienten.

Des Weiteren grenzt unmittelbar an den Operationssaal der Waschraum an. Hier erfolgt die chirurgische Händedesinfektion des gesamten an dem Eingriff beteiligten Personals.

Bei den ersten Einsätzen im Operationssaal scheint man auf schier unendlich viele Instrumente und Geräte zu stoßen, die für einen Neuling zum Teil nur schwer einzuordnen sind. Grundsätzlich gilt die Devise, dass man nur die Dinge bedient, die man vorher bereits in der Hand gehabt hat und/

oder in die man eingewiesen wurde. Die Einweisung erfolgt in der Regel durch erfahrenere Kollegen, wie zum Beispiel einen diensterfahreneren Assistenzarzt oder einen Oberarzt.

Aber auch das OP-Personal wie OP-Pfleger oder auch Anästhesiepfleger sind oft gerne bereit, jüngere Kollegen bei ihren ersten Schritten in einem Operationssaal zu unterstützen. Scheuen Sie sich nicht, erfahrenere Mitarbeiter um Hilfe zu bitten, bei freundlicher Nachfrage bekommen Sie sicher Unterstützung von ihnen. Alle Mitarbeiter um den Bereich OP wissen – nicht zuletzt auch aus eigener Erfahrung – dass die ersten Tage schwierig sein können. Durch Nachfragen signalisieren Sie Interesse und Motivation, das kommt immer gut an.

Grundsätzlich kann der einzelne OP-Saal in folgende Bereiche unterteilt werden:

- Bereich der Anästhesie,
- Instrumentiertische des OP-Pflegepersonals,
- OP-Tisch,
- Vorratsbereich für OP-Material.

Bereich der Anästhesie Hier stehen vor allem die Überwachungsmonitore sowie die Beatmungseinheit und in der Regel ein Medikamentenwagen, in dem sich die wesentlichen Medikamente und Spritzen, Kanülen sowie weiteres Equipment für den Narkosearzt befinden. Als Chirurg sollte man diese Dinge nur nach Rückfrage mitbenutzen. Am besten ist es, bei Bedarf den Narkosearzt zu fragen, ob er zum Beispiel eine Kanüle oder Spritze zur Verfügung stellen kann. Auch hier macht der Ton die Musik; seien Sie höflich und zurückhaltend, und Sie werden das Benötigte sicher erhalten.

Instrumentiertische des OP-Pflegepersonals Die Anordnung der verschiedenen Instrumente auf den Instrumentiertischen folgt strengen Regeln. Auf dem Tisch befinden sich außerdem zum Teil eingespannte Nadeln in Nadelhaltern, Skalpelle und Scheren sowie andere Instrumente, die Verletzungspotenzial bergen.

Die Instrumentiertische sind für den Chirurgen prinzipiell tabu und man sollte sich auf gar keinen Fall selbst bedienen. Insbesondere in der ersten Zeit, wo noch eine natürliche Unsicherheit im Operationssaal besteht, ist es wichtig, einen angemessenen Sicherheitsabstand zu den Instrumen-

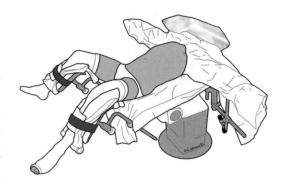

Abb. 8.4 Steinschnittlagerung mit ausgelagerten Armen

tiertischen einzuhalten. Nichts kann den Spaß und den Einstieg in das Operieren mehr vermiesen als eine OP-Schwester, die den Instrumentiertisch aufgrund einer möglichen Verunreinigung oder Unsterilität erneut richten muss.

OP-Tisch Nach korrektem Lagern des Patienten (► Abschn. 8.3) dreht sich alles um diese zwei Quadratmeter. Es ist nicht viel Platz um den Patienten herum, insbesondere bei einem kleinen Operationsfeld. Bei bestimmten Operationen können zum Beispiel die Arme des Patienten so ausgelagert sein, dass man kaum zu zweit neben dem Patienten stehen kann (◘ Abb. 8.4).

Der OP-Tisch ist keine Sitzgelegenheit für den Chirurgen. Man darf nie vergessen, dass unter der Abdeckung der Patient liegt und man mit seinem eigenen Körpergewicht Verletzungen hervorrufen kann, die primär nicht sichtbar sind, aber beispielsweise postoperative Lähmungserscheinungen oder Nervenläsionen zur Folge haben können. Insbesondere als zweiter Assistent, wenn man im Bereich der ausgelagerten Arme lange Zeit ruhig stehen muss, ist der ausgelagerte Arm ein verlockendes Angebot, sich auszuruhen. Neben den Schäden an Nerven und Muskeln können dabei aber auch die Infusionsleitungen und Monitorkabel der Anästhesisten beeinträchtigt werden.

Die Steuerung, wie zum Beispiel die Hoch-/Tieflagerung des Operationstisches, wird in der Regel von den OP-Schwestern, im Einzelfall auch durch die Kollegen der Anästhesie vorgenommen. Wünscht man als Chirurg eine Änderung der Position des Patienten, zum Beispiel eine verstärkte Kopftieflagerung, muss dies deutlich und durch direkte Ansprache des Verantwortlichen kommuniziert werden.

Die modernen Tische lassen sich in unterschiedliche Richtungen kippen und drehen. Auch hier der Tipp, den Tisch vor dem Bedienen selbst einmal auszuprobieren und die unterschiedlichen Bedienkombinationen zu verinnerlichen.

Vorratsbereich für Material Häufig findet sich im Operationssaal ein sogenanntes Fadenkabinett, in dem die unterschiedlichen Nahtmaterialien systematisch und griffbereit gelagert sind. Es gibt fahrbare Lagerungswagen, auf denen man alle nötigen Hilfsmittel vorfindet. Verbandsmaterial, Katheter für die Harnkatheterisierung und weitere Materialien sind griffbereit im oder im Vorraum des Operationssaals gelagert. Diesen Bereich sollte man sich als Neuling im Operationssaal von den Schwestern zeigen und erklären lassen. Dies hilft nicht nur, die erforderlichen Dinge selbst zu finden, sondern man bekommt auch Verständnis dafür, wenn manches Equipment nicht sofort griffbereit vom OP-Pflegepersonal angereicht wird, sondern vielleicht erst aus einem größeren Vorratslager geholt werden muss.

Dreh- und Angelpunkt der Operation stellt schließlich das Equipment um den Patienten dar. Grundsätzlich muss man die Operationen, die konventionell durchgeführt werden, von denen unterscheiden, bei denen spezielle technische Instrumente nötig sind. Vor allem die minimalinvasiven Techniken (Laparoskopie, Thorakoskopie, Arthroskopie) benötigen einen viel höheren instrumentellen Aufwand als die klassischen offenen Operationsmethoden. Hinzu kommen die unterschiedlichen Implantate und Schrauben sowie Schablonen, die für die unfallchirurgischen Eingriffe am Bewegungsapparat eingesetzt werden.

8.5.2 Operationsinstrumente für konventionelle Chirurgie

In den ersten 100 Tagen Ihrer chirurgischen Karriere lernen Sie die folgenden Gruppen von Instrumenten kennen:

- Halteinstrumente,

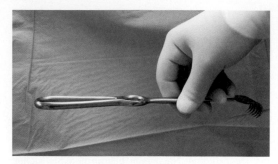

Abb. 8.5 Anreichen eines Wundhakens. (Aus Liehn 2011)

- Präparationsinstrumente (inklusive elektrische Dissektionsgeräte),
- minimalinvasive Instrumente.

Verschiedene Instrumente werden in diesem Kapitel in der Handreichung durch das OP-Personal gezeigt, denn dieser Blick imitiert die gängige Perspektive des Operateurs.

Halteinstrumente

Zu den Halteinstrumenten zählen Haken und Sperrer, die Gewebe halten und den Operationsbereich darstellen sollen (Abb. 8.5).

Rahmen und Konstruktionen, die direkt am Operationstisch mitbefestigt werden können, werden zur Stabilisierung der Bauchdecke und zum Offenhalten der Wunde eingesetzt. Hierzu zählen Zenker-Rahmen, Mercedes-Sperrer, Thomson-Rahmen, Omnitract oder Ähnliche. Allen Mechanismen gemeinsam ist, dass sie die Wunde aufhalten und somit eine weitere Assistenz am Tisch vermeiden.

Im Gegensatz zu den genannten Mechanismen erfordert der Einsatz von Roux-Haken (Philibert J. Roux, Chirurg in Paris, 1780–1854), Fritsch-Haken (Heinrich Fritsch, Gynäkologe in Hamburg und Bonn, 1844–1915), Langenbeck-Haken (Bernhard von Langenbeck, deutscher Chirurg, 1810–1887) oder Spatel die aktive Mitarbeit eines Assistenten. Diese Haken sind meist die ersten chirurgischen Instrumente, die Sie als junger Chirurg und Assistenzarzt benutzen. Der statische Einsatz dieser Instrumente kann im Einzelfall zu gewissen Ermüdungserscheinungen führen. Nichtsdestotrotz sind sie wichtig für den Erfolg der Operation und vor allem in Situationen, wo der Operateur in der

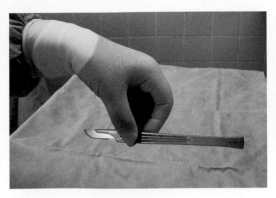

◘ **Abb. 8.6** Anreichen eines Skalpells. (Aus Liehn 2011)

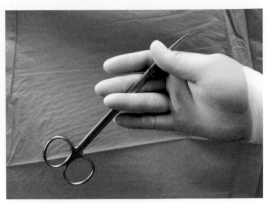

◘ **Abb. 8.7** Anreichen einer Schere. (Aus Liehn 2011)

Tiefe des Situs arbeitet, unverzichtbar. Häufig fallen dann Aufforderungen wie »Spitze betonen«. Damit meint der Operateur, dass der Operationsbereich durch pointierten Zug am Ende des Halteinstrumentes besser aufgehalten werden soll.

Jeder hat bereits am Haken gestanden und weiß, dass dies oftmals anstrengend ist. Wichtig ist, die Operation mental zu verfolgen und über mögliche anatomische Strukturen, nächste Schritte und Gefahren konzentriert nachzudenken. Hierdurch erscheint die monotone Haltearbeit nicht ganz so monoton, und durch aktives Mitdenken lernt man während der Operation hinzu.

Präparationsinstrumente

Die wichtigsten Präparationsinstrumente sind:
- Skalpelle,
- Scheren,
- Pinzetten,
- Klemmen,
- Nadelhalter.

Skalpelle (◘ Abb. 8.6) gibt es als Einweginstrumente sowie als Griffe mit einspannbaren Klingen. Unterschiedliche Klingenformen werden in verschiedenen anatomischen Regionen für unterschiedliche Präparationsschritte eingesetzt. Die wichtigsten Klingenformen sind die Rund- und die Stichklinge. Die Rundklinge (Klingenform Nummer 21) wird typischerweise zur Inzision der Haut eingesetzt. Mit dem Stichskalpell (Klingenform Nummer 24) werden kleine Schnitte zum Beispiel

für das Ausleiten von Drainagen oder Inzisionen für Trokare gesetzt.

Es gibt eine Vielzahl von **Scheren** (◘ Abb. 8.7), die sich hinsichtlich Länge und Form unterscheiden und in der Regel für Rechtshänder geschliffen sind. Versuchen Sie einmal mit einer Fadenschere in der linken Hand einen Subkutanfaden zu kürzen. Sie werden nicht glauben, wie viele Anläufe Sie für dieses Manöver brauchen. Typischerweise werden für die Gewebepräparation scharfe und feine Scheren genutzt. Diese Präparationsscheren gibt es in unterschiedlicher Länge, je nach Tiefe des aktuellen Operationsgebietes. Für die Durchtrennung der Fäden wird eine Materialschere eingesetzt.

Wie viele andere Instrumente werden auch die Scheren mit der sogenannten Dreipunkttechnik gehalten, d. h. der Daumen befindet sich in einem Griff der Schere und der Ringfinger in dem anderen. Der Zeigefinger stabilisiert das Instrument durch Führung des Instrumentenschaftes. Gewöhnen Sie sich diese Grundhaltung an, weil Sie hiermit die sicherste Führung auch bei Präparation in einem kleinen OP-Gebiet haben. Der andere Grund für diese Haltung ist, dass Sie so den natürlichen Tremor am besten kontrollieren können. Kommt dann noch etwas Nervosität dazu, hat man schnell den Eindruck, dass die Hand fast nicht kontrollierbar zittert. Gerade in solchen Momenten ist es wichtig, zum einen Ruhe zu bewahren und zum anderen die genannte Dreipunkttechnik anzuwenden.

Noch mehr Ruhe bekommt man in die Hand, wenn der Unterarm oder das Handgelenk sich ab-

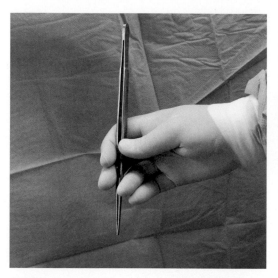

■ **Abb. 8.8** Anreichen einer Pinzette. (Aus Liehn 2011)

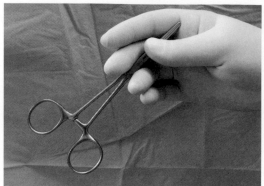

■ **Abb. 8.9** Anreichen einer Klemme. (Aus Liehn 2011)

stützen kann. Dies kann Ihre eigene Hand, aber durchaus auch mal die eines weiteren Assistenten sein. Oft steht man nicht optimal zum Situs, und durch die unkomfortable Haltung ist ein präzises Einsetzen des Instrumentes erschwert. Der Tremor braucht Sie also nicht weiter zu beunruhigen, denn mit zunehmender Sicherheit in der Handhabung der Instrumente wird sich dieser auch wieder legen. Und wenn sie erfahrene Operateure beobachten, stellen sie fest, dass auch sie in schwierigen Situationen hiervor nicht geschützt sind.

Nun zu den **Pinzetten** (■ Abb. 8.8): Sie alle haben schon einmal die Begriffe »chirurgische Pinzette« oder »anatomische Pinzette« gehört. Der Unterschied ist die Form des Maulteils. Bei der anatomischen Pinzette sind die Greifflächen flach und können somit Gewebe nur bedingt halten. Bei der chirurgischen Pinzette findet man einen scharfen Zacken, welcher Gewebe fest greifen kann. Grundsätzlich gilt, dass die chirurgische Pinzette nicht für empfindliche Organe wie zum Beispiel Darm oder Gefäße genutzt werden sollte, da es zu einer Traumatisierung des Gewebes führen kann. In einigen Kliniken gilt deswegen die Regel, dass chirurgische Pinzetten nach Eröffnung des Abdomens nicht mehr von der instrumentierenden Schwester angegeben werden. Will man allerdings eine Faszie halten, ist die anatomische Pinzette in der Regel zu schwach und ein effektives Greifen des relativ har-

ten Gewebes ist nicht möglich. Deswegen werden in der Orthopädie und Unfallchirurgie überwiegend chirurgische Pinzetten verwendet.

Es gibt eine Vielzahl von besonderen Formen an **Klemmen** (■ Abb. 8.9), von denen wir nur die wichtigsten nennen können.

Die *Pean-Klemme* (Péan Klemme Jules Émile Péan, 1830–1898, französischer Chirurg) sieht einer Schere zum Verwechseln ähnlich. Die Klemme verfügt allerdings anstelle von Scherblättern über zwei quergeriffelte Maulteile. Diese Maulteile können gerade oder gebogen sein.

Kocher-Klemmen (Emil Theodor Kocher, 1841–1917, schweizer Chirurg) haben anstelle anatomischer Maulteile einen Zacken wie die chirurgische Pinzette (■ Abb. 8.8).

Die *Overholt-Klemme* (Richard Overholt, 1901–1990, amerikanischer Thoraxchirurg) ist ein Instrument für die Präparation und ähnlich der Pean-Klemme mit geriffelten Maulteilen ausgestattet. Allerdings laufen die Enden relativ spitz zusammen und ermöglichen so durch Spreizen von Gewebe das Präparieren. Des Weiteren wird dieses Instrument eingesetzt, um Gewebe und Gefäße abzuklemmen und Ligaturen unter die Klemme zu setzen.

Die *Mikulicz-Klemme* (Johann Freiherr von Mikulicz-Radecki, 1850–1905, deutsch-polnisch-österreichischer Chirurg) stellt eine Besonderheit dar. Sie ist relativ kräftig, und die Spitzen sind – ähnlich der chirurgischen Pinzette – mit einem Zacken ausgestattet, welcher das feste Greifen von Gewebe ermöglicht. Die Klemme wird vor allem zum Halten von Faszien eingesetzt.

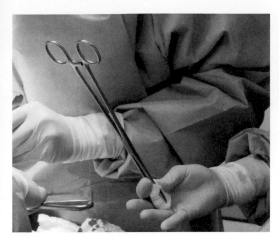

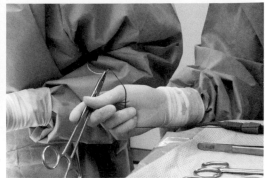

Abb. 8.11 Anreichen eines Nadelhalters. (Aus Liehn 2011)

Abb. 8.10 Anreichen einer Tupferzange. (Aus Liehn 2011)

Erwähnt werden soll außerdem noch die Tupferzange (■ Abb. 8.10), die oft auch präparatorisch eingesetzt wird. Man schiebt damit natürliche Trennschichten auseinander.

Im Unterschied zu den genannten Klemmen werden **Nadelhalter** (■ Abb. 8.11) für das Führen der Nadel eingesetzt. Die Branchen sind so geformt, dass ein fester Griff der Nadel möglich ist und die Nadel in allen möglichen Winkeln eingespannt werden kann, ohne dass sie sich gegen das zum Teil harte Gewebe verdreht. Die Branchen des Nadelhalters schließen sich weitgehend parallel und üben so eine relativ große Kraft auf die Nadel aus. Grundsätzlich sollte die Nadel im hinteren Drittel, möglichst nah an der Spitze der Nadelhalterbranchen eingespannt werden, damit so präzise wie möglich genäht werden kann.

Es existiert natürlich noch eine Vielzahl anderer Scheren, Haltehaken, Klemmen; die Nennung aller Instrumente würde sicher den Rahmen dieses Einsteiger-Guides sprengen. Zu Beginn der chirurgischen Karriere ist jedoch nicht das Nutzen einer möglichst großen Anzahl unterschiedlicher Instrumente sinnvoll, sondern eher das sichere Einsetzen des Standardinstrumentariums. Erkundigen Sie sich rechtzeitig über die Gewohnheiten Ihres Krankenhauses. Es macht einen sehr guten Eindruck, wenn Sie die Instrumente bei Ihren ersten eigenen Eingriffen bei den richtigen Namen nennen. Das OP-Personal steht Ihnen sicherlich hilfreich zur Seite, wenn Sie höflich um eine Einführung in die Instrumente bitten, die in Ihrem Krankenhaus genutzt werden.

Elektrische Dissektionsinstrumente

In allen Bereichen der modernen Chirurgie ist der Einsatz von Präparationsgeräten, die in irgendeiner Form elektrisch gesteuert werden, heutzutage Standard. Die wesentlichen Geräte, denen unterschiedliche physikalische Prinzipien zugrunde liegen, sind

- Hochfrequenz-(HF-)Geräte,
- ultraschallgesteuerte Dissektionsgeräte (Ultracision),
- wärmegesteuerte Dissektionsgeräte (Ligasure).

Hochfrequenz (HF)-Geräte Instrumente für die Koagulation haben das operative Vorgehen entscheidend verändert. Mit der kontrollierten Applikation von Hitze konnte das chirurgische Vorgehen deutlich verbessert werden, eine ständige Ligation des dissezierten Gewebes konnte reduziert werden.

Durch die kontrollierte Applikation von Strom wird über die Erhitzung des Gewebes lokal eine Koagulation und damit ein Verschluss der kleinsten Gefäße erreicht. Hierdurch wurde die blutarme Operation erst ermöglicht. Die einfachste Art der Koagulation wird mittels Hochfrequenzgenerator erzeugt und über ein Handstück weitergeleitet. Man unterscheidet monopolaren und bipolaren Koagulationsstrom (■ Tab. 8.2).

Beim **monopolaren Koagulationsstrom** erfolgt die Stromleitung vom Handstück über den Patienten über eine Neutralelektrode zurück zum HF-Generator (■ Abb. 8.12). Entscheidend ist, dass

	Monopolar	Bipolar
Polanordung	– Kleinflächige Aktivelektrode – Rückfluss des Stomes geht durch den Körper über eine großflächige Neutralelektrode zurück	– Beide Pole/Elektroden in einem Instrument gleich groß – Stomfluss nur zwischen den beiden Polen (eng begrenzt)
Wirkung	– Starke lokale Erwärmung des Gewebes an der Aktivelektrode – Bei hohen Spannungen Gefahr des Funkenfluges	– Starke lokale Erwärmung zwischen den Elektroden
Einsatzgebiet	– Gewebeschnitt – Gefäßverschlüsse	– Gefäßverschlüsse
Vorteile	– Schnelle Blutstillung – Vielseitige Anwendung durch Elektrodenwechsel	– Stromweg genau kalkulierbar – Geringere Stromstärke (nur 20–30 % der monopolaren HF-Leistung) – Verbrennungsrisiko an der Neutralelektrode entfällt
Nachteile	– Bei Ablösen der Neutralekektrode kann es zu Verbrennungen kommen – Stromfluss durch den Körper ist nicht genau kalkulierbar – Kurzschlüsse über Kontrakt mit geerdeten Metallteilen möglich (z.B. Metallkontakt der Patientenhand)	– Gewebeschnitt nicht möglich

◘ Tab. 8.2 Unterschiede zwischen monopolarem und bipolarem Strom

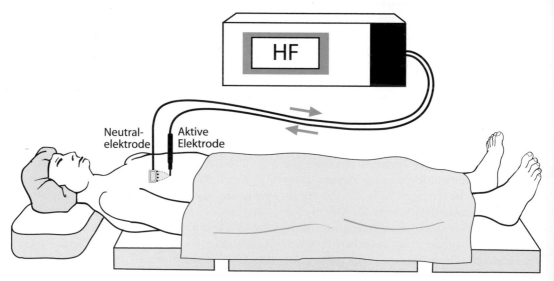

◘ Abb. 8.12 Stromkreis bei monopolarer Koagulation. (Aus Kramme 2011)

die Neutralelektrode breitflächig auf die Haut des Patienten geklebt wird, damit der fließende Strom an dieser Stelle keine Verbrennungen erzeugt.

Tipp: Sollte der monopolare Koagulationsstrom nicht funktionieren, liegt das häufig an einer nicht eingesteckten oder richtig fixierten Neutralelektrode.

Unterschiedliche Aufsätze für das Handstück (◌ Abb. 8.13) stehen zur Verfügung und können je nach Bedarf in das Handstück eingesetzt werden.

Bei der **bipolaren Koagulation** fließt der Strom vom HF-Generator hin zu einem Instrument wie zum Beispiel einer Pinzette; er wird dann über die eine Branche der Pinzette zu anderen Branche weitergeleitet (◌ Abb. 8.14). Nur das Gewebe zwischen den beiden Branchen wird erhitzt und koaguliert.

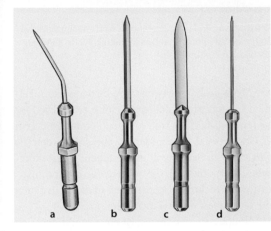

◌ **Abb. 8.13** Aufsätze für die monopolare Koagulation und Präparation: a Nadelelektrode gebogen, b Lanzettelektrode, c Messer- oder Schwertelektrode, d Nadelelektrode. (Instrumente: Aesculap; aus Siewert 2006)

Ultraschall- und wärmegesteuerte Dissektionsgeräte Als neueste Entwicklung der Koagulationstechniken sei noch die Ultraschalldissektion erwähnt. Hierbei handelt es sich um Koagulationsinstrumente, die durch schnelle Vibrationen der Maulteile gegeneinander in Ultraschallfrequenz eine Koagulation erzeugen. Diese Instrumente wurden primär für den laparoskopischen Einsatz entwickelt, haben aber auch in die konventionelle Chirurgie Eingang gefunden.

Wärmegesteuerte Dissektionsgeräte nutzen grundsätzlich das gleiche Prinzip von paralleler Dissektion und Randversiegelung, die Hitze wird jedoch nicht durch Vibration, sondern elektrisch erzeugt.

8.5.3 Instrumente für minimalinvasive Eingriffe

Mit der Etablierung von Instrumenten, die durch kleine Schnitte eingeführt werden und über ein Glaslinsensystem (Optik) beobachtet werden, wurde das Zeitalter der minimalinvasiven Chirurgie eingeleitet. Das Prinzip findet man sowohl bei Operationen im Bauch- oder Brustraum (Laparoskopie, Thorakoskopie) als auch bei Arthroskopien.

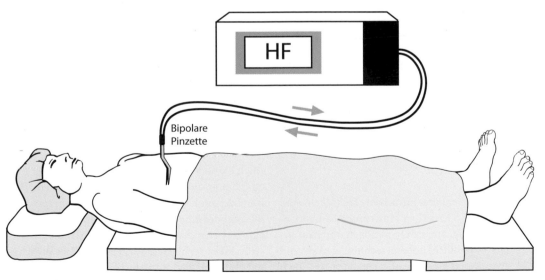

◌ **Abb. 8.14** Stromkreis bei der bipolaren Koagulation: Der Stromfluss bleibt auf das zwischen den beiden Pinzettenspitzen gefasste Gewebe begrenzt. (Aus Kramme 2011)

8

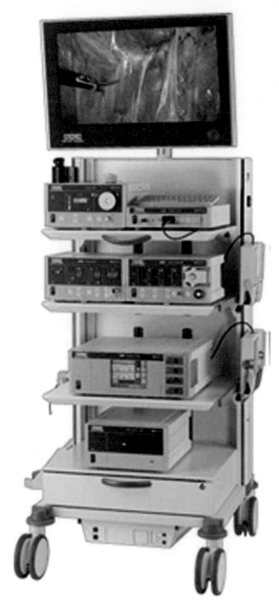

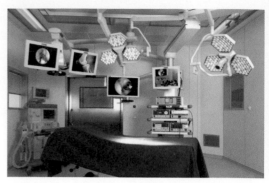

■ Abb. 8.16 Moderner Operationssaal für minimalinvasive Eingriffe. (Mit freundlicher Genehmigung der Fa. Karl Storz GmbH & Co KG, Tuttlingen)

Meist sind die notwendigen Instrumente auf einem Geräteturm installiert (■ Abb. 8.15). Die Einheiten sind fahrbar und können somit von einem Operationssaal zum anderen gebracht werden. Es gibt natürlich auch voll ausgestattete laparoskopische Operationssäle, die speziell für die minimalinvasiven Techniken konstruiert sind und in denen die Geräte fest im Saal installiert sind.

Häufig ist es in solchen Operationssälen (■ Abb. 8.16) möglich, dass über ein Touchpad mit einem sterilen Überzug alle Instrumente und Geräte zentral vom Operationspersonal gesteuert werden.

Notwendig sind in jedem Fall zentrale Einheiten, die für die Ausführung der Operation notwendig sind:
- Monitor,
- Kamerasteuereinheit,
- Lichtquelle,
- Insufflationssteuereinheit,
- Saug-Spül-Vorrichtung,
- HF-Generator,
- ggf. Dokumentationssysteme.

■ Abb. 8.15 Turm für minimalinvasive Eingriffe. (Mit freundlicher Genehmigung der Fa. Karl Storz GmbH & Co KG, Tuttlingen)

Durch die minimalinvasiven Techniken sind nochmals eine Vielzahl von Instrumenten und Geräten notwendig, um die Operationen durchzuführen. Der wesentlich höhere technische Aufwand für laparoskopische Operationen erfordert auch eine spezielle Einarbeitung an den eingesetzten Geräten und Instrumenten.

Auch hier der Rat an Sie, dass Sie sich in einer freien Minute die Instrumente von geschultem Personal zeigen lassen. Dies kann ein erfahrener OP-Pfleger oder eine OP-Schwester sein oder aber auch ein Vertreter der Firma, die die Instrumente herstellt. Meist verfügen diese Personen über Broschüren und Informationsmaterial.

Außerdem werden auch Trainingskurse für diese Instrumente angeboten. Sollten Sie die Mög-

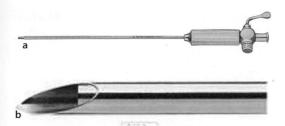

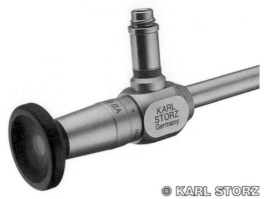

◘ Abb. 8.17 Verres-Nadel: a Gesamtansicht, b Spitze. (Mit freundlicher Genehmigung der Fa. Karl Storz GmbH & Co KG, Tuttlingen)

◘ Abb. 8.19 Okular und Lichtleiteranschluss der Optik. (Mit freundlicher Genehmigung der Fa. Karl Storz GmbH & Co KG, Tuttlingen)

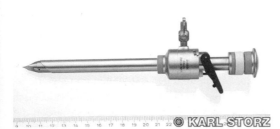

◘ Abb. 8.18 Trokar. (Mit freundlicher Genehmigung der Fa. Karl Storz GmbH & Co KG, Tuttlingen)

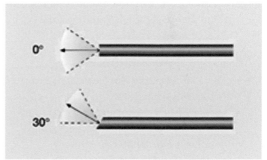

◘ Abb. 8.20 Blickrichtung der Optik. (Mit freundlicher Genehmigung der Fa. Karl Storz GmbH & Co KG, Tuttlingen)

lichkeit haben, einen solchen Kurs zu besuchen, so können Sie in diesem Rahmen die Instrumente und Geräte ausprobieren und verschiedene Einstellungen testen.

Für die **Durchführung** der minimalinvasiven Operationen sind natürlich eine Vielzahl von Instrumenten notwendig, die so in der konventionellen Chirurgie nicht existieren. Zuallererst muss in dem Raum, in dem man operieren möchte, Platz geschaffen werden. Dies funktioniert entweder mit Flüssigkeit – wie bei der Arthroskopie – oder mit Kohlendioxid – bei den Eingriffen im Bauchraum.

Zur Anlage des Pneumoperitoneums kann ein sogenannter offener Zugang gewählt werden, bei dem durch eine kleine Hautinzision bis zum Peritoneum in die Tiefe präpariert und dieses unter Sicht eröffnet wird. Der Einsatz einer Verres-Nadel (◘ Abb. 8.17) kann diese Präparation vereinfachen. Sie ist mit einem Federmechanismus ausgestattet, sodass sie mit dem scharfen Ende nur durch harte Schichten hindurchschneidet, bei weicher Resistenz schiebt die stumpfe Nadel das Gewebe nur weg, verletzt es aber nicht.

Nach Anlage des Pneumoperitoneums werden Trokare (◘ Abb. 8.18) eingebracht. Auch hier gibt

es mittlerweile ein unüberschaubares Angebot. Sowohl Einwegprodukte als auch mehrfach verwendbare Trokare finden ihren Einsatz.

Für die meisten minimalinvasiven Eingriffe werden Kameras mit einem Durchmesser von 10 mm verwendet. Die Kamera wird an das Okular angebracht und fixiert, das Lichtkabel entsprechend an den Lichtkabelanschluss (◘ Abb. 8.19). Die häufigsten eingesetzten Optikblickrichtungen sind entweder 30° oder 0° (◘ Abb. 8.20).

Gerade bei der Optik mit der Blickrichtung von 30° ist die Kameraführung nicht ganz einfach, und es bedarf großer Aufmerksamkeit, während einer Operation dem Operateur immer die beste Perspektive einzustellen. In der Regel zeigt der Anschluss des Lichtkabels in die der Blickrichtung der Optik entgegengesetzte Richtung. Das bedeutet: Wenn der Lichtleiter nach oben zeigt (12 Uhr), liegt die Optik nach unten. Somit kann durch Drehen der Optik die Blickrichtung auf ein Objekt verändert werden. Zum Beispiel lassen sich so die Bauchdecke oder auch von der Seite Strukturen betrachten. Wichtig ist, dass der Kamerakopf dabei gerade gehalten und nicht rotiert wird, da sich sonst der Horizont des Monitorbildes verdreht. Bei minimalen Verdrehungen sieht man häufig, dass alle am Operationstisch den Kopf etwas zur Seite neigen. Verliert man durch eine zu starke Rotation allerdings den Arbeitshorizont, so ist ein Operieren fast nicht mehr möglich.

Schließlich gibt es eine Vielzahl an Präparations- und Halteinstrumenten, die für verschiedene Gewebetypen und Regionen eingesetzt werden. Die beste Möglichkeit, die Instrumente in ihrer Funktion und deren Vor- und Nachteile kennenzulernen, sind die angebotenen Trainingskurse.

Checkliste »Operationsinstrumente«
- Bedienen Sie nichts, was Sie noch nicht zu bedienen gelernt haben.
- Lassen Sie sich von Kollegen oder OP-Pflegepersonal die Instrumente zeigen.
- Nutzen Sie Gelegenheiten, sich von Vertretern der Industriefirmen in die gebräuchlichen Geräte einführen zu lassen.
- Fragen Sie nach gängigen Problemen und deren Trouble-shooting.
- Nutzen Sie Kurse für die Einführung in die Operationstechniken.

8.6 Zusammenarbeit mit der Anästhesie

A. Kirschniak, F. A. Granderath

Eine erfolgreiche Operation kann nur in einem gut zusammenarbeitenden Team gelingen. Die Verantwortung für den Patienten liegt beim Narkosearzt und bei den Chirurgen. Während der Anästhesist sich um den Allgemeinzustand des Patienten, die Beatmung, das Herz-Kreislauf-System und natürlich die Schmerztherapie kümmert, ist der Chirurg auf sein Operationsfeld und seine durchzuführen-

de Operation konzentriert. Es ist somit verständlich, dass das Verständnis für die jeweils andere Disziplin gelegentlich in den Hintergrund rückt. Dennoch sollte dies vermieden und vielmehr versucht werden, die Sichtweise des Kollegen auf die aktuelle Situation des Patienten nachzuvollziehen. Verständnis und Interesse am anderen Fach erleichtern eine gute Kooperation.

Erfahrene Narkoseärzte, die die Operationen vom Ablauf her gut kennen, können ohne Nachfrage abschätzen, welcher Operationsschritt noch folgt und wie lange eine Operation noch andauert. Vor allem als Youngster im Operationssaal sollte man grundsätzlich davon ausgehen, dass jeder Beteiligte, auch der Narkosearzt, den Ablauf besser kennt als man selbst.

Im Mittelpunkt der Aktivitäten im Operationssaal steht der Patient. Der Informationsaustausch zwischen den Beteiligten ist für die Sicherheit des Patienten und die Qualität der Operation mitverantwortlich, und Anästhesist und Chirurg sollten hier eng zusammenarbeiten.

Vor der Operation können zum Beispiel im Rahmen eines Time-out die relevanten Punkte zum jeweiligen Patienten kurz mit dem Narkosearzt besprochen werden. Chronische Lungen- oder Herzerkrankungen können einen Einfluss haben auf die Narkosefähigkeit des Patienten. Auch die Antibiotikatherapie sollte kurz mit dem Narkosearzt abgestimmt werden. Eine etwa notwendige Endokarditisprophylaxe gehört zur allgemeinen Krankengeschichte jedes Patienten und sollte beiden Disziplinen bekannt sein. Eine höfliche Erinnerung, ob diese Prophylaxe durchgeführt worden ist, zeigt dem Narkosearzt zum einen, dass man als Chirurg auch auf diese Dinge achtet, zum anderen werden Fehler und Versäumnisse reduziert. Auch kann in dem kurzen Time-out die Möglichkeit genutzt werden, auf etwaige Schwierigkeiten der Operation hinzudeuten. Hierzu zählt zum Beispiel, dass der Patient ein höheres Blutungsrisiko hat oder dass man einen schwierigen Operationssitus erwartet (Verwachsungen, Konstitution des Patienten).

Während der Operation ist es ebenfalls wichtig, immer wieder den Kontakt mit dem Kollegen »hinter dem Tuch« zu suchen. Dies gilt für den Narkosearzt, der sich gelegentlich einen Eindruck über den Stand der Operation einholen sollte, ebenso wie für den Chirurgen. Gegenseitiges Verständnis für die Aufgabenbereiche und Verantwortlichkeiten ist die wichtigste Grundvoraussetzung für eine gute Betreuung des Patienten.

Damit ein möglichst reibungsloser Ablauf ohne unnötigen Zeitverlust zwischen den einzelnen Operationen gewährleistet ist, ist es wichtig, dass der Chirurg dem Team das voraussichtliche Ende der Operation mitteilt. Dieser Zeitpunkt sollte rechtzeitig sein, aber auch nicht zu früh, damit der nächste Patient nicht lange unbetreut in den Vorbereitungsräumen warten muss.

Nach der Operation sollte ebenfalls kurz mit dem Narkosearzt Kontakt aufgenommen und Besonderheiten oder Probleme erfragt werden. Vielleicht war zum Beispiel die Intubation schwierig, oder während der Operation fielen Herzrhythmusstörungen auf. Dies sind Dinge, die man dann im Nachhinein mit dem Patienten besprechen kann; etwa notwendige weitere Untersuchungen können dann empfohlen werden.

In vielen Krankenhäusern gehört es zur Aufgabe des Chirurgen, den Patienten zurück in das Krankenbett zu lagern und ihn mit in den Aufwachraum zu bringen. Spätestens hier sollte auch eine Kurzübergabe und Zusammenfassung der Operation an die weiterbetreuenden Kollegen erfolgen.

> **Checkliste »Zusammenarbeit mit der Anästhesie«**
> - Stellen Sie sich vor.
> - Zeigen Sie Verständnis für die andere Fachdisziplin.
> - Kommunizieren Sie die wesentlichen Aspekte des Patienten und der geplanten Operation.
> - Halten Sie sich gegenseitig über den Stand der Operation unter Narkose auf dem Laufenden.

Zitierte Literatur

Kramme R (2011) Medizintechnik. Verfahren – Systeme – Informationsverarbeitung, 4. Aufl. Springer, Heidelberg

Krettek C, Aschemann D (2005) Lagerungstechniken im Operationsbereich. Springer, Heidelberg

Liehn M, Schlautmann H (2011) 1×1 der chirurgischen Instrumente. Springer, Berlin Heidelberg

Siewert JR (2006) Chirurgie, 8. Aufl. Springer, Heidelberg

Weiterführende Informationen

Aschemann D (Hrsg) (2009) Op-Lagerungen für Fachpersonal. Springer, Heidelberg

Berufsverband Deutscher Chirurgen (1987) Zusatzabkommen zu Punkt 3 der Vereinbarung über die Lagerung des Patienten zwischen dem Berufsverband Deutscher Anästhesisten und dem Berufsverband der Deutschen Chirurgen vom 28. August 1982. Informationen des Berufsverbandes Deutscher Chirurgen e. V. 26, Nr. 3

Robert Koch Institut, Informationen zu Infektionen und deren Verbreitung: www.rki.de

Leitlinien für das hygienisch korrekte Verhalten: www.awmf.org/leitlinien/aktuelle-leitlinien/ll-liste/arbeitskreis-krankenhaus-praxishygiene-der-awmf.html

Vereinbarungen und Empfehlungen des BDC mit dem Berufsverband der Deutschen Anästhesisten (BDA): www.bdc.de/index_level3.jsp?documentid=80FBEE746FD24364C1256E6A00341ABE&form=Dokumente

Netzwerk für eine kontinuierliche Verbesserung der Patientensicherheit in Deutschland: www.aktionsbuendnis-patientensicherheit.de

Checklisten für den OP: www.who.int/patientsafety/safesurgery/en/

Notfälle

H.-J. Kress, T. Möllhoff

Von Notfällen im Klinikalltag spricht man, wenn eine unerwartete Verschlechterung des Patientenzustandes auftritt, die eine sofortige ärztliche Reaktion vonnöten macht. Der Zeitdruck einer Therapie unter Notfallbedingungen erfordert dabei nicht nur einen kühlen Kopf, sondern auch die stringente Tat. Diese sehr kurze Linie zwischen Erfassen und Tun ist in der Chirurgie nicht unüblich, macht das Agieren im Notfall aber besonders handlungsstark. Deshalb stellt dieses Kapitel viele Handlungsmaximen an praktischen Beispielen dar. Dabei wird es zwangsläufig fachlicher, als Sie es bis jetzt von diesem Buch gewohnt sind.

In der Krise ist ein schnelles und vor allen Dingen auch richtiges Handeln nötig. Notfälle ereignen sich oft außerhalb der regulären Dienstzeit. So können Sie als Berufsanfänger, wenn Sie mit solchen Ereignissen konfrontiert werden, die Notfallsituation selten gemeinsam mit einem erfahrenen Kollegen bewältigen. Oft bleibt nur die Möglichkeit der Rücksprache mit dem diensthabenden Oberarzt. Der Hintergrund muss zumindest telefonisch informiert werden. Umso wichtiger ist es deshalb, dass Sie die Notfallsituation nach einem vorgegebenen Schema analysieren und eine kurze, aber treffende Zustandsbeschreibung des Patienten formulieren lernen.

Dazu muss der Patient von Ihnen gesehen, untersucht und – sofern noch möglich – auch befragt werden. Ferndiagnosen nach Alarmierungen des Pflegepersonals ungefiltert an die höhere Dienststufe zu übermitteln, ist nicht zielführend und macht einen hilflosen Eindruck. Wie soll der im Rufdienst verantwortliche Arzt die Dringlichkeit einschätzen, wenn er auf Nachfragen von Ihnen vor Ort keine zutreffenden Antworten erhält, weil Sie den Patienten noch gar nicht gesehen haben? Daher gilt die goldene Regel, dass bei jeder Meldung eines Notfalles Sie als zuständiger Arzt zunächst sofort zum Patienten gehen. Im Übrigen sollte bei jeder Verschlechterung des Patientenzustandes eine ärztliche Visite stattfinden.

Nicht selten erreicht den Arzt primär nur eine eher diffuse Beschreibung vom Pflegepersonal: »Der Patient gefällt mir nicht« oder »Die Patientin schläft so fest, dass ich sie nicht wecken kann«. Nehmen Sie solche Hinweise ernst. Denn hinter diesen Meldungen können sich Notfälle verstecken, die sich erst am Patientenbett als solche offenbaren.

Also in jedem Falle: Als erstes zum Patienten gehen, dann die Lage einschätzen und nach Dringlichkeit das weitere Vorgehen planen!

Natürlich fehlt Ihnen am Anfang noch die entsprechende Erfahrung, um souverän und ruhig ein zugegebenermaßen stressbeladenes Notfallereignis zu meistern. Zwar ist das im Studium erlernte theoretische Wissen noch frisch, aber in der Regel fehlt noch die praktische Umsetzung. Nur im Rahmen der kardiopulmonalen Reanimation wird im Studium eine Praxisanleitung gegeben. Hier erwerben Chirurgiebeginner häufig die nötigen manuellen Fertigkeiten zur korrekten Durchführung der Herz-Lungen-Wiederbelebung.

Eine Reanimationssituation ist aber die Extremvariante eines innerklinischen Notfalls. Sie macht neben physikalischen Anstrengungen auch eine Teambildung erforderlich, die auch vom jungen Assistenzarzt eine gewisse Fähigkeit zur Führung und Leitung abverlangt. Denn er alarmiert als Diensthabender oft als Erster das Notfallteam und überwacht die Basismaßnahmen zur Reanimation, bis das Reanimationsteam auf der Station eintrifft. Es ist hier für jeden Anfänger sicher schwierig, gleichzeitig die Ruhe zu bewahren, die Situation zu beherrschen und parallel die richtigen Schritte einzuleiten.

Um einer Überforderungssituation im Vorfeld zu begegnen, sollte gerade für die kardiopulmonale Reanimation das Wissen in einer checklistenartigen und auch in Stresssituationen schnell abrufbaren Form gelernt werden. In keinem Bereich der Medizin gibt es so gut belegte nationale und internationale Standards wie in der Behandlung des Herz-Kreislauf-Stillstandes. Die Maßnahmen im Rahmen der kardiopulmonalen Reanimation sind dabei sehr einfach, müssen indes sofort begonnen werden und funktionieren nur im eingespielten Team.

Gutes Teamwork braucht aber ein wiederholtes Training. Es wird daher empfohlen, die Abläufe im Krankenhaus für die einzelnen Teams der Stationen in regelmäßigen Zeitabständen einzuüben. Wird man als Stationsarzt eingeteilt, so sollte man sich schon in den ersten Wochen seiner Tätigkeit darüber informieren, wann und von wem der nächste »Reanimationskurs« im Krankenhaus angeboten wird. Die Teilnahme an solch einem Kurs ist verpflichtend.

Für alle anderen Notfälle ist es empfehlenswert, ein individuelles und an die Gegebenheiten des Krankenhauses adaptiertes Notfallmanagement zu erarbeiten.

Notfallmanagement Wie managt man eigentlich Notfälle? Ein erfolgreiches Notfallmanagement vermeidet vital bedrohliche Notfallsituationen. Bei 80 % innerklinischer Reanimationen waren im Vorfeld Störungen der Vitalfunktionen festgestellt worden, die aber entweder nicht beachtet oder nicht adäquat behandelt wurden. Vorbeugende Maßnahmen zur Vermeidung von Notfällen können nur dann greifen, wenn der zuständige Arzt im Erkennen von behandlungsbedürftigen Störungen bei seinen Patienten geschult wird.

Eine gut organisierte Notfallversorgung beinhaltet daher 3 wesentliche Aspekte:
1. **vorbeugende Maßnahmen** zur Vermeidung von Notfällen,
2. strukturierte **Planung der Notfallbewältigung**,
3. **klinikinterne Therapiestandards** der häufigsten zugrunde liegenden Erkrankungen.

Oft wird im Krankenhaus der ersten Säule des Notfallmanagements kaum Beachtung geschenkt. Das frühzeitige Erkennen von Notfällen soll im ▶ Abschn. 9.1 ausführlich besprochen werden und hoffentlich durch eine ebenso frühzeitige zielgerichtete Behandlung zur Vermeidung einer kardiopulmonalen Reanimation beitragen.

Im ▶ Abschn. 9.2, dem »Verhalten im Notfall«, wird näher auf die strukturierte Planung der Notfallbewältigung eingegangen. Beispielhaft sollen in diesem Abschnitt anhand einfacher klinischer Krankheitsbilder einige Notfallsituationen vorgestellt werden, die einem angehenden Arzt in einer chirurgischen Klinik in den ersten Wochen und Monaten seiner Tätigkeit begegnen können. Auch sinnvolle therapeutische Behandlungsmöglichkeiten dieser klassischen Notfallkrankheitsbilder werden hier präsentiert. Nicht alle in diesem Abschnitt vorgestellten Therapieoptionen lassen sich

in der eigenen Klinik umsetzen. Vielleicht sind andere Therapiestandards etabliert, die ebenso gut funktionieren und vom Chef der Abteilung vorgegeben werden. Insofern sollte der jüngere Kollege das Gespräch mit den leitenden Ärzten suchen, um das mögliche Vorgehen für eine gegebene Notfallsituation abzusprechen. Für die kardiopulmonale Reanimation wird man klinikintern nach den evidenzbasierten Standards vorgehen.

Im ▶ Abschn. 9.3 wird daher stichpunktartig auf die gültigen Empfehlungen der nationalen und internationalen Leitlinien eingegangen. Eine Checkliste, die man am besten in der Kitteltasche mitführt, soll in der Notfallsituation helfen, die wesentlichen Fakten zu rekapitulieren.

Im abschließenden ▶ Abschn. 9.4, der sich näher mit dem »Schockraummanagement« befasst, werden alle bisher dargestellten Handlungsanweisungen in einen neuen Kontext gestellt.

9.1 Erkennen von Notfällen

Leider ist die Erfolgsrate innerklinischer kardiopulmonaler Reanimationen schlechter als die außerhalb des Krankenhauses, weil viel häufiger eine langsam fortschreitende Zustandsverschlechterung des Patienten nicht erkannt und zu spät behandelt wird. Außerhalb der Klinik finden wir häufiger Akutereignisse wie Herzrhythmusstörungen, die nicht durch einen längeren Krankheitsprozess verursacht wurden. Der zu Beginn seiner Ausbildung stehende Arzt sollte daher seinen diagnostischen Blick dahingehend schulen, Störungen der lebenswichtigen Organfunktionen bei seinen Patienten möglichst rechtzeitig zu erkennen.

Die lebenswichtigen Funktionen, auch als **Vitalfunktionen** bezeichnet, können grob **nach Organsystemen** eingeteilt werden:
▬ Zentralnervensystem,
▬ Lunge,
▬ Herz/Kreislauf,
▬ Niere und
▬ Stoffwechsel.

Veränderungen der **Körperkerntemperatur** sind essenziell in der Beurteilung von infektiösen Komplikationen beim Patienten und bedeutsam für die

Ursachenklärung der Vitalfunktionsstörungen. Aufmerksamkeit ist hier der Schlüssel zum Erfolg. Oft kündigen sich krisenhafte Zusammenbrüche eines Organsystems durch Prodromi an. Kann man vorbereitet handeln, fällt vieles leichter.

Beeinträchtigungen dieser Vitalfunktionen führen zu Krankheitsbildern, die anhand typischer Symptome sicher diagnostiziert werden können. Dabei lassen sich zwei primäre Ursachen der Organfunktionsstörungen differenzieren:

1. Störungen des Sauerstoff**angebots** und
2. Störungen des Sauerstoff**transports**.
   Insbesondere Atemfunktionsstörungen behindern die Sauerstoffaufnahme und führen zur Hypoxämie. Der Sauerstofftransport wird durch vielfältige Beeinträchtigungen der Herz-Kreislauf-Funktion negativ beeinflusst.
3. Störungen der Sauerstoff**utilisation**,
   wie wir sie bei vielen Schockformen vorfinden, können durch eine Störung des oxidativen Metabolismus von Glucose zu schweren Organfunktionsstörungen führen.

Infektionen Insbesondere Infektionen müssen von Ihnen frühzeitig erkannt und behandelt werden, um einen septischen Verlauf bei Patienten mit Beeinträchtigung der Vitalorgane zu verhindern. Räumen Sie daher dem Parameter »Temperatur« eine hohe Priorität ein. **Fieber** über 38,0 °C oder eine **Hypothermie** mit einer gemessenen Kerntemperatur unter 36,0 °C weisen auf eine Infektion hin.

Die Temperaturmessung allein ist jedoch nicht spezifisch genug, um zweifelsfrei eine Infektion zu diagnostizieren. Gerade ältere Patienten reagieren kaum mit einer erhöhten Körpertemperatur, und junge Menschen können Fieberreaktionen aufgrund nichtinfektiöser Ursachen zeigen. Hier sind **Labormarker** wie das C-reaktive Protein (CRP), das Procalcitonin (PCT) und – nicht zu vergessen – die Leukozytenzahl im Blut wichtige ergänzende Parameter. Vor allem als Verlaufsgrößen liefern diese Laborwerte wichtige Informationen.

Oft entwickelt sich eine Lokalinfektion sehr schnell zu einer generalisierten Entzündungsreaktion und zum septischen Krankheitsbild mit Schock und Multiorganversagen. Als Berufsanfänger überprüfen Sie bei nachgewiesenen Störungen der Vitalfunktionen daher immer, ob eine Infek-

tion oder eine infektiologische Komplikation einer Operation als Ursache vorliegen kann! Dabei gilt natürlich »first things first«, was bedeutet, dass man zunächst die wahrscheinlichsten Ursachen abklopft, bevor man sich den Orchideen widmet. Bei operierten Patienten startet man deshalb im Operationsbereich.

Für den jungen Arzt auf einer chirurgischen Station bieten die Kriterien der systemischen Entzündungsreaktion (Systemic Inflammatory Response Syndrome, SIRS) eine gute Struktur für die Beurteilung, ob ein infektiologischer Notfall behandelt werden muss.

Mindestens **2 Kriterien müssen erfüllt sein**:
- Fieber >38,0 °C oder Hypothermie <36,0 °C,
- Herzfrequenz >90/min,
- Tachypnoe mit Atemfrequenz >20/min oder p_aCO_2 <33 mmHg,
- Leukozytose ≥12.000/mm³ oder Leukopenie ≤4000/mm³.

Die Leitsymptome für reanimationspflichtige Notfallsituationen sind *Bewusstlosigkeit* und *Schnappatmung* oder *Atemstillstand*. In diesem Fall ist unverzüglich nach den gültigen Standards vorzugehen. Hierzu sei auf ▶ Abschn. 9.3 »Kardiopulmonale Reanimation« verwiesen.

Im Einzelnen soll nun nach Organsystemen geordnet die Symptomatologie von Störungen der Vitalfunktionen dargestellt werden. An dieser Stelle ist noch einmal zu betonen, dass gerade der Arzt mit geringer praktischer Erfahrung noch Schwierigkeiten hat, unter Zeitdruck eine gesicherte Diagnose zu stellen. Bei jedem Notfall ist eine körperliche Untersuchung unbedingt erforderlich, die eine Inspektion, Auskultation, Perkussion und Palpation umfasst.

Schnell erhalten Sie einen Überblick über den Patientenstatus, wenn Sie in der Notfallsituation Punkt für Punkt die nachfolgende Checkliste abarbeiten.

Checkliste »Untersuchung der Notfallpatienten«

Für den Berufsstarter ist es immer leichter, sich an einen Fahrplan zu halten. Damit lassen sich auch ungeplante Situation stabilisieren. Erst mit zunehmender Erfahrung können dann persönliche Präferenzen eine größere Rolle spielen, ohne den Erfolg zu gefährden. Gehen Sie am Anfang einfach und nach Schema vor.

1. Ist der **Patient ansprechbar** und antwortet er adäquat? Hat er die Augen geöffnet und fixiert er Sie?
2. Wie ist die Färbung der **Haut** und der **Schleimhäute**? Fühlt der Patient sich kühl oder warm an? Schwitzt er? Testen Sie den Hautturgor und beurteilen Sie grob den Flüssigkeitsstatus. Diagnostizieren Sie Ödeme durch Eindrücken der Haut.
3. Wie ist der **Puls**? (Beachten Sie neben der groben Einschätzung der Frequenz und des Rhythmus auch die Pulsqualität!)
4. Ist die **Atmung** normal? Wie ist die Atemfrequenz? Können Sie auffällige Thoraxbewegungen sehen? Gibt es einen Anhalt für Instabilitäten des Thorax? Ist ein Stridor oder eine erschwerte Atemmechanik feststellbar?
   Wenn Sie **Vitalfunktionsstörungen** diagnostizieren, so haben Sie **zuerst eine Notfallbehandlung** einzuleiten, bevor die weitere körperliche Untersuchung folgen kann!
   a) Bei Bewusstlosigkeit und Schnappatmung/Atemstillstand:
      ► Reanimation (► Abschn. 9.3).
   b) Bei erschwerter Atmung, beschleunigter Atmung, Zyanose (livide Verfärbung von Haut und Lippen), Luftnot, Tachykardie, Hypotonie, Delir:
      ► Sauerstoffzufuhr via Maske oder Nasenbrille, 4–10 l/min, Lagerung (Oberkörper hoch bei Dyspnoe, Kopf tief als Schocklagerung).

Immer: mindestens einen peripheren Zugang legen und **Infusion** laufen lassen. **Infusionsgeschwindigkeit hoch** bei Verdacht auf **Volumenmangelschock**.

Sodann erfolgt Ihre weitere Untersuchung und Klärung der zugrunde liegenden Ursache:

1. Auskultieren Sie zuerst die **Lunge**, dann das **Herz**. Bei Verdacht auf Belüftungsstörungen der Lunge müssen Sie mittels Perkussion zwischen einer einseitigen Klopfschallverkürzung und einem hypersonoren Klopfschall unterscheiden. Gibt es vitiumtypische Auskultationsbefunde des Herzens?
2. Untersuchen Sie das **Abdomen**: Palpation und Auskultation, ggf. Perkussion. Registrieren Sie dabei Schmerzäußerungen und Abwehrspannungen? Gibt es Hinweise auf eine Peritonitis? Wie ist die Darmperistaltik?
3. **Skelettsystem** und **Extremitäten**: Falls ein Trauma vorgelegen haben könnte, so fahnden Sie nach schmerzhaften Fehlstellungen der Extremitäten, Hautverletzungen und Hämatomen.
4. **Wundinspektion**, Beurteilung des **Drainagesekretes** und der **Drainagemenge** bei postoperativen Patienten.
5. Beurteilen Sie abschließend den körperlichen Untersuchungsbefund unter Einbeziehung der Parameter: **Blutdruck, Temperatur, Laborauffälligkeiten**. Genauso wichtig sind die bekannten Vorerkrankungen des Patienten und die Anamnese in der **Krankengeschichte**.

Daher hat es sich bewährt, die Krankenakte einzusehen, um auffällige Untersuchungsbefunde dahingehend einzuordnen, ob es sich um eine Verschlechterung eines chronischen Leidens oder um eine akute Störung handelt.

9.1.1 Störungen der Vitalfunktionen nach Organsystemen

Der Check-up der Organsysteme dient der schnellen Orientierung über mögliche Störungen der jeweiligen Vitalfunktion. Die Reihenfolge ist, von wenigen Ausnahmen abgesehen, dabei nachrangig. Sie werden im Laufe der Jahre Ihre individuelle Abfolge entwickeln. Viel wichtiger ist ein Fahrplan, der so fest sitzt, dass er automatisch abspult. Das nimmt die Spannung und erhöht die Treffsicherheit.

Zentralnervensystem

Das Gehirn reagiert sehr empfindlich auf Sauerstoffmangelzustände oder metabolische Störungen. Man beobachtet insbesondere Störungen des Bewusstseins oder neurologische Symptome wie Krampfanfälle, Halbseitensymptomatik und Sprachstörungen.

Bewusstseinsstörungen können in **quantitativer** Hinsicht als abnorme Müdigkeit, schlechte Erweckbarkeit oder sogar als Koma auftreten. **Qualitative** Störungen finden sich in Form unterschiedlichster »Verwirrtheitszustände«, die man besser als »Delir« beschreibt. Der Patient reagiert nicht mehr adäquat und zeigt darüber hinaus manchmal ein eigengefährdendes oder fremdaggressives Verhalten.

Um Bewusstseinsstörungen zu erkennen und die verschiedenen Formen richtig zu differenzieren, empfiehlt sich nachfolgendes Vorgehen:

- Den Patienten ansprechen, sich selbst vorstellen und gegebenenfalls nachfragen, ob der Patient einen wiedererkennt. Dabei ist wichtig zu erfahren, ob er zu Zeit, Ort und zur Person orientiert ist. Es ist unumgänglich zu fragen: »Wissen Sie wo Sie sind? Welchen Tag haben wir? Welchen Monat und welches Jahr? Wo wohnen Sie?« Der Patient mit einer Orientierungsstörung erkennt manchmal, dass er diese einfachen Fragen gar nicht beantworten kann und reagiert daher ausweichend. Man darf als Untersucher die Befragung jedoch nicht abbrechen wenn der Patient unruhig wird, sich beschämt zeigt oder aggressiv reagiert. Häufig werden die Fragen nicht konkret beantwortet, sondern eine ausweichende »Geschichte« erzählt. Diese Konfabulationen gehören zum Symptomkomplex der Gedächtnisstörung eines akuten Delirs.
- Reagiert der Patient auf Ansprache nicht, so müssen Versuche unternommen werden, ihn zu wecken. Es empfiehlt sich, mit einem Rütteln an der Schulter oder Hin- und Herbewegen des Kopfes zu beginnen. Dann sollte man unangenehme Schmerzreize setzen, die z. B. durch »Kneifen« des Trapezmuskels zu einem Aufwachen des Patienten führen sollten. Ist ein Patient nicht erweckbar, so kann es sich um einen reanimationspflichtigen Zustand handeln, der umgehend zur Alarmierung des Notfallteams und zur sofortigen Therapie nach den Leitlinien der kardiopulmonalen Reanimation führen muss.

Den neurologischen Symptomen können regionale Störungen der Gehirndurchblutung, globale Sauerstoffmangelzustände, aber auch metabolische Störungen zugrunde liegen. Typisch sind hierbei epileptische Anfälle – in der Regel mit Bewusstseinsverlust – und Störungen der Sprache sowie halbseitige Lähmungen. Immer sollte eine neurologische Untersuchung durchgeführt werden:

- Der Händedruck wird auf den Kraftgrad im **Seitenvergleich** hin untersucht, indem beide Hände des Untersuchers über Kreuz gehalten werden und der Patient aufgefordert wird, maximale Kraft per Händedruck auszuüben. Auch eine leichte Kraftgradminderung kann hierbei gut festgestellt werden. Der Arm-Vorhalte-Versuch ist eine weitere gute Methode eine Halbseitensymptomatik aufzudecken. Ein Absinken des vorgehaltenen Armes oder eine Pronationsneigung ist dabei als pathologisch zu werten. Stellt der Untersucher eine Kraftminderung fest und es liegt der Verdacht einer Halbseitensymptomatik vor, so empfiehlt sich eine weiterführende apparative Diagnostik. Nach entsprechenden Ereignissen in der Vorgeschichte ist daher zu fahnden. Ist die dominante Hirnhemisphäre betroffen, so können auch **Sprachstörungen** auffällig werden. Dabei versucht der Patient auf Befragen zu sprechen, kann jedoch keine Worte formulieren oder spricht nur unverständliche

Laute. Als weitere Symptome sollten eine plötzliche **Erblindung** (Amaurosis fugax) und **Sensibilitätsstörungen** einer Körperhälfte beachtet werden.

- **Epileptische Anfälle** werden meist nicht direkt beobachtet, sondern von Mitpatienten im Zimmer oder vom Pflegepersonal gesehen. Handelt es sich bei einem epileptischen Anfall um einen Krampfanfall eines bis dahin nicht epilepsiekranken Patienten, so ist von einer schwerwiegenden Störung auszugehen. Sehr häufig findet man **metabolische Entgleisungen** oder **hypoxische Auslöser**. Berichtet wird von den Personen, die den Anfall direkt beobachtet haben, dass der Patient plötzlich krampfartig erstarrte und kurze Zeit später grobe Muskelzuckungen auftraten. Nach Alarmierung und in der Regel verzögertem Eintreffen findet der Arzt häufig dann einen schlafenden Patienten, der mehr oder weniger erweckbar ist. Infolge der Hypoxie während der myoklonisch-tonischen Krämpfe fällt eine deutliche Zyanose der Haut und insbesondere der Lippen auf. Die Atmung ist tief und durch den vermehrten Speichelfluss gurgelnd. Eine Zungenbissverletzung, die in der Regel am lateralen Zungenrandbereich feststellbar ist, gibt einen deutlichen Hinweis auf einen stattgehabten Grand-mal-Anfall.

Lunge

Beeinträchtigungen der Lungenfunktion können mit subjektiver Atemnot und Dyspnoe einhergehen oder für den Patienten symptomlos bleiben. Gibt der Patient eine erschwerte Atmung oder Atemnot an? Sind Nebengeräusche zu hören, etwa in- oder exspiratorischer Stridor? Oder ist ein pathologischer Auskultationsbefund zu erheben?

Eine Beeinträchtigung der Atmung mit **subjektiver Atemnot** ist für den Patienten außerordentlich belastend. Stressbedingte vegetative Begleitsymptome wie Tachykardie, Hypertonie und Schwitzen werden durch die extremen Angstgefühle ausgelöst. Jeder gesunde Mensch kann solch ein Atemnotgefühl und die begleitende Panik experimentell dadurch einmal selbst auslösen, dass er bei zugehaltener Nase allein durch einen Strohhalm atmet und sich mit dieser »Versuchsanordnung«

körperlich belastet. Infolge des Kohlendioxidanstiegs wird der Atemantrieb gesteigert und eine Atemfrequenzerhöhung führt dabei zur Zunahme der Atemarbeit.

Patienten mit Dyspnoe haben im wahrsten Sinne des Wortes »Lufthunger« und steigern sich durch die zunehmende Panik in einen Teufelskreis aus **Hyperventilation** und dadurch bedingter zunehmender **Erschöpfung**.

- Erkennbar wird die Erschöpfung der Atemmuskelpumpe an **Einziehungen der interkostalen Muskulatur** und Abnahme der Vigilanz.
- **Juguläre Einziehungen** beobachtet man häufig bei **Stenosen** der oberen Atemwege.

Durch die Verengung der Atemwege wird ein »Juchzen« als Begleitgeräusch hörbar. Diese Nebengeräusche können während der Inspiration oder während der Exspiration auftreten. Sie werden als Stridor bezeichnet.

- Ein **Stridor in der Inspirationsphase** kann als Problem des Kehlkopfes oder der supraglottischen Atemwege auftreten.
- Einen **exspiratorischen Stridor** beobachtet man in der Regel bei Verengungen der Bronchien oder Schleimverlegung der unteren Atemwege.

Eine Erkrankung der Lunge verursacht darüber hinaus häufig eine Hypoxämie des Blutes. Klinisch ist bei normalem Hämoglobinwert eine **Zyanose** als eine blau-livide Verfärbung der Haut (insbesondere des Nagelbettes), der Lippen und der Schleimhäute erkennbar. Liegt begleitend eine Anämie vor, so kann eine Zyanose trotz Sauerstoffmangel im Blut fehlen.

In jedem Fall sollte eine ärztliche Untersuchung erfolgen, deren Umfang und Ablauf im vorhergehenden Abschnitt als Checkliste bereits vorgestellt wurde. Hierbei ist eine Atemfrequenzmessung obligat. Die Atemfrequenz wird über eine volle Minute gezählt, wobei der Patient nicht explizit erfährt, was beobachtet wird. Durch dieses Vorgehen soll vermieden werden, dass einerseits der Patient die Atemfrequenzmessung durch willkürliche Atembewegungen verfälscht und andererseits bei unregelmäßigem Atemrhythmus (z. B. Cheyne-Stokes-Atemtyp) ein falscher Wert berechnet wird, da man über beispielsweise 15 s misst und auf 1 min hochrechnet.

Während der Atemfrequenzmessung beobachtet man den Atemtyp und inspiziert den Brustkorb. Finden sich inspiratorische Einziehungen des Jugulums oder interkostale Einziehungen? Sind Thoraxdeformitäten oder ein Hautemphysem erkennbar? Abschließend erfolgt die Auskultation der Lunge im Seitenvergleich und die Perkussion des Thorax, wenn die Atemgeräusche über einer Lunge schlechter auskultierbar sind.

Eine **Atemfunktionsstörung ohne Dyspnoe** ist schwer zu diagnostizieren. Der Patient klagt nicht über Atemnot und fällt dem Untersucher nur dadurch auf, dass er eine sichtbare Zyanose und typische Sauerstoffmangelsymptome des Gehirns, wie delirante Bewusstseinsstörungen, zeigt. Der Atemantrieb wird überwiegend über den Kohlendioxidpartialdruck gesteuert.

In diesem Zusammenhang ist es wichtig zu erwähnen, dass ein Sauerstoffmangel allein nicht zur Atemnot führt. Die Rezeptoren der Arteria carotis stimulieren zwar das zentrale Nervensystem bei Hypoxie, sodass eine Zunahme der Atemfrequenz ausgelöst wird, diese Atemfrequenzzunahme wird jedoch von den Patienten meist nicht bemerkt. Intoxikationen führen demgegenüber zu einer Absenkung der Empfindlichkeit zentralnervöser Strukturen. Typisch ist hier die Hypoxämie und Hyperkapnie durch eine Opioidintoxikation. Die Messung der Atemfrequenz führt dabei regelmäßig zur Diagnose einer zentralen Atemstörung mit Bradypnoe.

Differenzierung der Atemstörung nach Messung der Atemfrequenz

- Eine Diffusionsstörung der Lunge, die eine relevante Störung der Sauerstoffaufnahme bewirkt, lässt sich bei der Patientenuntersuchung durch eine Messung der Atemfrequenz nachweisen. Die Patienten atmen beschleunigt und die Atemfrequenz liegt über 30 Atemzüge pro Minute. In der Regel kann der Auskultationsbefund eine Abschwächung der Atem- und Rasselgeräusche in einigen Anteilen der Lunge nachweisen sowie ggf. eine perkutorische Klopfschallverkürzung. Diese Atemfunktions

störung findet man typischerweise bei einer **Pneumonie**.
- Demgegenüber ist der Auskultationsbefund bei einer **zentralnervös bedingten Atemstörung**, wie zum Beispiel bei einer opioidbedingten Atemdepression, vollkommen normal. Die Atemfrequenz liegt dann deutlich unter 10 Atemzügen pro Minute, die Atmung ist vertieft. Hinweise aus der Anamnese des Patienten führen hier zur richtigen Diagnose.

Differenzierung der Atemstörung mit Dyspnoe und ohne Stridor

- Empfindet der Patient subjektiv eine ausgeprägte Atemnot und zeigt der Auskultationsbefund ein abgeschwächtes Atemgeräusch mit hypersonorem Klopfschall zumeist einer Lunge, so sollte an einen **Pneumothorax** gedacht werden.
- Können über beide Lungenflügel fein- bis mittelblasige Rasselgeräusche auskultiert werden und ist der Patient dyspnoisch, kann bei Symptomen kardialer Dekompensation (Herzbeschwerden, periphere Ödeme) die Verdachtsdiagnose eines **Lungenödems** gestellt werden. Differenzialdiagnostisch kommt aber auch eine **Pneumonie** in Betracht, denn die oben genannten Rasselgeräusche weisen auf ein interstitielles oder alveoläres Ödem hin. Führt eine Pneumonie anfangs zu einer Steigerung der Atemfrequenz, so kann im fortgeschrittenen Stadium der Erkrankung die Atmung erschwert sein und sogar ein **Atemnotsyndrom (ARDS)** mit schwerer Dyspnoe und ausgeprägter Hypoxämie resultieren.
- Atemnotbeschwerden ohne pathologischen Auskultationsbefund kommen bei einer **Lungenembolie** vor. Als Zusatzsymptome werden Schmerzen bei der Inspiration berichtet und häufig eine Tachypnoe beobachtet. Dabei sei angemerkt, dass diese Diagnose im klinischen Alltag inflationär verwendet wird. Notfallpatienten, die dyspnoisch aufgefunden werden und sich darüber hinaus in der postoperativen Phase befinden und mobilisiert wurden, haben gute Chancen vom herbeigerufenen Arzt sofort mit der Verdachtsdiagnose einer Lungenembolie belegt zu werden. Dabei soll nicht unterstellt werden, dass die Diagnose »Lungenembolie« in

diesem Kontext generell falsch ist, aber die Verdachtsdiagnose wird zu häufig gestellt. In der Regel handelt es sich um kardiale Dekompensationen, die nach sorgfältiger Untersuchung und Anamneseerhebung richtig diagnostiziert werden könnten.

- Keine differenzialdiagnostischen Schwierigkeiten dürften die Lungenerkrankungen mit begleitenden Atemstörungen machen, die mit sichtbarem Auswurf von Blut einhergehen. Die Kombination aus Dyspnoe und Bluthusten hat in einem Notfall erschreckende Auswirkungen auf Mitpatienten, Pflegepersonal und das gesamte Reanimationsteam. Eine **Hämoptoe** ist ein unmittelbar behandlungsbedürftiger Notfall, der intensivmedizinisch weiterbehandelt und überwacht werden muss. Von Hämoptoe spricht man dann, wenn größere Mengen Blut die Atemwege verlegen und eine Hypoxie droht. **Hämoptysen** sind demgegenüber nicht so zeitkritisch bedrohlich, da nur geringe Blutbeimengungen während der Hustenattacken ausgeworfen werden.

Differenzierung der Atemstörung mit Dyspnoe und Stridor

Wenn bei jeder Einatmung ein hörbares Atembegleitgeräusch produziert wird, spricht man von einem **inspiratorischen Stridor**.

- Zeigt der Patient darüber hinaus eine erschwerte Atmung in der Inspirationsphase – erkennbar an Einziehungen des Jugulums und der Interkostalmuskulatur – so ist eine **Stenose** im Bereich des **Kehlkopfes** oder der **supraglottischen Atemwege** für die Beeinträchtigung der Atmung verantwortlich. Die Verengung der Atemwege kann ursächlich auf eine Stimmbandschwellung oder ein Schleimhautödem des Kehlkopfes zurückgeführt werden.
- Auch eine **Fremdkörperaspiration** blockiert die oberen Atemwege und führt zur Dyspnoe mit inspiratorischem Stridor.

Demgegenüber weisen Patienten mit einem **exspiratorischen Stridor** Verengungen der unteren Atemwege auf.

- Die kleinen Bronchien können durch ein Schleimhautödem verengt oder durch zähes Sekret verlegt sein. Beim **Asthma bronchiale** finden wir ursächlich eine Hyperreagibilität des Bronchialsystems mit Verengung der Bronchiolen und Schleimhautschwellung. Das Problem des Asthmatikers ist die Ausatmung und die verlängerte Exspirationsphase. Auskultatorisch hört man ein exspiratorisches Giemen und Brummen, das mit zunehmender Schwere der Erkrankung leiser wird; im fortgeschrittenen Stadium sind dann keine Nebengeräusche auskultierbar (Silent Chest).
- Die Symptomkonstellation eines Asthmas mit typischem Auskultationsbefund kann auch bei der kardialen Dekompensation auftreten. Besonders bei kardialer Vorerkrankung des Patienten ohne Asthmaanamnese muss differenzialdiagnostisch an ein **Asthma cardiale** gedacht werden.

Herz und Kreislauf

Immer mehr Patienten haben als Begleiterkrankung eine koronare Herzerkrankung, eine Herzinsuffizienz oder vorbestehende Kreislaufstörungen. Das liegt zum Teil daran, dass durch den demographischen Wandel immer ältere Patienten operiert werden. Da sich die perioperativen Behandlungsmöglichkeiten verbessert haben und die anästhesiebedingte Komplikationsrate in den letzten Jahren immer weiter gesunken ist, kann man heute auch multimorbiden Patienten einen notwendigen operativen Eingriff zumuten.

Es sollte daher aber nicht verwundern, dass Notfälle aufgrund einer akuten Verschlechterung einer Herzerkrankung vor allem postoperativ und nach größeren Eingriffen häufig vorkommen. Ursache der überwiegenden Anzahl unmittelbar behandlungsbedürftiger Notfälle des Herz-Kreislauf-Systems ist ein Pumpversagen des Herzens bei Myokardischämie oder Dekompensation einer Herzinsuffizienz.

Dieses myokardiale Versagen wird nicht nur durch Kontraktilitätsstörungen der Muskelpumpe ausgelöst. Die Auswurfleistung des Herzens ist abhängig von einer ausreichenden venösen Füllung sowie einem normalen peripheren Gefäßwiderstand. Diese physiologischen Größen werden als Vor- und Nachlast bezeichnet. Störungen der Herzleistung werden daher auch bei einer absoluten oder relativen Abnahme des zirkulierenden Blutvolumens beobachtet. Tachykarde Herzrhythmusstörungen können ebenso zu einer schlechten Herzfüllung und somit zur Kreislaufdepression beitragen wie eine Compliancestörung bei hypertensiver Herzerkrankung.

Wenn durch ein Herzversagen oder durch eine schwere Kreislaufstörung die Sauerstoffversorgung der lebenswichtigen Organe – wie Gehirn, Niere, Leber und Herz – soweit beeinträchtigt wird, dass deren Sauerstoffbedarf nicht gedeckt werden kann, so spricht man von einem **Schock**. Der Schockzustand lässt sich in 2 Ausprägungsformen differenzieren:

1. Erniedrigter Blutdruck und Tachykardie bei herabgesetzter Hautdurchblutung. Früher wurde diese Schockform als »kalter« Schock beschrieben. Beim **kardiogenen Schock**, wie er bei einer akuten Myokardinsuffizienz auftritt, ist die Herzleistung soweit herabgesetzt, dass das periphere Gefäßsystem durch eine Vasokonstriktion und »Zentralisierung« versucht die Vitalorgane mit einem ausreichenden Blutfluss und Sauerstoff zu versorgen. Auch bei einem **Volumenmangelschock**, der zum Beispiel durch eine Blutung ausgelöst wird, kommt es zu einer Zentralisierung und einer Abnahme der Hautdurchblutung mit dem klinischen Bild kühler Extremitäten. Das Herzminutenvolumen ist erniedrigt.

2. Ein erniedrigter Blutdruck mit Tachykardie bei guter Hautdurchblutung wurde nach früherer Definition als »warmer« Schock bezeichnet. Hintergrund dieser veralteten Differenzierung in kalt und warm ist der grundsätzliche Unterschied in der Reaktionsweise des Kapillarbettes im Schock. Bei einem **septischen** oder einem **anaphylaktischen Schock**, aber auch bei einem **neurogenen Schock** wird die Peripherie weit gestellt. Die Haut fühlt sich warm an. Diese Schockformen weisen ein Missverhältnis der Durchblutung und Sauerstoffversorgung zwischen Haut und Muskulatur und den Vitalorganen auf. Trotz gesteigertem Herzzeitvolumen wird der Blutdruck erniedrigt gemessen, da der periphere Widerstand herabgesetzt ist.

Es ist auch heute noch hilfreich, einen Schockzustand mit kühler und blasser Haut gegenüber einer Kreislaufdepression mit warmer und gut durchbluteter Haut zu unterscheiden. Da die Differenzialdiagnose der unterschiedlichen Schockformen weit gefächert ist, muss eine sorgfältige körperliche Untersuchung folgen, um eine sichere Diagnose und die richtige Therapie einleiten zu können. In diesem Kapitel wurde bereits ein Untersuchungsgang vorgeschlagen.

Beim Schock durch Volumenmangel kommt der sofortigen Lagerungstherapie mit Oberkörpertieflage und Anheben der Beine zur Autotransfusion eine überragende Bedeutung zu. Denn schneller kann kein Volumenausgleich erfolgen.

Bevor eine Differenzierung und Ursachenklärung des Schocks von Ihnen anhand einer gründlichen körperlichen Untersuchung unter Berücksichtigung wichtiger Parameter wie Blutdruck, Temperatur und Laborauffälligkeiten erfolgt, muss erst ein peripherer Venenzugang gelegt und eine Infusion über eine periphere Vene angeschlossen werden.

Wichtig ist, den Patienten nach Herzschmerzen oder Thoraxschmerzen zu befragen und auch mögliche Schmerzausstrahlungen in den Rücken, in die Arme oder den Unterkiefer abzuklären. Selbstverständlich sind Symptome wie Atemnot, vorbestehende Ödeme und die Belastungsfähigkeit zu überprüfen. Sind Symptome einer Allergie oder eines Asthmas festzustellen? Ist ein Exanthem erkennbar? Der Untersucher beurteilt durch Auskultation von Herz und Lunge den Herzrhythmus und die Atemgeräusche. Bedeutsam sind vitiumtypische Befunde des Herzens sowie fein- bis mittelblasige Rasselgeräusche oder ein Giemen und Brummen über der Lunge. Zeitgleich mit der körperlichen Untersuchung durch den Arzt kann eine Pflegekraft den Blutdruck messen. Alle Befunde, d.h. die komplette Akte und die Stationskurve, gehören in das Notfallzimmer.

Anhand der Anamnese und dem typischen Untersuchungsbefund können die Mehrzahl der Herz- und Kreislauferkrankungen und deren Ursache sicher erkannt werden, um eine schnelle und zielführende Therapie im Notfall einzuleiten.

Zusatzuntersuchungen sollten im Einzelfall angefordert werden, um die Diagnose zu sichern.

- Ein **akuter Myokardinfarkt** oder eine **dekompensierte Herzinsuffizienz** sind mögliche Ursachen eines **kardiogenen Schocks mit Lungenödem**. Die häufigste Rhythmusstörung, die im Rahmen einer kardialen Dekompensation auftritt, ist Vorhofflimmern mit schneller Überleitung: **Tachyarrhythmia absoluta**. Der den Notfall versorgende Arzt findet in der Regel einen dyspnoischen Patienten vor, dessen arrhythmische Pulsfrequenz über 120/min liegt und der einen messbaren Blutdruck unter 90 mmHg systolisch aufweist. In der Regel besteht eine ausgeprägte Zentralisierung mit blasser, teilweise zyanotischer Haut mit Schweißbildung. Der Patient ist unruhig und berichtete über Todesangstgefühle. Der Verdacht auf einen **Myokardinfarkt** oder ein **akutes Koronarsyndrom** liegt nahe, wenn der Patient über Brustschmerzen klagt und aufgrund des Untersuchungsbefundes die Zeichen eines kardiogenen Schocks vorliegen. Der Arzt hat nach einer vorbestehenden koronaren Herzerkrankung (KHK), nach Herzinsuffizienzzeichen und der Belastbarkeit zu fragen. **Differenzialdiagnostisch** kommen auch eine akute Lungenembolie und ein dekompensiertes Cor pulmonale in Betracht. Hilfreich ist der Auskultationsbefund der Lunge, da hörbare feuchte Rasselgeräusche für eine **Linksherzdekompensation** sprechen. Bis vor wenigen Jahren gab es keine spezifischen Laboruntersuchungen für die Diagnostik einer Herzinsuffizienz. Mit der Bestimmung des natriuretischen Peptids NT-proBNP steht neuerdings jedoch ein hoch sensitiver diagnostischer Marker für die Herzinsuffizienz zur Verfügung. Dieser Test besitzt eine hohe negativ prädiktive Wertigkeit und kann bei Resultaten im Normbereich eine klinisch relevante Herzinsuffizienz mit großer Wahrscheinlichkeit ausschließen. Darüber hinaus kommt er in der Notfallaufnahme zur Differenzierung zwischen kardial und nichtkardial bedingter Luftnot zum Einsatz. Bei einer **Lungenembolie** sind Rasselgeräusche nicht auskultierbar. Zur Diagnosesicherung sind laborchemische Untersuchungen der Serumkonzentrationen von Troponin T, der CK und des Isoenzyms CK-MB, des Myoglobins und der D-Dimere aussagekräftig. Als apparative Hilfsdiagnostik ist ein EKG zu fordern. Falls der Verdacht auf eine akute Lungenembolie besteht, sollte zuerst eine Echokardiographie durchgeführt werden, da sie nichtinvasiv und schnell eine Rechtsherzdekompensation nachweisen kann. Alternativ oder ergänzend sollte ein Angio-CT durchgeführt werden.

- Eine **hypertensive Entgleisung** kann die Herzfunktion soweit beeinträchtigen, dass ein »Rückwärtsversagen« des linken Ventrikels mit **Lungenödem** resultiert. Die gemessenen sehr hohen Blutdruckwerte in Kombination mit den Zeichen der Atemnot und auskultatorisch feuchten Rasselgeräuschen sollten zur korrekten Diagnose beitragen.

- Die relative Abnahme des zirkulierenden intravasalen Blutvolumens beeinflusst die Vorlast des Herzens negativ und kann zum Kreislaufschock führen. Eine Vasodilatation kann im Rahmen einer **allergischen Reaktion** (Anaphylaxie) oder einer **neurogenen Störung** (Querschnitt) auftreten oder durch Mediatoren im **septischen Schock** ausgelöst werden. Bei diesen Schockformen kommt es durch die Mediatoren neben der Weitstellung des Kapillarbettes und dem Eröffnen arteriovenöser Shunts zum Kapillarleck mit Austritt von Flüssigkeit und Kolloiden in das Interstitium. Darüber hinaus verursachen Toxine in der Sepsis eine direkte Depression der Herzauswurfleistung mit der Folge einer **septischen Kardiomyopathie**. Die zugrunde liegenden Ursachen dieser Herz-Kreislauf-Erkrankungen können nur anhand der unmittelbaren Vorgeschichte und den aktuellen Symptomen aufgeklärt werden. Gibt es einen Anhalt für eine allergische Reaktion? Hat der Patient ein Medikament bekommen, das eine Anaphylaxie ausgelöst haben kann? Finden sich als Begleitsymptome eine Hautrötung oder ein allergisches Asthma? Wenn der Verdacht auf eine Sepsis besteht, so ist nach einem möglichen Infektionsfokus zu fahnden. Dabei sind die typischen nosokomialen Infektionen, die zum septischen Schock führen können: die Pneumonie, die Kathetersepsis und der Harnwegsinfekt. Aber auch tiefe Haut-, Wund- und Weichteilinfektionen sowie eine postoperative septische Komplikation des operativen Eingriffs müssen als Ursache des septischen Schocks in Betracht gezogen werden. In diesem Zusammenhang ist es besonders aussagekräftig, wenn im Verlauf regelmäßige Körpertemperaturmessungen dokumentiert und laborchemische Infektparameter bestimmt wurden. Als Laborparameter sollten neben der Leukozytenzahl auch die Infektionsmarker C-reaktives Protein (CRP) und bei Verdacht auf generalisierte Entzündungsreaktion das Procalcitonin (PCT) bestimmt werden.

- Im Falle eines **Volumenmangelschocks** kommt es zu einer absoluten Abnahme des zirkulierenden Blutvolumens. Dabei kann das Ausmaß einer Blutung anhand der Blutmenge, die aufgrund einer äußeren Verletzung sichtbar austritt, leichter bestimmt werden als der Blutverlust nach innen. Gerade Patienten jüngeren Alters können dabei die intravasalen Volumenverluste besser kompensieren, da sie über einen längeren Zeitraum über eine Umverteilung des Blutvolumens in die zentralen Kompartimente einen normalen Blutdruck aufrechterhalten können. Obwohl die Patienten trotz stabilem Blutdruck klinische Zeichen eines Schockzustandes aufweisen – wie Tachykardie und blasses Hautkolorit –, wird die Schwere des Volumenmangels häufig unterschätzt. Falsche Sicherheit liefert auch ein normaler Hämoglobinwert im Blut, da bei einer akuten Blutung der Hb- und HK-Wert zu Beginn konstant bleiben.

Niere

Notfallsituationen, die im Rahmen eines akuten Nierenversagens auftreten, sind weniger in der abnehmenden Entgiftungsfunktion der Niere begründet als vielmehr Folge der Elektrolyt- und Säure-Basen-Störungen sowie der Volumenbilanz. In der postoperativen Phase kann sich eine chronische Niereninsuffizienz soweit verschlechtern, dass die Fähigkeit der Niere zur Harnkonzentrierung verlorengeht und sich ein **polyurisches Nierenversagen** entwickelt. Werden die Flüssigkeitsdefizite nicht ausgeglichen, so kann es zur Exsikkose kommen.

Die Beurteilung des Flüssigkeitshaushaltes beim Patienten erfolgt über die Beurteilung des Wassergehaltes der Haut und der Schleimhäute. Dazu fordern Sie den Patienten auf, die Zunge herauszustrecken. Sind die Zunge und die Mundschleimhäute trocken? Sie überprüfen anhand der Persistenz einer Hautfalte, die Sie am Handrücken erzeugen können, ob der Hautturgor normal ist. Diagnostizieren Sie eine »stehende Hautfalte« und trockene Schleimhäute, so liegt eine **Exsikkose** vor. Dabei zeigen die Patienten neben dem Schock eine ausgeprägte Azidose im Säure-Basen-Status und eine Imbalance der Elektrolyte.

Das **anurische Nierenversagen** kann leicht an einer Reduktion der Urinproduktion unter 20 ml/h nach Ausschluss einer Obstruktion der Harnwege diagnostiziert werden. Elektrolytverschiebungen und ein Zunahme der harnpflichtigen, azidosebildenden Substanzen werden wie bei der polyurischen Form beobachtet. Eine frühzeitige Dialyse und die Ein- und Ausfuhrbilanzierung verhindern, dass die Patienten in eine lebensbedrohliche Situation geraten. Denn bei inadäquater Volumenzufuhr besteht das Risiko einer Volumenüberladung mit Ausbildung eines Lungenödems.

Mit dem Finger eindrückbare Wassereinlagerungen der Haut, die stammbetont als **Anasarka** und am Unterschenkel als **prätibiale Ödeme** bezeichnet werden, weisen auf eine Hyperhydratation des Patienten hin. Die wichtigsten diagnostischen Hilfsmittel sind laborchemische Bestimmungen von Kreatinin, Kreatinin-Clearance, Harnstoff und Elektrolyten sowie eine Sonographie der Nieren, der Nierenbecken und der ableitenden Harnwege zum Ausschluss einer Obstruktion.

Stoffwechsel

Die meisten Notfälle, die ursächlich auf Stoffwechselstörungen zurückzuführen sind, werden durch Elektrolytstörungen – hier insbesondere durch Hypo- und Hyperkaliämien – und Blutzuckerentgleisungen verursacht.

Hyper- und Hypokaliämie

Herzrhythmusstörungen können durch Veränderungen des Serumkaliumspiegels ausgelöst werden. Dabei ist es im Notfall unerheblich, ob es sich um tachykarde oder bradykarde Rhythmusstörungen handelt, da allein die Auswirkungen auf den Kreislauf für die Dringlichkeit der Behandlung ausschlaggebend sind. Wird durch eine Elektrolytstörung ein reanimationspflichtiger Notfall ausgelöst, so ist nach den entsprechenden Leitlinien der kardiopulmonalen Reanimation vorzugehen (▶ Abschn. 9.3).

Herzrhythmusstörungen durch eine **Hypokaliämie** können bereits bei Serumkaliumkonzentrationen <3,5 mmol/l beobachtet werden. Unbedingt substitutionswürdig sind Kaliumwerte <3,0 mmol/l. **Hyperkaliämien**, die insbesondere bei einer Niereninsuffizienz oder bei exzessiver Kaliumfreisetzung aus der Muskulatur beobachtet werden (Crush-Syndrom, Rhabdomyolyse), können ab einer Serumkonzentration des Kaliums über 5,5 mmol/l zu hohen T-Wellen im EKG führen. Rhythmusstörungen und Bradykardien werden oft erst bei Kaliumkonzentrationen über 6,5 mmol/l beobachtet.

Da die Substitutionsbehandlung einer Hypokaliämie und auch die Behandlung einer Hyperkaliämie mit einem Monitor überwacht wird, ist eine zügige Verlegung des Patienten auf eine Intensivstation oder Intermediate-Care-Station empfehlenswert.

Die **Behandlung** einer milden **Hypokaliämie** erfolgt über die Zufuhr von Kaliumsalzen p. o. oder intravenös.

- Die perorale Gabe wird meist nicht so gut vertragen, sodass Sie manchmal nach Anordnung von z. B. 1–2 Brausetabletten Kalinor pro Tag bei Ihren Patienten Klagen über Übelkeit, Erbrechen oder Magenschmerzen hören werden.
- Die intravenöse Therapie ist auch nicht unkompliziert, da Kaliumchlorid als Konzentrat stark hyperton wirkt und nicht über eine periphere Vene verabreicht werden darf (ansonsten kann es zu einer schmerzhaften Phlebitis kommen). Sie können aber das Konzentrat verdünnen und 20 ml Kaliumchlorid 1 mmol/l in eine 500-ml-Ringer-Lösung geben und die Infusion dann periphervenös problemlos verabreichen. Allerdings sollte die Infusionsgeschwindigkeit der 500-ml-Infusion über eine Stunde betragen! Einfacher ist die Kaliumzufuhr über den zentralvenösen Zugang. Der Ausgleich muss mit Hilfe häufiger Laborkontrollen (alle 2–4 h)

überwacht werden. Die Zufuhrrate sollte auch über den ZVK 20 mmol KCl/h möglichst nicht übersteigen, da es bei zu hoher Zufuhrrate zum überschießenden Ausgleich und zur Hyperkaliämie kommen kann.

Um engmaschige Laborkontrollen zu gewährleisten und während des Elektrolytausgleichs den Patienten ausreichend am EKG-Monitor zu überwachen, ist eine Verlegung auf eine Observations- oder Intensivstation dringend zu empfehlen!

Auch symptomatische **Hyperkaliämien** sind am besten auf einer Intensivstation zu behandeln. Neben der kausalen Therapie der Grundstörung kommen bei lebensbedrohlichen Hyperkaliämien nachfolgend aufgeführte Therapieoptionen in Frage:

- Lebensbedrohliche Rhythmusstörungen werden mit einer intravenösen Bolusgabe von 10 ml einer 10%igen Calciumgluconatlösung behandelt.
- Schnell wirkt auch die Inhalation eines ß$_2$-Sympathomimetikums (Salbutamol, z. B. Sultanol). Die Wirkung setzt unmittelbar ein, hält aber nur für etwa 30 min an.
- Zu einer effektiveren und länger anhaltenden Senkung des Serumkaliumspiegels führt die Umverteilung der Serumkaliumionen in das intrazelluläre Kompartiment. Diese Verschiebung gelingt mit einer Glucose-Insulin-Infusion, die beispielsweise so hergestellt und infundiert wird: 50 ml Glucose 40 % wird mit 10 I.E. Altinsulin gemischt und über 30 min wenn möglich zentralvenös verabreicht.
- Auch durch eine Alkalisierung mit Hilfe von 50 ml Natriumhydrogencarbonat (8,4 % $NaHCO_3$ über 15 min via ZVK) wird eine Hyperkaliämie erfolgreich therapiert. Höherprozentige Glucoselösungen (Konzentration >10 %) und auch 8,4%iges $NaHCO_3$ verursachen eine Thrombophlebitis, wenn sie periphervenös gegeben werden!

Hyperosmolares und hypoglykämisches Koma

Führt eine Blutzuckerentgleisung zu einem Koma, zu Atem- und Kreislaufstörungen, so ist auch hier nach den gültigen Standards der kardiopulmonalen Reanimation vorzugehen (▶ Abschn. 9.3).

Leitsymptom des **hyperosmolaren, diabetischen Komas** ist die Bewusstseinsstörung im Sinne einer zunehmenden Eintrübung und mangelnden Erweckbarkeit bis hin zum Koma. Im Labor werden Blutzuckerwerte jenseits von 500 mg/dl gemessen. Aufgrund der begleitenden osmotischen Diurese ist das hyperosmolare Koma mit einer Exsikkose verknüpft. Daher infundieren Sie als erste sinnvolle Maßnahme 500–1000 ml Ringer-Lösung und senken damit den Blutzucker.

Die Patienten mit **hypoglykämischem Koma** fallen oft durch fokal-neurologische Ausfälle oder Grand-Mal-Epilepsie, Sprachstörungen, Verhaltensauffälligkeiten und Halbseitenstörungen auf. Die Blutzuckermessung liefert dann Werte unter 50 mg/dl. Aufgrund der komplexen neurologischen Symptomatik wird an eine Hypoglykämie als Ursache häufig zu spät gedacht. Das Risiko einer Hypoglykämie ist beim insulinpflichtigen Diabetiker naturgemäß höher als beim diätetisch oder medikamentös eingestellten Diabetespatienten. Therapie der Wahl ist bei nachgewiesener Hypoglykämie die intravenöse Glucosezufuhr als Bolusinjektion von 10–20 ml Glucose 40 %. Stehen Ihnen nur geringer konzentrierte Lösungen zur Verfügung, so infundieren Sie 20–40 ml einer 20%igen oder 40–80 ml einer 10%igen Glucoselösung.

Beide Komaformen sind lebensbedrohliche Komplikationen des Diabetes mellitus. Auch die Behandlung der Blutzuckerentgleisung ist risikobehaftet, da vor allem die Behandlung des hyperosmolaren Komas zu einer Veränderung des Säure-Basen-Haushaltes, des Kaliumspiegels, des anorganischen Phosphates und der Osmolarität des Blutes führt. Daher sollte die Überwachung der Therapie zumindest auf einer Intermediate-Care-Station erfolgen.

9.2   Verhalten im Notfall

Als Berufseinsteiger der chirurgischen Fachdisziplinen wird man in der Regel mit dem Stationsdienst beauftragt. Hier sollte der angehende Chirurg seine Patienten genau kennen, das heißt über aktuelle Befunde und den allgemeinen Gesundheitszustand der einzelnen Patienten Bescheid wissen. Wenn darüber hinaus eine gute Kommunikation der verschiedenen an der Behandlung beteiligten Fachdisziplinen gepflegt wird, so kann erreicht werden, dass bei einer akuten Verschlechterung des Allgemeinzustandes des Patienten der Informationsfluss zum Arzt reibungslos funktioniert.

Notfälle sind zeitkritische Ereignisse, die Diagnose und die Therapie müssen unmittelbar erfolgen. Der angehende Chirurg wird dabei in der Regel vom Pflegedienst oder seltener von der Physiotherapie über ein Notfallereignis informiert. Er sollte sich dabei vor Augen halten, dass erfahrene Pflegekräfte in der Regel wissen, wann sie einen Arzt alarmieren müssen. Die Einschätzung des Pflegepersonals infrage zu stellen, weil man es vermeintlich besser weiß, stört die zukünftige Zusammenarbeit auf der Station und gefährdet den Patienten in der aktuellen Notfallsituation. Daher ist es die erste Pflicht des Stationsarztes, sofort zum Patienten zu gehen, um sich einen Überblick zu verschaffen.

Nachfolgend sollen in diesem Kapitel typische Notfallereignisse, die im Stationsalltag vorkommen, anhand von Fallvorstellungen dargestellt werden. Die fiktiven Fallbeispiele sind aus didaktischen Gründen so zusammengestellt, orientieren sich aber an »echten« Notfallsituationen. Reanimationspflichtige Ereignisse werden in ▶ Abschn. 9.3 besprochen. Jede Fallvorstellung wird mit einer oder mehrerer Verdachtsdiagnosen abgeschlossen. Dann werden die empfehlenswerten therapeutischen Maßnahmen zur Stabilisierung des Patienten vorgestellt.

▪ **Fall 1**
Alarmierung Sie werden von der Stationsschwester zu einer 84-jährigen Patientin gerufen, die sich in unfallchirurgischer Behandlung befindet. Die Patientin sei nicht mehr richtig ansprechbar und hätte so eine komisch »röchelnde« Atmung. Nach

einem Sturz in häuslicher Umgebung war die Patientin mit einer distalen Radiusfraktur rechts eingeliefert worden. Die Fraktur wurde vor zwei Tagen osteosynthetisch versorgt. Als Vorerkrankungen bekannt sind eine arterielle Hypertonie, eine koronare Herzerkrankung, eine periphere arterielle Verschlusskrankheit mit femoropoplitealem Bypass rechts vor 5 Jahren.

Auf Nachfrage gibt die Pflegekraft an, dass sie die Patientin bei ihrer »Frührunde« gegen 9:00 Uhr so aufgefunden und daraufhin sofort den Notruf abgesetzt habe. Der Nachtdienst berichtete bei der Übergabe, dass die Patientin sich in der Nacht nicht gemeldet hätte.

Untersuchungsbefund Die Patientin liegt auf dem Rücken und ist nur durch Schmerzreize erweckbar, Abwehrbewegungen nur des linken Armes und Anziehen des linken Beines. Keine Spontanmotorik. Der rechte Mundwinkel hängt herab. Der Kopf ist nach links gedreht und die Blickrichtung der Bulbi weist nach links oben. In- und exspiratorisches »gurgelndes« Geräusch. Haut und Schleimhäute sind rosig, keine Lippenzyanose. Lunge auskultatorisch frei, keine Rasselgeräusche, keine Spastik. Die Fremdgeräusche der Atmung kommen eindeutig aus dem Rachenbereich, wo ein Speichelsee steht. Herztöne rein, arrhythmisch, keine pathologischen Herzgeräusche auskultierbar. Der gemessene Blutdruck liegt bei 190/100 mmHg. Sie veranlassen eine Blutzuckerkontrolle, der BZ-Wert wird mit 220 mg/dl bestimmt.

Verdachtsdiagnose Linkshemisphärische Ischämie oder intrakranielle Blutung, Verdacht auf Apoplex (Apoplexia cerebri) mit Schluckstörung und Aspirationsgefahr.

Verhalten im Notfall Die Atemwege sind freizuhalten, und eine Insufflation von Sauerstoff über eine Nasenbrille oder eine Sauerstoffmaske hat hohe Priorität! Dazu muss ein Sauggerät in das Zimmer gebracht und der Rachen der Patientin mit einem Absaugkatheter von Sekret befreit werden. Den Sauerstoff verabreichen Sie mit 4–6 l/min über die Nasenbrille oder mit höherem Fluss von 6–10 l/min über die Atemmaske. Die Patientin wird dann in stabiler Seitenlage auf die gelähmte Seite gedreht,

der Kopf wird überstreckt und die Atemwege frei gehalten. Anlage mindestens eines peripheren Venenkatheters und Zufuhr von Ringer-Lösung über den nicht gelähmten Arm. Der Blutdruck wird nicht gesenkt, da keine Zeichen einer kardialen Dekompensation bestehen. Über den intravenösen Zugang werden 6–8 I.E. Altinsulin i. v. verabreicht. Die Insulingabe sollte zu einer Absenkung des Blutzuckerspiegels auf unter 140 mg/dl führen und muss gegebenenfalls nach Blutzuckerwert wiederholt werden. In der ersten Stunde ist mindestens zweimal ein Blutzuckerwert zu messen.

Jetzt erfolgt die Informationsweitergabe an den Oberarzt beziehungsweise Chefarzt. Dabei ist kurz und knapp der Fall darzustellen: Patient, Alter, Aufnahmegrund, Operationen und postoperativer Tag, dann Bericht über das aktuelle Notfallgeschehen und die Verdachtsdiagnose. Die Anordnung zur weiterführenden Diagnostik und die Anforderung eines Konsils müssen in Absprache erfolgen. Das Gleiche gilt für die Intensität der nötigen Überwachungsmaßnahmen.

■ **Fall 2**

Alarmierung Sie werden um 2:00 Uhr morgens im Bereitschaftsdienst geweckt und erfahren von dem Pfleger, dass ein Patient auf der allgemeinchirurgischen Station gekrampft habe. Er sei selbst von einem Mitpatienten im Zimmer per Klingelruf verständigt worden.

Nachdem Sie auf der Station eingetroffen sind, finden Sie einen bewusstlosen und auf dem Rücken liegenden Patienten, der eine tiefe Atmung zeigt und eine blau-livide Verfärbung der Haut, insbesondere der Lippen und des Fingernagelbettes. Die Pflegekraft holt die Patientenakte und Sie stellen fest, dass der Patient 38 Jahre alt ist und wegen einer Sigmadivertikulitis vor 3 Tagen stationär aufgenommen wurde. An Vorerkrankungen sind eine Adipositas mit einem Körpergewicht von 105 kg bei einer Körpergröße von 1,76 m und ein nichtinsulinpflichtiger Diabetes mellitus bekannt. Ein Krampfleiden bestand bisher nicht. Wahrscheinlich aufgrund der akuten Entzündung benötigte der Patient in den beiden zurückliegenden Tagen Insulin, um Blutzuckerwerte unter 160 mg/dl zu erreichen. Die letzte Dosis von 12 I.E. Altinsulin subkutan wurde um 23:00 Uhr bei einem BZ von 170 mg/dl gegeben.

Untersuchungsbefund Der Patient ist bewusstlos, auch auf Schmerzreize keine Reaktionen. Die Atemwege sind frei, Sie bemerken vermehrten Speichelfluss. Der Blutdruck wird normal gemessen, die Pulsfrequenz ist mit 90/min leicht erhöht. Die Auskultation von Herz und Lunge ergibt keinen pathologischen Befund. Die von Ihnen parallel angeordnete Blutzuckerkontrolle liefert einen Wert von 45 mg/dl.

Verdachtsdiagnose Hypoglykämischer Schock mit generalisiertem Krampfanfall.

Verhalten im Notfall Der Patient wird auf die Seite gedreht und die Atemwege durch Überstrecken des Kopfes freigehalten. Nach Anlage eines periphervenösen Zuganges wird eine Ringerlösung angeschlossen und 10–20 ml einer 40%igen Glucoselösung intravenös appliziert. Engmaschige Blutzuckerkontrollen erfolgen in der ersten Stunde. Jetzt sollten Sie auch daran denken, dem Patienten Sauerstoff über eine Nasenbrille oder Maske zu geben.

In der Regel sollte der Patient schon nach 10 ml Glucose 40 % erweckbar sein. Er ist jedoch bei einer anhaltenden Bewusstseinsstörung und durch mögliche Stoffwechsel- und Elektrolytentgleisungen gefährdet. Insofern ist es üblich, Patienten nach einem Krampfanfall, der durch eine Hypoglykämie verursacht wurde, intensivmedizinisch weiterzubehandeln.

Selbstverständlich ist der Rufdienst über diesen Notfall zu informieren.

- **Fall 3**

Alarmierung Während der Nachmittagsvisite auf einer gefäßchirurgischen Station werden Sie zu einem Patienten gerufen, der über Schmerzen in der Brust klagte. Eine Krankenschwester hatte ihm bereits 2 Hübe Nitrolingual (Glyceroltrinitrat) enoral verabreicht.

Untersuchungsbefund Sie finden einen Patienten, der in seinem Bett sitzt und ein blasses bis gräuliches Hautkolorit aufweist. Ferner fällt Ihnen

seine schweißbedeckte Stirn auf. Aus der Anamnese ist eine koronare Herzkrankung bekannt, in den letzten Monaten kam es zu häufigen Angina-pectoris-Anfällen, die vom Patienten mit Nitroglycerinspray gut behandelt werden konnten. Der Patient wurde im Vormittagsverlauf von der Intensivstation zurückverlegt, wo er nach einer Carotis-TEA wegen hochgradiger Stenose postoperativ eine Nacht überwacht wurde. Dort waren keine Auffälligkeiten beobachtet worden.

Jetzt berichtet der bewusstseinsklare Patient, dass diese starken Schmerzen in der Brust schon vor einer Stunde begannen und er sofort 2 Hübe Nitrolingual gesprüht habe. Er habe dann die Schwester gerufen, die nochmals 2 Hübe verabreicht hätte. Die Schmerzen in der Brust verstärkten sich und strahlten nun in den linken Arm aus.

Die Blutdruckmessung ergibt einen Wert von 90/60 mmHg. Der Puls ist rhythmisch, die Pulsfrequenz wird mit etwa 100/min bestimmt. Auskultatorisch findet sich kein pathologischer Befund, die Lungen sind frei, und es sind keine vitiumtypischen Geräusche feststellbar.

Verdachtsdiagnose Akutes Koronarsyndrom, Verdacht auf Myokardinfarkt.

Verhalten im Notfall Sollte der Patient nicht schon von den Pflegekräften Sauerstoff bekommen haben, so ordnen Sie dieses an. Sofort muss eine Monitorüberwachung auf einer Intensiv- oder Intermediate-Care-Station organisiert werden. Der zuständige Oberarzt sollte unverzüglich über das Geschehen unterrichtet werden, denn er wird die Kollegen der Inneren Medizin um eine Mitbehandlung bitten und braucht hierzu detaillierte Informationen.

Mit dem Oberarzt ist die Heparindosis abzusprechen, die als i.v.-Bolus verabreicht werden darf, da sich der Patient in einer frühen postoperativen Phase befindet und das Risiko einer Nachblutung berücksichtigt werden muss. Von einer weiteren Nitroglyceringabe ist abzusehen, da ein weiterer Abfall des Blutdrucks droht. Unverzüglich sollte ein peripherer intravenöser Zugang gelegt werden.

Für die schmerztherapeutische Behandlung empfiehlt sich eine intravenöse Morphiumgabe. Morphium hat neben der analgetischen Wirkung auch einen vasodilatativen Effekt auf die Pulmonalisstrombahn. Daneben nutzt man die geringe sedierende und euphorisierende Wirkung dieses Opiats. Die intravenöse Gabe wird man nach Wirkung titrieren und den Blutdruck dabei engmaschig kontrollieren. Es empfiehlt sich daher, die 10 mg Morphinampulle auf 10 ml mit Kochsalzlösung zu verdünnen und 2 ml der verdünnten Lösung intravenös zu verabreichen. Die Wirkung setzt schon nach 2 min ein, sodass man diese Dosis alle 3 min wiederholt geben kann, bis die Schmerzen erträglich werden.

Ist eine weitergehende Sedation erforderlich, so sind gut steuerbare Benzodiazepine Mittel der ersten Wahl. Gute Erfahrungen in dieser Situation wurden mit Diazepam (z. B. Valium) in einer Dosis zwischen 2,5 und 5 mg i. v. oder Lorazepam (z. B. Tavor expedit) 1 mg sublingual gemacht.

Die Thrombozytenaggregation sollte gehemmt werden, falls der Patient nach Karotischirurgie nicht bereits schon ASS oder Clopidogrel (z. B. Plavix) erhalten hat. Schnell und unkompliziert kann man ansonsten 250 mg ASS (z. B. 500 mg Aspisol) i. v. verabreichen.

Die Gabe von Sauerstoff ist indiziert, wenn der Patient schlecht Luft bekommt oder die pulsoxymetrische Sauerstoffsättigung unterhalb von 95 % gemessen wird.

Bei einem akuten Koronarsyndrom werden Zusatzuntersuchungen angefordert. Zügig sollte ein EKG geschrieben und so früh wie möglich Blut abgenommen und ins Labor gebracht werden. Auf der Anforderungskarte für die Laboruntersuchungen sind anzukreuzen: Troponin, Kreatinkinase (CK), CK-MB, Myoglobin, INR, aPTT, kleines Blutbild mit Thrombozyten, Elektrolyte und Blutzucker. Eine Blutgruppe wurde ja sicher bereits vor dem operativen Eingriff bestimmt. Das weitere Vorgehen richtet sich nach den Ergebnissen dieser Zusatzuntersuchungen.

- **Fall 4**

Alarmierung Sie werden zu einer 77-jährigen Patientin gerufen, die nach einer arthroskopischen Kniespiegelung vor 1 h aus dem Aufwachraum zurückverlegt wurde. Während der Routinemessungen von Blutdruck und Pulsfrequenz berichtete die Pflegeschülerin der Stationsschwester, dass es der Patientin nicht so gut gehe und sie schlecht Luft bekäme. Der Blutdruck wurde mit 215/110 mmHg gemessen, die Pulsfrequenz lag bei 69/min.

Untersuchungsbefund Die Patientin sitzt auf der Bettkante und atmet schwer. Auf Befragen kann sie wegen Dyspnoe und Tachypnoe kaum antworten. Sie ordnen sofort eine Insufflation von Sauerstoff über eine Atemmaske mit 6–10 l O$_2$/min an.

Die Atemfrequenz wird von Ihnen über eine Minute »gezählt«, die anwesende Pflegekraft misst erneut den Blutdruck. Die Atemfrequenz liegt bei über 35 pro Minute, der Blutdruck nach Riva-Rocci bei 205/100 mmHg. Normofrequente Herztöne sind auskultierbar, 3/6-Systolikum p. m. über dem Erbschen Punkt, keine Fortleitung. Lunge: ausgeprägte mittel- bis grobblasige Rasselgeräusche, diskrete exspiratorische Spastik hörbar. Auswurf von »schaumigem« Sekret.

Anhand der Krankengeschichte in der Stationsakte werden von Ihnen als Vorerkrankungen gefunden: koronare Herzerkrankung mit Zustand nach Herzinfarkt vor 2 Jahren, damals keine Koronarintervention, arterielle Hypertonie mit den Zeichen einer hypertensiven Herzerkrankung und diastolischer Relaxationsstörung in der Echokardiographie (kardiologische Untersuchung vor etwa einem Monat). Hüft- und Kniegelenksarthrosen; bekanntes Glaukom. Die Patientin nimmt nachfolgende Dauermedikation ein: Beloc-Zok (Metoprolol) 97,5 mg 1–0–1, Norvasc (Amlodipin) 10 mg 1–0–1, Delix 5 plus (Hydrochlorothiazid + Ramipril) 1–0–0, ASS 100 0–1–0, Chibro-Timoptol Augentropfen (Tomolol).

Sie fragen die Patientin, ob sie heute Morgen ihre Blutdruckmedikamente eingenommen hat, worauf sie mit dem Kopf schüttelt und Ihnen zu verstehen gibt, dass sie nur den Betablocker eingenommen habe.

Verdachtsdiagnose Kardiale Dekompensation bei hypertensiver Entgleisung, Verdacht auf Lungenödem.

Verhalten im Notfall Die Sauerstoffgabe wurde noch vor Diagnosestellung begonnen. Eine sofortige Blutdrucksenkung entlastet das Herz und kann zu einer Rekompensation der Herzinsuffizienz führen. Es empfiehlt sich daher eine Senkung der Vor- und Nachlast. Zur Vorlastsenkung geeignet ist Nitroglycerinspray (z. B. Nitrolingual): Zwei »Nitro«-Hübe werden enoral oder sublingual gesprüht. Der Wirkstoff wird dabei über die Mundschleimhaut schnell resorbiert. Obwohl die Halbwertszeit kurz ist, sollte man wissen, dass die klinische Wirkdauer des Nitroglycerinsprays 20–30 min betragen kann. Daher ist von einer wiederholten Verabreichung in kurzen Zeitabständen wegen der Gefahr einer Überdosierung und der zu starken Blutdrucksenkung eindrücklich abzuraten. Nach Anwendung von Nitroglycerinspray muss der Blutdruck in 5- bis 10-minütigen Abständen kontrolliert werden.

Da die Patientin auch eine dekompensierte Herzinsuffizienz mit Lungenödem zeigt, empfiehlt sich eine Verlegung auf eine Intensivstation. Die respiratorische Störung ist bereits so weit fortgeschritten, dass von einem alveolären Lungenödem auszugehen ist und bei weiterer Verschlechterung eine Intubation und kontrollierte Beatmung notwendig werden kann. Sie sollten ohne weiteres Abwarten den zuständigen Oberarzt oder Chefarzt informieren. Auf der Intensivstation hat man nach Anlage einer arteriellen Kanüle die Möglichkeit der invasiven Blutdruckmessung und somit bessere Chancen, die hypertensive Entgleisung durch eine Kombination verschiedener Antihypertensiva erfolgreich zu behandeln und die nötige Überwachung am Monitor zu gewährleisten. Darüber hinaus erlauben arterielle Blutgasanalysen eine zuverlässige Einschätzung der respiratorischen Situation.

Laborkontrollen umfassen identische Parameter wie beim akuten Koronarsyndrom (▶ Fall 3). Ein Röntgenthorax wird nach Aufnahme auf die Intensivstation angefordert.

■ **Fall 5**
Alarmierung Auf der Normalstation einer allgemeinchirurgischen Klinik visitieren Sie morgens einen 43-jährigen Patienten, der vor 3 Wochen wegen einer nekrotisierenden Pankreatitis stationär aufgenommen wurde. Nach intensivmedizinischer Behandlung der Bauchspeicheldrüsenentzündung und eines Systemic Inflammatory Response Syndrome (SIRS) konnte der Mann vor 3 Tagen auf Ihre Station verlegt werden. Der Kostaufbau gelang noch nicht ausreichend, sodass der Patient über

einen Zentralvenenkatheter (ZVK) weiter parenteral ernährt wird. Die Entzündungszeichen in den laborchemischen Kontrolluntersuchungen waren bisher rückläufig.

Vom Nachtdienst wird Ihnen berichtet, dass der Patient in den frühen Morgenstunden Fieber über 39 °C entwickelte. Er habe dabei am ganzen Körper »gezittert«, so stark, dass das Bett gewackelt habe. Eine Metamizol-Infusion führte nicht zur gewünschten Fiebersenkung. Mehrmals versuchte der Patient aufzustehen und sich den Pflasterverband vom ZVK zu entfernen. Der Nachbarpatient verständigte die Nachtwache, die den Patienten beruhigen konnte. Aufgrund der auffälligen Unruhe wurde eine Tablette (Lorazepam (z. B. Tavor) zur Beruhigung gegeben.

Der Bereitschaftsarzt hatte ein kleines Blutbild erstellt und das C-reaktive Protein (CRP) bestimmt. Die Ergebnisse liegen Ihnen vor und zeigen einen Sprung der Leukozytenzahl von 13,4/µl auf 27,6/µl und einen Anstieg des CRP von 7,3 mg/dl auf 23,9 mg/dl.

Untersuchungsbefund Offensichtlich bemerkt der Patient das Eintreffen der Visite gar nicht. Er hat die Augen geschlossen, lässt sich aber auf Ansprache wecken. Konkrete Fragen nach seinem Allgemeinbefinden beantwortet er nicht; Sie haben den Eindruck, dass er nicht antworten will. Sie prüfen die Orientierung anhand folgender Fragen: Guten Morgen Herr Meyer, haben Sie gut geschlafen? Wo sind Sie denn hier? Was war in der Nacht los? Dabei stellen Sie fest, dass der Patient über den aktuellen Verlauf im Krankenhaus nicht Bescheid weiß. Er erkennt Sie wieder, vermutet aber, dass Sie ihn zuhause besuchen. Auf die Frage nach Datum und Wochentag reagiert er verärgert und fragt, ob die Veranstaltung in seinem Zimmer eine Quizshow wäre.

Bis zum gestrigen Tag war der Patient allseits orientiert gewesen. Ihnen fällt bei der körperlichen Untersuchung eine sehr warme Haut auf. Die Blutdruckmessung ergibt einen stark erniedrigten Wert von 80/45 mmHg. Der Puls ist gut palpabel, die Herzfrequenz liegt bei 135/min, rhythmisch. Sie fragen nach, ob eine Flüssigkeitsbilanzierung vorgenommen wurde. Dabei wird Ihnen berichtet, dass der Patient über Nacht bei liegendem Dauerkatheter nur 150 ml Urin ausgeschieden habe. Auskultatorisch finden Sie keine Auffälligkeiten des Herzens und der Lunge.

Verdachtsdiagnose Septischer Schock, Verdacht auf Kathetersepsis oder erneuter Schub einer nekrotisierenden Pankreatitis.

Verhalten im Notfall Der Patient muss dringend auf die Intensivstation zurückverlegt und dort intensivmedizinisch behandelt werden. Unverzüglich sollten Sie den zuständigen Oberarzt der Klinik hierüber informieren. Sie geben Anweisungen, dass das Bett in Richtung Kopfende gekippt wird. Diese »Schocklagerung« sollte zu einer Stabilisierung des Blutdruckes führen. Nach Anlage eines großlumigen periphervenösen Zugangs infundieren Sie mit hoher Infusionsgeschwindigkeit ein kolloidales Volumenersatzmittel (z. B. 4%ige Gelatine oder 6%ige Hydroxyethylstärke).

Den ZVK entfernen Sie und beimpfen ein Transportmedium mit der Katheterspitze oder senden die Spitze nativ in einem sterilen Behältnis zur Mikrobiologie. Welches Vorgehen zur mikrobiologischen Materialeinsendung in ihrem Haus als Standard gilt, sollte vorher von Ihnen geklärt werden.

Zur Sicherung der Diagnose sollten Blutkulturen abgenommen werden; hierzu empfiehlt es sich, zweimal 2 Pärchen anaerobe und aerobe Blutkulturflaschen mit in der Summe mindestens 35 ml Blut zu beimpfen. Die Abnahme sollte aus 2 venösen Punktionsstellen erfolgen, die mit einem alkoholischen Desinfektionsmittel ausreichend desinfiziert worden sind. Sie müssen dabei beachten, dass Sie nicht erneut die desinfizierte Haut mit dem Finger berühren, um die Punktionsstelle nochmals zu tasten. Für die richtige Abnahme der Blutkultur ist die »No-Touch-Technik« anzuwenden.

Der Patient wird von Ihnen zügig auf die Intensivstation verlegt und die weiteren diagnostischen Schritte zur Abklärung des Sepsisfokus mit dem Oberarzt oder Chefarzt der Klinik besprochen. In diesem Zusammenhang hat sich die Standardabfrage nach einem »Sepsisprotokoll« bewährt (◘ Abb. 9.1).

■ **Fall 6**

Alarmierung Um 18:30 Uhr werden Sie auf die gefäßchirurgische Normalstation gerufen. Der Stationspfleger berichtet Ihnen über einen 63-jährigen Patienten, der um 17:30 Uhr postoperativ nach einer zweistündigen Überwachungszeit aus dem Aufwachraum übernommen wurde. Es wurde eine femoropopliteale Bypassoperation links und eine intraoperative Ringdesobliteration der Arteria iliaca links mit anschließender Ballondilatation durchgeführt.

Bei der Übergabe des Patienten wurde vom Aufwachraumpersonal berichtet, dass der Patient nur über wenig Schmerzen geklagt hätte und bis auf 7,5 mg Piritramid (Dipidolor) i. v. keine weiteren Medikamente erhalten habe. Die Vitalzeichen waren stabil, die pulsoxymetrische Sauerstoffsättigung und auch die Hämodynamik zeigten keine Auffälligkeiten. Übernommen wurde der Patient mit einem Blutdruck von 145/85 mmHg bei einer Herzfrequenz von 58/min.

Der Pfleger berichtet Ihnen, dass der Patient jetzt »schockig« sei und er Sie deswegen gerufen habe.

Untersuchungsbefund Der Patient wirkt müde und schlapp, die Verbandpflaster sind trocken und die Redondrainagen mit etwa 200 ml Blut gefüllt. Ihnen fällt ein blasses Hautkolorit auf. Auf Ansprache reagiert der Patient träge, ist aber voll orientiert. Er berichtet Ihnen, dass es ihm seit einer halben Stunde schlecht gehe und er unter massiver Übelkeit leide. Die parallel durchgeführte Blutdruckmessung ergibt einen Wert von 100/55 mmHg, die Herzfrequenz liegt bei 75/min.

Sie finden in der Akte als Vorerkrankungen: eine KHK, arterielle Hypertonie, Fettstoffwechselstörung, pAVK Stadium III vom Oberschenkeltyp links und eine COPD GOLD-Stadium II. Die Dauermedikation besteht aus einem Betablocker, einem ACE-Hemmer, ASS 100 und Salbutamol DA. Intraoperativ wurde 5000 I.E. Heparin verabreicht, das mit 2 ml Protamin am OP-Ende zum Teil antagonisiert wurde. Seit einer Stunde »läuft« eine intravenöse Heparinisierung mit 15.000 I.E. pro 24 h. Als Sie den Patienten aufsetzen wollen, wird im schwindelig und er fällt ins Bett zurück. Die Auskultation von Herz und Lunge ergibt kei-

Checkliste	Klinik für Anästhesiologie, Intensivmedizin und Schmerztherapie	MARIENHOSPITAL AACHEN
Sepsisprotokoll	Chefarzt: Prof. Dr. T. Möllhoff M.Sc. Freigegeben am: 01.12.2011	Erstellt am: 25.11.11 geändert am: Gültig bis: 01.12.13

Patientenaufkleber
oder

Name: _____

Vorname: _____

Geburtsdatum: _____

Infektionsfokus ?
- ☐ **Lunge**   ☐ **unbekannt**
- ☐ **Abdomen**
- ☐ **Niere/Harnwege**
- ☐ **Haut/Weichteile**
- ☐ **Wundinfektion**
- ☐ **Knochen**
- ☐ **Meningen**
- ☐ **Endokarditis**
- ☐ _____

SIRS-Kriterien : mindestens 2

1. Fieber ≥ 38 °C oder Hypothermie ≤ 36° C   ☐
2. Tachykardie, Herzfrequenz ≥ 90/min   ☐
3. Tachypnoe, Frequenz ≥ 20/min o. p_aCO_2 ≤33 mmHg   ☐
4. Leukozytose ≥ 12.000/mm³ oder Leukopenie ≤ 4.000 mm³   ☐

Organdysfunktion - mindestens 1 Kriterium

1. Enzephalopathie (Vigilanz↓, Desorientiertheit, Unruhe, Delir)   ☐
2. Thrombopenie, ≤ 100.000 mm³, oder Abfall um 30 %   ☐
3. Hypoxämie, p_aO_2 ≤ 75 mmHg oder OI ≤ 250 unter Raumluft   ☐
4. Renale Dysfunktion: Diurese ≤ 0,5 ml/kgKG für 2 h   ☐
5. Azidose, BE ≤ –5 mmol/l   ☐

Diagnose

S_vO_2:   ☐

Sepsis: ☐
Fokus + SIRS

Schwere Sepsis   ☐
Fokus + SIRS + Organdysfunktion

Septischer Schock   ☐
Fokus + SIRS +
RR syst. < 90 o.
MAD < 65 mmHg mind. 1 h

Laboruntersuchungen:

1. PCT:_____   CRP:_____

2. BB: Hb:_____   Leuko:_____   Thrombo.:_____

3. Serum: Na$^+$:_____   K$^+$:_____   Kreatinin:_____   Harnstoff:_____

4. Gerinnung: Quick:_____   PTT:_____   AT III:_____   Fibrinogen:_____

5. Bilirubin:_____   GOT:_____   GPT:_____   AP:_____   γ-GT:_____   Lipase:_____

Datum:_____   Uhrzeit:_____   Name/Unterschrift:_____

☐ **Abb. 9.1** Checkliste »Sepsisprotokoll« (Beispiel). (Urheberrecht: Marienhospital Aachen)

Checkliste	Klinik für Anästhesiologie, Intensivmedizin und Schmerztherapie	MARIENHOSPITAL AACHEN
Sepsisprotokoll	Chefarzt: Prof. Dr. T. Möllhoff M.Sc. Freigegeben am: 01.12.2011	Erstellt am: 25.11.11 geändert am: Gültig bis: 01.12.13

Maßnahmen: innerhalb 60 min nach Diagnosestellung:

Fokussanierung □

Blutkulturen: abgenommen um:_____ Anzahl:_____

Ort 1:_____ **Ort 2:** _____ **Ort 3:**_____

Zugänge:

ZVK: 3 Lumen □   4 Lumen □   5 Lumen □   Sheldon: 2 Lumen □   3 Lumen □

PiCCO-Katheter □   Arterie □   Urindauerkatheter □

Antibiotische Therapie:

1._____   **Beginn am:**_____   **um:**_____

2._____   **Beginn am:**_____   **um:**_____

3._____   **Beginn am:**_____   **um:**_____

Volumengabe: Basis: <u>kristalloide Lösung</u> 1000 ml zügig, ggf. wiederholen!

Katecholamine: Noradrenalin:_____ µg/kg/min/Dobutamin: _____ µg/kg/min

Erweitertes Mikrobiologie-Screening:

Tracheobronchialsekret □, Uhrzeit:_____   Urin □, Uhrzeit:_____

Drain-Sekret □, Ort 1:_____Uhrzeit:_____, Ort 2:_____ Uhrzeit:_____

Wunde □ Uhrzeit:_____   Sonstiges □ _____Uhrzeit:_____

Stabilisierung: in den ersten 24 Stunden

Zielwerte:

MAD > 65 mmHg / ZVD 8–12 mmHg / $S_{cv}O_2$: > 70 % Hb: 10 g/dl /

Diurese: ≥ 0,5 ml/kgKG / BZ: 140–180 mg%

1. Volumengabe: <u>kristalloide Lösung</u> 125 ml/h + 500–1000 ml zügige Infusion   □

2. Noradrenalin: Dosierung bis zum Erreichen eines MAD ≥ 65 mmHg   □

3. Dobutamin: Dosierung bis HI ≥ 3,0   □

4. Furosemid: Dosierung bis max. 2000 mg/24 h, bei Anurie nach 12 h absetzen□

5. Hb-Optimierung: EK-Gabe bis zum Zielwert   □

6. Hydrocortison: 300 mg/24 h , für max. 7 Tage, wenn RR mit 1.–3. nicht stabil   □

7. BZ-Optimierung: Insulingabe bis zum Zielwert   □

8. Beatmung: lungenprotektive Beatmung (Tidalvolumen < 6 ml/kgKG,

  p_{max} < 30 mbar, permissive Hyperkapnie: pH nicht < 7,20)   □

PEEP (in Abhängigkeit von F_iO_2): Zielwerte: S_aO_2 : 92–95 %

F_iO_2:	0,3	0,4	0,5	0,6	0,7	0,8	0,9	1,0
PEEP:	5	5–8	8–10	10	10–14	14	14–18	20–24

■ **Abb. 9.1** Fortsetzung

nen pathologischen Befund. Die Augenbindehaut und die sichtbaren Schleimhäute sowie die Lippen sind blass. Die Bauchdecken sind straff, das Abdomen leicht gebläht, ausgeprägter Druckschmerz im Unterbauch links.

Verdachtsdiagnose Hämorrhagischer Schock, V. a. Nachblutung aus der Arteria iliaca links.

Verhalten im Notfall Sie müssen unverzüglich den Operateur informieren, dass Sie den Verdacht auf eine Nachblutung haben. Ist dieser nicht unmittelbar greifbar, so haben Sie unverzüglich die nächsthöhere Dienststufe zu unterrichten. Die Indikation zur Revisionsoperation wird dann vom zuständigen Oberarzt oder Chefarzt der Klinik gestellt.

In der Zwischenzeit müssen Sie den hämorrhagischen Schock behandeln und dazu mindestens 2 noch gut tastbare Venen mit peripheren Venenverweilkanülen (PVK) »bestücken«. Das Bett wird kopfwärts nach unten gekippt, sodass über eine Autotransfusion der venöse Rückstrom zum Herzen verbessert wird und der Blutdruck steigt. Es sollten Venenzugänge der Größen 18 bis 14 G Verwendung finden, entsprechend der gängigen Farbkodierung »grün«, »grau« und »orange«.

Nach Punktion einer großen Vene ist die sofortige Abnahme von »Kreuzblut« nötig. Stehen noch Erythrozytenkonzentrate für den Patienten bereit? Sie sind dafür verantwortlich, dass bei einer Revisionsoperation eine ausreichende Anzahl an Erythrozytenkonzentraten der verträglichen Blutgruppen vorhanden ist. Der korrekt ausgefüllte, als Notfall gekennzeichnete und unterschriebene Anforderungsschein für 6 EKs wird von Ihnen unverzüglich mit einem beschrifteten Serumröhrchen an eine Pflegekraft übergeben, die sich sofort damit auf den Weg ins Labor macht. Die für die Kreuztestung zuständige MTA sollte von Ihnen telefonisch über die Notfalltestung informiert werden.

Falls noch Blutkonserven im Labor gelagert sind, können diese gleich mitgebracht werden. Ansonsten sollten Sie zügig Infusionslösung infundieren, was mit maximaler Infusionsgeschwindigkeit geschehen muss. Zum Volumenersatz stehen Ihnen Vollelektrolytlösungen (Ringer-Lösungen) und Kolloide zur Verfügung. Aufgrund der unterschiedlichen intravasalen Volumeneffekte sind Kolloide geeigneter, um einen akuten Blutverlust schnell zu behandeln. Eine Infusion von Ringer-Lösung oder 0,9%iger NaCl verbleibt nur etwa 15 min intravasal und hat einen Volumeneffekt von maximal 25 %. Verabreicht man große Infusionsmengen, so entsteht nur ein kurzfristiger Effekt. Schneller und effektiver erfolgt der Ausgleich des Blutverlustes beim hämorrhagischen Schock durch Gelatine- oder HES-Infusionen.

Die Anästhesieabteilung und der Funktionsdienst-OP sollten nach Stellen der OP-Indikation sofort informiert werden, damit auch sie die notwendigen Vorbereitungen für die Narkose, die Schockbehandlung und die Operation treffen können. Verschlimmert sich der Schockzustand unter der Therapie, so ist das Notfallteam des Krankenhauses zu alarmieren und nach Befund zu entscheiden, ob ein weiterer Stabilisierungsversuch durch Zufuhr von Blut und Blutprodukten abgewartet werden soll oder ob der sofortige Transport in den Operationssaal mit Revision zur Blutstillung die einzige Möglichkeit zur Schockbehandlung darstellt.

9.3 Kardiopulmonale Reanimation

Der Berufseinsteiger in den chirurgischen Fachdisziplinen hat in der Regel im Studium theoretische Kenntnisse der kardiopulmonale Reanimation erworben und vielleicht auch praktische Übungen an Reanimationspuppen durchführen können. Die Halbwertszeit des Wissens beträgt jedoch nur wenige Monate. Wünschenswert wäre es, wenn zumindest einmal pro Jahr eine Fort- und Weiterbildung zu diesem Thema in jedem Krankenhaus angeboten werden würde. Dabei ist eine Reanimationsfortbildung im eigenen Haus immer den übergeordneten Angeboten vorzuziehen, da so die internen Notfallabläufe eingeübt werden können.

Ebenso wichtig ist die Zusammenarbeit mit dem Notfallteam und das Wissen um die jeweiligen hausspezifischen Verfahrensanweisungen zur Alarmierung, Verfügbarkeit eines Defibrillators und der klinikinternen Absprache der Aufgabenverteilungen. Das heißt: Wer beatmet, wer übernimmt die Herzdruckmassage, wer ist der Leiter des Reanimationsteams? Der Arzt in der chirurgischen Weiterbildung sollte möglichst an der nächsten angebotenen Reanimationsfortbildung teilnehmen, um seine zukünftige eigene Rolle bei einem Reanimationszwischenfall zu kennen.

Selbstverständlich ist es hilfreich, im Vorfeld die theoretischen Kenntnisse nochmals aufzufrischen. In keinem Bereich der Notfallmedizin gibt es so gute, wissenschaftlich fundierte Leitlinien wie zum Thema kardiopulmonale Reanimation. Darüber hinaus durchlaufen diese Leitlinien auch einen Prozess der Expertenkommentierung und werden ständig an den aktuellen Stand der Wissenschaft angepasst. Die derzeit gültige Leitlinie der Bundesärztekammer entspricht inhaltlich der europäischen Leitlinie des European Resuscitation Council (ERC), die im Oktober 2010 veröffentlicht wurde [1].

Dieser Abschnitt soll nach den Empfehlungen dieser Leitlinien ein Handlungsleitfaden sein, der dem angehenden Arzt die konkreten Entscheidungsschritte und die notwendigen Maßnahmen anhand eines einfachen Schemas näherbringt. Denn die Überlebenschance der Patienten nach einem Kreislaufstillstand hängt erheblich von der Qualität der durchgeführten Maßnahmen sowie vom Faktor Zeit ab. Hat der Behandler ein einfaches Herz-Kreislauf-Wiederbelebungs-Ablaufschema implementiert, so kann er in einer entsprechenden Situation, die zugegebenermaßen außerordentlich stressbelastet ist, mit »kühlem Kopf« schnell und zügig die richtigen Handlungsschritte durchführen.

9.3.1 Erkennen des Herz-Kreislauf-Stillstands

Finden Sie einen Patienten, der bewusstlos ist und eine Schnappatmung oder einen Atemstillstand zeigt, so muss unverzüglich mit der Herz-Lungen-Wiederbelebung (HLW, kardiopulmonale Reanimation – CPR) begonnen werden. Den noch unerfahrenen Ärzten bereitet es manchmal Schwierigkeiten eine Schnappatmung von einer normalen Atmung zu unterscheiden. Eine Schnappatmung bedeutet nicht ein hör- oder fühlbares Ein- und Ausatmen. Man erkennt allenfalls ruckartige Bewegungen des Thorax oder der Bauchdecken, die

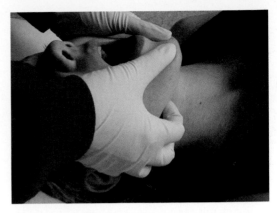

○ **Abb. 9.2** Esmarch-Handgriff: Sie tasten mit Ring- und Kleinfinger den Kieferwinkel unterhalb des Ohrläppchens. Der ca. 1–2 cm lange horizontale Anteil des Unterkiefers wird senkrecht nach oben angehoben und dabei mit Daumen und Zeigefinger der Mund leicht geöffnet. Damit wird erreicht, dass der Atemweg, der durch den muskelerschlafften Mundboden und die zurückfallende Zunge bei Bewusstlosen verlegt ist, wieder geöffnet wird. Darüber hinaus kann der Mundraum inspiziert werden, um eine Fremdkörperverlegung zu erkennen und ggf. den Fremdkörper entfernen zu können. (Aus Rücker 2012)

zu keiner ausreichenden Ventilation und Sauerstoffaufnahme führen. Daher ist es empfehlenswert die Atemwege freizumachen, indem der Kopf nach hinten überstreckt oder besser noch mit dem **Esmarch-Handgriff** eine Verlegung der oberen Atemwege beseitigt wird (○ Abb. 9.2).

Dieser Esmarch-Handgriff kann im OP bei jeder Ein- und Ausleitung der Narkose eingeübt werden. Nach höflicher Anfrage wird jeder freundliche Anästhesist Ihnen die Möglichkeit geben, den Handgriff zu üben, und Sie können bei dieser Gelegenheit noch manch andere manuelle Fertigkeiten erlernen und Hilfsmittel kennenlernen, die zum Offenhalten der Atemwege nützlich sind.

Sind die Atemwege frei und atmet der Patient noch immer nicht mit regelmäßigen und tiefen Atemzügen, so sollte direkt mit den Basismaßnahmen zur Wiederbelebung begonnen werden.

9.3.2 Hilfe und Defibrillator holen

Die Alarmierung des Notfallteams und das Herbeischaffen des Defibrillators sind die nächsten Schritte vor Beginn der Herzdruckmassage. Das heißt **zuerst alarmieren**, dann nach Überprüfung von Gefährdungen für den Helfer mit den Wiederbelebungsmaßnahmen beginnen (Selbstschutz geht vor Hilfeleistung!). Sind Sie allein, so ist Hilfe von der Station durch Zuruf oder über Telefon und Funkruf anzufordern. Dann kann die Alarmierung des Notfallteams von Ihnen delegiert werden und Sie beginnen mit der Herzdruckmassage.

In der Regel ist ein transportabler Defibrillator vorhanden, der über eine Alarmierung des Notfallteams zum Patienten gebracht wird. Es gibt aber auch Krankenhäuser, die auf der Station einen (halb-)automatischen Defibrillator vorhalten.

Wie im Einzelnen Hilfe geholt wird und wie die Kommunikation im Notfall konkret abläuft, wird von Krankenhaus zu Krankenhaus durchaus unterschiedlich geregelt. Sie sind als Arzt im Stationsdienst in der Pflicht, die Abläufe einer Notfallalarmierung und das Vorhandensein und die Verfügbarkeit eines Defibrillators zu kennen.

9.3.3 Thoraxkompressionen

Beginnen Sie ohne Unterbrechung mit kräftigen Thoraxkompressionen – mindestens 5 cm Drucktiefe, Auflagepunkt des Handballens in der Mitte des Sternums. Die Thoraxkompressionen sind nur dann wirksam, wenn sie mit einer senkrecht auf den Brustkorb wirkenden Kraft mit einer Frequenz von mindestens 100/min ausgeübt werden.

Sie müssen den Patienten dazu nicht extra auf eine feste Unterlage bringen. Es reicht, wenn er im Krankenhausbett auf dem Rücken liegt. Auch die früher üblichen Rea-Unterlagen sind unnötig. Wenn sie erst geholt werden müssen, verstreicht zu viel Zeit, bis die Herzdruckmassage beginnen kann.

Es ist darauf zu achten, dass nach jeder Thoraxkompression vollständig entlastet wird. Führen Sie bitte 30 Kompressionen aus, bevor beatmet wird.

9.3.4 Beatmung

Wird ein Kreislaufstillstand festgestellt, muss zuerst mit einer Herzdruckmassage begonnen werden, bevor eine Beatmung sinnvoll ist. Nach 30 Thoraxkompressionen sollte die Beatmung mit einem Atemzugvolumen von 500 ml und einer hohen inspiratorischen Sauerstoffkonzentration (möglichst 100 %) durchgeführt werden. Es werden 2 Atemzüge appliziert, die In- und Exspirationszeit dauert idealerweise 1 s. Mit diesem Vorgehen kann erreicht werden, dass die Thoraxkompressionen nur für maximal 5 s unterbrochen werden.

Die technische Durchführung der Beatmung ist schwierig, da eine Beatmung mit dem Beatmungsbeutel und einer **Gesichtsmaske** ein häufiges Training erfordert und die Gefahr einer Insufflation des Magens besteht. Wird unkontrolliert ein hoher Beatmungsdruck erzeugt, so kann infolge einer Magenblähung der Mageninhalt aspiriert werden. Insofern empfiehlt es sich, Atemwegshilfsmittel frühzeitig einzusetzen.

Die höchsten Erfolgsraten werden bei der Verwendung einer **Larynxmaske** als Atemwegshilfe erreicht. Die Larynxmaske, auch **Kehlkopfmaske** genannt, ist in einem Krankenhaus mit Anästhesieabteilung ein gängiges Hilfsmittel bei kurzen Narkosen. Die Verfügbarkeit von Einmal-Larynx-Masken und die unkomplizierte Bestückung eines Notfallequipments mit dieser Atemwegshilfe machen ihren Gebrauch einfach. Ein weiterer Vorteil liegt in der Möglichkeit des Trainings im Rahmen von kurzen operativen oder diagnostischen Eingriffen in Allgemeinnarkose. Auch hier ist es sicherlich kein Problem, die Ärzte der Anästhesieabteilung zu bitten, dass Sie das Handling dieser Kehlkopfmasken einmal ausprobieren zu dürfen.

Die Kehlkopfmaske bietet zwar keinen sicheren Aspirationsschutz, sie kann aber deutlich schneller die erforderliche Beatmung gewährleisten als es nach endotrachealer Intubation möglich wäre. Aufgrund des doch eingeschränkten Erfahrungsschatzes, den jungen Ärzte zu Beginn ihrer Ausbildung haben, ist die unkritische endotracheale Intubation während einer kardiopulmonalen Reanimation als potenziell gefährlich einzustufen. Dabei gibt es eine hohe Rate an Fehlintubationen und Ösophagusbeatmungen, die ohnehin ungünstige Ausgangssituation des Notfallpatienten noch weiter verschlechtern. Darüber hinaus wird ein Unerfahrener auch eine längere Zeit benötigen, um den Tubus korrekt zu platzieren. Eine Unterbrechung der Thoraxkompressionen zur Intubation für mehr als 10 s sollte aber unbedingt vermieden werden.

Zusammenfassend kann daher konstatiert werden, dass zu Beginn der Beatmung eine Larynxmaske eingelegt werden sollte. Bei technischen Schwierigkeiten der Beatmung oder schlechter Lungencompliance kann der Erfahrene immer noch intubieren. Dabei ist es oft sogar möglich, auch während der Herzdruckmassage zu intubieren, wenn der ausführende Arzt langjährige Intubationserfahrung besitzt.

9.3.5 Defibrillation

Mit hoch qualifizierten Thoraxkompressionen und einer korrekten Beatmungstherapie werden die Voraussetzungen geschaffen, um mit einer gezielten elektrischen Schocktherapie einen defibrillierbaren Herzrhythmus in einen Rhythmus zu bringen, der eine suffiziente Herzauswurfleistung gewährleistet. Der Faktor **Zeit spielt** dabei eine **überragende Rolle**, da die Erfolgsrate der Defibrillation in den ersten Minuten der Herz-Kreislauf-Wiederbelebung stark absinkt. Somit ist die schnelle Verfügbarkeit des Defibrillators entscheidend für die Prognose des Patienten unter kardiopulmonaler Reanimation.

Ist ein automatischer oder halbautomatischer Defibrillator auf der Station vorhanden, so sollte er zügig in das Patientenzimmer gebracht werden, um schon nach den ersten Thoraxkompressionen die sogenannten Defi-Pads (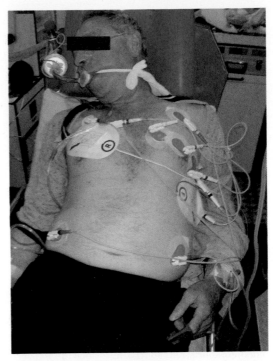 Abb. 9.3) aufzukleben. Diese Klebepads sind nach heutigem Wissen jeder anderen Technik überlegen, die den Hautwiderstand zwischen den Defibrillatorelektroden und dem Patienten minimieren helfen. Das Auftragen von einfachem Elektrodengel auf die Paddels ist sogar gefährlich, da es vor allem beim Verrutschen der Elektroden zu Verbrennungen durch Strombrücken kommen kann. Es ist zwar möglich auch einfache, mit einer Elektrolytlösung getränkte »Defibrillationspapiere« zu verwenden. Diese haben aber den Nachteil, dass es zur starken Herabsetzung

Abb. 9.3 Positionierung der Defi-Pads. (Aus Rücker 2012)

der Leitfähigkeit des Elektrolyts nach Stromabgabe kommt und per EKG-Ableitung über die Paddels dann eventuell eine Asystolie diagnostiziert wird, die gar nicht vorliegt. Außerdem verrutschen die Papierstreifen und ermöglichen keine wiederholten Defibrillationen, ohne die Thoraxkompressionen länger zu unterbrechen.

Die Klebeelektroden zur Defibrillation werden unter Fortführung der Herzdruckmassage im Bereich der oberen Thoraxapertur rechts vom Sternum und links lateral über den Thorax platziert. Über die integrierte EKG-Ableitung muss beim halbautomatischen Defibrillator die Diagnose gestellt werden, ob es sich um einen defibrillierbaren oder nichtdefibrillierbaren Rhythmus handelt. Ein vollautomatischer Defibrillator wertet die EKG-Signale aus und erlaubt nur dann eine Impulsabgabe, wenn ein defibrillierbarer Rhythmus erkannt wird. Eine **pulslose elektrische Aktivität** (PEA) oder eine **Asystolie kann nicht** über einen elektrischen Stromimpuls erfolgreich **behandelt werden**.

Finden Sie eine **ventrikuläre Tachykardie**, die zu einem Kreislaufstillstand geführt hat, oder ein **Kammerflimmern**, so ist hier eine einmalige

Schockabgabe über den Defibrillator **indiziert.** Es erfolgt die Aufladung des Defibrillators mit der maximal möglichen Energiestufe unter Fortführung der Thoraxkompressionen! Bei den heute gebräuchlichen biphasischen Impulsformen sind das 200 J, bei den alten monophasischen sind es 360 J.

Ist der Defibrillator geladen, so ruft man laut: »Weg vom Patienten und Bett!« und löst den Schock erst dann aus, wenn keine Gefährdung für das Reanimationsteam besteht. Unmittelbar nach Verabreichung des elektrischen Impulses werden sofort, das heißt ohne Überprüfung des Herzrhythmus, die Thoraxkompressionen und die Beatmung im Verhältnis 30:2 für 2 min fortgesetzt. Das Gleiche gilt natürlich auch, wenn kein defibrillierbarer Rhythmus gefunden und kein Schock abgegeben wurde.

Als Regel darf gelten, dass für die Defibrillationsphase die Thoraxkompressionen nur für maximal 5 s unterbrochen werden dürfen. Beginnt man zügig mit den Basismaßnahmen der kardiopulmonalen Reanimation, führt diese hoch qualifiziert durch und appliziert frühzeitig den elektrischen Schock bei defibrillierbarem Rhythmus, so können 75 % der Patienten erfolgreich wiederbelebt werden.

Wie bereits erwähnt, ist die qualifizierte Durchführung der kardiopulmonalen Reanimation eine **Teamarbeit.** Der behandelnde Arzt hat dabei den Ablauf zu koordinieren und auch dafür Sorge zu tragen, dass zügig alarmiert und sofort ein Defibrillator zum Patienten gebracht wird. In der Regel bekommt der Stationsarzt innerhalb von 2–4 min Hilfe vom sogenannten Reanimationsteam, das für eine personelle Aufstockung sorgt und dann auch die weiteren Maßnahmen der erweiterten kardiopulmonalen Reanimation einleiten kann.

9.3.6 Erweiterte Reanimationsmaßnahmen

Da qualifizierte Thoraxkompressionen zu einer schnellen Ermüdung des Helfers führen, sollte eine Ablösung alle 2 Zyklen erfolgen. War die initiale Defibrillation nicht erfolgreich oder liegt eine Rhythmusstörung vor, die nicht therapierbar ist, so sollten weitere Maßnahmen begonnen werden. Neben einer Ursachenforschung, die reversible Ursa-

chen aufspüren soll – wie die »4H's« und »HITS« – muss jetzt ein intravenöser oder intraossärer Zugang geschaffen werden.

Die **4 H's** bedeuten dabei **H**ypoxie, **H**ypovolämie, **H**ypo- oder **H**yperkaliämie und **H**ypothermie. **HITS** ist die Abkürzung für **H**erzbeuteltamponade, **I**ntoxikation, **T**hrombose, **S**pannungspneumothorax.

Liegt bereits ein intravenöser Zugang, so sollte – nach 2 Zyklen mit einer Herzdruckmassage und Beatmung im Verhältnis 30:2 – Adrenalin in einer Dosierung von 1 mg verabreicht werden. Unter Reanimationsbedingungen ist es oftmals sehr schwierig, einen Gefäßzugang zu finden. In den letzten Jahren konnte gezeigt werden, dass mit dem entsprechenden Instrumentarium ein intraossärer Zugang einfach und problemlos anzulegen ist. Er bietet eine gute Möglichkeit, unter der Reanimation Medikamente sicher zu applizieren. Neben dem Adrenalin kann über einen intraossären Zugang auch jedes andere i. v. zu verabreichende Medikament gegeben werden. Bei anhaltend tachykarden Rhythmusstörungen, die auf eine elektrische Defibrillation nicht dauerhaft ansprechen, hat sich die Gabe von Amiodaron (z. B. Cordarex) in einer Dosierung von 300 mg bewährt.

Die erweiterten Reanimationsmaßnahmen sind immer dann erforderlich, wenn Basismaßnahmen und Defibrillationen allein nicht zu einer Limitierung der Rhythmusstörung und des Kreislaufstillstandes geführt haben. Die Basismaßnahmen werden selbstverständlich auch während der Maßnahmen zur erweiterten Reanimation weitergeführt, sodass sich der in ◻ Abb. 9.4 dargestellte Algorithmus ergibt.

Checkliste »Kardiopulmonaler Notfall«
- ▬ Alarmieren Sie das Notfallteam und fordern Sie einen Defibrillator an.
- ▬ Machen Sie die Atemwege frei.
- ▬ Komprimieren Sie den Thorax in einer Frequenz von mindestens 100/min.
- ▬ Nach 30 Kompressionen werden 2 Atemzüge appliziert.
- ▬ Beatmung, Defibrillation und erweiterte Reanimationsmaßnahmen erfolgen nach Eintreffen des Reanimationsteams.

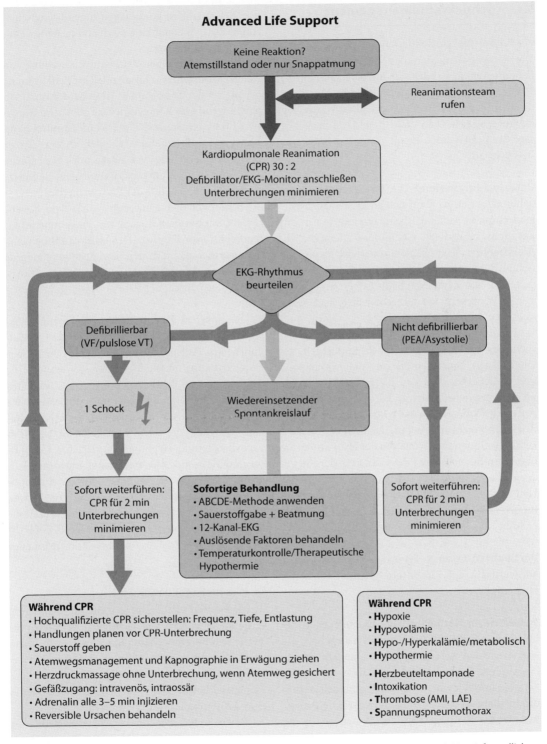

Advanced Life Support

Keine Reaktion?
Atemstillstand oder nur Snappatmung

Reanimationsteam
rufen

Kardiopulmonale Reanimation
(CPR) 30 : 2
Defibrillator/EKG-Monitor anschließen
Unterbrechungen minimieren

EKG-Rhythmus
beurteilen

Defibrillierbar
(VF/pulslose VT)

Nicht defibrillierbar
(PEA/Asystolie)

1 Schock

Wiedereinsetzender
Spontankreislauf

Sofort weiterführen:
CPR für 2 min
Unterbrechungen
minimieren

Sofortige Behandlung
• ABCDE-Methode anwenden
• Sauerstoffgabe + Beatmung
• 12-Kanal-EKG
• Auslösende Faktoren behandeln
• Temperaturkontrolle/Therapeutische
  Hypothermie

Sofort weiterführen:
CPR für 2 min
Unterbrechungen
minimieren

Während CPR
• Hochqualifizierte CPR sicherstellen: Frequenz, Tiefe, Entlastung
• Handlungen planen vor CPR-Unterbrechung
• Sauerstoff geben
• Atemwegsmanagement und Kapnographie in Erwägung ziehen
• Herzdruckmassage ohne Unterbrechung, wenn Atemweg gesichert
• Gefäßzugang: intravenös, intraossär
• Adrenalin alle 3–5 min injizieren
• Reversible Ursachen behandeln

Während CPR
• **H**ypoxie
• **H**ypovolämie
• **H**ypo-/Hyperkalämie/metabolisch
• **H**ypothermie

• **H**erzbeuteltamponade
• **I**ntoxikation
• **T**hrombose (AMI, LAE)
• **S**pannungspneumothorax

◻ **Abb. 9.4** Advanced Life Support. (Copyright European Resuscitation Council – www.erc.edu – 2012/029, mit freundlicher Genehmigung)

9.4   Schockraummanagement

■ Fallbeispiel Notfallpatient

Der Rettungsdienst kündigt einen unfallverletzten Patienten an. Es handelt sich um einen 48-jährigen Mann, der als Fahrradfahrer mit einem Auto kollidierte und auf die Straße geschleudert wurde. Der Patient trug einen Fahrradhelm und war nach Aussage der begleitenden Rettungssanitäter immer bei Bewusstsein.

Untersuchungsbefund Die Orientierung ist erhalten. Der Patient kann sich an das Unfallgeschehen erinnern. Auffällig ist eine erschwerte Atmung mit dem subjektiven Gefühl der Atemnot. Die Atemfrequenz liegt bei 25/min und der Patient berichtet Ihnen über Schmerzen in der rechten Thoraxhälfte. Die Schmerzen beim Atmen sind gerade erträglich, wenn er auf der rechten Seite liegt. Keine sichtbare Zyanose.

Vorsichtig wird der Patient auf eine Untersuchungsliege umgelagert. Nach Entkleiden des Oberkörpers beurteilen Sie die Atemexkursionen und stellen fest, dass sich die rechte Thoraxseite nicht atemsynchron bewegt. Die Palpation der Rippen auf Frakturzeichen ist im Bereich der seitlichen Brustwand rechts sehr schmerzhaft. Eine Prellmarke mit beginnendem Hämatom der Haut finden Sie in diesem Bereich. Ihre Finger tasten in der Region der rechten Thoraxvorderwand ein »Knistern« der Haut, das bis zum Schlüsselbein reicht. Auskultatorisch fällt Ihnen auf, dass Sie auf der betroffenen rechten Seite keine Atemgeräusche hören können.

Verdachtsdiagnose Pneumo-/Hämatothorax bei Verdacht auf Rippenserienfraktur rechts mit Hautemphysem.

Verhalten im Notfall Im Schockraum gelten die üblichen Standards der Notfallversorgung, wie wir sie in den vorangegangenen Kapiteln bereits besprochen haben. Allerdings haben wir es im Schockraum mit einer Organisationseinheit zu tun, die bauliche Besonderheiten aufweist. Die Patienten, die der Rettungsdienst zur Notfallversorgung einliefert, können in einem Bereich medizinisch versorgt werden, der kleine operative Eingriffe ermöglicht, einen Anästhesiearbeitsplatz vorhält

und der möglichst kurze Wege zur radiologischen Abteilung und damit eine rasche bildgebende Diagnostik gewährleistet.

In unserem Fallbeispiel ist zur Beurteilung von freier Flüssigkeit im Thorax oder im Perikard eine orientierende Sonographie durchzuführen. Ob nachfolgend eine Röntgenthoraxuntersuchung ausreicht oder ein Spiral-CT mit Kontrastmittel nötig ist, muss im Einzelfall entschieden werden. Zuvor verabreichen Sie aber via Maske oder Nasenbrille Sauerstoff (6–10 l/min) und überprüfen die Sauerstoffsättigung mit Hilfe der Pulsoxymetrie.

Schon vor dem Eintreffen wurde dem Patienten ein intravenöser Zugang mit einer frei einlaufenden Infusion angelegt. Jetzt wird von Ihnen eine Schmerztherapie nach den hauseigenen Standards angeordnet. Die Medikation sollte sofort intravenös erfolgen, damit der Patient besser durchatmen kann.

Bei unserem Patienten wurde weder freie Flüssigkeit im Brustkorb noch ein Perikarderguss diagnostiziert. Anhand der pulsoxymetrischen Sauerstoffsättigung muss entschieden werden, ob eine Intubation und Beatmung erforderlich ist. Wird eine Sauerstoffsättigung unter 90 % gemessen oder zeigt der Patient neben der Dyspnoe auch eine Beeinträchtigung der Herz-Kreislauf-Funktion mit Tachykardie und Hypotonie, so ist eine Intubation und Beatmungstherapie sicher indiziert. Aufgrund der Verdachtsdiagnose eines Pneumothorax und der vermuteten Verletzung von Pleura, Tracheobronchialsystem und Lunge muss die Entwicklung eines Spannungspneumothorax befürchtet werden. Daher sollte eine Notfallthoraxdrainage angelegt werden.

■■ Was bedeutet das für Sie?

Anhand unseres Fallbeispiels sollte unter anderem verdeutlicht werden, wie wichtig der **Zeitfaktor** bei der Behandlung eines Notfallpatienten ist. In einem Eckpunktepapier zur notfallmedizinischen Versorgung wurden verbindliche Anhaltszahlen für das Zeitfenster bestimmter Notfall-Krankheitsbilder in einer Konsensusfachgruppe erarbeitet [3].

Bevor Ärzte in der chirurgischen Weiterbildung im Schockraum eingeteilt werden, sollten sie daher zuerst die räumlichen Gegebenheiten kennenlernen und die vorhandenen Regeln der Zusammenarbeit verschiedenster Fachdisziplinen in Erfahrung bringen. Übersetzt in die Terminologie der Computerfachsprache würde das bedeuten, dass man sich mit der »Hardware« und der »Software« der Notaufnahme beschäftigen sollte, bevor hier eine sinnvolle Arbeit verrichtet werden kann. Denn in der Regel sind die Tätigkeiten anspruchsvoll und erfordern einen gewissen Erfahrungsschatz.

Die Ärzte in den ersten 100 Tagen der chirurgischen Weiterbildung können den Fachärzten in der Patientenversorgung hilfreich zur Seite stehen und je nach Ausbildungsstand Aufgaben zugewiesen bekommen. Eine gute Kenntnis der Räumlichkeiten und der vorhandenen Materialien hilft dabei erheblich. Wenn man vom erfahrenen Kollegen gebeten wird, etwas zu holen oder einen Patienten zu transportieren, ihn zu überwachen oder eine Wundversorgung vorzunehmen, so macht es einen guten Eindruck, wenn man weiß, wo was liegt und wie die Wege sind. Warum nicht einfach vor dem 1. Dienst den Schockraum aufsuchen, sich hier dem zuständigen ärztlichen Kollegen und den Pflegekräften vorstellen? Dann kann man Fragen stellen, zum Beispiel: Wie ist der Ablauf, gibt es Checklisten, wo befindet sich das Wundsieb?

Um dem Berufsanfänger das Kennenlernen des Schockraumes zu erleichtern, werden in diesem Kapitel **Fragen** vorgestellt, die Punkt für Punkt abgearbeitet und beantworten werden können, um einen umfassenden Überblick über die Gegebenheiten des jeweiligen Krankenhauses zu erlangen.

9.4.1 Räumlichkeiten und Wege

- Welche Eingriffsräume gehören zum Schockraum oder zur chirurgischen Notfallambulanz?
- Wo ist die Zufahrt für den Rettungswagen?
- Wer nimmt wo die Notfallpatienten in Empfang, wo erfolgt die Übergabe?
- Wo befinden sich die Untersuchungsräume, und welche apparativen Untersuchungen sind in der Einheit möglich?
- Muss man für ein EKG extra in eine Innere Ambulanz fahren oder sind typische internistische Untersuchungen wie EKG, Echokardiographie, Sonographie oder Endoskopie in unmittelbarer Nähe des Schockraums durchführbar?

- Werden einzelne Untersuchungen auch von beiden Abteilungen vorgenommen?
- Wo befindet sich die radiologische Abteilung und wie sind die Wege dorthin?
- Wie kommt man von der Notfallambulanz zur Intensivstation oder zum OP-Bereich?
- Wer transportiert die Patienten, wer bringt Blutproben ins Labor?
- Wo befindet sich das Blutdepot, und wie ist der Ablauf einer Anforderung von Blutgruppe und Kreuzblut?

9.4.2 Raumausstattung und Materialien

- Gibt es im Schockraum ein Point-of-Care-Gerät, das eine Blutgasanalyse und die Bestimmung wichtiger Laborparameter wie Hb-Wert, Blutzucker und Elektrolyte zeitnah ermöglicht?
- Wo befinden sich der Defibrillator, die Defi-Pads, Materialien für einen intraossären Zugang und Atemwegshilfsmittel?
- Gibt es einen Notfallkoffer, und wo sind Notfallmedikamente gelagert?
- Befindet sich im Schockraum ein Anästhesiearbeitsplatz?
- Sind in diesem Bereich die notwendigen Utensilien für die endotracheale Intubation gelagert?
- Wer ist verantwortlich für die Einweisung in die Geräte?
- Wird ein C-Bogen zur Durchleuchtung in der Notfallambulanz vorgehalten?
- Wo sind die Röntgenschürzen gelagert, und wer ist für die Einweisung nach der Strahlenschutzverordnung ansprechbar?
- Wo sind generell Materialien zur Notfallversorgung gelagert, etwa für die Blutabnahme, für Verbände?
- Wo liegen Venenzugänge, Infusionsleitungen und Infusionslösungen, Desinfektionsmittel und Pflaster?
- Ist ein Set für die Anlage eines Harnblasenkatheters vorhanden?
- Gibt es ein Wundsieb, und wo befinden sich die Materialien zur Anlage einer Thoraxdrainage?
- Welche Utensilien werden für eine »kleine« Wundversorgung bereitgehalten?

- Können im Schockraum auch kleinere unfallchirurgische Maßnahmen, zum Beispiel eine Extension, durchgeführt werden?
- Wird im Schockraum gegipst, oder existiert ein eigener Gipsraum?

9.4.3 Dokumentation und Kommunikation

Jede ärztliche und pflegerische Maßnahme am Patienten muss dokumentiert werden. Um dem Team im Schockraum die Arbeit zu erleichtern, darf der Berufseinsteiger seine Schreibhilfe ruhig anbieten. Die Dokumentation umfasst dabei nicht nur die diagnostischen und therapeutischen Maßnahmen, sondern auch das Ausfüllen einer Vielzahl von Formularen. Ob es Röntgenscheine, Laboranforderungskarten, Konsilscheine oder nur die Beschriftung von Blutröhrchen sind – bei all diesen Schreibarbeiten kann man eine gute Unterstützung leisten.

Insofern ist es hilfreich, wenn man vor dem ersten Einsatz in Erfahrung bringt, wo die entsprechenden Formulare vorgehalten werden und wie die Anamnese und der Behandlungsverlauf im Schockraum dokumentiert wird. In manchen Krankenhäusern wird allein über ein Computersystem und eine elektronische Patientenakte der Verlauf erfasst. Dann ist es selbstverständlich erforderlich, dass der entsprechende Zugang zur EDV gewährleistet ist und eine Delegation dieser Tätigkeiten vom verantwortlichen Arzt der Notfallambulanz erfolgte.

Eine gute Kommunikation ist für die Patientenversorgung im Schockraum, wo verschiedene Fachdisziplinen zusammenarbeiten und schnell die richtigen Entscheidungen getroffen werden müssen, eine der wichtigsten Voraussetzungen für ein gutes Ergebnis. Dabei spielt der Faktor Zeit eine übergeordnete Rolle. Um diesen Teil des Schockraummanagements wirksam unterstützen zu können, sollte der Berufsanfänger in Erfahrung bringen, wo wichtige Telefonnummern zu finden sind. Auch wenn es etwas banal klingen mag: Wie setzt man einen richtigen Funkruf ab?

Alle am Notfallgeschehen Beteiligten müssen davon ausgehen, dass die erteilten Anweisungen von Ihnen sorgfältig und korrekt befolgt werden. Das heißt, wenn Sie einen Funkruf absetzen oder einen Röntgenschein ausfüllen sollen, so müssen Sie sicher sein, dass Sie die Anweisungen auch richtig verstanden haben. Es schadet überhaupt nichts, im Zweifelsfall nachzufragen, ob etwas so oder so gemeint gewesen sei. Missverständnisse oder Fehlinformationen können zu einer verzögerten Diagnostik oder Therapie führen und sind daher selbstverständlich unbedingt zu vermeiden.

Die Ablauforganisation im Schockraum hat mit vielen Schnittstellenproblemen zu kämpfen. Eigentlich ist das Management der Notfallambulanz als Management einer Schnittstelle darstellbar. Insofern sollte der Arzt zu Beginn seiner chirurgischen Weiterbildung wissen, dass er mit seiner Hilfe bei der Kommunikation den Behandlungsprozess wirksam unterstützt.

Während einer Notfallbehandlung können Fragen Ihrerseits kaum Gehör finden und sind sicher zu diesem Zeitpunkt auch unpassend. Nach der Patientenbehandlung jedoch können Sie den Fall sicherlich noch einmal mit den beteiligten Ärzten besprechen. Fordern Sie ruhig ihr Recht auf Ausbildung ein und fragen Sie nach, warum die diagnostischen Schritte erforderlich waren und warum die therapeutischen Maßnahmen in der von Ihnen beobachteten Art und Weise vorgenommen wurden.

Zitierte Literatur

1   European Resuscitation Council (2010) ERC-Leitlinien. www.springerlink.com/content/1434-6222/13/7/
2   Rücker G (2012) Bildatlas Notfall- und Rettungsmedizin, 2. Aufl. Springer, Heidelberg

Weiterführende Informationen

3   Anonymous (2008) Eckpunktepapier zur notfallmedizinischen Versorgung der Bevölkerung in Klinik und Präklinik. Notfall Rettungsmed 11: 421–422
4   Kehl F (2011) Notfallmedizin – Fragen und Antworten, 2 Aufl. Springer, Berlin Heidelberg
5   Ziegenfuß T (2011) Notfallmedizin, 5 Aufl. Springer, Heidelberg

Serviceteil

Glossar

ABC-Analyse Die ABC-Analyse ist ein ursprünglich betriebswirtschaftliches Analyseverfahren, das eine definierte Menge von Objekten in die Klassen A, B und C aufteilt und damit nach absteigender Bedeutung ordnet. Die ABC-Analyse lässt sich auch auf die Gewichtung von Management-Aufgaben übertragen.

Abdominelle Drainagen Ablaufsysteme, die Wundflüssigkeiten von intrakorporal nach extern ableiten. Es werden Schwerkraft-, Kapillar- und Sogdrainagen unterschieden.

Allgöwer-Naht Rückstichnaht zum Hautverschluss, bei der die gegenüberliegende Seite nur einfach intraepidermal durchstochen wird.

Akutes Nierenversagen Beim akuten Nierenversagen kommt es zu einer plötzlichen Abnahme der Entgiftungsleistung der Nieren. Es werden zwei Verlaufsformen beobachtet: Das akute polyurische Nierenversagen und das anurische Nierenversagen mit Abnahme der Urinproduktionrate unter 20 ml/h.

Ärzteversorgung Die Ärzteversorgung ist eine berufsständische Pflichtversicherung. Sie ist regional nach Kammerbezirken organisiert und ersetzt bei Ärzten die gesetzliche Rentenversicherung.

Ärztliche Dokumentationspflicht Sie wird nach der Berufsordnung rechtlich als Nebenpflicht aus dem Behandlungsvertrag zwischen Arzt und Patienten gesehen und stellt die Grundlage für die Sicherheit des Patienten dar. Sie ist Grundbestandteil der ärztlichen Tätigkeit und dient primär zur Erfassung der für die Behandlung notwendigen Details.

Atraumatische Nadel Um den Stichkanal so klein wie möglich zu halten, ist der Faden bei atraumatischen Nadeln in das Nadelende eingeschweißt.

»aut idem« Medizinisch/pharmazeutischer Fachausdruck, der aus dem Lateinischen stammt und wörtlich »oder ein Gleiches« bedeutet. Ein Arzt erlaubt dem Apotheker mit dem Zusatz »aut idem« auf einem Rezept, ein wirkstoffgleiches, aber anderes als das namentlich verordnete Arzneimittel abzugeben. Im Deutschland sind Apotheker gemäß § 129 SGB V verpflichtet, bei einer Aut-idem-Verordnung ein Rabattarzneimittel auszuhändigen. Man verspricht sich dadurch Einsparungen im Arzneimittelbereich.

»aut simile« Aut simile bedeutet wörtlich »oder ähnliches«. Auf einem Rezept signalisiert dieser Hinweis dem Apotheker, dass der Austausch durch einen ähnlichen Wirkstoff möglich ist.

Barthel-Index Bewertet die Selbstständigkeit oder den Hilfebedarf in den Aktivitäten des täglichen Lebens und dient der systematischen Erfassung von Pflegebedürftigkeit. Er verteilt Punktwerte von minimal 0 (komplette Pflegebedürftigkeit) bis maximal 100 (Selbstständigkeit).

Basisfallwert Der Basisfallwert beschreibt einen je nach Bundesland variierenden Geldbetrag, mit dem eine DRG mit dem Relativgewicht 1 vergütet wird. Die Basisfallwerte werden zurzeit in der sogenannten Konvergenzphase bundesweit angepasst.

Beeinträchtigung der Atmung Störungen der Atmung können zur Hypoxie oder/und Hyperkapnie führen. Zur Differenzierung ist jedoch eine arterielle Blutgasanalyse erforderlich. Allein aufgrund der Inspektion und Auskultation lassen sich Beeinträchtigungen der Atmung mit und ohne subjektiv empfundene Atemnot (Dyspnoe) sowie entsprechend hörbaren Atemgeräuschen (Stridor) differenzieren.

Berufsständisches Versorgungswerk Die berufsständische Versorgung beschreibt die auf einer gesetzlichen Pflichtmitgliedschaft beruhende Altersversorgung für kammerfähige, freie Berufe. Dazu zählen neben Ärzten unter anderem Apotheker, Architekten, Notare, Anwälte, Steuerberater, Tierärzte, Wirtschafts- und Buchprüfer sowie Zahnärzte. Die berufsständische Versorgung wird durch auf landesrechtlicher Grundlage errichtete Versorgungseinrichtungen wie die Ärzteversorgung getragen. Dachverband ist die Arbeitsgemeinschaft Berufsständischer Versorgungseinrichtungen e. V., in der sich die Versorgungswerke zusammengeschlossen haben.

Bewusstseinsstörungen Beeinträchtigungen des Bewusstseins können von abnormer Müdigkeit bis hin zum Koma reichen. Aber auch der wache Patient kann unter eher qualitativen Bewusstseinsstörungen leiden, die sich als Orientierungsstörungen in den Qualitäten Zeit, Ort und zur Person zeigen. Diese Bewusstseinsstörung wird zutreffend als »Delir« bezeichnet.

Bipolare Koagulation Koagulationsmethode, bei der der Strom zwischen den zwei Branchen eines Instrumentes fließt.

Bridging Therapeutische Antikoagulation mit Heparin als temporärer Ersatz für die Antikoagulation mit Vitamin-K-Antagonisten.

BTM-Rezept Auf einem BTM-Rezept werden Betäubungsmittel verschrieben. Die zu dieser Gruppe gehörenden Medikamente sind in der Betäubungsmittelverordnung (BtMVV) festgelegt.

Bülau-Position einer Pleuradrainage Beschreibung der Eintrittsstelle einer Thoraxdrainage in der vorderen Axillarlinie auf Höhe der Mamille.

Case Manager Case Manager sollen die unterschiedlichen Ebenen stationärer Behandlungen koordinieren und damit beschleunigen. Sie kümmern sich beispielsweise um die Organisation der poststationären Versorgung, pflegen Kontakt mit den weiterbehandelnden Hausärzten oder organisieren das Bettenmanagement. Das Aufgabenspektrum variiert von Klinik zu Klinik. Die Kompetenzüberlappung mit genuin ärztlichen Tätigkeiten trägt Konfliktpotenzial.

CAST Castverband, engl. »Guss«. Kunststoffgips, moderne, leichtgewichtige Alternative zum Gipsverband.

Chefvisite Eine meist wöchentlich stattfindende Visite auf der Station, bei der dem leitenden Arzt alle Patienten der Klinik vorgestellt werden. Jeder einzelne Patient wird mit Grunderkrankung sowie Therapie strukturiert und flüssig vorgestellt. Die Chefvisite dient auch als interne Evaluation, denn sie ermöglicht die Besprechung komplexer Fälle direkt am Patientenbett.

Chirurgische Händedesinfektion Die chirurgische Händedesinfektion dient dem Zweck, die Hände vor Beginn eines operativen Eingriffes möglichst keimarm zu machen, um damit einer Kontamination des Patienten während einer OP vorzubeugen. Sie verdient besondere Beachtung, da die Hände naturgemäß sehr viele Keime tragen, deren Übertragung es unbedingt zu verhindern gilt.

Chirurgische Nadeln Nadeln, bei denen der gespannte Faden unter Druck in das von hinten offene Nadelöhr eingespannt wird. Ein Nadelöhr kann wegen seiner Größe nur traumatisierend durch das Gewebe geführt werden.

CI Der Case Mix (CI) ist die Summe der von einem Krankenhaus in einem bestimmten Zeitraum abgerechneten Relativgewichte.

CMI Der Case Mix Index (CMI) skaliert die durchschnittliche Schwere der Patientenfälle im Verhältnis zum Gesamt-Ressourcenaufwand. Er wird errechnet durch die Addition der Relativgewichte (»cost weight«, CW) eines jeden Patientenfalls (Summe = Case Mix; CM) und dividiert durch die Anzahl der Fälle. Der CMI spiegelt nur Durchschnittsverhältnisse wider und sagt als Mittelwert nichts über die Verteilung der Schweregrade aus.

Desinfektion Durch Desinfektion wird in definierten Versuchen eine Keimreduktion um den Faktor 105 erreicht. Sie kommt zur Anwendung auf der Haut (Operationen) oder auch auf Flächen. Benutzt werden zu diesem Zweck verschiedene, z. B. auf alkoholischer Grundlage basierende Lösungen.

Diabetisches Koma Komazustand des Diabetikers. Beim hyperosmolaren Koma kann die Glucose aufgrund unzureichender Insulinwirkung nicht in die Bedarfszellen geschleust werden. Es resultiert eine Hyperglykämie, osmotische Diurese und Exsikkose. Ursache des hypoglykämischen Komas ist eine vermehrte Insulinwirkung und ein Glucosemangel der Gehirnzellen.

»DMS« Durchblutung, Motorik, Sensibilität. Merkkürzel in der Primärdiagnostik von Frakturen und zur laufenden Kontrolle unter angelegtem Gips-, Cast-, oder Tapeverband.

Donati-Naht Rückstichnaht zum Hautverschluss, bei der die gegenüberliegende Seite zweifach durchstochen wird.

DRG Diagnosis Related Group. Eine Gruppe von ähnlichen Diagnosen. Jeder stationär behandelte Patientenfall wird anhand von Haupt- und Nebendiagnosen sowie anhand der durchgeführten Prozeduren einer DRG zugeordnet. Jede DRG wird im Grundsatz mit einem Pauschalbetrag vergütet. Je nach der Schwere von Nebenerkrankungen oder Komplikationen werden die DRGs dann in 3 weitere Stufen unterteilt.

Eisenhower-Prinzip Das Eisenhower-Prinzip teilt anstehende Aufgaben in Kategorien. Dadurch sollen die wichtigsten Aufgaben zuerst erledigt und unwichtige Dinge aussortiert werden. Alle Aufgaben werden anhand der Kriterien wichtig/nicht wichtig und dringend/nicht dringend in 4 Quadranten verteilt. Alle Aufgaben im Quadrant nicht wichtig/nicht dringend werden nicht oder nicht selber erledigt. Die y-Achse beschreibt die steigende Wichtigkeit, die x-Achse die steigende Dringlichkeit einer Aufgabe. Die wichtigsten Aufgaben finden sich im Diagramm rechts oben.

Fast-Track Die Fast-Track-Chirurgie oder besser Fast-Track-Rehabilitation zielt durch die Anwendung evidenzbasierter Behandlungsmaßnahmen darauf ab, Komplikationsraten nach operativen Eingriffen zu senken und den Patientenkomfort zu steigern. Zu den Inhalten gehört das Vermeiden unnötiger Belastungen wie langer Nüchternphasen, Magensonden oder Drainagen, außerdem eine sehr rasche Remobilisation, ein schneller enteraler Kostaufbau sowie eine patientenzentrierte Schmerztherapie. Die Vorteile des Programms sind in verschiedenen Studien nachgewiesen.

Frühbesprechung Morgendliches Treffen der ärztlichen Mitarbeiter einer Abteilung zur Information über Besonderheiten und Neuaufnahmen des vorhergehenden Nachtdienstes. Je nach Klinikstruktur finden hier auch die Besprechung der wichtigsten Tagespunkte, die Einteilung der Operateure und die Vorstellung schwieriger Patientenkasus statt.

G-AEP-Kriterien Die G-AEP-Kriterien dienen zur Überprüfung der Angemessenheit stationärer Krankenhausbehandlung (»evaluation«: Überprüfung; »appropriateness«: Angemessenheit). Es handelt sich um eine Art Checkliste, die insbesondere die Erkrankungsschwere und die erforderliche Behandlung berücksichtigt. Die inhaltlichen Kriterien wurden von den Spitzenverbänden der Krankenkassen und der Deutschen Krankenhausgesellschaft erarbeitet. Die G-AEP-Kriterien bilden jedoch nicht alle stationären Behandlungsnotwendigkeiten ab und sind auch für einige medizinische Fachgebiete nicht geeignet (z. B. Psychiatrie und Kinderheilkunde). Aufgrund der Gesamtbewertung des Falles durch den aufnehmenden Krankenhausarzt kann ggf. die Notwendigkeit einer stationären Aufnahme dennoch gegeben sein, obwohl keines der Kriterien erfüllt ist.

Grenzverweildauer, obere/untere Die Grenzverweildauer gibt die Anzahl an Tagen an, die ein Patient mindestens oder höchstens stationär behandelt werden kann oder muss, damit die Klinik Zuschläge zur Fallpauschale der DRG erhält bzw. keine Abschläge von der Fallpauschale hinnehmen muss.

Heimlich-Ventil Rückschlagventi, das an einer Thoraxdrainage den Rückstrom von Luft in die Pleurahöhle verhindert.

Inaktive Wundauflagen Wundauflagen wie einfache Kompressen, die keine Zusatzstoffe zur Wundbehandlung tragen.

InEK Institut für das Entgeltsystem im Krankenhaus. Das in Siegburg angesiedelte Institut arbeitet im Rahmen der ärztlichen Selbstverwaltung an der ständigen Weiterentwicklung des DRG-Systems.

Interaktive Wundauflagen Wundauflagen, die Zusatzstoffe zur Wundbehandlung beinhalten.

Jahresarbeitsentgeltgrenze Die Jahresarbeitsentgeltgrenze, welche im § 6 Abs. 6 SGB V geregelt ist, bestimmt, bis zu welcher Höhe des monatlichen Bruttoeinkommens ein Arbeitnehmer in der gesetzlichen Krankenversicherung pflichtversichert ist. Übersteigt das Einkommen des Beschäftigten diese Grenze regelmäßig (mindestens 1 Jahr), so kann er/sie sich frei entscheiden, der gesetzlichen oder einer privaten Krankenversicherung beizutreten. Wird die Jahresarbeitsentgeltgrenze nicht überschritten, so besteht der

Zwang, Mitglied in der gesetzlichen Krankenversicherung zu werden. Die Jahresarbeitsentgeltgrenze wird jährlich neu angepasst und beträgt für das Jahr 2011 monatlich 4125 Euro brutto.

Journalclub Hierbei handelt es sich um eine wöchentlich oder monatlich stattfindende Veranstaltung, bei der aktuelle wissenschaftliche Studien und Veröffentlichungen (Paper) vorgestellt und diskutiert werden. Der Journalclub dient der klinikinternen Fortbildung.

Kardiopulmonale Reanimation Eine Herz-Lungen-Wiederbelebung muss unverzüglich begonnen werden, wenn ein Patient bewusstlos ist und er eine Schnappatmung oder einen Atemstillstand zeigt. Die Basismaßnahmen der kardiopulmonalen Reanimation sind in regelmäßigen Zeitabständen praktisch einzuüben. Hohe Erfolgschancen bietet die Defibrillation, die bei defibrillierbaren Herzrhythmusstörungen so früh wie möglich erfolgen sollte.

Karnofsky-Index Skala, mit der symptombezogene Einschränkungen der Aktivität, der Selbstversorgung und der Selbstbestimmung bei Patienten mit bösartigen Tumoren bewertet werden. Die Skala reicht von maximal 100 % (keinerlei Einschränkungen) bis zu 0 % (Tod). Die Abstufung erfolgt in der Regel in 10-Punkt-Schritten. Zweck des Index ist es, Prognosen einzuschätzen, Therapieziele zu definieren und Therapiepläne zu erstellen.

Kompartmentsyndrom Engpasssyndrom innerhalb einer Muskelhülle, das als Folge von Schwelungen nach Frakturen, großen Muskeltraumen oder venösen Abflussbehinderungen entsteht. Der nachfolgende Druckanstieg in den Faszienlogen bedroht unbehandelt aufgrund von Ischämie und Nervenkompression den Erhalt der betroffenen Extremität.

Kurvenvisite Eine Visite, bei der die Patientenfälle anhand der Kurven und Akten im Beisein des Pflegepersonals und des Oberarztes systematisch durchgesprochen werden.

Lagerungsschaden Der Lagerungsschaden ist eine Verletzung des Patienten durch unsachgemäße Lagerung oder Abdeckung während einer OP. Er steht nicht mit der eigentlichen Maßnahme im Zusammenhang.

Eine solche Schädigung des Patienten muss unter allen Umständen verhindert werden.

Luftknoten Knoten, der unzureichend an den geplanten Verschlusspunkt geschoben wurde und sich deshalb verfrüht (»in der Luft") endgültig schließt. Muss immer aufgehoben und neu angelegt werden.

Mindestverweildauer Synonym für »untere Grenzverweildauer«

Monaldi-Position einer Thoraxdrainage Beschreibung der Eintrittsstelle einer Thoraxdrainage in der Medioklavikularlinie im 2.–3. Interkostalraum.

Monopolare Koagualtion Koagulationsmethode, bei der der Strom von einer Applikationssonde durch das Gewebe zu einer Neutralelektrode fließt.

Morbidity and Mortality Conferences (M&Ms) Regelmäßige Evaluationstreffen eines chirurgischen Teams, in denen behandlungsbedürftige Komplikationen und Todesfälle durchgesprochen werden. Die Fälle werden dabei kritisch auf mögliche Fehler analysiert. Liegen Systemfehler vor, können diese im Idealfall durch strukturelle Veränderungen zukünftig vermieden werden.

Notfallmanagement Im Krankenhaus werden unerwartete Verschlechterungen des Patientenzustandes, die ein sofortiges ärztliches Handeln notwendig machen, als Notfälle bezeichnet. Ein gutes Notfallmanagement vermeidet solche Notfallsituationen und hält zusätzlich Standards zur Notfallbewältigung bereit.

NUBs Neue Untersuchungs- und Behandlungsmethoden. Sie werden im DRG-System berücksichtigt, indem Klassifikationen verändert werden. Wenn NUBs mit Fallpauschalen und Zusatzentgelten noch nicht sachgerecht vergütet werden können, können die Vertragsparteien auf Landesebene eine zeitlich befristete Vergütung von NUBs zu vereinbaren. Gültig sind diese gesondert vereinbarten Entgelte für das beantragende Krankenhaus für 1 Jahr. Krankenhäuser müssen ihre Anträge bis zum 31. Oktober eines jeden Jahres beim InEK einreichen.

Port-Katheter Unter die Haut verpflanztes Infusionssystem, das durch Punktion einer Portkammer über den anhängenden Schlauch die Applikation hochvolumiger Infusionslösungen in eine große Hohlvene erlaubt.

Priority-List Eine Arbeitsliste mit Priorisierung der Handlungsabläufe.

Relativgewicht Ein je DRG verschiedener Faktor, mit dem der Basisfallwert multipliziert wird. Damit wird berücksichtigt, wie teuer die Behandlung eines Patienten dieser DRG im Durchschnitt ist.

Reposition Konservative oder operative, möglichst anatomische Einrichtung einer Fraktur mit nachfolgender Retention durch einen ruhigstellenden Verband oder eine Osteosynthese.

Retention »Bewahrung« des Ergebnisses einer Reposition einer Fraktur durch einen ruhigstellenden Verband.

Röntgenbesprechung Fixes tägliches Treffen mit den Kollegen der Radiologie zur Demonstration und Besprechung der aktuellen bildgebenden Diagnostik.

Schock Beim Schock kommt es zu einem Sauerstoffmangel der Gewebe. Die Ursachen sind dabei vielfältig: Herz-Kreislauf-Schock mit erniedrigtem Herzminutenvolumen und Vasokonstriktion der Peripherie neben Schockformen mit Vasodilatation und kapillärer Leckage.

Schockraum-Management Regelt die Behandlung von Notfallpatienten im Schockraum nach interdisziplinären fachärztlichen Standards. Ein gutes Schockraummanagement vermeidet Schnittstellenprobleme durch aufeinander abgestimmte standardisierte Arbeitsabläufe der verschiedenen Fachdisziplinen.

Stationsalltag Täglich stattfindende und essenzielle Handlungsabläufe im Rahmen ärztlicher Tätigkeit, wie z. B. Visiten, Blutentnahmen, die regelmäßige Durchführung von aufwändigen Verbandswechseln bei Patienten, Organisation oder Durchführung von Untersuchungen, Operationsaufklärungen, Begrüßung und Untersuchung von Neuaufnahmen des Tages, Dokumentation, Erstellen ärztlicher Berichte, Kurvenvisite, Patientenkommunikation etc.

Stationsassistent/-in Wird zur Entlastung des ärztlichen Personals auf einer Station eingestellt. Der Arbeitsbereich umfasst vorwiegend Sekretariatstätigkeiten wie das Führen von Telefonaten mit Hausärzten, die Organisation von Patiententransporten oder Terminvereinbarungen.

Stationsleitung Die Stationsleitung ist das weisungsbefugte, organisatorische Oberhaupt des Pflegepersonals einer Station. Sie organisiert Dienst- und Urlaubspläne und fungiert als erster Ansprechpartner für die Pflegedienstleitung oder die Ärzteschaft, nimmt aber ansonsten an der klinischen Patientenversorgung teil.

Stationsvisite Eine täglich – meist morgens – stattfindende Visite am Patientenbett, bei der Besonderheiten des Tages sowie der Nacht besprochen werden.

Sterilisation Die Sterilisation führt zur Abtötung oder Elimination aller Mikroorganismen sowohl in aktiver als auch in inaktiver Form. Hierzu werden Hitze, Dampf, Druck oder Strahlung verwendet. Entsprechend können nur avitale Dinge sterilisiert werden.

Tape Kräftiger Band-, Pflaster- oder Streifenverband zur Ruhigstellung von Gelenken, Muskeln oder Sehnen. Farbkräftig mittlerweile auch regelmäßig auf Sportveranstaltungen zu sehen.

Thromboembolieprophylaxe Vorbeugung thromboembolischer Komplikationen. Besteht aus Basis- und Frühmaßnahmen wie der Mobilisation und Kompression sowie der medikamentösen Prophylaxe.

Thromboembolierisiko Risiko, eine thromboembolische Komplikation zu erleiden. Setzt sich zusammen aus dispositionellem und expositionellem Risiko.

Tumorboard (syn.: Tumorkonferenz): wöchentlich stattfindende interdisziplinäre Konferenz, an der alle Fachrichtungen teilnehmen, die in die Behandlung onkologischer Patienten eingebunden sind. Im Konsens wird hier ein Behandlungsvorschlag für jeden Einzelfall erarbeitet. Oft wird diese Konferenz mit einer interdisziplinären Weiterbildung kombiniert

VAC-System Verbandsystem, das über einen Schwamm mit angeschlossener Saugpumpe einen Unterdruck im Wundbereich erzeugt, sodass Sekrete kontinuierlich abgeleitet werden. Der Effekt soll granulationsfördernd wirken.

Vitalfunktionsstörungen Störungen lebenswichtiger Organfunktionen, die sich orientierend in Funktionsbeeinträchtigungen des zentralen Nervensystems, der Atmung, des Herz-Kreislauf-Systems, der Niere und in Stoffwechselfunktionsstörungen einteilen lassen.

Wegeunfall Ein Wegeunfall ist ein Arbeitsunfall, der auf dem Weg zwischen Wohnstätte und Arbeitsplatz eintritt. Der direkte Weg ist BG-lich versichert.

Wundheilung primär (syn.: »sanatio per primam intentionem«, kurz: pp):. Heilung nach Wundverschluss ohne nochmalige Eröffnung.

Wundheilung sekundär (syn.: »sanatio per secundam intentionem«, kurz: ps): Heilung ohne Wundverschluss oder nach nochmaliger Eröffnung.

Wundmanager Meist ein Mitglied des Pflegepersonals, das sich auf die Beurteilung und Versorgung komplizierter Wunden spezialisiert hat. Die Kompetenzüberlappung mit genuin ärztlichen Tätigkeiten trägt manchmal Konfliktpotenzial.

Zeitmanagement Das A und O des ärztlichen Handelns, um eine optimierte Effizienz in der Patientenversorgung und Erledigung der täglichen Aufgaben zu erzielen. Hilfreich ist hierbei das Erstellen von To-do-Listen.

Zentralvenöser Katheter (ZVK) Über die Haut hinausragender Katheter, der intrakorporal in einem einen großen Hohlgefäß platziert ist.

Stichwortverzeichnis

Printing: Ten Brink, Meppel, The Netherlands
Binding: Stürtz, Würzburg, Germany